全国高职高专药品类专业
国家卫生和计划生育委员会"十二五"规划教材

供中药制药技术、中药、药学专业用

中药制剂检测技术

第 2 版

主 编 张钦德

副主编 高晓波 田友清

编 者（以姓氏笔画为序）

王玲波（黑龙江农业经济职业学院）

甘淋玲（重庆医药高等专科学校）

田友清（连云港中医药高等职业技术学校）

纪从兰（安徽中医药高等专科学校）

李 萍（莱阳卫生学校）

张钦德（山东中医药高等专科学校）

夏 黎（广东食品药品职业学院）

高晓波（黑龙江中医药大学佳木斯学院）

崔海燕（山东中医药高等专科学校）

穆春旭（辽宁卫生职业技术学院）

人民卫生出版社

图书在版编目（CIP）数据

中药制剂检测技术/张钦德主编. —2 版. —北京：人民卫生
出版社,2013

ISBN 978 - 7 - 117 - 17395 - 7

Ⅰ.①中…　Ⅱ.①张…　Ⅲ.①中药制剂学-检验-高等职
业教育-教材　Ⅳ.①R283

中国版本图书馆 CIP 数据核字(2013)第 150867 号

| 人卫社官网 | www. pmph. com | 出版物查询，在线购书 |
| 人卫医学网 | www. ipmph. com | 医学考试辅导，医学数据库服务，医学教育资源，大众健康资讯 |

版权所有，侵权必究！

本书本印次封底贴有防伪标。请注意识别。

中药制剂检测技术
第 2 版

主　　编：张钦德
出版发行：人民卫生出版社　（中继线 010-59780011）
地　　址：北京市朝阳区潘家园南里 19 号
邮　　编：100021
E－mail：pmph @ pmph. com
购书热线：010-59787592　010-59787584　010-65264830
印　　刷：北京人卫印刷厂
经　　销：新华书店
开　　本：787×1092　1/16　　印张：28
字　　数：663 千字
版　　次：2009 年 6 月第 1 版　　2013 年 8 月第 2 版
　　　　　2016 年 2 月第 2 版第 4 次印刷（总第 7 次印刷）
标准书号：ISBN 978-7-117-17395-7/R·17396
定价(含光盘)：46.00 元
打击盗版举报电话：010-59787491　E-mail：WQ @ pmph. com
（凡属印装质量问题请与本社市场营销中心联系退换）

全国高职高专药品类专业
国家卫生和计划生育委员会"十二五"规划教材

出 版 说 明

随着我国高等职业教育教学改革不断深入,办学规模不断扩大,高职教育的办学理念、教学模式正在发生深刻的变化。同时,随着《中国药典》、《国家基本药物目录》、《药品经营质量管理规范》等一系列重要法典法规的修订和相关政策、标准的颁布,对药学职业教育也提出了新的要求与任务。为使教材建设紧跟教学改革和行业发展的步伐,更好地实现"五个对接",在全国高等医药教材建设研究会、人民卫生出版社的组织规划下,全面启动了全国高职高专药品类专业第二轮规划教材的修订编写工作,经过充分的调研和准备,从2012年6月份开始,在全国范围内进行了主编、副主编和编者的遴选工作,共收到来自百余所包括高职高专院校、行业企业在内的900余位一线教师及工程技术与管理人员的申报资料,通过公开、公平、公正的遴选,并经征求多方面的意见,近600位优秀申报者被聘为主编、副主编、编者。在前期工作的基础上,分别于2012年7月份和10月份在北京召开了论证会议和主编人会议,成立了第二届全国高职高专药品类专业教材建设指导委员会,明确了第二轮规划教材的修订编写原则,讨论确定了该轮规划教材的具体品种,例如增加了可供药品类多个专业使用的《药学服务实务》、《药品生物检定》,以及专供生物制药技术专业用的《生物化学及技术》、《微生物学》,并对个别书名进行了调整,以更好地适应教学改革和满足教学需求。同时,根据高职高专药品类各专业的培养目标,进一步修订完善了各门课程的教学大纲,在此基础上编写了具有鲜明高职高专教育特色的教材,将于2013年8月由人民卫生出版社全面出版发行,以更好地满足新时期高职教学需求。

为适应现代高职高专人才培养的需要,本套教材在保持第一版教材特色的基础上,突出以下特点:

1. **准确定位,彰显特色** 本套教材定位于高等职业教育药品类专业,既强调体现其职业性,增强各专业的针对性,又充分体现其高等教育性,区别于本科及中职教材,同时满足学生考取职业证书的需要。教材编写采取栏目设计,增加新颖性和可读性。

2. **科学整合,有机衔接** 近年来,职业教育快速发展,在结合职业岗位的任职要求、整合课程、构建课程体系的基础上,本套教材的编写特别注重体现高职教育改革成果,教材内容的设置对接岗位,各教材之间有机衔接,避免重要知识点的遗漏和不必要的交叉重复。

3. **淡化理论,理实一体** 目前,高等职业教育愈加注重对学生技能的培养,本套教材一方面既要给学生学习和掌握技能奠定必要、足够的理论基础,使学生具备一定的可持续发展的能力;同时,注意理论知识的把握程度,不一味强调理论知识的重要性、系统性和完整性。在淡化理论的同时根据实际工作岗位需求培养学生的实践技能,将实验实训类内容与主干教材贯穿在一起进行编写。

4. **针对岗位,课证融合** 本套教材中的专业课程,充分考虑学生考取相关职业资格证书的需要,与职业岗位证书相关的教材,其内容和实训项目的选取涵盖了相关的考试内容,力争做到课证融合,体现职业教育的特点,实现"双证书"培养。

5. **联系实际,突出案例** 本套教材加强了实际案例的内容,通过从药品生产到药品流通、使用等各环节引入的实际案例,使教材内容更加贴近实际岗位,让学生了解实际工作岗位的知识和技能需求,做到学有所用。

6. **优化模块,易教易学** 设计生动、活泼的教材栏目,在保持教材主体框架的基础上,通过栏目增加教材的信息量,也使教材更具可读性。其中既有利于教师教学使用的"课堂活动",也有便于学生了解相关知识背景和应用的"知识链接",还有便于学生自学的"难点释疑",而大量来自于实际的"案例分析"更充分体现了教材的职业教育属性。同时,在每节后加设"点滴积累",帮助学生逐渐积累重要的知识内容。部分教材还结合本门课程的特点,增设了一些特色栏目。

7. **校企合作,优化团队** 现代职业教育倡导职业性、实际性和开放性,办好职业教育必须走校企合作、工学结合之路。此次第二轮教材的编写,我们不但从全国多所高职高专院校遴选了具有丰富教学经验的骨干教师充实了编者队伍,同时我们还从医院、制药企业遴选了一批具有丰富实践经验的能工巧匠作为编者甚至是副主编参加此套教材的编写,保障了一线工作岗位上先进技术、技能和实际案例融入教材的内容,体现职业教育特点。

8. **书盘互动,丰富资源** 随着现代技术手段的发展,教学手段也在不断更新。多种形式的教学资源有利于不同地区学校教学水平的提高,有利于学生的自学,国家也在投入资金建设各种形式的教学资源和资源共享课程。本套多种教材配有光盘,内容涉及操作录像、演示文稿、拓展练习、图片等多种形式的教学资源,丰富形象,供教师和学生使用。

本套教材的编写,得到了第二届全国高职高专药品类专业教材建设指导委员会的专家和来自全国近百所院校、二十余家企业行业的骨干教师和一线专家的支持和参与,在此对有关单位和个人表示衷心的感谢!并希望在教材出版后,通过各校的教学使用能获得更多的宝贵意见,以便不断修订完善,更好地满足教学的需要。

在本套教材修订编写之际,正值教育部开展"十二五"职业教育国家规划教材选题立项工作,本套教材符合教育部"十二五"国家规划教材立项条件,全部进行了申报。

全国高等医药教材建设研究会

人民卫生出版社

2013 年 7 月

附:全国高职高专药品类专业
国家卫生和计划生育委员会"十二五"规划教材

教材目录

序号	教材名称	主编	适用专业
1	医药数理统计(第2版)	刘宝山	药学、药品经营与管理、药物制剂技术、生物制药技术、化学制药技术、中药制药技术
2	基础化学(第2版)*	傅春华 黄月君	药学、药品经营与管理、药物制剂技术、生物制药技术、化学制药技术、中药制药技术
3	无机化学(第2版)*	牛秀明 林 珍	药学、药品经营与管理、药物制剂技术、生物制药技术、化学制药技术、中药制药技术
4	分析化学(第2版)*	谢庆娟 李维斌	药学、药品经营与管理、药物制剂技术、生物制药技术、化学制药技术、中药制药技术、药品质量检测技术
5	有机化学(第2版)	刘 斌 陈任宏	药学、药品经营与管理、药物制剂技术、生物制药技术、化学制药技术、中药制药技术
6	生物化学(第2版)*	王易振 何旭辉	药学、药品经营与管理、药物制剂技术、化学制药技术、中药制药技术
7	生物化学及技术*	李清秀	生物制药技术
8	药事管理与法规(第2版)*	杨世民	药学、中药、药品经营与管理、药物制剂技术、化学制药技术、生物制药技术、中药制药技术、医药营销、药品质量检测技术

序号	教材名称	主编	适用专业
9	公共关系基础(第2版)	秦东华	药学、药品经营与管理、药物制剂技术、生物制药技术、化学制药技术、中药制药技术、食品药品监督管理
10	医药应用文写作(第2版)	王劲松 刘 静	药学、药品经营与管理、药物制剂技术、生物制药技术、化学制药技术、中药制药技术
11	医药信息检索(第2版)*	陈 燕 李现红	药学、药品经营与管理、药物制剂技术、生物制药技术、化学制药技术、中药制药技术
12	人体解剖生理学(第2版)	贺 伟 吴金英	药学、药品经营与管理、药物制剂技术、生物制药技术、化学制药技术
13	病原生物与免疫学(第2版)	黄建林 段巧玲	药学、药品经营与管理、药物制剂技术、化学制药技术、中药制药技术
14	微生物学*	凌庆枝	生物制药技术
15	天然药物学(第2版)*	艾继周	药学
16	药理学(第2版)*	罗跃娥	药学、药品经营与管理
17	药剂学(第2版)	张琦岩	药学、药品经营与管理
18	药物分析(第2版)*	孙 莹 吕 洁	药学、药品经营与管理
19	药物化学(第2版)*	葛淑兰 惠 春	药学、药品经营与管理、药物制剂技术、化学制药技术
20	天然药物化学(第2版)*	吴剑峰 王 宁	药学、药物制剂技术
21	医院药学概要(第2版)*	张明淑 蔡晓虹	药学
22	中医药学概论(第2版)*	许兆亮 王明军	药品经营与管理、药物制剂技术、生物制药技术、药学
23	药品营销心理学(第2版)	丛 媛	药学、药品经营与管理
24	基础会计(第2版)	周凤莲	药品经营与管理、医疗保险实务、卫生财会统计、医药营销

序号	教材名称	主编	适用专业
25	临床医学概要(第2版)★	唐省三 郭 毅	药学、药品经营与管理
26	药品市场营销学(第2版)★	董国俊	药品经营与管理、药学、中药、药物制剂技术、中药制药技术、生物制药技术、药物分析技术、化学制药技术
27	临床药物治疗学**	曹 红	药品经营与管理、药学
28	临床药物治疗学实训**	曹 红	药品经营与管理、药学
29	药品经营企业管理学基础**	王树春	药品经营与管理、药学
30	药品经营质量管理**	杨万波	药品经营与管理
31	药品储存与养护(第2版)★	徐世义	药品经营与管理、药学、中药、中药制药技术
32	药品经营管理法律实务(第2版)	李朝霞	药学、药品经营与管理、医药营销
33	实用物理化学**;★	沈雪松	药物制剂技术、生物制药技术、化学制药技术
34	医学基础(第2版)	孙志军 刘 伟	药物制剂技术、生物制药技术、化学制药技术、中药制药技术
35	药品生产质量管理(第2版)	李 洪	药物制剂技术、化学制药技术、生物制药技术、中药制药技术
36	安全生产知识(第2版)	张之东	药物制剂技术、生物制药技术、化学制药技术、中药制药技术、药学
37	实用药物学基础(第2版)	丁 丰 李宏伟	药学、药品经营与管理、化学制药技术、药物制剂技术、生物制药技术
38	药物制剂技术(第2版)★	张健泓	药物制剂技术、生物制药技术、化学制药技术
39	药物检测技术(第2版)	王金香	药物制剂技术、化学制药技术、药品质量检测技术、药物分析技术
40	药物制剂设备(第2版)★	邓才彬 王 泽	药学、药物制剂技术、药剂设备制造与维护、制药设备管理与维护

序号	教材名称	主编	适用专业
41	药物制剂辅料与包装材料(第2版)	刘 葵	药学、药物制剂技术、中药制药技术
42	化工制图(第2版)*	孙安荣 朱国民	药物制剂技术、化学制药技术、生物制药技术、中药制药技术、制药设备管理与维护
43	化工制图绘图与识图训练(第2版)	孙安荣 朱国民	药物制剂技术、化学制药技术、生物制药技术、中药制药技术、制药设备管理与维护
44	药物合成反应(第2版)*	照那斯图	化学制药技术
45	制药过程原理及设备**	印建和	化学制药技术
46	药物分离与纯化技术(第2版)	陈优生	化学制药技术、药学、生物制药技术
47	生物制药工艺学(第2版)	陈电容 朱照静	生物制药技术
48	生物药物检测技术**	俞松林	生物制药技术
49	生物制药设备(第2版)*	罗合春	生物制药技术
50	生物药品**;*	须 建	生物制药技术
51	生物工程概论**	程 龙	生物制药技术
52	中医基本理论(第2版)	叶玉枝	中药制药技术、中药、现代中药技术
53	实用中药(第2版)	姚丽梅 黄丽萍	中药制药技术、中药、现代中药技术
54	方剂与中成药(第2版)	吴俊荣 马 波	中药制药技术、中药
55	中药鉴定技术(第2版)*	李炳生 张昌文	中药制药技术
56	中药药理学(第2版)*	宋光熠	药学、药品经营与管理、药物制剂技术、化学制药技术、生物制药技术、中药制药技术
57	中药化学实用技术(第2版)*	杨 红	中药制药技术
58	中药炮制技术(第2版)*	张中社	中药制药技术、中药

序号	教材名称	主编	适用专业
59	中药制药设备(第2版)	刘精婵	中药制药技术
60	中药制剂技术(第2版)*	汪小根 刘德军	中药制药技术、中药、中药鉴定与质量检测技术、现代中药技术
61	中药制剂检测技术(第2版)*	张钦德	中药制药技术、中药、药学
62	药学服务实务*	秦红兵	药学、中药、药品经营与管理
63	药品生物检定技术*;★	杨元娟	生物制药技术、药品质量检测技术、药学、药物制剂技术、中药制药技术
64	中药鉴定技能综合训练**	刘 颖	中药制药技术
65	中药前处理技能综合训练**	庄义修	中药制药技术
66	中药制剂生产技能综合训练**	李 洪 易生富	中药制药技术
67	中药制剂检测技能训练**	张钦德	中药制药技术

说明:本轮教材共61门主干教材,2门配套教材,4门综合实训教材。第一轮教材中涉及的部分实验实训教材的内容已编入主干教材。* 为第二轮新编教材;** 为第二轮未修订,仍然沿用第一轮规划教材;★为教材有配套光盘。

第二届全国高职高专药品类专业教育教材建设指导委员会

成 员 名 单

顾 问

张耀华　国家食品药品监督管理总局

名誉主任委员

姚文兵　中国药科大学

主任委员

严　振　广东食品药品职业学院

副主任委员

刘　斌　天津医学高等专科学校

邬瑞斌　中国药科大学高等职业技术学院

李爱玲　山东食品药品职业学院

李华荣　山西药科职业学院

艾继周　重庆医药高等专科学校

许莉勇　浙江医药高等专科学校

王　宁　山东医学高等专科学校

岳苓水　河北化工医药职业技术学院

昝雪峰　楚雄医药高等专科学校

冯维希　连云港中医药高等职业技术学院

刘　伟　长春医学高等专科学校

佘建华　安徽中医药高等专科学校

委　员

张　庆	济南护理职业学院
罗跃娥	天津医学高等专科学校
张健泓	广东食品药品职业学院
孙　莹	长春医学高等专科学校
于文国	河北化工医药职业技术学院
葛淑兰	山东医学高等专科学校
李群力	金华职业技术学院
杨元娟	重庆医药高等专科学校
于沙蔚	福建生物工程职业技术学院
陈海洋	湖南环境生物职业技术学院
毛小明	安庆医药高等专科学校
黄丽萍	安徽中医药高等专科学校
王玮瑛	黑龙江护理高等专科学校
邹浩军	无锡卫生高等职业技术学校
秦红兵	江苏盐城卫生职业技术学院
凌庆枝	浙江医药高等专科学校
王明军	厦门医学高等专科学校
倪　峰	福建卫生职业技术学院
郝晶晶	北京卫生职业学院
陈元元	西安天远医药有限公司
吴廼峰	天津天士力医药营销集团有限公司
罗兴洪	先声药业集团

前　言

本教材依据教育部《高等职业学校专业教学标准》及中药制剂检测技术课程教学大纲,参照《中国药典》、《中国药品检验标准操作规范》,以及中药检验工、药物分析工等相关职业岗位国家职业标准,在第 1 版《中药制剂检测技术》及《中药制剂检测技能训练》基础上修订而成,与教学光盘配套使用,主要供全国高职高专中药制药技术、中药、药学专业学生使用,亦可作为相关职业岗位群职业技能培训与鉴定、国家执业中药师资格考试以及从事中药研发、药品检验等专业技术人员的参考书。

本教材第 1 版自 2009 年出版以来,得到广大师生的一致好评,支撑并推动了中药制剂检验技术(山西生物应用职业技术学院梁延寿教授主持)、中药制剂分析技术(山东中医药高等专科学校张钦德教授主持)两门国家级精品课程的建设。近年来,中药制剂检测技术飞速发展,许多新技术、新方法、新设备被广泛应用,因此,有必要对原教材进行全面修订。修订过程中,我们对上版教材的使用情况、中药制剂检测人员的职业岗位能力进行了充分调研,基于职业分析和工作过程,对教材内容进行了重构,力求紧扣高端技能型人才培养目标,体现“工学结合”的特点,确保优质教材进课堂。

本版教材与第 1 版比较,具有如下特点:①采用工作过程为导向的课程开发模式,将教学过程与工作过程融为一体,实现“教、学、做”一体化。②突出实用性、实践性和针对性,增大知识应用和操作技能内容比重。③将主干教材与技能训练融为一体,对有些内容进行了简化、删除和合并,以减少与中药药剂学、中药化学等课程的重复。④将实训内容分为基本技能、专项技能、综合技能等部分,并分步实施;实训项目的选择力求突出方法的实用性、技术的先进性、实例的代表性,以便不断提高学生的实践能力和创新能力。⑤将新版《中国药典》及《中国药品检验标准操作规范》中的新技术、新方法融入教材,使教材内容与国家药品标准相统一,以突出先进性与拓展性。⑥新增点滴积累、课堂活动、知识链接、案例分析、难点释疑等辅助模块,并以图文并茂、通俗易懂的语言形式,以增加教材的可读性、趣味性和直观性。⑦开发涵盖电子教案、PPT 课件、仪器操作视频等素材的配套教学光盘,以方便教师教学和学生学习。

全书共分为八章,第一章绪论介绍了中药制剂检验的依据、基本程序、内容、特点、意义等;第二至六章依据药品检验工作过程分别介绍中药制剂的鉴别、常规检查、杂质检查、卫生学检查和含量测定技术;第七章介绍中药制剂检测新技术;第八章介绍常用中药制剂剂型的综合检测技术。书后附有附录和教学大纲等,全书共收载实训项目30

个,其中参观见习 1 个、定性鉴别 5 个、常规检查 6 个、杂质检查 4 个、微生物限度检查 1
个、含量测定 7 个、综合性检测 6 个,各院校可根据实际情况选用;附录部分收载常用试
液、缓冲液、试纸、指示液、滴定液及其配制方法等,以便于学生学习和查阅。

　　本教材的编写分工如下:张钦德负责第一章的编写以及全书的统稿工作;王玲波负
责第二章的编写;夏黎负责第三章第一至六节的编写;甘淋玲负责第三章第七、八节以
及第五章的编写;李萍负责第四章第一至四节的编写;崔海燕负责第四章第五至八节的
编写;高晓波负责第六章第一至四节的编写;纪从兰负责第六章第五至七节及第七章的
编写;穆春旭负责第八章第一节的编写;田友清负责第八章第二节的编写。

　　本教材中所称《中国药典》均系指《中华人民共和国药典》(2010 年版一部)。

　　本教材在修订过程中,得到了人民卫生出版社、各参编院校、部分医药企业及药检
机构的大力帮助;参考了《中国药典》2010 年版、中药检验工、药物分析工等相关职业岗
位国家职业标准及有关中药制剂检验方面的文献;借鉴了部分医药企业、药品检验机构
及各参编院校的中药制剂检测经验及相关数据;连云港中医药高等职业技术学校田友清
博士全面负责教学光盘的制作。在此一并表示衷心的感谢。

　　由于编写时间仓促,编者业务水平有限,不足之处在所难免。衷心希望广大师生在
使用过程中提出宝贵意见,以便进一步修订完善。

编　者

2013 年 5 月

目　录

第一章　绪论 ……………………………………………………………………… 1

　第一节　概述 ……………………………………………………………………… 1

　　一、中药制剂检验的含义、分类与任务 ………………………………………… 1

　　二、中药制剂检验的特点 ………………………………………………………… 4

　　三、中药制剂检验的发展概况 …………………………………………………… 6

　　四、影响中药制剂质量的因素 …………………………………………………… 9

　　五、制药企业药品质量管理 ……………………………………………………… 12

　第二节　药品标准 ………………………………………………………………… 15

　　一、概述 …………………………………………………………………………… 15

　　二、《中国药典》沿革 …………………………………………………………… 16

　　三、现行《中国药典》的特点 …………………………………………………… 17

　　四、《中国药典》解读 …………………………………………………………… 21

　第三节　中药制剂检验的依据和程序 …………………………………………… 26

　　一、中药制剂检验的依据 ………………………………………………………… 26

　　二、中药制剂检验的程序 ………………………………………………………… 26

　实训一　参观中药制药企业药品检验部门 ……………………………………… 44

第二章　中药制剂的鉴别技术 ……………………………………………………… 46

　第一节　性状鉴别法 ……………………………………………………………… 46

　　一、性状鉴别 ……………………………………………………………………… 46

　　二、物理常数测定 ………………………………………………………………… 47

　　三、记录与结果判断 ……………………………………………………………… 47

　第二节　显微鉴别法 ……………………………………………………………… 49

　　一、仪器与用具 …………………………………………………………………… 49

　　二、操作方法 ……………………………………………………………………… 50

　　三、记录与结果判断 ……………………………………………………………… 55

　　四、应用举例 ……………………………………………………………………… 56

　第三节　理化鉴别法 ……………………………………………………………… 57

一、化学反应鉴别法 ··· 58
二、升华鉴别法 ··· 61
三、荧光鉴别法 ··· 63
四、薄层色谱鉴别法 ··· 64
五、紫外-可见分光光度法 ··· 78
六、气相色谱鉴别法 ··· 79
七、高效液相色谱鉴别法 ··· 81
实训二　中药制剂的显微鉴别 ··· 86
实训三　大山楂丸中山楂的化学反应鉴别 ··· 89
实训四　牛黄解毒片中冰片的微量升华鉴别 ··· 91
实训五　安神补脑液的荧光鉴别 ··· 92
实训六　六味地黄丸中牡丹皮的 TLC 鉴别 ··· 93

第三章　中药制剂的常规检查技术 ··· 96
第一节　水分测定法 ··· 98
一、第一法(烘干法) ··· 99
二、第二法(甲苯法) ··· 100
三、第三法(减压干燥法) ··· 102
四、第四法(气相色谱法) ··· 103
第二节　崩解时限检查法 ··· 105
一、吊篮法 ··· 105
二、烧杯法 ··· 108
第三节　相对密度测定法 ··· 109
一、比重瓶法 ··· 109
二、韦氏比重秤法 ··· 112
第四节　重(装)量差异检查法 ··· 113
一、丸剂 ··· 114
二、片剂 ··· 116
三、其他剂型 ··· 117
第五节　外观均匀度和粒度检查法 ··· 118
一、外观均匀度检查法 ··· 118
二、粒度检查法 ··· 119
第六节　溶化性和不溶物检查法 ··· 121
一、溶化性检查法 ··· 121
二、不溶物检查法 ··· 121
第七节　pH 值测定法 ··· 122
第八节　乙醇量测定法 ··· 124
一、气相色谱法 ··· 124
二、蒸馏法 ··· 126
实训七　感冒清热颗粒的水分测定 ··· 130

实训八　牛黄解毒片的崩解时限检查 ································· 132
实训九　中药制剂的相对密度测定 ································· 133
实训十　六味地黄丸(大蜜丸)的重量差异检查 ················· 135
实训十一　板蓝根颗粒溶化性和粒度的检查 ····················· 136
实训十二　舒筋活络酒乙醇量测定 ································· 138

第四章　中药制剂的杂质检查技术 ································· 141
第一节　概述 ··· 141
一、杂质的定义 ··· 141
二、杂质的来源 ··· 141
三、杂质的分类 ··· 141
四、杂质检查的意义 ··· 142
五、杂质限量 ··· 142
六、杂质检查的方法 ··· 143
第二节　灰分检查法 ·· 143
一、总灰分测定法 ··· 144
二、酸不溶性灰分测定法 ······································· 145
三、应用实例 ··· 146
第三节　重金属检查法 ·· 146
一、第一法(硫代乙酰胺法) ··································· 147
二、第二法(炽灼法) ··· 148
三、第三法(硫化钠法) ······································· 149
四、应用实例 ··· 150
第四节　砷盐检查法 ·· 151
一、第一法(古蔡氏法) ······································· 151
二、第二法(二乙基二硫代氨基甲酸银法) ····················· 154
三、应用实例 ··· 156
第五节　注射剂有关物质检查法 ···································· 157
一、蛋白质检查法 ··· 157
二、鞣质检查法 ··· 158
三、树脂检查法 ··· 158
四、草酸盐检查法 ··· 159
五、钾离子检查法 ··· 159
六、应用实例 ··· 160
第六节　农药残留量检查法 ·· 161
一、有机氯类农药残留量测定 ··································· 162
二、有机磷类农药残留量测定 ··································· 163
三、拟除虫菊酯类农药残留量测定 ······························ 164
四、应用实例 ··· 165
第七节　甲醇量检查法 ·· 166

一、测定原理 ……………………………………………………………… 166
二、仪器与试剂 …………………………………………………………… 167
三、操作方法 ……………………………………………………………… 167
四、注意事项 ……………………………………………………………… 167
五、计算 …………………………………………………………………… 168
六、结果判断 ……………………………………………………………… 168
七、应用实例 ……………………………………………………………… 168
第八节　可见异物检查法 …………………………………………………… 169
一、灯检法 ………………………………………………………………… 169
二、光散射法 ……………………………………………………………… 171
第九节　特殊杂质检查法 …………………………………………………… 172
一、乌头碱的检查 ………………………………………………………… 173
二、安宫牛黄丸中猪去氧胆酸的检查 …………………………………… 174
三、土大黄苷的检查 ……………………………………………………… 174
四、灯盏生脉胶囊中的焦袂康酸的检查 ………………………………… 175
实训十三　黄连上清丸中重金属检查 ……………………………………… 179
实训十四　黄连上清丸中砷盐的检查 ……………………………………… 181
实训十五　止喘灵注射液的可见异物检查 ………………………………… 183
实训十六　附子理中丸中乌头碱的检查 …………………………………… 185

第五章　中药制剂的卫生学检查 …………………………………………… 187
第一节　微生物限度检查法 ………………………………………………… 187
一、微生物限度检验原则 ………………………………………………… 187
二、细菌、霉菌及酵母菌计数 …………………………………………… 189
三、控制菌检查 …………………………………………………………… 195
四、微生物限度标准 ……………………………………………………… 200
第二节　无菌检查法 ………………………………………………………… 202
一、无菌检查的人员与环境 ……………………………………………… 202
二、培养基的制备与检查 ………………………………………………… 203
三、稀释液、冲洗液及其制备 …………………………………………… 203
四、方法验证 ……………………………………………………………… 203
五、供试品的无菌检查 …………………………………………………… 204
六、无菌结果判断 ………………………………………………………… 206
第三节　热原检查法 ………………………………………………………… 206
一、供试用家兔 …………………………………………………………… 206
二、试验前的准备 ………………………………………………………… 207
三、检查方法 ……………………………………………………………… 207
四、结果判断 ……………………………………………………………… 207
第四节　细菌内毒素检查法 ………………………………………………… 207
一、仪器和试剂 …………………………………………………………… 208

　　二、检查方法 ··· 208
　　三、注意事项 ··· 209
　实训十七　中药制剂的微生物限度检查 ··· 211

第六章　中药制剂的含量测定技术 ·· 215
　第一节　紫外-可见分光光度法 ··· 215
　　一、仪器工作原理 ··· 215
　　二、仪器操作通法 ··· 219
　　三、含量测定 ··· 220
　　四、应用实例 ··· 225
　第二节　薄层扫描法 ··· 227
　　一、仪器工作原理 ··· 227
　　二、含量测定 ··· 232
　　三、应用实例 ··· 237
　第三节　高效液相色谱法 ··· 237
　　一、仪器工作原理 ··· 238
　　二、仪器操作通法 ··· 245
　　三、含量测定 ··· 247
　　四、应用实例 ··· 250
　第四节　气相色谱法 ··· 251
　　一、仪器工作原理 ··· 252
　　二、仪器操作通法 ··· 256
　　三、含量测定 ··· 257
　　四、应用实例 ··· 260
　第五节　浸出物测定法 ··· 261
　　一、水溶性浸出物测定法 ·· 262
　　二、醇溶性浸出物测定法 ·· 263
　　三、挥发性醚浸出物测定法 ··· 264
　第六节　挥发油测定法 ··· 265
　　一、测定原理 ··· 265
　　二、测定装置 ··· 265
　　三、测定方法 ··· 265
　　四、含量计算 ··· 266
　　五、应用实例 ··· 266
　第七节　容量分析法 ··· 267
　　一、测定方法 ··· 267
　　二、含量计算 ··· 268
　　三、应用实例 ··· 268
　实训十八　前列舒丸中牡丹皮的含量测定 ······································· 272
　实训十九　华山参片中总生物碱的含量测定 ···································· 274

实训二十　排石颗粒中总黄酮的含量测定 …………………………………………… 276
实训二十一　九分散中马钱子的含量测定 …………………………………………… 278
实训二十二　明目地黄丸中山茱萸的含量测定 ……………………………………… 281
实训二十三　牛黄解毒片中黄芩苷的含量测定 ……………………………………… 283
实训二十四　十滴水软胶囊中樟脑的含量测定 ……………………………………… 285

第七章　中药制剂检测新技术 ………………………………………………………… 288
　第一节　毛细管电泳法 ……………………………………………………………… 288
　　一、概述 ……………………………………………………………………………… 288
　　二、仪器设备 ………………………………………………………………………… 292
　　三、基本操作 ………………………………………………………………………… 293
　　四、系统适用性试验 ………………………………………………………………… 294
　　五、应用实例 ………………………………………………………………………… 294
　第二节　中药指纹图谱 ……………………………………………………………… 296
　　一、指纹图谱的分类 ………………………………………………………………… 296
　　二、中药指纹图谱建立的原则和研究思路 ………………………………………… 297
　　三、中药指纹图谱建立的方法与技术要求 ………………………………………… 299
　　四、应用实例 ………………………………………………………………………… 306
　第三节　电感耦合等离子体质谱法 ………………………………………………… 309
　　一、仪器组成及其工作原理 ………………………………………………………… 309
　　二、仪器与试剂 ……………………………………………………………………… 310
　　三、操作方法 ………………………………………………………………………… 310
　　四、应用实例 ………………………………………………………………………… 312

第八章　中药制剂各剂型的综合检测 ………………………………………………… 316
　第一节　中药丸剂与滴丸剂的检测技术 …………………………………………… 316
　　一、中药丸剂的检测 ………………………………………………………………… 316
　　二、中药滴丸剂的检测 ……………………………………………………………… 318
　　三、应用实例 ………………………………………………………………………… 319
　第二节　中药片剂的检测技术 ……………………………………………………… 326
　　一、中药片剂的检测 ………………………………………………………………… 326
　　二、应用实例 ………………………………………………………………………… 328
　第三节　中药胶囊剂的检测技术 …………………………………………………… 332
　　一、中药胶囊剂的检测 ……………………………………………………………… 332
　　二、应用实例 ………………………………………………………………………… 332
　第四节　中药颗粒剂的检测技术 …………………………………………………… 334
　　一、中药颗粒剂的检测 ……………………………………………………………… 334
　　二、应用实例 ………………………………………………………………………… 335
　第五节　中药合剂的检测技术 ……………………………………………………… 338
　　一、常规检查项目 …………………………………………………………………… 338

　　二、样品制备方法 ……………………………………………………………………… 339
　　三、应用实例 …………………………………………………………………………… 340
　第六节　中药酊剂的检测技术 ……………………………………………………………… 343
　　一、常规检查项目 ……………………………………………………………………… 344
　　二、样品制备方法 ……………………………………………………………………… 344
　　三、应用实例 …………………………………………………………………………… 344
　第七节　中药酒剂的检测技术 ……………………………………………………………… 348
　　一、常规检查项目 ……………………………………………………………………… 348
　　二、样品制备方法 ……………………………………………………………………… 349
　　三、应用实例 …………………………………………………………………………… 349
　第八节　中药糖浆剂的检测技术 …………………………………………………………… 353
　　一、常规检查项目 ……………………………………………………………………… 353
　　二、样品制备方法 ……………………………………………………………………… 353
　　三、应用实例 …………………………………………………………………………… 354
　第九节　中药煎膏剂的检测技术 …………………………………………………………… 357
　　一、常规检查项目 ……………………………………………………………………… 357
　　二、样品制备方法 ……………………………………………………………………… 357
　　三、应用实例 …………………………………………………………………………… 358
　实训二十五　六味地黄丸的检验 …………………………………………………………… 362
　实训二十六　牛黄解毒片的检验 …………………………………………………………… 366
　实训二十七　一清胶囊的检验 ……………………………………………………………… 369
　实训二十八　排石颗粒的检验 ……………………………………………………………… 373
　实训二十九　银黄口服液的检测 …………………………………………………………… 375
　实训三十　急支糖浆的检测 ………………………………………………………………… 378

参考文献及网站 ……………………………………………………………………………… 382

目标检测参考答案 …………………………………………………………………………… 383

附录 …………………………………………………………………………………………… 388
　附录一　药品抽样记录及凭证 ……………………………………………………………… 388
　附录二　药品复验申请表 …………………………………………………………………… 389
　附录三　药品检验原始记录 ………………………………………………………………… 390
　附录四　药品薄层色谱鉴别原始记录 ……………………………………………………… 391
　附录五　药品薄层色谱条件与结果附图 …………………………………………………… 392
　附录六　单剂量分装的颗粒剂装量差异检查原始记录 …………………………………… 393
　附录七　药品含量测定原始记录 …………………………………………………………… 394
　附录八　药品吸光度检验原始记录 ………………………………………………………… 395
　附录九　药品高效液相色谱检验原始记录 ………………………………………………… 396
　附录十　药品气相色谱检验原始记录 ……………………………………………………… 397

附录十一　药品检验报告书 ·· 398

附录十二　中药制剂检验技能实训考核项目及标准 ··········· 399

附录十三　中药制剂检验技能实训结业考核表 ··················· 400

附录十四　常用试液及其配制 ··· 401

附录十五　常用缓冲液及其配制 ·· 406

附录十六　常用试纸及其制备 ··· 406

附录十七　常用指示液及其配制 ·· 407

附录十八　常用滴定液及其配制 ·· 408

附录十九　乙醇相对密度表 ··· 411

中药制剂检测技术教学大纲 ·· 413

第一章 绪 论

第一节 概 述

一、中药制剂检验的含义、分类与任务

（一）中药制剂检验的相关含义

中药制剂检测（检验、分析）技术是以中医药理论为指导，以国家药品标准为依据，应用现代分析的理论和方法，全面检验和控制中药制剂质量的一门综合性应用技术。

中药制剂系指在中医药理论指导下，以中药（饮片）为原料，按规定的处方和方法加工制成的，具有一定剂型和规格，用于防病治病的药品，包括中成药和医疗机构中药制剂。中成药是由依法取得《药品生产质量管理规范》（GMP）认证证书和药品批准文号的制药企业生产，可以在市场流通的中药制剂，《中国药典》则称之为成方制剂或单味制剂。医疗机构中药制剂是由医疗机构根据本单位临床需要经批准而配制、自用的固定的中药制剂，凭医师处方在本医疗机构使用，不得在市场销售或变相销售，不得发布广告，未经批准不得在医疗机构之间调剂使用。

药品系指用于预防、治疗、诊断人的疾病，有目的地调节人的生理功能，并规定有适应证或者功能主治、用法和用量的物质，包括中药材、中药饮片、中成药、化学原料药及其制剂、抗生素、生化药品、放射性药品、血清、疫苗、血液制品和诊断药品等。药品是用于防病治病的特殊商品，其质量关乎百姓健康与生命安全。

药品质量系指药品的物理、化学、生物学、药理学等指标符合药品标准的程度，包括安全性、有效性、均一性、稳定性等方面。为保证药品质量，国家颁布实施了《中华人民共和国药品管理法》、《药品生产质量管理规范》（GMP）、《药品经营质量管理规范》（GSP）、《中药材生产质量管理规范》（GAP）、《药品临床试验质量管理规范》（GCP）、《药品非临床研究质量管理规范》（GLP）、《医疗机构制剂配制质量管理规范》（GPP）、《药品使用质量管理规范》（GUP）、《药品上市后监督规范》（GPMSP）等一系列药品质量管理法律法规（图1-1）；定期修订、颁布国家药品标准，设立各级药品检验机构，开展药品监督检验工作，从而使药品质量管理纳入法制化轨道。中药制剂作为药品，必须依法对其进行质量检验，这是国家对药品实施技术监督的重要手段，对保证和提高制剂质量具有重要意义。

（二）中药制剂检验的分类

中药制剂检验分为药品监督检验、生产检验与验收检验三类。

图 1-1 我国药品管理法律体系构架图

1. **药品监督检验** 是由药品监督管理部门授权的药品检验机构代表国家对辖区内研制、生产、经营、使用的药品进行的检验,具有比生产或验收检验更高的权威性、更强的仲裁性以及第三方检验的公正性。根据检验目的和处理方法的不同,又可分为抽查性检验(抽验)、注册检验、国家检验、委托检验、进口检验和复验6种类型。药品监督检验工作流程如图1-2所示。

图 1-2 药品监督检验工作流程图

(1)抽查性检验:由各级药品检验机构,对从药品生产、经营、使用单位抽出的样品实施检验。抽查性检验属于食品药品监督管理部门的日常监督,其检验结果由国家食品药品监督管理总局(CFDA)发布药品质量检验公告,并依法处理不合格药品的生产、经营和使用者。

（2）注册检验：是指审批新药和仿制已有国家标准药品品种进行审批时的检验，以及审批进口药品所需进行的检验。承担注册检验的药品检验机构应在规定的时限内完成检验，出具药品注册检验报告，上报食品药品监督管理部门。

（3）国家检验：又称"批检"，指CFDA规定某些药品在销售前必须经过指定的政府药品检验机构检验，合格的才准予销售。这是对存在安全隐患品种实施的强制性检验。

（4）委托检验：包括两类：一是行政、司法部门对涉案样品的送检；二是药品生产、经营和使用单位因不具备检验技术和条件而委托药品检验机构进行的药品检验。

（5）进口检验：由口岸药检所对进口药品进行检验。

（6）复验：被抽检者对药品检验机构的检验结果有异议时，应在规定的时限内，向原药品检验机构或者上一级药品监督管理部门设置或确定的药品检验机构申请复验，也可以直接向CFDA设置或者确定的药品检验机构申请复验。复验是为了保证药品检验结果的真实准确，保护当事人的合法权益。

2. **药品生产检验** 系指制药企业对中药制剂的原料、中间产品及成品进行的检验。药品质量是生产出来的，而不是检验出来的。因此，新版药品GMP规定，制药企业应设置独立的质量管理部门并确保履行质量保证和质量控制职责，配备与所生产药品相适应的检验仪器设备和检验人员，按国家药品标准、地方中药材标准及地方中药饮片标准对中药材及饮片进行全项检验，合格的方可投料使用；对每批产品应按国家药品标准进行全项检验，合格后方可入库、销售。产品放行前，所有生产记录及检验数据均应经质量管理部门审查并符合要求，不合格产品严禁放行出厂。

3. **药品验收检验** 系指药品经营（批发）企业的药检部门对购进药品或销后退回药品进行的验收及质量检验。按照GSP规定，药品批发企业应有与经营规模、范围相适应的药品检验部门，配置相应的检验仪器和设备；验收首营品种，还应进行药品内在质量的检验，并提供准确、可靠的检验数据。

（三）中药制剂检验的任务

1. **检验和控制中药制剂的质量** 运用物理学、化学、生物学及微生物学等现代分析的技术和手段，对制剂原料、中间产品及成品进行定性定量分析，全面控制药品质量，是中药制剂检验工作的基本任务。

中药制剂检验是一项专业性、技术性很强的工作。一名合格的药检人员应牢固树立"质量第一、依法检验"的职业道德和"实事求是、科学严谨"的工作作风，熟练掌握有关药品检验的法律法规、安全知识、专业知识和基本操作技能，能够根据药品标准及药品检验标准操作规程对中药制剂进行检验，规范各项记录，确保检验的准确性、公正性和权威性，并不断获取新知识、新技术。只有这样，才能胜任本职工作。

2. **研究与制定中药制剂质量标准** 研究与制定中药制剂的质量标准，建立科学的中药制剂质量标准体系，提高检测技术水平，可为中药制剂的研发、生产、经营和使用等过程提供检验标准和方法，是中药制剂检验工作的战略任务。

近年来，我国在中药制剂质量控制方面取得了长足的进步，建立了包括传统四大鉴别、分子生物学鉴别、特征与指纹图谱鉴别等定性评价方法学体系，并逐步向活性成分、多成分定量化方向发展。但与中药现代化、国际化要求尚存有差距。因此，建立国际公认的、符合中医药特点的中药制剂质量标准，已是当务之急。

知 识 链 接

中药现代化

中药现代化是指将传统中药的特色优势与现代科学技术相结合,以适应当代社会发展需求的过程。它包括中药生产方式现代化、管理模式现代化、产品剂型现代化、质量标准现代化、包装现代化和企业制度现代化。其实质就是以中医药理论和经验为基础,充分利用现代科学技术的理论、方法和手段,借鉴国际认可的医药标准和规范,研发和生产出"安全、有效、稳定、可控",兼具"三效"(高效、速效、长效)、"三小"(剂量小、毒性小、不良反应小)和"三便"(便于储藏、便于携带、便于服用)等特点,为国内外市场广泛接受,有国际竞争力的中药产品。

3. 开展中药制剂质量控制相关性研究 针对中药制剂药味多、化学成分复杂、质量控制困难等问题,开展中药制剂有效物质基础研究,生产关键技术研究,原材料、中间品及成品质量控制研究,质量检验新方法、新技术研究,定性定量分析用对照品研究,药代动力学研究,安全性评价研究,药理及毒理学研究,稳定性研究,体内药物分析研究等,实现中药质量标准评价的规范化、自动化、现代化,保证临床用药安全、有效、稳定可靠,是中药制剂检验工作的关键任务。

二、中药制剂检验的特点

与单味中药或纯化学药品的检验比较,中药制剂检验有以下特点:

(一)中医药理论的指导性

中药复方制剂是在中医理论指导下,按君、臣、佐、使的原则组成的,具有多组分、多靶点、相互协同作用的特点。在难以对处方所有中药进行分析的情况下,应首选君药、臣药进行分析。如黄连上清丸中黄连为主药,而安宫牛黄丸中牛黄为主药,黄连为辅药。前者重点测定黄连(包括黄柏)中盐酸小檗碱的含量;后者则重点测定牛黄中胆红素的含量。测定成分的选择还应与临床疗效相结合,如山楂在以消食健胃功能为主的制剂中,应重点测定有机酸的含量,而在以活血止痛功能为主的制剂中,则应重点测定黄酮类成分的含量;大黄在以消炎作用为主的制剂中,应测定游离蒽醌含量,而在以泻下作用为主的制剂中,则应测定结合蒽醌含量。

(二)中药制剂化学成分的复杂性

1. 成分复杂 单味中药本身就是多种成分的混合物,当由几味甚至几十味中药组成复方制剂后,所含成分更为复杂,如延胡索含有近20种生物碱,人参含有几十种性质相似的人参皂苷类成分。当用一种溶剂提取中药制剂时,提取液中往往含有多种性质相似的化学成分,常需对样品进行必要的预处理,尽可能除去非被检成分或干扰性成分,富集被检成分,从而保证检测的准确性。

2. 含量较低 多数中药制剂的成分含量较低,仅占制剂总固体含量的百分之几、千分之几甚至更低,如六味地黄丸(小蜜丸)中酒萸肉的有效成分马钱苷的合格含量仅为万分之五,牡丹皮的有效成分丹皮酚的合格含量仅为万分之七。当所选择的指标成分含量低于万分之一时,已基本没有质控意义。

3. 易相互影响 中药制剂的化学成分易相互作用,发生增溶、助溶、吸附等物理变化,或形成络合物、复合物,或产生新的物质,使含量发生较大变化,影响测定结果的准确性。如含有甘草和黄连的制剂,其中的甘草酸与小檗碱易生成难溶性盐而沉淀,使两种成分的含量测定结果偏低。

 难 点 释 疑

当黄连与黄芩、大黄、金银花或甘草配伍应用时,黄连中的小檗碱,黄芩中的黄芩苷,大黄中的鞣质、大黄酸,甘草中的甘草酸,金银花中的绿原酸含量显著降低。

黄连中的小檗碱可与黄芩中的黄芩苷,大黄中的鞣质、大黄酸,甘草中的甘草酸,金银花中的绿原酸等大分子有机酸形成难溶于水的沉淀而析出,从而降低了上述成分在制剂中的含量。

4. 有效成分的非单一性 中药制剂产生的疗效不是某单一成分作用的结果,也不是某些成分作用的简单加和,而是多种成分的协同作用。单一成分的含量高低常与其疗效呈非线性关系,检测单一活性成分常不能反映其整体疗效。因此,深入研究中药制剂的有效物质基础,同时检测多种有效成分,才能更加科学、客观地评价中药制剂质量。

(三)中药制剂杂质来源的多途径性

中药制剂的杂质较化学制剂复杂,在制剂原料、生产过程、贮运过程中均可带入杂质,如原料药材带有的非药用部位及泥沙,药材产地环境污染及滥用农药化肥导致重金属及残留农药超标,贮藏不当引起的虫蛀、霉变,洗涤原料的水质二次污染混入的杂质等。因此,强化杂质检查,确保用药安全,是中药制剂检验工作的一项重要任务。

(四)中药制剂辅料的多样性

因剂型和制备工艺不同,中药制剂所用辅料多种多样,对测定结果有多种影响。如蜜丸中伴有大量蜂蜜,提取液往往颜色深,黏性大,影响检验正常操作,大量还原糖还会干扰测定结果;若以有机酸类成分作为口服液剂的检测指标,苯甲酸、山梨酸、尼泊金乙酯等防腐剂会使测定结果偏高;当选用碘量法测定注射剂含量时,抗氧剂的存在会影响测定结果的准确性。因此,测定前需根据辅料的性质,设法排除辅料的干扰,保证检验结果的准确可靠。

(五)中药制剂质控方法的多元性

目前中药质量控制方法主要有两大类,一是化学法,如单一成分分析法、多成分分析法、多维(多种分析仪器联用)多息(化学、药效等信息)分析法、特征图谱法、指纹图谱法、综合分析法等;二是生物法,如生物效应测定法(生物效价测定法、体外活性检测法、药效指标测定法)、基因鉴定法、细胞生物学鉴定法、免疫鉴定法等。无论采用哪种方法,其目的均为保证临床用药安全有效,只有将所检测的信息与临床疗效联系起来,才能达到中药质量控制的目的。

(六)中药制剂质量影响因素的多样性

中药制剂的质量受多种因素的影响。原料药材的品种、规格、产地、生长环境、药用部位、采收季节与加工方法,净选、切制、炮炙等加工炮制过程,制备工艺及所用辅料,包装、运输及贮藏等,均会影响中药制剂质量。

案例分析

案例

在测定六味地黄丸中酒萸肉有效成分马钱苷($C_{17}H_{26}O_{10}$)含量时,供试品溶液制备的法定方法为:取本品水蜜丸或小蜜丸,切碎,取约0.7g,精密称定;或取重量差异项下的大蜜丸,剪碎,取约1g,精密称定,置具塞锥形瓶中,精密加入50%甲醇25ml,密塞,称定重量,超声处理(功率250W,频率33kHz)15分钟使溶散,加热回流1小时,放冷,再称定重量,用50%甲醇补足减失的重量,摇匀,滤过。精密量取续滤液10ml,加在中性氧化铝柱(100~200目,4g,内径为1cm)上,用40%甲醇50ml洗脱,收集流出液及洗脱液,蒸干,残渣加50%甲醇适量使溶解,并转移至10ml量瓶中,加50%甲醇稀释至刻度,摇匀,即得。

分析

六味地黄丸成分复杂,完全提取较为困难,采用超声处理→热回流→柱吸附相结合的提取分离技术,可有效排除其他成分的干扰,方法的精密度、回收率等均达到测定要求。

总之,中药制剂分析具有剂型多样、成分复杂、含量较低、影响因素多、未知成分多、杂质多、干扰因素多、检测难度大等特点。但随着中药制剂作用机制、有效成分及其相互关系等方面研究的不断深入,现代分析仪器的广泛应用以及分析方法学的不断进步,中药制剂分析的灵敏度、准确性、客观性和科学性将会逐步提高,中药制剂的质量控制水平将会得到较快的发展。

三、中药制剂检验的发展概况

新中国成立以后,中药制剂质量控制经历了从无到有、从主观到客观、从简单到逐步完善的发展历程。尤其改革开放以来,中药质量控制水平不断飞跃,色谱分析、光谱分析及联用技术成为当前最为主要的研究方法和手段。

(一) 历史与现状

中药制剂自古就有"膏丹丸散,神仙难辨"之说,其质量主要是通过固定处方组成,严格制备工艺,配合感观检查等方法加以控制。例如,制备阿胶需以优质驴皮为原料,以"阿井之水"熬制,成品达到"挂旗"程度出锅;对蜜丸的赋形剂蜂蜜的质量要求为黄白色,稠如凝脂,气香,味纯,油性大,以木棍挑起,落下时呈拉丝状或折叠呈片状等。在当时的历史条件下,这些传统经验方法,对保证中药制剂质量起到一定的积极作用。

20世纪50~70年代,近代经典分析方法逐渐用于中药制剂检验。1977年版《中国药典》开始采用显微鉴别法对含药材粉末的中药制剂进行定性鉴别,显色反应、水分测定、灰分检查、浸出物测定等理化方法逐步得到较为普遍的应用,使得中药制剂分析逐渐摆脱了以往经验鉴别的落后局面,具备了现代药物分析的雏形。

改革开放以来,各种色谱、光谱及计算机联用技术逐步应用于中药制剂的质量评价,中药制剂质量控制水平逐步提高。1985 年版《中国药典》首次收载 TLC 鉴别;1990 年版首次收载对照药材的 TLC 鉴别和色谱法含量测定;2000 年版首次建立以色谱法含量测定为主导的质控方法;2005 年版大幅增加 HPLC 法,重视特征成分、活性成分的测定;2010 年版加强了新技术、新方法的应用,大幅增加活性成分、多成分、特征图谱、指纹图谱的测定,使中药制剂质量标准逐步与国际接轨。

目前,TLC、HPLC、GC 等分析方法已占中药制剂质量控制的主导地位,超临界流体色谱法、高效毛细管电泳法、分子生物学技术、新兴的光谱技术、联用技术和中药指纹图谱等新技术和新方法也逐步进入常规中药制剂检验和质量控制中。

(二) 发展方向

1. 检验方法向仪器化、自动化、快速和微量的方向发展 与经典的化学分析方法比较,现代仪器分析以其分离能力强、灵敏度高、分析速度快、稳定性好等特点,而被广泛应用。高效液相色谱法(HPLC)、薄层色谱扫描法(TLCS)、气相色谱法(GC)等色谱分析方法兼具分离与分析双重效能,成为中药制剂分析的主流方法(图 1-3);显微鉴别技术、薄层色谱(TLC)鉴别技术、一测多评技术、多指标成分定量亦得到广泛应用。原子吸收光谱(AAS)、超临界流体色谱(SFC)、高效毛细管电泳(HPCE)、离子色谱(IC)、核磁共振波谱(NMR)、气-质联用(GC-MS)、液-质联用(LC-MS)、DNA 分子鉴定、薄层-生物自显影等新技术,具有自动化程度高、灵敏度高、专属性强、快速和微量等特点,成为今后的发展趋势。

原子吸收光度计

薄层扫描仪

高效液相色谱仪

气相色谱仪

图 1-3 部分现代分析仪器

知 识 链 接

"一测多评"技术

"一测多评"技术是用一个对照品同时测定多个成分含量的质量评价模式。在实际工作中,多成分同步测定需要提供足量的对照品;而中药对照品的难以分离或化学单体不稳定导致对照品的供应不足,使多指标的质量控制受到限制。本技术的提出为解决这类问题提供了一个新的思路,可有效改变因需要有多种标准物质、检测成本大、时间长、出报告慢的状况,大大减少标准成本,提高检测工作效率。如:黄连在 2005 版《中国药典》中的含量测定要求是以 TLCS 法测定黄连中小檗碱的含量,要求其含量不低于 3.6%,小檗碱在多种植物中大量分布,将其作为唯一测定指标的专属性较差,而 2010 版《中国药典》改用 HPLC 法进行一测多评,使小檗碱、药根碱、表小檗碱、黄连碱、巴马汀的可控成分达 10%,整体上体现黄连有别于黄柏等的活性关系。

2. 检测成分向活性成分、多成分或多组分方向发展 优先解决对"君、臣"药的有效控制,逐步由单一指标成分检测向活性成分、专属性成分、多成分或多组分检测过渡,由化学质量控制模式向整体质量控制模式转化,已成为中药制剂质量控制的发展方向。

3. 中药指纹图谱(特征图谱)鉴别技术将得到更广泛的应用 按测定手段不同,中药指纹图谱可分为化学成分指纹图谱和生物指纹图谱两类。中药化学成分指纹图谱是指采用色谱、光谱和其他分析方法建立的,用以表征中药化学成分特征的指纹图谱(特征图谱);中药生物指纹图谱包括中药材 DNA 指纹图谱、中药基因组学指纹图谱、中药蛋白质组学指纹图谱等。目前最常用的是中药色谱指纹图谱。

指纹图谱技术是国际公认的天然药物质量检测方法之一,对化学成分复杂、有效成分不完全明确的中药制剂尤为适用。该技术首先利用色谱、光谱技术对制剂样品进行分离和分析,获得组分群体的特征图谱或图像,然后利用计算机技术对图谱进行处理,清除无用信息,获得具一定专属性和稳定性的标准指纹图谱或特征数据,色谱图中各色谱峰的顺序、面积、比例、保留时间可以表达某个品种特有的化学特征,对具体品种具有特异性,是综合的、可量化的色谱鉴别手段。结合专属性鉴别和多指标成分定量分析,成为全面控制中药制剂质量的可行模式,符合中医理论的整体观。如果进一步开展谱效研究,可使中药制剂的质量与其药效结合起来,有望最终阐明中药制剂防病治病的机制。随着 HPLC-MS 和 GC-MS 等联用技术的应用,中药制剂指纹图谱技术将更趋完善。

4. 安全性检查项目将会大幅增加、不断完善 对中药制剂进行系统的安全性研究,并建立数据库;通过系统的毒理学研究,制定内源性有毒成分、外源性重金属及有害残留物控制的方法和限度;进一步加强高风险中药注射剂的安全性控制,研究建立中药注射剂异常毒性、过敏反应、高分子聚合物、蛋白、树脂等有关物质检查的新方法,确保临床用药的安全有效。

5. 新的质量控制模式将会逐步得到应用

(1)生物效应模式:按照生物制品质量控制模式,在严格的试验条件下,通过比较标准品和供试品对生物体或离体器官与组织的特定生物效应,控制和评价中药的质量。

这种模式突出体现了中药的作用效应,值得深入探索。

(2)药效物质基础控制模式:采用超声提取、微波提取、膜分离、超滤、微透析、固相萃取、逆流色谱、超临界流体萃取等技术提取分离制剂成分,结合药效学研究以明确不同有效组分的药理特征,以活性组分为定量指标,根据多个有效成分的有无或含量的高低来控制中药制剂质量。

(3)血清药效物质基础控制模式:又称生物样品的成分分析、体液药物分析或体内药物分析,旨在通过各种分析手段,了解制剂成分在生物体内的存在状况及其变化,获得中药制剂生物利用度及药代动力学的各种参数,了解中药制剂成分在生物体内的分布、生物转化及代谢等信息,为准确评价中药制剂质量和指导临床合理用药提供依据。

(4)定量组效关系模式:将指纹图谱技术与中药复方药效学研究相结合,指纹图谱中特征性成分的化学信息与中药复方药效学信息相联系,建立组效关系预测模型,实现基于药效的中药制剂质量控制体系,确保制剂质量的安全、有效、稳定、可控。

(5)过程控制模式:按照"药品的质量是生产出来的,而不是检验出来的"和"合格药品必须同时符合国家药品标准及药品 GMP"的理念,在线监测和过程控制技术(PAT)在中药制剂生产中逐步得到重视,为产品质量的精准控制奠定基础。

近年来,化学、微生物学、指纹图谱技术、药效学、化学计量学等多学科交叉融合,新技术、新方法不断出现,为中药制剂质量控制带来了新的发展思路。现代中药制剂质量分析已不再是单一的检验手段,而是通过新技术、新方法的整合形成一种新的分析方法学体系,从原来的指标成分分析模式向基因指纹图谱定性和多指标成分定量分析结合模式转变,向科学、合理、经济、实用、环保方向发展,实现引领国际的目标。

四、影响中药制剂质量的因素

中药制剂的质量受中药材、加工炮制、制备工艺等多种因素的影响(图1-4)。作为药品检验人员应较全面地了解影响制剂质量的各种因素,分析和解决生产中存在的质量问题,确保药品生产每一道工序和环节的质量,最终保证中药制剂成品的质量。

图 1-4 影响中药制剂质量的主要因素

（一）中药材的品种与质量

1. 中药材品种

（1）一药多源：由于历史原因，许多中药存在"一药多源"现象，使药材质量产生较大差异。如葛根中葛根素的合格含量为 2.4%，而粉葛仅为 0.30%，二者相差 8 倍；《中国药典》2005 年版以前收载的淫羊藿 5 种原植物中，巫山淫羊藿的淫羊藿苷含量经常达不到药典要求，而朝藿定 C 的含量却较高，故新版药典将巫山淫羊藿单列；而同种淫羊藿，叶的淫羊藿苷含量为 3.02%，而茎仅为 0.28%，二者相差 10 倍以上，故新版药典将淫羊藿调整为以叶入药，地上茎不再供药用。

（2）用药变迁：多数中药古今用药一致，但有的品种存在用药变迁现象，如贝母、白头翁、细辛、甘草、柴胡、黄芩、秦皮、威灵仙、白术、苍术等。关木通的错误变迁，致使含有肾毒性成分"马兜铃酸"的关木通持续使用了几十年，造成极大的危害。

 知 识 链 接

木通的用药变迁

中药品种发生错误变迁的典型例子就是木通。从《神农本草经》到《新修本草》，木通科木通一直作"通草"入药，南唐陈士良的《食性本草》首次将其改作木通药用，直至清代所用木通均是木通科的木通，历代本草中未见有"关木通"的记载。1954 年，国内学者调查发现我国商品木通主要为马兜铃科植物东北马兜铃的藤茎，误认为传统木通就是现在的关木通。其后，关木通收载于《中国药典》1963 年版、1977 年版、1985 年版、1990 年版及 2000 年版，致使含有肾毒性成分"马兜铃酸"的关木通持续使用了几十年，造成极大的危害和不良影响。2005 年版《中国药典》开始取消关木通作为药用，收载木通科植物木通、三叶木通或白木通的藤茎作为木通的正品来源，还了历史本来面目。

（3）种质变异：同一物种，栽培品种、野生种、近缘野生种等种质不同，药材质量会有较大差异。如在对不同栽培品种丹参药材的质量研究中发现：水浸出物的含量：无花丹参＞紫花丹参＞白花丹参；水溶性酚酸类成分含量：白花丹参＞紫花丹参＞无花丹参；脂溶性成分丹参酮ⅡA 的含量：无花丹参是紫花丹参的 2 倍、白花丹参的 3 倍。因此，建立良种繁育基地，加强"道地药材"优良种质的保存、复壮及繁育，对于确保中药质量，意义重大。

2. 中药材的产地 同一品种，产地不同，有效成分的含量会有较大差异。如广东石牌产的广藿香，抗真菌有效成分广藿香酮的含量较海南产的广藿香高；西北产的北大黄蒽醌衍生物含量较南大黄高，泻下作用强。由于天时、地利的生长条件、世代相传的培植技术和优良种质的反复筛选，使一些中药材在特定的地域优质而高产。这种具有特定的种质、产区、生产技术和加工方法所生产的优质中药材，称为"道地药材"。在我国常用的 500 种药材中，道地药材占 200 余种，但其用量却占 80%。因此，建立道地药材规范化生产基地，对于提高中药材质量具有重要意义。

知 识 链 接

中药材 GAP

中药材 GAP,即中药材生产质量管理规范,是 Good Agricultural Practice for Chinese Crude Drugs 的缩写。它从保证中药材质量出发,控制影响药材生产质量的各种因子,规范药材生产各环节及至全过程,以保证中药材的真实、安全、有效和质量稳定。我国于 2003 年 11 月开始正式受理中药材 GAP 认证申请。开展 GAP 认证工作,对于建立中药材及农业生产全程控制追溯管理体系,实现与国际惯例接轨,冲破国际贸易中的"绿色壁垒"障碍,提高我国中药材及农产品的市场竞争力,促进出口,具有非常重要和深远的意义。

3. 中药材的采收　中药的采收季节和时间对药材质量有直接影响。如生长期 3～4 年的甘草,其有效成分甘草酸的含量较生长 1 年者高一倍;槐米(花蕾)中芦丁的合格含量为 15%,而槐花(开放的花)仅为 6.0%;益母草中水苏碱的含量在幼苗期和花期最高,故《中国药典》规定益母草鲜品应在幼苗期至初夏花前期采割,干品应在夏季茎叶茂盛、花未开或初开时采割,其中盐酸水苏碱含量不得少于 0.50%。

4. 中药材的产地加工　药材采收后,加工不及时或方法不当,也会影响药材的质量。如黄芩加工不当,会使有效成分黄芩苷在黄芩苷酶作用下发生水解、氧化,而使颜色变绿,质量下降;硫熏会使药材残留二氧化硫及重金属;人参浸糖、鹿茸排血、浙贝母去粗皮及心芽等传统加工方法,也会使有效成分减少。

5. 中药材的包装、运输及贮藏　包装、运输及贮藏方法不当,会使药材发生虫蛀、霉变、变色、走油、分解、挥发等变质现象。因此,《药品管理法》规定,发运中药材必须有包装,在每件包装上必须注明品名、产地、日期等,并附有质量合格的标志;在中药贮运过程中,应采取必要的防潮、防虫、防鼠、防晒等措施,保证中药质量。

由此可见,中药制剂质量必须从源头抓起,通过实施中药材 GAP,使中药材具有良好的品质一致性。新版药品 GMP 规定,中药材来源应相对稳定;注射剂生产所用中药材的产地应与注册申报资料中的产地一致,并尽可能采用规范化生产的中药材。

(二) 中药的加工炮制

药材必须经加工炮制成"中药饮片",才能用于制剂生产。在中药炮制过程中,每一道工序都可能影响饮片质量。如延胡索的有效成分为叔胺型生物碱,醋制后生物碱可转变成水溶性较大的醋酸盐,使水煎液中生物碱的溶出率明显提高,使镇痛作用增强,故元胡止痛片、十香止痛丸等中成药中的延胡索均以醋制品入药;附子中含有双酯类生物碱,对心脏有毒性,经浸漂、煎煮等炮制后,双酯类生物碱分解为不带酯键的胺醇类生物碱,毒性降低,而其强心成分消旋去甲乌药碱耐热,故熟附子保留其强心作用,毒性则大大降低;斑蝥中的有毒成分斑蝥素在 110℃ 可升华,米炒可使药物的毒性降低。

中药炮制是我国独特的传统制药技术,但由于历史原因,全国中药炮制流派繁多,"一药数法"和"各地各法"的现象比较普遍。为保证中药饮片质量,SFDA 要求,所有中药饮片生产企业必须在符合 GMP 质量管理的条件下进行生产,未通过 GMP 认证的企业一律不得生产饮片;对制剂原料均应依法炮制,检验合格后方可投料生产。《中国药典》2010 年版饮片标准数量大幅度增加,由 2005 年版的 13 个增加至 822 个,基本覆盖了中医临床常用饮片目录。随着国家对中药饮片质量管理力度的加大和药品标准的逐步完善,中药饮片的质量会不断提高,并对中药制剂的质量起到积极的促进作用。

(三) 中药制剂的制备工艺

中药制剂大多须选用适当的溶媒和方法,提取有效成分,再进一步精制、纯化后做成制剂。提取过程中选用的溶媒、提取的方法和时间、浓缩时的温度与压力、醇沉浓度、干燥方法、成型方法等生产工艺都会影响中药制剂的质量。例如,在生产含桂皮酸的液体制剂时,为除去不溶物采用不同的分离工艺,致使制剂的有效成分含量、色泽、稳定性等均产生一定差异(表 1-1)。

表 1-1 不同分离工艺对含桂皮酸制剂质量的影响

去除不溶物方法	桂皮酸含量(%)	色泽	放置 1 个月后析出沉淀
乙醇沉淀法	0.285	深棕	+ + +
离心法	0.408	深棕	+ +
超滤法	0.473	黄棕	+

同一中药制剂,由于不同生产企业生产工艺的差异,成分含量会有较大差异。如不同厂家生产的复方丹参片中丹参酮ⅡA、隐丹参酮等成分的含量差异较大,采用全自动超临界 CO_2 萃取法代替乙醇回流提取法提取丹参酮,可大幅度提高丹参酮ⅡA 的收率,在浓缩浸膏中的含量平均可达 20% 以上。有些中药制剂生产工艺较为复杂,即使同一批原料、同一生产车间,若工艺稍有差异,也很难保证不同批次之间化学成分的一致性。因此,设计合理的制备工艺,积极推行 GMP 管理,采用新技术、新设备,是保证中药制剂质量的关键。

(四) 辅料、包装、运输及贮藏

辅料、包装、运输及贮藏均可影响中药制剂质量,因此,药品 GMP 规定,中药制剂所用辅料须经质量检验,合格者方可使用。中药制剂的包装应能保证药品在生产、运输、贮藏及使用过程中的质量,盛装药品的各种容器应无毒、洁净,与内容药品不发生化学反应,且不影响药品的质量和检验。在制剂运输过程中,应采取有效可靠的措施,防止中药制剂发生变质。中药制剂的贮藏应符合药品标准规定的条件,避免高温、氧化、受潮、光照等不良因素对制剂质量的影响;仓库应保持空气流通,配备相应的设施或采取安全有效的养护方法,防止昆虫、鸟类或啮齿类动物等进入造成污染和交叉污染。中药制剂一般要求在密闭(封)、阴凉干燥(温度在 20℃ 以下,相对湿度 65% ~ 75%)条件下贮藏,注射剂、滴眼剂、滴丸剂还须避光保存。

五、制药企业药品质量管理

药品质量是制药企业的生命。目前我国制药企业已全面实施《药品生产质量管理规范》(药品 GMP),药品质量管理(QM)是其重要的组成部分。药品质量管理是通过具体的质量保证(QA)和质量控制(QC)活动来实现的。因此,药品 GMP 要求,制药企业必须设立独立的质量保证部门和质量控制部门,履行质量保证和质量控制的职责。

(一) 质量保证

质量保证,又称质量监督,是指以产品质量为对象,开展直接形成产品质量的职能活动,对生产的各环节全面监控并贯彻始终,从而确保产品质量。质量保证工作由企业质量保证部门(QA)负责执行。其基本要求如下。

1. 制定生产工艺,系统地回顾并证明其可持续稳定地生产出符合要求的产品。

2. 生产工艺及其重大变更均经过验证。

3. 配备涵盖"具有适当的资质并经培训合格的人员;足够的厂房和空间;适用的设备和维修保障;正确的原辅料、包装材料和标签经批准的工艺规程和操作规程;适当的贮运条件"等必要的资源。

4. 使用准确、易懂的语言制定操作规程。

5. 操作人员经过培训,能够按照操作规程正确操作。

6. 生产全过程应有记录,偏差均经过调查并记录。

7. 批记录和发运记录应能够追溯批产品的完整历史,并妥善保存、便于查阅。

8. 降低药品发运过程中的质量风险。

9. 建立药品召回系统,确保能够召回任何一批已发运销售的产品。

10. 调查导致药品投诉和质量缺陷的原因,并采取措施,防止类似事故再次发生。

(二)质量控制

质量控制又称质量检验,系指对物料、中间产品、成品等进行取样和检验等业务活动,确保放行前物料或产品质量符合要求。质量控制工作由企业质量控制部门(QC)负责执行。其基本要求如下。

1. 应配备适当的设施、设备、仪器和经过培训的人员,有效、可靠地完成所有质量控制的相关活动。

2. 应有批准的操作规程,用于原辅料、包装材料、中间产品、待包装产品和成品的取样、检查、检验以及产品的稳定性考察,必要时进行环境监测,以确保符合《药品GMP》的要求。

3. 由经授权的人员按照规定的方法对原辅料、包装材料、中间产品、待包装产品和成品取样;检验方法应经过验证或确认;取样、检查、检验应有记录,偏差应经过调查并记录。

4. 物料、中间产品、待包装产品和成品必须按照质量标准进行检查检验,并有记录。

5. 物料和最终包装的成品应有足够的留样,以备必要的检查或检验;除最终包装容器过大的成品外,成品的留样包装应与最终包装相同。

(三)中药制剂质量管理

为有效控制中药制剂的质量,新版药品GMP附录专设中药制剂部分,强化了中药材前处理、中药提取、制剂生产、质量控制、贮存、发放和运输等过程的质量管理。

 知 识 链 接

药品GMP

我国自1988年第一次颁布《药品生产质量管理规范》(GMP)至今已有20多年,其间经历了1992年、1998年、2010年三次修订。新版药品GMP已由卫生部发布,自2011年3月1日起施行。届时,新建药品生产企业、药品生产企业新建(改、扩建)

车间应符合新版药品GMP的要求。现有药品生产企业将给予不超过5年的过渡期,并依据产品风险程度,按类别分阶段达到新版药品GMP的要求。新版药品GMP吸收国际先进经验,结合我国国情,按照"软件硬件并重"的原则,贯彻质量风险管理和药品生产全过程管理的理念,更加注重科学性,强调指导性和可操作性,达到了与世界卫生组织药品GMP的一致性。

1. 中药材及其饮片的质量应符合国家药品标准及省(自治区、直辖市)中药材标准和中药炮制规范,并在现有技术条件下,根据对中药制剂质量的影响程度,在相关的质量标准中增加必要的质量控制项目。质量控制项目至少应包括:①鉴别;②中药材及其饮片中所含有关成分的定性或定量指标;③已粉碎生药的粒度检查;④直接入药的中药粉末入药前的微生物限度检查;⑤外购的中药饮片可增加相应原药材的检验项目;⑥国家药品标准及省(自治区、直辖市)中药材标准和中药炮制规范中包含的其他检验项目。

2. 中药提取、精制过程中使用有机溶剂的,如溶剂对产品质量和安全性有不利影响时,应在中药提取物和中药制剂的质量标准中增加残留溶剂限度。

3. 应对回收溶剂制定与其预定用途相适应的质量标准。

4. 应建立生产所用中药材及其饮片的原植(动、矿)物、中药材使用部位、经批准的替代品、伪品等标本。

5. 应根据使用的每种中药材及其饮片的特性和贮存条件,规定贮存期限和复验期。

6. 应根据中药材、中药饮片、中药提取物、中间产品的特性和包装方式以及稳定性考察结果,确定其贮存条件和贮存期限。

7. 每批中药材及其饮片应留样,留样量至少能满足鉴别的需要,留样时间应有规定;用于中药注射剂的中药及其饮片的留样,应保存至使用该批中药材或中药饮片生产的最后一批制剂产品放行后一年。

8. 中药材及其饮片贮存期间各种养护操作应有记录。

点 滴 积 累

1. 中药制剂检测是一项专业性、技术性很强的工作。因其成分复杂、含量较低、干扰较多,故检测前,常须对其进行必要的预处理,尽可能除去非被检成分或干扰性成分,富集被检成分,从而保证检测的准确性。基于中药制剂多组分、多靶点、多途径的疗效特点,将现代分析技术、指纹图谱技术、药效学、化学计量学等多学科交叉融合,将有助于建立适合于中医药特点的中药制剂质量评价新体系。

2. 中药制剂的质量与中药材及其饮片的质量、中药材前处理和制备工艺等密切相关,因此,应强化各环节的质量管理。药品质量管理是通过具体的质量保证(QA)和质量控制(QC)活动来实现的。

第二节 药品标准

一、概述

(一)药品标准的定义与分类

1. 国家药品标准 是国家对药品质量和检验方法所作的技术规定,是药品生产、经营、使用、检验和监督管理部门必须共同遵循的法定依据。国家药品标准包括《中国药典》及增补本,经国家食品药品监督管理总局(CFDA)批准的注册标准和颁布的药品标准,以及与药品质量指标、生产工艺和检验方法相关的技术指导原则和规范。

(1)《中国药典》:载入《中国药典》的药品标准,是对同种药品质量的最基本要求。《中国药典》一般每5年修订一次。新版药典一经颁布执行,原同品种药品标准同时废止;药品注册标准不符合新版药典要求的,药品生产企业应提出补充申请;药品注册标准中收载的检验项目多于新版药典规定的或质量指标高于新版药典要求的,在执行新版药典基础上,同时执行原标准的相应项目和指标。制药企业应根据新版药典增修订内容,变更药品说明书和标签。

(2)局颁药品标准:是指未列入《中国药典》而由CFDA颁布的药品标准,以及与药品质量指标、生产工艺和检验方法相关的技术指导原则和规范。《局颁药品标准》不列凡例和附录,有关规定均按《中国药典》的凡例和附录执行。

(3)药品注册标准:是由CFDA批准给申请人特定药品的标准,生产该药品的生产企业必须执行该注册标准。药品注册标准不得低于《中国药典》的规定。

2. 地方药品标准 是指各省、自治区和直辖市药品监督管理部门颁布的药品标准。新修订的《药品管理法》取消了地方药品标准,只保留中药材、中药饮片标准,作为国家药品标准体系的重要补充。国家药品标准一经颁布实施,地方药品标准收载的相同品种标准同时停止使用。地方药品标准应报国务院药品监督管理部门备案。

3. 企业药品标准 根据药品质量管理的有关规定,制药企业必须制定其产品的企业药品标准(内控标准)。内控标准包括原辅料、包装材料、中间产品和成品等一系列标准。内控标准应根据国家药品标准的规定,并结合企业生产工艺条件和产品质量情况制定,做到有效可行。其水平应高于法定标准,可通过增加检测项目或提高检测限度来优化产品质量,使药品自出厂之日起,直到有效期内仍能符合法定质量标准。制药企业应以内控标准组织生产,进行药品检验,符合内控标准的产品才能发放销售。企业还应制定相应的药品检验标准操作规程(SOP),以便规范检验操作。

(二)药品标准的特性

国家药品标准在保证药品具有安全性、有效性、稳定性及可控性的同时,又具有权威性、科学性、实用性和进展性。

1. 权威性 《药品管理法》规定:药品必须符合国家药品标准。药品标准收载的所有品种,均应按标准规定的方法进行检验。如需采用其他方法,应将该方法与规定的方法做比较试验,根据试验结果掌握使用,但仲裁时,仍以现行药品标准规定的方法为准。

2. 科学性 药品标准的制定,应保证检验方法的专属性和灵敏性,检验结果的准确性和可靠性。如 2010 年版《中国药典》广泛收载国内外先进成熟的检测技术和分析方法,使中药的专属性质量控制方法进一步提高。

3. 实用性 药品标准的建立,应在实现科学性的前提下,尽可能采用操作简便、费用较低的检测方法。

4. 进展性 随着生产技术水平的提高和检测手段的改进,药品标准也应不断修订和完善。新中国成立后,国家颁布了 9 版药典,收载的内容及品种都在逐渐增多,每个品种项下的"鉴别"、"检查"、"浸出物"及"含量测定"等内容,都随时代发展而不断地提高和完善。从分析手段上,20 世纪 50、60 年代主要是来源、性状和化学反应鉴定法,色谱、光谱技术从 1985 年版开始被采用,到 2010 年版,现代仪器分析有了大量的应用,从使用的各种分析方法看,HPLC 法占绝对优势,而且几乎呈直线上升的趋势。

二、《中国药典》沿革

新中国成立至今,《中国药典》共颁布发行九版,即 1953 年版、1963 年版、1977 年版、1985 年版、1990 年版、1995 年版、2000 年版、2005 年版和 2010 年版(现行药典)。现将各版《中国药典》的载药情况和主要特点比较如下(表 1-2)。

表 1-2 各版《中国药典》的载药情况和主要特点

版次	载药情况及主要特点
1953	载药 531 种。其中化学药 215 种,植物药与油脂类 65 种,动物药 13 种,抗生素 2 种,生物制品 25 种,各类制剂 211 种(含中药成方制剂 46 种)。1957 年出版药典增订本
1963	载药 1310 种。分一、二两部,各有凡例和有关的附录。其中一部收载中药材 446 种,中药成方制剂 197 种,共 643 种。增加了炮制、性味、功能与主治、用法与用量等
1977	载药 1925 种。分一、二两部,各有凡例和有关的附录。一部收载中草药(包括民族药)、中草药提取物、植物油脂及单味药制剂 882 种,成方制剂(包括民族药成方)270 种,共 1152 种。收载制剂通则和检验方法通则 74 个;对 400 多个品种规定了显微、理化鉴定方法
1985	载药 1489 种。分一、二两部,各有凡例和有关的附录。一部收载中药材、植物油脂及单味制剂 506 种,成方制剂 207 种,共 713 种。强调 TLC 和有效成分的含量测定,有 36 种中成药增加了理化鉴别和含量测定内容
1990	载药 1751 种。分一、二两部,各有凡例和有关的附录。一部收载中药材、植物油脂等 509 种,成方及单味制剂 275 种,共 784 种。首次收载中药保密品种,新增药材 39 种、中成药 41 种
1995	载药 2375 种。分一、二两部,各有凡例和有关的附录。一部收载中药材、植物油脂等 522 种,成方及单味制剂 398 种,共 920 种,新增 142 种。采用显微鉴别、TLC 鉴别、含量测定的品种均有所增加
2000	载药 2691 种。分一、二两部,各有凡例和有关的附录。一部收载中药材 534 种,成方及单味制剂 458 种,共 992 种。现代分析技术得到进一步的扩大应用,逐步实现由定性到定量、由单一指标到综合指标评价的过渡。如穿心莲检测成分包括穿心莲内酯、脱水穿心莲内酯和醇浸出物。对农药残留量、微生物及重金属检测三项标准均有所提高

版次	载药情况及主要特点
2005	载药 3214 种,其中新增 525 种,修订 1032 种。分为三部出版,一部收载药材及饮片 551 种、植物油脂和提取物 31 种、成方制剂和单味制剂 564 种,共 1 146 种,其中新增 154 种,修订 453 种,共计 607 种、2243 个项目,大幅度提高了中药质量标准的科学性、实用性和可操作性。二部收载化学药品、抗生素、生化药品等;三部收载生物制品,首次将《中国生物制品规程》并入药典
2010	载药 4567 种,其中新增 1386 种,修订 2237 种,基本覆盖国家基本药物目录品种和国家医疗保险目录品种。分为三部出版,一部为中药,二部为化学药,三部为生物制品。其中一部收载品种 2165 种,新增 1019 种,修订 634 种

三、现行《中国药典》的特点

现将 2010 年版《中国药典》的主要特点简介如下。

(一) 大幅增加收载品种及检测项目

本版药典新增品种和新增修订项目数超过了历版药典,共收载中成药品种 1069 个,新增品种 499 个,基本覆盖国家基本药物目录品种和国家医疗保险目录品种(表 1-3)。新增各项鉴别 2165 项,其中显微鉴别 259 项、TLC 鉴别 1818 项、液相色谱鉴别 25 项、GC 鉴别 9 项、指纹图谱或特征图谱 7 项(表 1-4);新增各项检查 628 项,除通则检查项目外,新增重金属及有害元素检查 8 项、毒性成分检查 32 项、其他检查 162 项(表 1-5);新增各项含量测定 754 项,其中 HPLC 法 709 项、薄层扫描法 12 项、紫外-可见分光光度法 8 项、GC 法 24 项(表 1-6)。制剂中可控项目平均超过所含药味的 1/3,90% 以上的中药制剂均有定量检测指标,标准整体水平有明显提高。

表 1-3 《中国药典》和《国家基本药物目录》收载的中药制剂品种及数量情况

序号	剂型名称	收载数量		序号	剂型名称	收载数量	
		《中国药典》(2010 年版一部)	《国家基本药物目录》(2012)			《中国药典》(2010 年版一部)	《国家基本药物目录》(2012)
1	丸剂	322	92	13	搽剂	7	1
2	片剂	201	65	14	酒剂	6	
3	胶囊剂	151	62	15	注射剂	5	15
4	颗粒剂	124	44	16	膏药	5	1
5	合剂	77	13	17	眼用制剂	4	1
6	散剂	58	6	18	锭剂	3	
7	糖浆剂	26	3	19	茶剂	3	
8	煎膏剂	14	1	20	滴丸剂	2	4
9	贴膏剂	13	4	21	露剂	2	1
10	酊剂	11	4	22	涂抹剂	1	
11	栓剂	11		23	气雾剂	1	1
12	软膏剂	8	4	24	洗剂		1

表 1-4 2010 年版《中国药典》新增中药制剂鉴别项目情况

项目	显微	TLC	HPLC	GC	特征图谱	指纹图谱
2010 年版药典新增	259	1818	25	9	1	6
2010 年版收载总数	540	2962	36	25	2	6
2005 年版收载总数	281	1144	11	16	1	0
增收率(%)	92	159	227	56	100	

表 1-5 2010 年版《中国药典》新增中药制剂检查项目情况

项目	通则	重金属及有害元素	毒性成分
新增	426	8	32
2010 年版收载总数	1053	16	42
2005 年版收载总数	627	8	10
增收率(%)	68	100	320

表 1-6 2010 年版《中国药典》新增中药制剂含量测定项目情况

检测方法	HPLC	GC	UV	TLCS	原子吸收	氮测定法	挥发油测定法	滴定	鞣质	重量法
品种数	850	51	17	29	2	11	4	27	1	3
项目数	956	52	17	29	2	11	4	27	1	3
新增	709	24	8	12	1	9	1	9	1	0

（二）实现多药味、多成分检测

本版药典成方制剂中测定二种以上药味含量的品种有 159 个,测定二种以上成分总量或含量的品种达 258 个。如三黄片测定大黄素、大黄酚、盐酸小檗碱、黄芩苷含量;双黄连系列品种测定黄芩苷、绿原酸、连翘苷含量;清开灵系列品种测定胆酸、栀子、黄芩苷含量等。采用梯度洗脱方法同时测定多成分含量的品种有 31 个,如安宫牛黄丸采用 HPLC 梯度洗脱同时测定黄芩中黄芩苷和黄连中盐酸小檗碱含量,柴胡舒胆丸采用 HPLC 梯度洗脱同时测定黄芩中黄芩苷和厚朴中厚朴酚与和厚朴酚含量。

（三）质量标准更科学有效

1. 测定成分由单一指标成分向活性成分、多成分及整体质量控制模式转化 本版药典新增含量测定中,HPLC 法 1138 项,测定活性成分的有 713 项,占新增含量测定总数的 62.7%,如独一味片(胶囊),原测水解后的黄酮苷元类成分木犀草素,既无专属性又无质量控制意义,现改测其有效成分山栀苷甲酯与 8-O-乙酰山栀苷甲酯的总量;肿节风片在原测定成分异嗪皮啶的基础上,增加活性成分迷迭香酸含量的测定;缩泉丸测定抗炎有效成分乌药醚内酯等;板蓝根药材建立了抗病毒活性成分(R,S)-告依春的含量测定,为板蓝根制剂的质量控制奠定了良好基础。

2. 测定成分与临床疗效结合 如在分清五淋丸中,大黄起消炎作用,因此测定游离蒽醌含量;而在麻仁润肠丸、清宁丸等品种中,大黄起泻下作用,因此测定结合蒽醌含量;麻仁丸在同一条件下测定总蒽醌和游离蒽醌含量,计算结合蒽醌的含量。

3. 制剂中测定的活性成分尽量与药材测定成分一致 如血脂灵片等含何首乌的品种与原药材均测定四羟基二苯乙烯苷含量;六味地黄丸等 17 个含山茱萸的品种与原药材均测定马钱苷含量。对原专属性、重现性不强的测定方法如 UV 法、重量法、容量法等修改为专属性、重现性更强的方法,如戊己丸原标准采用 UV 法测定黄连总生物碱含量,现改为 HPLC 法测定盐酸小檗碱和芍药苷含量;黄氏响声丸原标准采用薄层扫描法测定贝母素乙的含量,现改为蒸发光散射 HPLC 分别测定贝母素甲和贝母素乙含量,使测定结果更加准确并与药材测定成分一致,以便于从原料到生产过程中更好的控制产品质量。

4. TLC 鉴别被广泛采用 除对照品外还增加了大量对照药材,使 TCL 鉴别的专属性进一步提高。本版药典中成药标准新增 TLC 鉴别 1818 项,新增对照品 191 种,新增对照药材 151 种,使对照药材总数达到 369 种(表 1-7)。通过对照品和对照药材双对照,大大增强了鉴别的信息量和专属性。在建立 TLC 鉴别方法时,部分品种采用了一项鉴别多味药材的方法,达到节约资源、保护环境、简便实用、提高效率的目的。如桂林西瓜霜同时鉴别青黛、大黄;脑得生胶囊同时鉴别三七、葛根;百合固金口服液同时鉴别白芍、玄参等。地黄等药材的 TLC 鉴别中采用了生物自显影技术,使专属性鉴别和活性测定相结合,也为中成药质量控制提供了新的技术手段。

表 1-7 2010 年版《中国药典》TLC 鉴别新增对照物质情况

对照物质	新增	2010 版药典	2005 版药典
对照品	191	473	282
对照药材	151	369	218
对照提取物	5	16	11
合计	347	858	511

5. 重视中药显微鉴别方法的应用 显微鉴别具有快速、简便、直观的特点,对于中药制剂中多味药材的同时鉴别,具有其他方法无可替代的优势,新版药典新增显微鉴别 633 项,原粉入药的品种只要具有专属性显微特征的均增加了显微鉴别,并首次在标准正文中对每个显微特征均标明归属的药味,使该方法在中药制剂标准中的应用更加规范。

6. 根据中药的特点,加强对投料药味质量的检查 对规定使用天然牛黄或体外培育牛黄投料的用于急重症的制剂增加了猪去氧胆酸 TLC 检查及胆红素 HPLC 含量测定,可有效检测和控制用人工牛黄投料的情况,保证了投料准确,如安宫牛黄丸;对以制川乌、制草乌原粉入药的品种进行酯型生物碱或乌头碱的检查;木瓜丸等品种采用 HPLC 法检查乌头碱、次乌头碱、新乌头碱限量,较原标准采用的 TLC 法比较斑点色泽深浅的方法结果更准确。

7. 系列品种质量标准统一 对于具有相同处方、相同提取工艺、相同功效的系列品种,制定相同的检测项目和含量限度,统一系列品种各剂型的质量要求,如清开灵系列品种(口服液、普通片、泡腾片、硬胶囊、软胶囊等)制定处方中相关药味的专属性鉴别和胆酸、栀子苷、黄芩苷与总氮量的含量测定,使处方中各药味均得到控制。

(四)药品安全性得到进一步保障

1. 加强对制剂中有害元素、有毒成分、有害物质的检测 如生产工艺中使用大孔吸附树脂的复脉定胶囊、三七总皂苷等品种检查树脂残留物;含有较大量矿物药原粉的品种,如紫血散、黄连上清片等7个品种测定铅、镉、砷、汞、铜限量或检查重金属、砷盐;木瓜丸、二十五味珊瑚丸等以制川乌、制草乌原粉入药的32个品种进行乌头碱或酯型生物碱限量检查;六应丸等含雄黄品种检查三氧化二砷等。

2. 加强高风险中药注射液安全性控制 一部附录针对中药注射剂增加了异常毒性、降压物质、过敏反应等;新增品种注射用灯盏花素除控制其中药注射剂有关物质外还进行相关物质的杂质检查,其原料标准还进行溶剂残留物、大孔吸附树脂有机残留物、重金属及有害元素的检测等,提高了中药注射剂安全性控制水平。

3. 含有毒成分或化学药品种均建立含量测定并制定含量限度范围 如平消片(胶囊)测定马钱子中的士的宁含量,并制定严格的含量限度范围;消渴丸测定处方中的化学药格列本脲含量并检查其含量均匀度;维C银翘片对含有的对乙酰氨基酚等3种化学药均测定含量并按标示量规定含量限度。

4. 严格控制外用制剂质量 一部制剂通则中对部分外用制剂的质量加强了控制,除眼用制剂、鼻用制剂按无菌制剂管理外,凡用于烧伤或严重创伤的散剂、软膏剂、凝胶剂、搽剂、气雾剂等均应达到无菌要求;橡胶膏剂首次提出不得检出致病菌,口服酊剂增订了甲醇限量检查等。

(五) 指纹图谱、特征图谱的应用

采用指纹图谱和特征图谱检测技术,结合专属性鉴别和多指标成分定量分析,是全面控制中药质量的可行模式。本版药典共收载桂枝茯苓胶囊、天舒胶囊、复方丹参滴丸、注射用双黄连、腰痛宁胶囊、诺迪康胶囊等指纹图谱6项,色谱图中各色谱峰的顺序、面积、比例、相对保留时间等可以表达具体中药制剂品种特有的化学特征,是综合的量化的质量控制方法。同时还按照指纹图谱的方法和原理,建立HPLC特征图谱,采用对照药材及对照品作对照,通过适宜的方法分离绘制对照图谱,与供试品图谱进行比较,有效鉴别特定的药味,如乌灵胶囊、百令胶囊建立特征图谱可区别其他发酵菌粉,进一步提高了鉴别的专属性。

(六) 质量标准更具有中药特色

1. 饮片标准数量大幅度增加 由2005年版《中国药典》的19个品种增加至438个品种822个饮片规格标准,基本覆盖了中医临床常用饮片目录。首次明确了中成药处方入药者均为"饮片",处方中药味全部改用饮片名表述,如处方中"香附(醋制)"改为"醋香附"、"麦芽(炒)"改为"炒麦芽"等,系指应分别符合"醋香附"和"炒麦芽"的饮片标准,解决了长期以来配方和投料究竟是使用药材还是使用饮片的问题。

2. 进一步加强了对中药原料的质量控制 本版药典收载47个提取物标准,比2005年版《中国药典》增加了16个品种。在有关品种标准正文后还附了38个提取物或浸膏标准,如复方夏天无片标准后附有夏天无总碱标准、益心酮片标准后附有山楂叶提取物标准、茵栀黄口服液标准后附有茵陈提取物、栀子提取物及金银花提取物标准、珍黄胶囊(珍黄丸)标准后附有黄芩浸膏粉标准等,从源头上控制中药原料质量。

3. 对中成药制法进行了规范性表述 如对工艺流程的主要步骤、重要技术参数、主要辅料的品种用量及制成量作出了规定,具体生产流程和详细工艺在起草说明中载明,将制法和生产工艺作适当区分;除丸剂、散剂、锭剂、酒剂、膏药等部分传统剂型暂不规定制成总量外,其他各剂型的制成总量均规范为1000个制剂单位。

4. 将部分多来源药材分列为不同品种 如黄柏与关黄柏、金银花与山银花、葛根与

粉葛等,在新版药典中成药处方中属于药典分列的药材均明确了品种,避免不同来源药材的继续混用,对不同剂型系列品种处方中的药材基原进行了统一。

(七)注重绿色环保、经济实用

在标准制定过程中,尽量采用同一方法测定多个成分,简化检测方法,标准中不再使用苯等有毒、有害试剂,达到绿色环保、经济实用的要求。如安宫牛黄丸(散)同时测定黄芩中黄芩苷和黄连中盐酸小檗碱含量,龙胆泻肝丸在同一条件下测定龙胆苦苷、栀子苷、黄芩苷 3 个成分的含量等;对含大黄的部分制剂品种含量测定方法进行了改进,删除了三氯甲烷、乙醚等有机溶剂萃取、蒸干等步骤,改为提取、水解同步进行,大大提高了检测效率,减少了环境污染。

总之,本版药典中成药标准的制定在采用中药质量研究的最新成果,运用现代质量控制理论和检验技术,加强中成药质量控制,体现中药整体特色方面取得了显著进展,标志着药典中药质量标准研究发展到一个新的阶段。

四、《中国药典》解读

《中国药典》的内容包括前言、国家药典委员会委员名单、目录、《中国药典》沿革、本版药典新增品种名单、本版药典未收载上版药典中的品种名单、本版药典新增修订与删除的附录名单、凡例、品名目次、正文、附录和索引等部分。其中凡例、正文和附录三部分是进行药品检验工作的重要依据,现分别介绍如下。

(一)基本结构

1. 凡例 凡例是为正确使用《中国药典》进行药品质量检定的基本指导原则,是对《中国药典》正文、附录及与质量检定有关的共性问题的统一规定。药典收载的凡例、附录对药典以外的其他国家药品标准具同等效力。凡例的内容包括总则、正文、附录、名称及编排;项目与要求;检验方法和限度;对照品、对照药材、对照提取物、标准品;计量;精确度;试药、试液、指示剂;动物试验;说明书、包装、标签等。为了正确地理解和使用药典,应逐条阅读并理解其内涵,特别是与药品检验工作密切相关的条文,更应仔细阅读、准确理解、正确执行。

 知 识 链 接

4%(g/ml)醋酸溶液的配制

《中国药典》中的"醋酸"是指浓度为 36% ~37% (g/g) CH_3COOH 的溶液,而不是"冰醋酸"。配制 4% (g/ml)醋酸溶液 1000ml 的正确方法是:取醋酸[即含 36% ~37% (g/g) CH_3COOH]105ml,加水稀释至 1000ml,摇匀,即得。而配制稀醋酸试液,应取冰醋酸 60ml 加水稀释至 1000ml,摇匀,即得。诸如此类的事例应注意与凡例和附录进行核对,不可以"想当然"或"差不多"的态度处理。

2. 正文 品种项下收载的内容统称为正文。正文分为药材和饮片、植物油脂和提取物、成方制剂和单味制剂三部分。正文中引用的药品系指本版药典收载的品种,其质量应符合相应的规定。正文所设各项规定是针对符合《药品生产质量管理规范》(GMP)的产品而言。任何违反 GMP 或有未经批准添加物质所生产的药品,即使符合

《中国药典》或按照《中国药典》没有检出其添加物质或相关杂质,亦不能认为其符合规定。正文项下根据品种和剂型不同,按顺序可分别列有:品名、来源、处方、制法、性状、鉴别、检查、浸出物、特征图谱或指纹图谱、含量测定、炮制、性味与归经、功能与主治、用法与用量、注意、规格、贮藏、制剂、附注等。其中用法与用量、注意、贮藏和制剂等项内容为指导性条文;而名称、来源、处方、制法、性状、鉴别、检查、含量测定、规格等项内容是评价和控制药品质量的依据,具有严格的法定约束力,其内涵包括真伪、优劣和纯度三方面,集中表现为药品的安全性和有效性。

3. 附录　附录主要收载制剂通则、通用检测方法和指导原则。制剂通则系按照药物剂型分类,针对剂型特点所规定的基本技术要求;通用检测方法系各正文品种进行相同检查项目的检测时所应采用的统一的设备、程序、方法及限度等;指导原则系为执行药典、考察药品质量、起草与复核药品标准等所制定的指导性规定。附录中的有关规定具法定约束力。进行药品检验时,涉及附录内容的应遵照附录规定执行。

（二）名词术语

1. 溶解度　系指药品在溶剂中的溶解能力。除另有规定外,称取研成细粉的供试品或量取液体供试品,置于25℃±2℃一定容量的溶剂中,每隔5分钟强力振摇30秒;观察30分钟内的溶解情况,如看不见溶质颗粒或液滴时,即视为完全溶解。药品在溶剂中溶解能力的表述方法如下(表1-8)。

表1-8　药品在溶剂中溶解能力的表述方法

表述方法	药品在溶剂中溶解能力
极易溶解	系指溶质 1g(ml)能在溶剂不到1ml 中溶解
易溶	系指溶质 1g(ml)能在溶剂 1~不到10ml 中溶解
溶解	系指溶质 1g(ml)能在溶剂 10~不到30ml 中溶解
略溶	系指溶质 1g(ml)能在溶剂 30~不到100ml 中溶解
微溶	系指溶质 1g(ml)能在溶剂 100~不到1000ml 中溶解
极微溶解	系指溶质 1g(ml)能在溶剂 1000~不到10000ml 中溶解
几乎不溶或不溶	系指溶质 1g(ml)在溶剂 10000ml 中不能完全溶解

2. 计量　温度、百分比、溶液、滴定液或试液等项目的计量方法如下(表1-9)。

表1-9　部分法定计量项目、符号或术语的规定含义

计量项目	符号或术语	含义
温度	水浴温度	除另有规定外,均指98~100℃
	热水	指70~80℃
	微温或温水	指40~50℃
	室温	指10~30℃
	冷水	指2~10℃
	冰浴	指约0℃
	放冷	指放冷至室温

计量项目	符号或术语	含义
百分比	%	指重量的百分比
	溶液的百分比	除另有规定外,指溶液 100ml 中含有溶质的克数
	乙醇的百分比	指在 20℃时容量的比例
	%(g/g)	表示溶液 100g 中含有溶质若干克
	%(ml/ml)	表示溶液 100ml 中含有溶质若干毫升
	%(ml/g)	表示溶液 100g 中含有溶质若干毫升
	%(g/ml)	表示溶液 100ml 中含有溶质若干克
溶液、滴定液或试液	溶液的滴	系指在 20℃时,以 1.0ml 水为 20 滴进行换算
	溶液后标示的(1→10)符号	系指固体溶质 1.0g 或液体溶质 1.0ml 加溶剂使成 10ml 的溶液;未指明用何种溶剂时,均系指水溶液
	两种或两种以上液体的混合物	名称间用半字线"-"隔开,其后括号内所示的":"符号,系指各液体混合时的体积(重量)比例。如三氯甲烷-甲醛-水(63:35:10),系指三氯甲烷 63 份、甲醛 35 份与水 10 份的混合液
	乙醇未指明浓度	指 95%(ml/ml)的浓度
	XXX 滴定液(YYYmol/L)	要求精确标定滴定液浓度时,滴定液名称在前,而其摩尔浓度写在名称后的括号内,如硝酸银滴定液(0.1mol/L)、氢氧化钠滴定液(0.1mol/L)等,以前长期使用的当量浓度和克分子浓度自 1985 年版《中国药典》起即不再使用
	YYYmol/L XXX 溶液	对于不需精密标定的其他试液,若使用摩尔浓度则用若干mol/L 某某溶液表示,即浓度大小及单位在前,溶液名称在后,以示与滴定液之区别,如 0.2mol/L 硝酸银滴定液

3. 取样量的准确度 试验中供试品与试药等"称重"或"量取"的量,均以阿拉伯数码表示,其精确度可根据数值的有效数位来确定(表 1-10)。

表 1-10 取样量的准确度

取用量或术语		准确度要求
取用量	0.1g	系指称取重量可为 0.06~0.14g
	2g	系指称取重量可为 1.5~2.5g
	2.0g	系指称取重量可为 1.95~2.05g
	2.00g	系指称取重量可为 1.995~2.005g
	"约"若干	系指取用量不得超过规定量的 ±10%。如取约 2.5g,系指取用量在 2.25~2.75g 之间
术语	精密称定	系指称取重量应准确至所取重量的千分之一。如精密称定 2.5g,称重的准确度为 2.5g×1/1000=0.0025g

取用量或术语		准确度要求
术语	称定	系指称取重量应准确至所取重量的百分之一。如称定 2.5g,称重的准确度为 2.5g×1/100 = 0.025g
	精密量取	系指量取体积的准确度应符合国家标准中对该体积移液管的精密度要求。例如"精密量取续滤液 2ml",系指用符合国家标准的 2ml 移液管准确量取 2.00ml 续滤液
	量取	系指可用量筒或按照量取体积的有效数位选用量具

4. 试验精密度 包括对恒重、按干燥品(或无水物,或无溶剂)计算、空白试验和试验时的温度的规定(表 1-11)。

表 1-11 试验精密度

术语	精密度要求(另有规定除外)
恒重	除另有规定外,系指供试品连续两次干燥或炽灼后的重量差异在 0.3mg 以下的重量;干燥至恒重的第二次及以后各次称重均应在规定条件下继续干燥 1 小时后进行;炽灼至恒重的第二次称重应在继续炽灼 30 分钟后进行
按干燥品(或无水物,或无溶剂)计算	除另有规定外,应取未经干燥(或未去水,或未去溶剂)的供试品进行试验,并将计算中的取用量按"检查"项下测得的干燥失重(或水分,或溶剂)扣除
空白试验	系指在不加供试品或以等量溶剂替代供试液时,按同法操作所得的结果
并将滴定的结果用空白试验校正	系指按供试品所耗滴定液的量(ml)与空白试验中所耗滴定液量(ml)之差进行计算
试验时的温度	未注明者,系指在室温下进行;温度高低对试验结果有显著影响者,除另有规定外,应以 25℃ ±2℃为准

5. 贮藏条件 药品贮存与保管的常用术语及其含义见表 1-12。

表 1-12 药品贮存与保管的常用术语及其含义

术语	含义
遮光	指用不透光的容器包装,例如棕色容器或黑色包装材料包裹的无色透明、半透明容器
密闭	指将容器密闭,以防止尘土及异物进入
密封	指将容器密封以防止风化、吸潮、挥发或异物进入
熔封或严封	指将容器熔封或用适宜的材料严封,以防止空气与水分的侵入并防止污染
阴凉处	指不超过 20℃
凉暗处	指避光并不超过 20℃
冷处	指 2 ~ 10℃
常温	指 10 ~ 30℃
其他	除另有规定外,"贮藏"项未规定贮存温度的一般系指常温

6. 药筛及粉末分等　本版药典所用药筛,选用国家标准的 R40/3 系列。药筛及粉末分等情况如下(表 1-13 和表 1-14)。

表 1-13　药筛的分等

筛号	筛孔内径(平均值)	目号
一号筛	$2000\mu m \pm 70\mu m$	10 目
二号筛	$850\mu m \pm 29\mu m$	24 目
三号筛	$355\mu m \pm 13\mu m$	50 目
四号筛	$250\mu m \pm 9.9\mu m$	65 目
五号筛	$180\mu m \pm 7.6\mu m$	80 目
六号筛	$150\mu m \pm 6.6\mu m$	100 目
七号筛	$125\mu m \pm 5.8\mu m$	120 目
八号筛	$90\mu m \pm 4.6\mu m$	150 目
九号筛	$75\mu m \pm 4.1\mu m$	200 目

表 1-14　粉末的分等

粉末等级	细度要求
最粗粉	能全部通过一号筛,但混有能通过三号筛不超过 20% 的粉末
粗粉	能全部通过二号筛,但混有能通过四号筛不超过 40% 的粉末
中粉	能全部通过四号筛,但混有能通过五号筛不超过 60% 的粉末
细粉	能全部通过五号筛,并含能通过六号筛不少于 95% 的粉末
最细粉	能全部通过六号筛,并含能通过七号筛不少于 95% 的粉末
极细粉	能全部通过八号筛,并含能通过九号筛不少于 95% 的粉末

7. 干燥方法　药材产地加工及炮制规定的干燥方法如下:①烘干、晒干、阴干均可的,用"干燥";②不宜用较高温度烘干的,则用"晒干"或"低温干燥"(一般不超过60℃);③烘干、晒干均不适宜的,用"阴干"或"晾干";④少数药材需要短时间干燥,则用"暴晒"或"及时干燥"。制剂中的干燥方法一般用"干燥"或"低温干燥",采用特殊干燥方法的,在具体品种项下注明。

8. 单剂量包装　系指按规定一次服用的包装剂量。各品种"用法与用量"项下规定服用范围者,不超过一次服用最高剂量包装者也应按"单剂量包装"检查。

9. 对照品、对照药材、对照提取物、标准品　系指用于鉴别、检查、含量测定的标准物质。对照品应按其在使用说明书上规定的方法处理后按标示含量使用。对照品与标准品的建立或变更批号,应与国际对照品、国际标准品或原批号对照品、标准品进行对比,并经过协作标定和一定的工作程序进行技术审定。对照品、对照药材、对照提取物、标准品均应附有使用说明书、标明批号、用途、使用期限、贮存条件和装量等。

课堂活动

药典对九分散含量测定用供试品溶液的制备方法为:取装量差异项下的本品,混匀,取约2g,精密称定,置具塞锥形瓶中,精密加三氯甲烷20ml与浓氨试液1ml,轻轻摇匀,称重,于室温放置24小时,再称重,用三氯甲烷补足减失的重量,充分振摇,滤过。

讨论:①取装量差异项下的本品,混匀,取约2g,精密称定,其称量范围是多少?称量准确度为多少?应选用何种规格(感量)的天平称量?②精密加三氯甲烷20ml与浓氨试液1ml,应选用何种量具?③室温放置24小时,再称重,补足三氯甲烷减失的重量,应选用何种规格(感量)的天平称重?

10. 试药、试液、指示剂 试验用的试药,除另有规定外,均应根据附录试药项下的规定,选用不同等级并符合国家标准或国务院有关行政主管部门规定的试剂标准。试液、缓冲液、指示剂与指示液、滴定液等,均应符合附录的规定或按照附录的规定制备。酸碱性试验时,如未指明用何种指示剂,均系指石蕊试纸。

11. 试验用水 除另有规定外,均系指纯化水。酸碱度检查所用的水,均系指新沸并放冷至室温的水。

点 滴 积 累

国家药品标准是国家对药品质量和检验方法所作的技术规定,是药品生产、经营、使用、检验和监督管理部门必须共同遵循的法定依据。国家药品标准具有权威性、科学性、实用性和进展性。《中国药典》的基本结构分凡例、正文及附录3部分。

第三节 中药制剂检验的依据和程序

一、中药制剂检验的依据

对国内生产的中药制剂进行检验时,以现行《中国药典》、《局颁药品标准》为依据。药品检验操作方法可参照现行《中国药品检验标准操作规范》的规定执行。生产企业为保证产品质量,往往以企业自定的内控标准为依据,但在仲裁时应以药典规定为准。医疗单位自制的制剂按卫生行政部门批准的质量标准进行检验。进出口药品应由口岸药检所按有关质量标准或合同规定进行检验。

二、中药制剂检验的程序

中药制剂检验的程序一般包括取样,样品预处理,性状、鉴别、检查和含量测定,得出检验结论(结果判断),打印检验报告书等(图1-5)。

(一)取样

取样又称抽样,系指从同一批产品(或物料)中抽取一定数量具有代表性样品的过

图 1-5 中药制剂检验基本程序

程。取样应具有代表性、科学性和真实性,原则是"随机、均匀",应严格按照SFDA《药品质量抽查检验管理规定》及《药品抽样指导原则》的有关规定进行操作。

1. 取样前检查 取样前应检查药品的品名、厂家、批号、规格及包装式样等是否一致,检查包装的完整性、清洁程度以及有无污染、水迹或霉变等情况,检查药品贮存条件是否符合要求,药品包装是否按规定印有或贴有标签并附有说明书,字样是否清晰。同时,应核实被抽取药品的库存量。有异常情况者另行处理。凡从外观看出长螨、发霉、虫蛀及变质的物料、成品及中间产品,可直接判为不合格,无须再抽样检验。

2. 取样操作 应规范、迅速、注意安全,取样过程应不影响所抽样品和被拆包装药品的质量。直接接触药品的取样工具和盛样器具,应不与药品发生化学作用,使用前应洗净并干燥。用于取放无菌样品或者须做微生物检查的样品的取样工具和盛样器具,须经灭菌处理。直接接触药品的取样工具使用后,应及时洗净,不残留被取样物质,并贮于洁净场所备用。粉末状固体原料药和半固体原料药一般使用一侧开槽、前端尖锐的不锈钢抽样棒取样,某些情况下也可使用瓷质或者不锈钢质药匙取样;低黏度液体原料药使用吸管、烧杯、勺子、漏斗等取样。腐蚀性或毒性液体原料药取样时需配用吸管辅助器;高黏度液体原料药可用玻璃棒蘸取。原料药使用可密封的玻瓶等适宜器具盛样;制剂使用纸袋(盒、箱)等适宜器具盛样。

3. 取样方法及数量 依据《药品抽样指导原则》确定取样件数及方法,将每一包件所取样品混匀,称为"袋样"。将全部袋样混匀,称为总样品,又称"混合袋样"或"初样"。平均样品系指不少于全检用量3倍量的样品,其中1/3供检验用,1/3供复核用,1/3留样保存(至少一年)。若混合袋样超出平均样品数倍时,可采用"圆锥四分法"获得平均样品,方法是:用适当的方法将总样品堆积成正圆锥形,再将正圆锥的上部压平,然后从圆锥上部被压平的平面十字状垂直向下切开,分成4等份,取用对角2份,混匀,再如此反复操作,直至剩余的量达到平均样品量为止。不同剂型的取样量规定见表1-15。

表 1-15 不同剂型的取样数量与方法

剂型	取样数量	取样方法
散剂、颗粒剂	100g	可在包装的上、中、下三层及间隔相等的部位取样若干,将所取样品充分混匀后,按"四分法"从中取出所需供试量
片剂	200 片或100g	成品取样200片;未成片前可取已制成的颗粒100g
大蜜丸	10 丸	随机抽样
水蜜丸、水丸等	检验量的 10～20 倍	粉碎,混匀,再按"四分法"从中取出所需供试量
胶囊剂	≥20 个胶囊	倾出其内容物,混匀,称重;一般胶囊内药物的取样量为100g
液体制剂	200ml	应在摇匀后取样
注射剂	200ml 或 200 支	取样两次。第一次在配液滤过后、灌注前,取样200ml;第二次在消毒灭菌后,取样200 支

取样结束,取样人员应用"药品封签"将所抽样品签封,据实填写"药品抽样记录及凭证"。"药品封签"和"药品抽样记录及凭证"应由抽样人员和被抽样单位有关人员签字,并加盖抽样单位和被抽样单位公章;被抽样对象为个人的,由该个人签字、盖章。

（二）供试品溶液的制备

1. 样品的预处理 预处理是指采用一定的方法将样品中的辅料和非被检成分等干扰性物质除去,获得被检物质供检验用的过程。检验方法不同预处理方法亦不同。显微鉴别预处理方法一般较为简单,而理化检验的预处理方法大多比较复杂,一般要经过粉碎、提取、分离和富集成分等操作,最终得到供试品溶液进行定性定量分析。因此理化检验样品的预处理亦称为供试品溶液的制备。不同剂型样品的预处理方法见表 1-16。在粉碎样品时,应尽量避免样品污染,并防止粉尘飞散及挥发性成分的损失;过筛时,通不过筛孔的部分颗粒决不能丢弃,应反复粉碎或碾磨,让其全部通过筛孔,以保证样品的代表性。用溶剂提取法提取制剂成分时,应注意原料的粉碎度、提取时间、提取温度、设备条件等因素会影响提取效率。因硅藻土有一定的吸附能力,当用于蜜丸处理时,有些成分能被吸附而丢失,造成回收率降低,所以使用时应予以注意。

表 1-16 不同剂型样品的预处理

剂型	赋形剂或溶剂	预处理方法
蜜丸及小蜜丸	蜂蜜	因含大量蜂蜜,黏性较大不易粉碎,故一般先用小刀或剪刀将其切(剪)成小块,加入一定量硅藻土、硅胶等分散剂,置研钵中充分研磨使其均匀分散,再用适宜的溶剂提取
水丸、水蜜丸、浓缩丸及糊丸	水、药汁、乙醇、醋、米糊等	因质地较坚硬,可用研钵直接研磨粉碎,再选择适宜的溶剂提取
蜡丸	蜂蜡	将蜡丸切碎,加水煮沸使蜡熔化,与药粉分离,置水浴中冷却,使蜡析出,除去蜡层,再用适宜的溶剂提取

剂型	赋形剂或溶剂	预处理方法
滴丸	水溶性基质	直接用有机溶剂提取待测成分
	水不溶性基质	将样品加热熔化,冷却除去基质,再用适宜的溶剂提取
片剂	淀粉、糊精、糖粉、硬脂酸镁等	一般用小刀刮去糖衣层,置研钵中研细。赋形剂对测定无干扰时,可直接测定;赋形剂对测定有干扰时,可根据赋形剂的性质和特点,采用适宜的方法将其除去
胶囊剂	有或无填充剂	①硬胶囊剂:倾出胶囊中药物,用适宜的溶剂直接提取;②软胶囊剂:可采用超声波直接提取,亦可剪破胶囊,倾出内容物,再用适宜的溶剂提取
颗粒剂	甜味剂、黏合剂等	选择适宜的溶剂直接提取
散剂	多无赋形剂	选择适宜的溶剂直接提取
栓剂	水溶性基质	与硅藻土研匀,再用有机溶剂回流提取
	脂溶性基质	与硅藻土研匀,再用水或稀乙醇加热提取;或将栓剂切碎,加水适量,水浴加热使其溶化,搅拌数分钟,取出,在水浴中使基质凝固,滤过以除去基质,再选择适宜的溶剂提取待测成分
糖浆剂	蔗糖	选用适宜的溶剂将待测成分提出;或将糖浆调节至不同的pH,以利于酸碱成分的提取
软膏剂	凡士林、液体石蜡、蜂蜡、硬脂酸、羊毛脂等油脂性基质或聚乙二醇等水溶性基质	①滤除基质法:取软膏适量,加入适量的溶剂,加热,使软膏液化,再放冷,待基质重新凝固后,滤除基质,反复数次,合并滤液后测定;②提取分离法:在适宜的酸性或碱性介质中,用有机溶剂将基质提取后除去,再进行测定;③灼烧法:如软膏中待测成分为无机物,可经灼烧,将基质除尽,再对灼烧后的无机物进行测定
合剂(口服液)	防腐剂、矫味剂及稳定剂等	对测定无干扰时,可直接用样品作为供试品溶液;有干扰时,可采用萃取法、柱色谱法等方法排除干扰
酒剂与酊剂	乙醇	可挥去或蒸干乙醇,再以适宜的溶剂提取
膏药	基质	可先用三氯甲烷将基质除去,再提取待测成分
注射剂	增溶剂、稳定剂等	可直接进行测定或经分离纯化后再测定

2. 提取 由于中药制剂化学成分复杂,被检成分含量往往较低,因此首先需采用适宜的方法将待检成分从样品中提取出来,然后对其进一步分离富集,以供检测用。常用的提取方法有溶剂提取法、水蒸气蒸馏法和升华法等。

(1)溶剂提取法:是根据制剂中各类化学成分的溶解性能,选用适宜的溶剂将被检成分从样品中溶解出来的提取方法。要遵循"相似者相溶"规律,选择那些对被检成分溶解度大,对非被检成分或杂质溶解度小的溶剂作为提取溶剂。同时还要考虑溶剂不与被检成分发生反应、安全、低毒、环保等因素。常用提取溶剂及溶出成分见表1-17。

表 1-17 常用提取溶剂及溶出成分

提取溶剂	溶出成分	备注
水	主要溶出水溶性成分,如生物碱盐、有机酸盐、苷类、鞣质、糖类、蛋白质、氨基酸、无机盐等。	常用酸水提取生物碱,碱水提取有机酸和黄酮、蒽醌、香豆素等酚性成分。
甲醇、乙醇、丙酮等	可溶出大多数脂溶性成分和水溶性成分(多糖和蛋白质除外)。	此类溶剂可与水混溶,属于亲水性有机溶剂。可用不同浓度的乙醇或甲醇提取不同极性的成分。甲醇毒性较大,使用时应注意。
乙醚、三氯甲烷、石油醚等	主要溶出脂溶性成分,如游离态的生物碱、黄酮、蒽醌、香豆素、萜类、甾类,以及挥发油、油脂、树脂、叶绿素等。	此类溶剂不能与水混溶,属于亲脂性有机溶剂。其选择性强,提出杂质较少。但提取效率低,且易燃易爆,毒性较大。《中国药典》明确指出,对于苯等毒性较大的溶剂,尽可能使用其他溶剂代替。

溶剂提取法主要包括浸渍法、回流提取法、连续回流提取法和超声波提取法等。

1)冷浸法:称取一定量的样品,置具塞锥形瓶中,加入一定容积的提取溶剂,密塞,混匀,室温放置,浸泡提取,浸泡期间要经常振摇锥形瓶。溶剂的加入量一般为样品量的 5 ~ 10 倍,提取时间一般为 12 ~ 48 小时,提取次数一般为 2 ~ 3 次。当样品内外溶液的浓度差等于零时,滤过,得提取液。浸渍法操作简便,适合提取对热不稳定的被检成分,但耗时较长,提取效率较低。

2)回流提取法:将样品置圆底烧瓶中,加入适宜的单一溶剂或混合溶剂浸过药面约 1 ~ 2cm,连接回流冷凝器,用水浴锅或电热套加热回流提取 0.5 ~ 2 小时或更长,实际工作中溶剂的加入量和提取时间要按药品标准的具体规定执行,放凉,滤过,滤液经处理后制成供试品溶液。本法提取效率高于冷浸法,且可缩短提取时间,但提取杂质较多,对热不稳定或具有挥发性的成分不宜采用。

3)连续回流提取法:将样品置索氏提取器中,加入遇热可挥发的有机溶剂,进行连续回流提取至提取完全,取下虹吸回流管,无须滤过,就可回收溶剂,再用适宜溶剂溶解,定容。本法提取效率高,所需溶剂少,提取杂质少,操作简便。但受热时间较长,对热不稳定的成分不宜采用。(图 1-6)

注意:在加热回流提取时,必须使用水浴锅或电热套等非明火热源,绝不可使用电炉、酒精灯或本生灯(煤气灯)等明火热源,以确保安全。

4)超声波提取法:将样品置具塞锥形瓶中,加入提取溶剂后,置超声波振荡器槽中(槽中应加有适量水),开启超声振荡器,进行超声振荡提取,由于在提取过程中溶剂会有一定量的损失,所以用作含量测定时,应于超声振荡前,先称定重量,提取完毕后,放冷再称重,并补足减失的重量,滤过后,取滤液备用。与传统提取方法相比,超声提取法具有提取速度快、时间短、收率高、无须加热等优点,一般样品 30 分钟即可完成提取过程,避免了高温加热对有效成分的破坏。但由于超声波会使大分子化合物发生降解或解聚作用,或者形成更复杂的化合物,也会促进一些成分的氧化和还原过程,所以在用超声提取时,应对容器壁的厚薄、超声频率、提取时间、提取溶媒等条件进行考察。《中国药典》对具体品种均规定有提取功率、频率和时间,如对导赤丸进行含量测定制备供

图 1-6　连续回流提取法

试品溶液时,超声处理的功率为 250W,频率为 33kHz,时间为 15 分钟;前列舒丸含量测定制备供试品溶液的超声处理功率为 300W,频率为 40kHz,时间为 40 分钟。在对药材粉末进行超声提取时,由于组分是由细胞内逐步扩散出来,速度较慢,故加溶剂后宜先放置一段时间,再行超声提取。

　　进行含量测定时,提取过程应注意定量操作。采用浸渍法和回流提取法一定要精密称定样品,精密量取提取溶剂,加入容器后,称定重量。提取完成后,再称重(回流提取须放凉后再称重),用提取溶剂补足减失的重量,再滤过。这是因为在提取过程中,往往会有少量溶剂挥散损失,补足减失的溶剂可保证溶剂准确的加入量,否则会使在一定条件下得到的提取液浓度不确定,给后续测量工作带来较大误差。连续回流提取法则不需精密量取加入提取溶剂,此法经连续多次提取,将被测成分完全提取至提取液中,然后定量移至量瓶中(必要时稍加浓缩再转移),用提取溶剂稀释到刻度,摇匀,即可得到一定浓度的提取溶液。此外,浸渍法和回流提取法滤取提取液时,应弃去初滤液,收集续滤液。因为初滤液中的一些成分可被滤纸或滤器吸附,其浓度发生改变。而续滤液由于滤纸滤器吸附性能已被饱和,其浓度不再变化,不会给分析工作带来误差。

　　(2)水蒸气蒸馏法:主要提取样品中的挥发油及其他挥发性成分。当含挥发油的样品与水共同加热,可分别产生水蒸气和挥发油蒸气。当总蒸气压$(P_T = P_W + P_V)$等于 1 个大气压时,液体开始沸腾,产生大量水和挥发油蒸气,遇冷后可凝结成水和挥发油,油水不相溶,经收集分离即得到挥发油。样品中的麻黄碱、丹皮酚等成分具有挥发性且水溶性较大,故可随水蒸气蒸馏出来,并溶于蒸馏液(水溶液)中,若所含成分较纯,可直接定容形成供试品溶液进行测定。该法可在相对低的温度下(略低于 100℃)将挥发油提取出来,提取物较纯,有利于后续测定。(图 1-7)

　　(3)升华法:固体物质受热不经过液态直接气化,遇冷后又直接凝结成固态的

图 1-7 水蒸气蒸馏提取装置

性质称为升华性。中药制剂中少数成分具有升华性,例如冰片、樟脑、游离蒽醌等。因此可利用这一特性,采用升华法将此类成分从样品中提取出来。该法操作简便,所得升华物往往纯度较高,便于检测。《中国药典》对中成药中冰片的提取大多采用升华法。

3. 分离 中药制剂样品提取液一般体积较大,被测成分含量较低,尚存较多杂质,还需进一步分离净化,才能用于成分测定。常用的分离净化方法有以下几种:

(1)液-液萃取法:本法是利用混合物中各成分在两相互不相溶的溶剂中分配系数不同进行分离,故又称两相溶剂萃取法。决定萃取分离成败的关键因素是选择合适的溶剂系统(溶剂对),首先溶剂系统中的两相溶剂不能相溶,其中一相为水、酸水或碱水;另一相为亲脂性有机溶剂,常用的有正丁醇、乙酸乙酯、乙醚、三氯甲烷等。从理论上讲,合适的溶剂系统应能使被分离成分之间分配系数差值最大化,因为分配系数差值越大,分离效果越好,但在实际工作中主要根据被检测成分的溶解性及其酸碱性,遵循"相似者相溶"规律,选择适宜的溶剂系统对其进行萃取分离。常用的溶剂系统及其应用情况见表 1-18。液-液萃取法通常在分液漏斗中进行操作,且需经多次萃取才能将目标成分全部分离出来。实践证明,在萃取溶剂总量一定时,少量多次萃取的分离效果要比总量一次萃取高得多。

表 1-18 常用萃取溶剂系统及其应用情况

溶剂系统	应用情况	说明
水-正丁醇	多用正丁醇从水溶液中萃取分离皂苷等极性大的成分	皂苷等极性大的成分在含水的正丁醇中溶解度较大,故可转溶到正丁醇层,其他水溶性杂质则滞留在水层
水-乙酸乙酯	多用乙酸乙酯从水溶液中萃取分离黄酮等中等极性成分	黄酮等中等极性的成分在乙酸乙酯中溶解度较大,故可转溶到乙酸乙酯层,其他水溶性杂质则滞留在水层
水-三氯甲烷(乙醚)	多用三氯甲烷或乙醚从水溶液中萃取分离苷元等极性小的成分	苷元等极性小的成分在三氯甲烷或乙醚中溶解度较大,故可转溶到三氯甲烷或乙醚层,其他水溶性杂质则滞留在水层

溶剂系统	应用情况	说明
三氯甲烷(乙醚)-酸水	多用稀酸水从亲脂性有机溶液中萃取分离生物碱等碱性成分	萃取过程中,生物碱等碱性成分与酸结合成盐转溶至酸水层,其他亲脂性杂质仍滞留在三氯甲烷(乙醚)层中
三氯甲烷(乙醚)-碱水	多用稀碱水从亲脂性有机溶液中萃取分离有机酸、酚类等酸性成分	萃取过程中,有机酸、酚类等酸性成分与碱结合成盐转溶至碱水层,其他亲脂性杂质仍滞留在三氯甲烷(乙醚)层中

本法设备简单,但操作过程较繁,易发生乳化现象,影响分离效果。分离样品中的生物碱常用的萃取流程如图 1-8 所示。

图 1-8 分离样品中的生物碱常用的萃取流程

(2)固-液萃取法:本法实际上是一种小型柱色谱法,是利用吸附剂(固定相)对被检成分和杂质吸附能力的不同进行分离净化的。先将吸附剂填充到色谱柱中形成柱床,再将混合物加置柱床顶部,然后用洗脱剂(流动相)冲洗柱床,则将被检成分洗脱出柱,收集洗脱液制备供试品溶液,而杂质被吸附滞留在柱床上除去,从而达到分离净化目的。本法操作简便,不会发生乳化现象,分离效果好,因此在样品分离纯化工作中得到普遍应用。为规范操作、减少误差,《中国药典》对有关操作做出明确规定,例如色谱柱内径、吸附剂的种类、型号和粒度(目数)、装柱方法、柱床高度、洗脱剂的种类和用量、洗脱液的收集量等。柱内径一般为 1.0~1.5cm。洗脱剂常用不同浓度的乙醇或甲醇。吸附剂常用中性氧化铝、D101 型大孔吸附树脂和聚酰胺等。大多数情况下仅使用一种吸附剂,黄芪皂苷等多糖苷类常用 D101 型大孔吸附树脂;芍药苷、栀子苷等单糖苷常用中性氧化铝;黄酮类成分可用聚酰胺;此外离子交换树脂和活性炭也有应用。个别品种采用两种吸附剂分上下两层装柱,以提高分离效果。如在净化中成药龟龄集中人参总皂苷时,使用了中性氧化铝-D101 型大孔吸附树脂柱。

(3)盐析法:该法是在样品的水提取液中加入无机盐至一定浓度或达到饱和状态,使水溶液中的某些成分溶解度降低析出而进行分离。例如,正骨水中挥发油的含量测定即采用本法:精密量取本品 10ml,置分液漏斗中,加饱和氯化钠溶液 100ml,振摇 1~2 分钟,放置 1~2 小时,分取上层液,移入圆底烧瓶中,用热水洗涤分液漏斗数次,洗液并入圆底烧瓶中,按挥发油测定法测定,含挥发油不得少于 9.5%。

课堂活动

穿心莲片【含量测定】项下供试品溶液的制备

请认真阅读《中国药典》穿心莲片【含量测定】项下供试品溶液的制备方法,并回答问题。

取本品 20 片(小片)或 10 片(大片),除去包衣,精密称定,研细,取 0.5g,精密称定,置具塞锥形瓶中,精密加入甲醇 25ml,密塞,称定重量,浸泡 1 小时,超声处理(功率 250W,频率 33kHz)30 分钟,放冷,再称定重量,用甲醇补足减失的重量,摇匀,滤过,精密量取续滤液 10ml(剩余的续滤液备用),加在中性氧化铝柱(200~300 目,5g,内径 1.5cm)上,用甲醇 20ml 洗脱,收集洗脱液,置 50ml 量瓶中,加甲醇至刻度,摇匀,即得。

1. 说出供试品溶液的制备采用的是哪种提取方法和分离方法。
2. 解释术语精密称定和精密量取的含义。
3. 说出该供试品溶液制备过程需要用到的仪器与试剂。

(三)性状检查

性状检查包括对药品的外观、质地、断面、色泽、气味的观测以及溶解度、物理常数的测定。物理常数包括相对密度、馏程、熔点、凝点、比旋度、折光率、黏度、吸收系数、碘值、皂化值和酸值等,其测定结果不仅对药品具有鉴别意义,也可反映药品的纯度,是评价药品质量的主要指标之一。

(四)鉴别

中药制剂的鉴别主要是利用处方中各药味的组织学特征,所含成分的化学、光谱和色谱学特性,对制剂的真伪进行检定。主要方法有显微鉴别、一般理化鉴别和 TLC 鉴别等。对含有原料药材粉末的中药制剂,可采用显微鉴别法。对所有中药制剂均可采用理化鉴别法。常用的理化鉴别方法有化学反应法、微量升华法、荧光分析法、色谱鉴别法(TLC、GC、HPLC)、光谱鉴别法(UV-VIS)等,各方法在 2010 年版《中国药典》的应用频次见表 1-19。其中,TLC 法鉴别中药制剂,专属性强,操作简便,具有分离和鉴别双重功能,只要一些特征斑点重现性好、专属性强,就可作为鉴别依据;采用对照品、对照药材或对照提取物作对照,使鉴别的准确性大大提高。因此,2010 年版《中国药典》突出了中药制剂的 TLC 鉴别法。实际工作中,应根据药品质量标准中鉴别项下规定的试验方法逐项检验,并结合性状检查结果,才能作出判断。

表 1-19　2010 年版《中国药典》"鉴别"项各方法应用频次统计

显微鉴别	TLC	化学反应	微量升华	荧光分析	GC	HPLC	UV-VIS	燃烧	物理
480	2759	95	6	5	31	34	2	4	3

（五）检查

中药制剂的检查主要包括杂质检查、制剂通则检查及卫生学检查三类。

1. **杂质检查** 分为一般杂质和特殊杂质两类。一般杂质系指在原料的生产、收购、炮制及制剂的生产或贮藏过程中引入的杂质，如总灰分、酸不溶性灰分、水分、重金属、砷盐、农药残留等，采用药典附录规定的方法进行检查。特殊杂质系指仅在某些制剂的制备和贮存过程中产生的杂质，如大黄流浸膏中土大黄苷的检查，小活络丸中乌头碱的限量检查，采用药典有关制剂项下规定的方法进行检查。

2. **制剂通则检查** 检查项目与剂型有关，如丸剂、片剂、滴丸剂、栓剂等需进行重量差异检查；片剂、胶囊剂、滴丸剂需进行崩解时限检查；颗粒剂需进行溶化性检查；酒剂、酊剂应进行含乙醇量和甲醇量检查等。常用剂型需检查的项目见表1-20。

表1-20 常用剂型制剂通则检查项目

剂型	检查项目
丸剂	外观、水分、重量差异、装量差异、装量、溶散时限、微生物限度
滴丸剂	外观、重量差异、溶散时限、微生物限度
颗粒剂	外观、粒度、水分、溶化性、装量差异、微生物限度
胶囊剂	外观、水分、装量差异、崩解时限、微生物限度
合剂	外观、附加剂、相对密度、pH、装量差异、微生物限度
酒剂	外观、乙醇量、总固体、甲醇量检查、装量、微生物限度
酊剂	外观、乙醇量、装量、微生物限度
注射剂	外观、重金属、砷盐、装量、装量差异、可见异物、不溶性微粒、有关物质、无菌、热原或细菌内毒素等

3. **卫生学检查**　包括热原、无菌、微生物限度及细菌内毒素检查四种类型。其中，微生物限度检查用于检查非灭菌制剂及其原、辅料受到微生物污染的程度，包括染菌量（细菌数、霉菌及酵母菌数）及控制菌（包括大肠埃希菌、大肠菌群、沙门菌、铜绿假单胞菌、金黄色葡萄球菌、梭菌等）的检查。

（六）含量测定

含量测定是对中药制剂进行内在质量控制的重要方法，其目的是以有效成分含量为指标，客观准确地评价药品质量的优劣。应选择君药、臣药中有效成分测定含量，含量低于万分之一的不收入标准，注意测定成分与药材一致。应选择专属性成分、活性成分作为含量测定的指标；避免选择无专属性的指标成分、低活性的微量成分或水解产物作为测定指标。当单一成分不能反映该药品的整体活性时，应采用多成分或多组分的检测方法。含量限度应根据中药制剂实测结果与原料药材的含量情况综合确定。原粉入药的转移率原则上要求在90%以上。有毒成分及中西药复方制剂中化学药品的含量应规定上下限。《中国药典》已将原专属性不强的测定方法（紫外、重量法、容量法）修改为 HPLC、GC 等专属性强的方法。如戊己丸，2005 年版《中国药典》采用 UV 法测定黄连总生物碱含量，2010 年版《中国药典》改用 HPLC 法测定盐酸小檗碱和芍药苷含量；黄氏响声丸 2005 年版《中国药典》采用 TLC-S 法测定贝母素乙含量，2010 年版《中国药典》改用 HPLC 法测定贝母素甲和贝母素乙含量。各种定量分析方法在 2010 年版《中国药典》的应用频次见表 1-21。

表 1-21　各种定量分析方法在 2010 年版《中国药典》的应用频次统计

HPLC	TLCS	GC	滴定法	浸出物	正丁醇提取物	总 N 量	UV-VIS	指纹图谱	重量法	挥发油	原子吸收	氨基酸分析仪
949	23	44	26	12	5	14	17	6	3	4	1	1

《中国药典》明确了各种含量测定结果的精密度要求以及方法学验证各项试验结果的精密度要求。（表 1-22）

表 1-22　含量测定精密度要求

测定方法	相对平均偏差
容量法	不得大于 2%
氮测定法	不得大于 3%
紫外-可见分光光度法	对照品比较法不得大于 2%；比色法不得大于 3%
薄层色谱扫描法	不得大于 5%
高效液相色谱法	不得大于 2%；蒸发光散射检测不得大于 5%
气相色谱法	不得大于 2%

（七）药品检验记录

药品检验记录是出具药品检验报告书的依据，是进行科学研究和技术总结的原始资料。为保证药品检验工作的科学性和规范化，检验记录必须做到：记录原始、真实，内容完整、齐全,书写清晰、整洁。药品检验原始记录的一般格式和内容见图 1-9、图 1-10。

<table>
<tr><td colspan="2">

药品检验原始记录

检品编号＿＿＿＿＿ 检验依据＿＿＿＿
检品名称＿＿＿＿＿ 检品数量＿＿＿＿
生产单位或产地＿＿＿ 剩余数量＿＿＿＿
供样单位＿＿＿＿＿ 有(失)效期＿＿＿
批号＿＿＿＿＿＿ 收验日期＿＿＿＿
规格＿＿＿＿＿＿ 报告日期＿＿＿＿
包装＿＿＿＿＿＿ 仪器及型号＿＿＿

检验记录 ＿＿年＿月＿日

检验者: 校对者:
共 页 第 页
</td><td>

药品含量测定原始记录

检品名称:＿＿＿ 检验编号:＿＿ 检验日期:＿

批号:＿＿＿＿ 规格:＿＿＿＿

【含量测定】

供试品溶液的制备:

对照品溶液的制备:

测定:

仪器:

结果:

结论: □符合规定 □不符合规定
(标准规定: 本品含＿＿＿＿,不得少于＿＿%)

检验人: 复核人: 第 页
</td></tr>
</table>

图 1-9 药品检验原始记录及药品含量测定原始记录

<table>
<tr><td>

药品薄层色谱鉴别原始记录

检品名称:＿＿＿ 检验编号:＿＿ 检验日期:＿

批 号:＿＿＿ 规 格:＿＿＿

【鉴别】

供试品溶液的制备:

对照品溶液的制备:

对照品来源:

薄层色谱条件与结果:详见附图( )

结论:□符合规定 □不符合规定
(标准规定:＿＿＿＿＿＿＿＿)

检验人: 复核人: 第 页
</td><td>

药品薄层色谱条件与结果附图

图号:＿＿＿＿＿

检品名称:＿＿＿ 检验编号:＿＿ 检验日期:＿

天气:＿＿ 室温:＿＿ 湿度:＿

薄层板:＿＿ 展开温度:＿＿

展开剂:＿＿＿＿＿

显色剂及检视方法:＿＿＿

点样量(μl):＿＿＿

点样顺序:＿1＿ ＿2＿ ＿3＿

结论:

检验人: 复核人: 第 页
</td></tr>
</table>

图 1-10 药品薄层色谱检验原始记录

1. 原始检验记录应采用统一印制的活页记录纸和各类专用检验记录表格,并用蓝黑墨水或碳素笔书写(显微绘图可用铅笔)。凡用微机打印的数据与图谱,应剪贴于记录上的适宜处,并有操作者签名;凡用热敏纸打印的数据,为防止日久褪色难以识别,应以蓝黑墨水或碳素笔将主要数据记录于记录纸上。

2. 检验人员在检验前,应注意检品标签与所填检验卡的内容是否相符,逐一查对检品的编号、品名、规格、批号和效期,生产单位或产地,检验目的和收检日期,以及样品的数量和封装情况等。并将样品的编号与品名记录于检验记录纸上。

3. 检验记录中,应先写明检验的依据。按《中国药典》、局颁标准、地方药品标准检验者,应列出标准名称、版本和页数;按送验者所附检验资料或有关文献检验者,应先检查其是否符合要求,并将前述有关资料的影印件附于检验记录之后,或标明归档编码。

4. 检验过程中,可按检验顺序依次记录各检验项目,内容包括:项目名称、检验日期、操作方法、实验条件、观察到的现象、实验数据、计算和结果判断等。应及时、完整地记录,严禁事后补记或转抄。如发现记录有误,可用单线划去并保持原有的字迹可辨,不得擦抹涂改;并应在修改处签名或盖章,以示负责。检验或试验结果,无论成败(包括必要的复试),均应详细记录、保存。对废弃的数据或失败的实验,应及时分析其可能的原因,并在原始记录上注明。

5. 检验中使用的标准品或对照品,应记录其来源、批号和使用前的处理;用于含量(或效价)测定的,应注明其含量(或效价)和干燥失重(或水分)。

6. 每个检验项目均应写明标准中规定的限度或范围,根据检验结果作出单项结论(符合规定或不符合规定),并签署检验者的姓名。

7. 在整个检验工作完成之后,应将检验记录逐页顺序编号,根据各项检验结果认真填写"检验卡",并对本检品作出明确的结论。检验人员签名后,经主管药师或室主任指定的人员对所采用的标准,内容的完整、齐全,以及计算结果和判断的无误等,进行校核并签名;再经室主任审核后,连同检验卡一并送业务技术科(室)审核。

(八) 药品检验报告书

药品检验报告书是药品检验所对外出具对某一药品检验结果的正式凭证,是对药品质量作出的技术鉴定,是具有法律效力的技术文件。"检验卡"是药品检验所内部留存的检验报告书底稿。药检人员应本着严肃负责的态度,根据检验记录,认真填写"检验卡",经逐级审核后,由所领导签发"药品检验报告书"。要求做到:依据准确,数据无误,结论明确,文字简洁,书写清晰,格式规范。每一张药品检验报告书只针对一个批号。药品检验报告书的一般格式和内容如图1-11所示。

1. 表头栏目的书写要求

(1)报告书编号:为8位数字,前4位为年号,后4位为流水号,如:20130009。

(2)检品名称:应按药品包装上的品名(中文名或外文名)填写;品名如为商品名,应在商品名之后加括号注明法定名称。国产药品的法定名,即质量标准规定的名称;进口药品的法定名,按国家食品药品监督管理局(SFDA)核发的《进口药品注册证》上的名称书写。

(3)规格:按质量标准规定填写。没有规格的填"/"。

(4)生产单位或产地:"产地"仅适用于药材,其余均按药品包装实样填写。

药品检验报告书

报告书编号：

检品名称			
批　　号		规　格	
生产单位/产地		包　装	
供样单位		效　期	
检验目的		检品数量	
检验项目		收检日期	年　月　日
检验依据			

检验项目　　　　　　标准规定　　　　　　　检验结果

[性状]

[鉴别]

[检查]

[含量测定]

结论：

授权签字人　　　　　　　　　　签发日期

图 1-11　药品检验报告书的一般格式和内容

(5)包装：应填药品的最小原包装的包装容器,如"塑料瓶"或"铝塑板及纸盒"等。

(6)批号：按药品包装实样上的批号填写。

(7)效期：按药品包装所示填写。

(8)供样单位：填写供样单位或被抽样单位全称。

(9)抽样数量或检品数量：均按收到检品的包装数乘以原包装规格填写,如"3 瓶 × 50 片/瓶","1 听 ×500g/听"等；如系从原包装中抽取一定量的原料药,可填写具体的样品量,并加注"玻瓶分装"。

(10)检验目的：国内检品填写"抽验"、"委托检验"、"复核检验"、"审核检验"、"仲裁检验"或"出口检验"。已获 SFDA 核发《进口药品注册证》或批件的进口药品,填"进口检验"；进口小样检验填"(进口)委托检验"；为申请《进口药品注册证》而对质量标准进行复核的填"(进口药品质量标准)复核检验"。其中除"进口检验"发给"进口药品检验报告书"外,其余均按国内药品发给"药品检验报告书"。已进入国内市场的进口药品,若属监督抽验,则按国内检品对待。

(11)检验项目：有"全检"、"部分检验"或"单项检验"。"单项检验"应直接填写检验项目名称,如"热原"或"无菌"等。

(12)检验依据：进口药品必须按照 SFDA 颁发的《进口药品注册证》载明的质量标准检验,并按照《进口药品注册证》注明标准编号。国产药品按 SFDA 批准的质量标准检验。已成册的质量标准应写明标准名称、版本和部、册等,如 2010 年版《中国药典》一部。单页的质量标准应写出标准名和标准编号,如"国家药品监督管理局标准(试行)WS-135(X-119)-2010"等。

(13)收检日期:按收到检品的年、月、日填写。

2. 检验报告书中检验项目的编排与格式 报告书中检验项目的编排和格式,应与检验卡完全一致。表头之下的首行,横向列出"检验项目"、"标准规定"和"检验结果"三个栏目。"检验项目"下,按质量标准列出[性状]、[鉴别]、[检查]与[含量测定]等大项目;大项目名称需添加方括号。每一个大项下所包含的具体检验项目名称和排列顺序,应按质量标准上的顺序书写。

3. 检验报告书中各检测项目的书写要求

(1)性状:①外观性状:在"标准规定"下,按质量标准内容书写。"检验结果"下,合格的写"符合规定",必要时可按实况描述;不合格的,应先写出不符合标准规定之处,再加写"不符合规定"。②物理常数:在"标准规定"下,按质量标准内容书写。在"检验结果"下,写实测数值;不合格的应在数据之后加写"不符合规定"。

(2)鉴别:常由一组试验组成,应将质量标准中鉴别项下的试验序号(1)、(2)……等列在"检验项目"栏下。每一序号之后应加注检验方法简称,如化学反应、薄层色谱、高效液相色谱、紫外光谱、红外光谱、显微特征等。凡属显色或沉淀反应的,在"标准规定"下写"应呈正反应";"检验结果"下根据实际反应情况写"呈正反应"或"不呈正反应,不符合规定"。若鉴别试验采用分光光度法或TLC法,在"标准规定"下按质量标准内容,用简洁的文字书写;"检验结果"下列出具体数据,或写"与对照图谱一致(或不一致)"或"与对照品相同(或不同)"。

(3)检查

1)pH、水分、干燥失重、炽灼残渣或相对密度:若质量标准中有明确数值要求的,应在"标准规定"下写出。在"检验结果"下写实测数值(炽灼残渣小于0.1%时,写"符合规定");实测数值超出规定范围时,应在数值之后加写"不符合规定"。

2)有关物质:包括硫酸盐、铁盐、重金属、砷盐、铵盐、氯化物、碘化物、澄明度、澄清度、酸碱度、重量差异、崩解时限、不溶性微粒、热原、异常毒性或无菌等。若质量标准中有明确数值要求的,应在"标准规定"下写出;但以文字说明为主,且不易用数字或简单的语言确切表达的,此项可写"应符合规定"。在"检验结果"下如测得有准确数值的,写实测数据,数据不符合标准规定时,应在数据之后加写"不符合规定";如仅为限度,不能测得准确数值的,则写"符合规定"或"不符合规定"。文字叙述中不得夹入数学符号,如"不得过……"不能写成"≤……","百万分之十"不能写成"10ppm"等。

3)微生物限度:检验合格的,在"标准规定"下写"应符合规定",在"检验结果"下写"符合规定";检验不合格的,在"标准规定"与"检验结果"下均应写具体。

(4)含量测定:在"标准规定"下,按质量标准的内容和格式书写;在"检验结果"下写出相应的实测数值,数值的有效位应与质量标准中的要求一致。

4. 检验报告书的结论 内容包括检验依据和检验结论。国内检品,全检合格者,结论写"本品按×××检验,结果符合规定";全检中只要有一项不符合规定,即判为不符合规定;结论写"本品按××××检验,结果不符合规定"。如非全项检验,合格的写"本品按×××检验上述项目,结果符合规定";如有一项不合格时,则写"本品按××××

检验上述项目,结果不符合规定"。进口检验,除应包括检验依据和检验结论外,还应写明是否准予进口。

5. 检验报告书底稿的签名　检验者、校核者和各级审核者均应在检验卡(或报告书底稿)上签署姓名和经办日期(年、月、日)。

点 滴 积 累

1. 中药制剂的检验依据是现行《中国药典》、《局颁药品标准》,检验程序一般为取样、样品前处理、性状检查、鉴别、检查和含量测定,最后填写检验报告书。

2. 中药制剂的鉴别主要是利用处方中各药味的组织学特征,所含成分的化学、光谱学和色谱学特性,对制剂的真伪进行检定。中药制剂的"检查"包括安全性、有效性、均一性与纯度要求四个方面。中药制剂的含量测定是对中药制剂进行内在质量控制的重要方法,应选择君药、臣药中有效成分测定含量;应选择专属性成分、活性成分作为含量测定的指标;当单一成分不能反映该药的整体活性时,应采用多成分或多组分的检测方法;有毒成分及中西药复方制剂中化学药品的含量应规定上下限。

目 标 检 测

一、选择题

(一)单项选择题

1. 通过技术手段控制药品质量的机构是各级(　　　)
   A. 药物研究单位　　　　　　　　B. 药品检验所
   C. 工商管理部门　　　　　　　　D. 检疫部门

2. 制药企业质量控制的英文缩写是(　　　)
   A. QA　　　　　　　　　　　　　B. GMP
   C. QC　　　　　　　　　　　　　D. QM

3. 新中国成立至今,我国共颁布了几版《中国药典》(　　　)
   A. 7 版　　　　　　　　　　　　B. 8 版
   C. 9 版　　　　　　　　　　　　D. 10 版

4. 首次收载中药材及其制剂品种并分为一部、二部的《中国药典》版本是(　　　)
   A. 1953　　　　　　　　　　　　B. 1963
   C. 1977　　　　　　　　　　　　D. 1985

5. 目前仅收载中药及其饮片的药品标准是(　　　)
   A. 地方药品标准　　　　　　　　B. 《卫生部药品标准》
   C. 《中国药典》　　　　　　　　D. 《国家药品标准》

6. 精密量取 5ml 溶液时使用的量具应是(　　　)
   A. 量筒　　　　　　　　　　　　B. 量杯
   C. 刻度试管　　　　　　　　　　D. 移液管

7. 精密称定系指准确至所称重量的( )
    A. 1/100
    B. 1/1000
    C. 1/10
    D. 1/10 000

8. 配制 100ml 50% 的乙醇应量取 95% 乙醇多少毫升( )
    A. 52.6
    B. 50.0
    C. 58.4
    D. 49.5

9. 《中国药典》规定,除另有规定外,恒重系指供试品连续两次干燥或炽灼后的重量差异在多少 mg 以下的重量( )
    A. 3
    B. 0.3
    C. 1
    D. 0.5

10. 大蜜丸的破碎(分散)方法为( )
    A. 捣成小块
    B. 直接研细
    C. 用小刀切成小块,加硅藻土研磨
    D. 烘干后粉碎

11. 称取某样品约 1g,精密称定。应使用分析天平感量为( )
    A. 0.001g
    B. 0.01g
    C. 0.1g
    D. 0.0001g

12. 取用量为"约"若干时,系指取用量不得超过规定重量的( )
    A. 10%
    B. ±5%
    C. ±10%
    D. ±1%

13. 为保证样品具有良好的代表性,取样时应遵循的原则是( )
    A. 少量
    B. 随机、均匀
    C. 多次
    D. 科学、合理

14. 对物料、中间产品以及成品进行检验是制药企业哪个部门的主要工作( )
    A. 质量监督
    B. 生产
    C. 质量控制
    D. 购销

15. 称取"2.00g",系指称取重量可为( )
    A. 1.995 ~ 2.005g
    B. 1.95 ~ 2.05g
    C. 1.5 ~ 2.5g
    D. 1.9995 ~ 2.0005g

(二)多项选择题

1. 影响中药制剂质量的主要因素有( )
    A. 中药材的品种与质量
    B. 加工炮制方法
    C. 制剂生产工艺
    D. 辅料、包装和贮藏条件
    E. 药品价格

2. 中药制剂检验的依据有( )
    A.《中国药典》
    B.《国家中成药标准汇编》
    C.《新药转正标准》
    D.《中华人民共和国卫生部药品标准》
    E. 企业药品标准

3. 《中国药典》与药品检验有重要关系的内容主要包括( )
    A. 凡例
    B. 品名目次
    C. 正文
    D. 索引

E. 附录

4. 国家药品标准中,中药制剂需进行实际检测的项目有( )

A. 处方　　　　　　　　　　　B. 鉴别

C. 检查　　　　　　　　　　　D. 性状

E. 含量测定

5. 样品前处理常用的提取方法有( )

A. 压榨法　　　　　　　　　　B. 超临界流体提取法

C. 升华法　　　　　　　　　　D. 水蒸气蒸馏法

E. 溶剂提取法

6. 样品前处理常用的分离精制方法有( )

A. 液-液萃取法　　　　　　　　B. 固-液萃取法

C. 盐析法　　　　　　　　　　D. 结晶法

E. 透析法

7. 进行有机溶剂回流提取时,宜系用哪几种非明火热源( )

A. 水浴锅　　　　　　　　　　B. 电炉

C. 电热套　　　　　　　　　　D. 酒精灯

E. 本生灯

二、简答题

1. 与化学药品的检验比较,中药制剂检验有哪些特点?

2. 药品标准的含义是什么? 它具有哪些特性?

3. 溶剂提取法常用的操作形式有哪些?

4. 简述药品检验的一般程序。

5. 什么是药品质量? 影响中药制剂质量的因素主要有哪些?

三、实例分析

1. 认真阅读理解《中国药典》关于益母草膏【鉴别】项下的规定,并回答问题。

取本品 10g,加水 20ml,搅匀,加稀盐酸调节 pH 至 1～2,离心,取上清液,通过 732 钠型强酸性阳离子交换树脂柱(内径为 0.9cm,柱高为 12cm),以水洗至流出液近无色,弃去水液,再以 2mol/L 氨溶液 40ml 洗脱,收集洗脱液,水浴蒸干,残渣加甲醇 2ml 使溶解,作为供试品溶液。另取盐酸水苏碱对照品,加甲醇制成每 1ml 含 1mg 的溶液,作为对照品溶液。按薄层色谱法(附录Ⅵ B)试验,吸取上述两种溶液各 4μl,分别点于同一硅胶 G 薄层板上,以正丁醇-乙酸乙酯-盐酸(8∶1∶3)为展开剂,展开,取出,晾干,喷以稀碘化铋钾试液。供试品色谱中,在与对照品色谱相应的位置上,显相同颜色的斑点。

(1)此法属于_____(A. 性状鉴别;B. 理化鉴别;C. 显微鉴别)中的_____(A. 薄层色谱法;B. 升华法;C. 显色沉淀法),目的在于判断药品的_____(A. 优劣;B. 纯度;C. 真伪)。

(2)此法是根据药品特征性的_____(A. 组织或细胞;B. 化学成分;C. 性状)进行鉴别的,具体说就是检出_____(A. 非腺毛细胞;B. 芳香气味;C. 盐酸水苏碱）。

（3）此法样品的前处理采用_____（A. 水蒸气蒸馏法；B. 升华法；C. 溶剂提取法）进行提取，采用_____（A. 液液萃取法；B. 固液萃取法；C. 结晶法）进行分离。

（4）薄层展开一次大约需 10ml 展开剂，试问如何配制展开剂？

（5）写出薄层色谱显色剂配制方法的依据和出处。

2. 认真阅读理解《中国药典》对某中药制剂供试品溶液的制备规定，并回答问题。

取本品 10g，加水 40ml，加热溶解，放凉，滤过，滤液用乙醚提取 2 次，每次 30ml，分取水层，用水饱和的正丁醇 40ml 提取，分取正丁醇层，蒸干，残渣加甲醇 1ml 使溶解，作为供试品溶液。

（1）称取样品 10g，其称量范围是多少？应选用何种规格（感量）的天平称量？

（2）实验中加入一定量的水、乙醚、水饱和的正丁醇、甲醇，应选用何种量具？

（3）此供试品溶液制备采用了何种提取法和分离法？

实训一　参观中药制药企业药品检验部门

【实训目的】

1. 熟悉制药企业药品检验工作。

2. 了解制药企业药品质量管理工作（GMP、QA、QC）。

【实训内容】

1. 选择条件较好、教学经验丰富的中药制药企业（实习基地）作为教学参观单位，事先联系，充分准备。

2. 指导学生通过参观单位的官方网站了解其基本情况，如企业概况、主要产品等。

3. 指导学生查阅参观单位主要产品的法定药品标准，如处方组成、检验项目等。

4. 带队教师要根据参观单位实际情况和具体条件提出参观要点和注意事项，学生要带着问题前往参观。

5. 在集中听取单位负责人重点介绍的基础上，由企业负责人带领学生分组参观化验室、检测室等，实地讲解。学生要边听边看边想，并及时提问请教。参观后要及时就其收获体会、意见或建议写出书面小结，并组织一次班级交流。

【实训注意】

遵守纪律，服从带教老师和参观单位的安排。

【实训检测】

该制药企业的药品质量管理工作是由哪些职能部门负责实施的？该制药企业检验部门有哪些不同功能的实验室或岗位？该制药企业有哪些企业药品标准和 SOP？

【实训报告】

写出参观体会，就如何全面控制药品质量谈一下自己的初步认识。

【实训评价】

实训评价表(100分)

序号	测试内容	技能要求	分值	实得分
1	听讲与参观	记录详细,感受深刻,明确药检工作的程序与内容	50	
2	实训报告	深刻体验药检职场氛围,加深了对本课程的理解和认识,对今后工作的设想明确	50	
		合计	100	

(张钦德)

第二章　中药制剂的鉴别技术

中药制剂的鉴别系指利用制剂的处方组成、性状特征、显微特征、所含成分的理化性质、色谱或光谱特性以及相应物理常数等,确定制剂真实性的方法。主要内容包括性状鉴别、显微鉴别和理化鉴别三类。中药制剂检验首先应通过多项鉴别试验综合判断制剂的真伪,符合规定者,可继续进行检查和含量测定;否则,则直接定性为假药。

第一节　性状鉴别法

中药制剂的性状鉴别包括《中国药典》中的"性状"与"物理常数"两项内容。"性状"系指将制剂除去包装、包衣或胶囊壳后的形状(形态)、色泽及气味等特征,对初步判断中成药的真伪和质量具有重要意义;"物理常数"包括相对密度、熔点、比旋度、折光率等,对评价含挥发油、油脂、树脂等成分制剂的真伪和纯度具有重要意义。

一、性状鉴别

药品质量标准上收载的品种均有性状鉴别项。性状鉴别时,以药品标准所描述的性状为参照,以中医药理论为指导,严格按照有关规定操作,对各种剂型的性状鉴别内容做出具体的描述,必要时进行物理常数测定。

1. 形状或形态　中药制剂组成复杂,制备工艺各异,剂型及设备模具多样,其形状或形态也多种多样,描述其形状或形态时,要根据具体剂型进行描述,如栓剂有球形、鱼雷形、圆锥形、卵形、鸭嘴形等形状;液体制剂有黏稠液体、液体、澄清液体、澄明液体等形态。口服液一般颜色较深,难以达到透明或澄明,故其性状不应描写为透明或澄明液体。当制剂的形状或形态发生改变时,可能与变质、掺杂等有关。

2. 色泽　系指制剂在日光下呈现的颜色及光泽度。色泽与制剂所含的成分、生产工艺、品种、原料、贮藏时间等有关,一般较为固定,为中药制剂质量的重要标志。色泽从单一色到组合色不等,描述应准确,以两种色调复合描述药品色泽时,应以后一种色调为主,如黄棕色,即以棕色为主。所描述的制剂具有两种不同的颜色时,一般将常见的或质量好的颜色写在前面,少见的或质量差的颜色写在后面,用"或"连接,如大山楂丸为棕红色或褐色的大蜜丸。对于复方制剂要考虑到在贮藏期间颜色会变深,因此可根据实际观察情况规定幅度。将两种颜色用"至"连接,如健脾丸为棕褐色至黑褐色的小蜜丸或大蜜丸。

3. 气味　气是指靠嗅觉获取药物的特征信息,可分为香、芳香、清香、腥、臭、特异等。当香气浓厚时用芳香浓郁来表示;当气味不明显时,可用气微表示。味是靠口尝获取药物的特征信息。性状中的"味"与性味中的"味"不同。前者是口尝后的实际味感；后者系指药物的性能，与实际口尝的味感不一定相符。口尝制剂时，要取少量有代表性的样品，咀嚼至少1分钟，使舌的各部位都充分与药液接触，以便能准确地尝到药味。制剂的味感可分为酸、甜、苦、涩、辛、凉、咸、辣、麻等。也可用混合味如清凉、辛凉、麻辣等进行描述，味感的强弱是衡量制剂质量的重要指标。

对不同剂型的制剂常有不同的性状描述方法，如牛黄解毒片（片剂）：本品为素片或包衣片，素片或除去包衣后的片心显棕黄色；有冰片香气，味微苦、辛。附子理中丸（蜜丸）：本品为棕褐色至棕黑色的水蜜丸，或为棕褐色至棕黑色的大蜜丸；除去包衣后显棕褐色；气微，味微甜而辛辣。二冬膏（煎剂）：本品为棕黄色稠厚的半流体；味甜、微苦。急支糖浆（糖浆剂）：本品为棕黑色的黏稠液体；味甜、微苦。生脉饮（口服液）：本品为黄棕色至淡红色澄清液体；久置，可有轻摇易散的微量混浊；气香，味酸甜、微苦。

二、物理常数测定

物理常数是表示药物物理性质的重要特征常数，在一定实验条件下是不变的，是反映药品真伪优劣的一个方面，还可反映其纯杂程度。2010年版《中国药典》附录收载的物理常数测定有相对密度、折光率、旋光度、凝点、熔点、馏程等。物理常数可以作为定性鉴别的一种手段。例如，我国现行的药典中规定，丁香罗勒油折光率为 1.530～1.540，相对密度为 1.030～1.050；八角茴香油相对密度在 25℃时为 0.975～0.988，凝点不低于15℃，旋光度为 −2°～+1°，折光率为 1.553～1.560；肉桂油相对密度为 1.055～1.070，折光率为 1.602～1.614；牡荆油胶丸折光率为 1.485～1.500；薄荷脑熔点为 42～44℃，比旋光度为 −49°～−50°。

三、记录与结果判断

（一）检验记录

1. 外观性状 应描述供试品的颜色和外形，如：本品为糖衣片，除去糖衣后显棕色。外观性状符合规定者，也应作出记录，不可只记录"符合规定"这一结论；对外观异常者（如变色、异臭、潮解、碎片、花斑等）要详细描述。

2. 溶解度 应详细记录供试品的称量、溶剂及其用量、温度和溶解时的情况等。

3. 相对密度 记录采用的方法（比重瓶法或韦氏比重秤法），测定时的温度，测定值或各项称量数据，计算式与结果。

4. 熔点 记录采用第×法，仪器型号或标准温度计的编号及其校正值，除硅油外的传温液名称，升温速度；供试品的干燥条件，初熔及全熔时的温度（估计读数到±0.1℃），熔融时是否有同时分解或异常的情况等。每一供试品应至少测定2次，取其平均值，并加温度计的校正值；遇有异常结果时，可选用正常的同一药品再次进行测定，记录其结果并进行比较，再得出单项结论。

5. 旋光度 记录仪器型号，测定时的温度，供试品的称量及其干燥失重或水分，供试液的配制，旋光管的长度，零点（或停点）和供试液旋光度的测定值各3次的读数，平均值，以及比旋度的计算等。

6. 折光率 记录仪器型号，温度，校正用物，3次测定值，取平均值报告。

7. 吸收系数 记录仪器型号与狭缝宽度,供试品的称量(平行试验 2 份)及其干燥失重或水分,溶剂名称与检查结果,供试液的溶解稀释过程,测定波长(必要时应附波长校正和空白吸收度)与吸收度值(或附仪器自动打印记录),以及计算式与结果等。

8. 酸值(皂化值、羟值或碘值):记录供试品的称量(除酸值外,均应作平行试验 2 份),各种滴定液的名称及其浓度(mol/L),消耗滴定液的毫升数,空白试验消耗滴定液的毫升数,计算式与结果。

(二)结果判断

中药制剂的性状应与国家药品标准规定的性状描述及药典附录制剂通则项下对剂型外观的要求(表 2-1)相一致。外观性状或物理常数不符合规定,可初步判断其为假药或劣药,再结合其他检验项目综合分析判断,作出结论。

表 2-1 常用中药制剂剂型的外观要求

剂型	外观要求
丸剂	外观应圆整均匀、色泽一致。蜜丸应细腻滋润、软硬适中;蜡丸表面应光滑无裂纹,丸内不得有蜡点和颗粒
片剂	应完整光洁,色泽均匀,有适宜的硬度,无破碎现象
颗粒剂	应干燥、颗粒均匀、色泽一致,无吸潮、结块、潮解等现象
散剂	应干燥、疏松、混合均匀、色泽一致
栓剂	应完整光滑,硬度适宜,药物在基质中分布均匀;塞入腔道后应无刺激性,能融化、软化或溶化,并与分泌液混合,逐渐释放出药物
滴丸	应圆整均匀,色泽一致,无粘连现象,表面无冷凝液黏附
胶囊剂	应整洁,不得有黏结、变形、渗漏或囊壳破裂现象,并应无异嗅
锭剂	应平整光滑、色泽一致,无皱缩、飞边、裂隙、变形及空心
合剂	应澄清,在贮存期间不得有发霉、酸败、异物、变色、产生气体或其他变质现象,允许有少量摇之易散的沉淀
酒剂	应为澄清液体,在贮存期间可有少量摇之易散的沉淀
酊剂	应为澄清液体。久置产生沉淀时,在乙醇量和有效成分含量符合各品种项下规定的情况下,可滤过除去沉淀
注射剂	溶液型注射剂应澄明;乳状液型注射液应稳定,不得有相分离现象;静脉用乳状液型注射液分散相球粒的粒度90%应在1μm以下,不得有大于5μm的球粒。静脉输液应尽可能与血液等渗
糖浆剂	应澄清;在贮藏期间不得有酸败、异臭、产生气体或其他变质现象,允许有少量摇之易散的沉淀
煎膏剂	应无焦臭、异味,无糖的结晶析出
软膏剂	应均匀、细腻、具有适当的黏稠性,易涂布在皮肤或黏膜上并无刺激性;无酸败、异臭、变色、变硬、油水分离等变质现象

剂型	外观要求
膏药	膏药的膏体应油润细腻、光亮、老嫩适度、摊涂均匀,无飞边缺口,加温后能粘贴于皮肤上且不移动。黑膏药应呈乌黑色,无红斑;白膏药应无白点
贴膏剂	贴膏剂的膏料应涂布均匀,膏面应光洁,色泽一致,无脱膏、失黏现象;背衬面应平整、洁净、无漏膏现象。贴膏剂每片的长度和宽度,按中线部位测量,均不得小于标准尺寸
气(喷)雾剂	溶液型气(喷)雾剂的药液应澄清;乳状液型气(喷)雾剂的液滴在液体介质中应分散均匀;混悬型气(喷)雾剂应将药物细粉和附加剂充分混匀、研细,制成稳定的混悬液

点 滴 积 累

1.《中国药典》"性状"项下记载药品的外观、质地、断面、气味、溶解度以及物理常数等。

2. 中药制剂的物理常数包括相对密度、馏程、熔点、凝点、比旋度、折光率、黏度、吸收系数、碘值、皂化值和酸值等;其测定结果不仅对药品具有鉴别意义,也可反映药品的纯度,是评价药品质量的主要指标之一。

第二节　显微鉴别法

中药制剂的显微鉴别,系指利用显微镜对制剂中各粉末药材特有的组织、细胞及其内含物进行鉴别,确定其真实性的方法。适用于含有药材粉末的丸剂、散剂、片剂、浸膏剂等。

一、仪器与用具

1. 仪器　生物光学显微镜(图2-1)、显微摄影装置或显微描绘器、电脑联机装置及其图像处理软件、切片机、小型粉碎机、离心机等。

2. 用具

(1)仪器:放大镜、刀片、解剖刀、镊子、剪刀、解剖针等。

(2)用具:载玻片、盖玻片;吸湿器、培养皿或小烧杯、酒精灯、铁三角架、石棉网、滴瓶、试管,试管架、滴管、玻璃棒、乳钵、量筒等;毛笔、铅笔(HB、3H或6H绘图用铅笔)、带盖搪瓷盘、纱布、滤纸、火柴等。

3. 试液

(1)水合氯醛试液:水合氯醛试液能使已收缩的细胞膨胀,可溶解淀粉粒、蛋白质、叶绿体、树脂、挥发油等,便于清楚地观察组织构造及草酸钙结晶。水合氯醛透化后不待放冷即滴加甘油乙醇液,以防水合氯醛析出结晶而妨碍观察。如需观察菊糖等一些多糖物质,则加水合氯醛试液不加热(冷装片)观察。配制方法:取水合氯醛50g,加水15ml与甘油10ml使溶解,即得。

图 2-1 显微镜的基本构造

（2）甘油醋酸试液（斯氏液）：为常用封藏液，专用于观察淀粉粒形态，可使淀粉粒保持原形，便于测量其大小。配制方法：取甘油、醋酸及水各等份，混匀，即得。

（3）甘油乙醇试液：为封藏液，也是软化剂，常用于保存植物性材料及临时切片，有软化组织的作用。配制方法：取甘油、稀乙醇各 1 份，混合，即得。

此外，尚有苏丹Ⅲ试液、钌红试液、间苯三酚试液、碘试液、硝铬酸试液、α-萘酚试液、硝酸汞试液（米隆试液）、氯化锌碘试液等。以上试液，均应符合《中国药典》2010 年版一部附录ⅣB 的规定。

二、操作方法

中药制剂的显微鉴别基本程序为：处方分析→供试品预处理→显微制片→显微观察→显微测量→显微化学反应→结果判断。

（一）处方分析

根据处方组成及制备工艺，对制剂中含有的原药材粉末显微特征逐一进行观察和比较，排除类似的、易相互干扰或因加工而消失的特征，选取该药材在本制剂中易察见、专属性强的显微特征 1～2 个，作为能表明该药味存在的依据。对于组成药味较多的复方制剂，可选择主药、贵重药、毒性药或混乱品种重点观察。

国家药品标准规定制剂的显微特征，均已进行处方分析，可直接对其专属性特征进行鉴别，如三黄片、小儿清热片、牛黄消炎片、利胆排石片等制剂中检出大黄的专属性特征为：草酸钙簇晶大，直径 60～140μm（图 2-2）。

在不同的中药制剂中检出同一中药，选择的专属性特征可以相同，也可不同；可以是一个，也可以为多个。如乌鸡白凤丸、十全大补丸等制剂中检出白芍的专属性特征均

大黄粉末显微特征　　　　　　大黄的专属性显微特征草酸钙簇晶
1.草酸钙簇晶；2.导管；3.淀粉粒　　　4.正常光下；5.偏光下

图2-2　大黄的专属性特征

为:草酸钙簇晶直径18~32μm,存在于薄壁细胞中,常排列成行,或一个细胞中含有数个簇晶;而归芍地黄丸中牡丹皮亦含与白芍相似的草酸钙簇晶,因此选用类白色糊化淀粉粒团块作为其专属性特征。万氏牛黄清心丸、牛黄上清丸等制剂中检出黄连的专属性特征为1个:纤维束鲜黄色,壁稍厚,纹孔明显。而安宫牛黄丸中检出黄连的专属性特征则为2个:除纤维束外,尚有石细胞鲜黄色。各类中药在药典中常用的专属性显微特征见本教材配套光盘。

（二）供试品预处理

制片前,可按剂型不同进行预处理(表2-2),再按粉末制片法装片观察。

表2-2　不同剂型供试品的预处理方法

剂型	预处理方法
散剂、胶囊剂	直接取适量粉末(内容物为颗粒状,应研细)装片,或透化后装片
片剂、水丸、糊丸、水蜜丸、锭剂等	片剂,取2~3片;水丸、糊丸、水蜜丸、锭剂等(包衣者除去包衣)取数丸或1~2锭,分别置乳钵中研细,取适量粉末装片,或透化后装片
蜜丸	采用两种方法处理:①用解剖刀沿蜜丸正中切开,从切面由外至中央挑取适量样品,置载玻片中央,滴加适宜的试液,用玻璃棒搅匀,按粉末制片法装片,或透化后装片。②将蜜丸切碎,置容器内,加水适量,搅拌;亦可用超声仪处理,使其分散,然后移至离心管中离心沉淀,如此反复操作以除尽蜂蜜,取沉淀物适量装片,或透化后装片
含升华性成分的制剂	取粉末进行微量升华,收集升华物进行显微观察

（三）显微制片

进行显微鉴别时,一般先以甘油醋酸封片观察淀粉粒、菊糖等,再以水合氯醛封片观察其他显微特征,最后再加热透化或滴加其他理化试剂进行显微观察。现将常用的制片方法介绍如下。

1. 粉末制片法 供试品粉末需过四号筛,采用下列三种方式制片:

(1)粉末冷装片:用解剖针挑取样品粉末少许,置载玻片的中央,加水、稀甘油、水合氯醛试液等适宜的试液1滴,用针搅匀(如为酸或碱时应用细玻棒代替针),待液体渗入粉末后,用左手食指与拇指夹持盖玻片的边缘,使其左侧与药液层左侧接触,再用右手持小镊子或解剖针托住盖玻片的右侧,缓缓放下,使液体逐渐漫延充满盖玻片下方。如液体未充满盖玻片,应从空隙相对边缘滴加液体,以防产生气泡;若液体过多,用滤纸片吸去溢出的液体,最后在载玻片的左端贴上标签或写上标记。

(2)粉末透化装片:挑取粉末少许,置载玻片中央偏右处,滴加水合氯醛试液1~2滴,搅匀,用试管夹夹持载玻片一端,保持水平置酒精灯火焰上方约1~2cm处加热,微沸后,离开火焰,再滴加水合氯醛试液,小火继续加热,如此反复操作至透化清晰。为避免析出水合氯醛结晶,放冷后滴加稀甘油1~2滴,封片镜检。

(3)混悬液装片:制剂中需检查的药味较多或含淀粉粒较多时,可取粉末适量,置试管或小烧杯中,加入水合氯醛试液并加热透化,用吸管吸取适量混悬液,装片观察。

2. 解离组织制片法 系利用化学试剂使组织中各细胞间的胞间质溶解而使细胞分离,以观察单个细胞的完整形态的方法。常用的解离方法有KOH法、硝铬酸法和氯酸钾法(表2-3)。

表2-3 常用的解离组织制片法

名称	适用范围	解离方法	装片
氢氧化钾法	木化组织较少或分散存在的供试品	将样品置试管中,加5%氢氧化钾溶液适量,加热至用玻璃棒挤压能离散为止,倾去碱液,加水洗涤	取少量置载玻片上,用解剖针撕开,以稀甘油装片观察
硝铬酸法	木化组织较多或集成较大群束的供试品	将样品置试管中,加硝铬酸试液适量,使之浸没样品,放置30~60分钟。坚硬的样品时间需要长些,也可在水浴上微温,至用玻璃棒挤压能离散为止,倾去酸液,加水洗涤	
氯酸钾法		将样品置试管中,加硝酸溶液(1→2)及氯酸钾少量,缓缓加热,待产生的气泡渐少时,再及时加入氯酸钾少量,以维持气泡稳定发生,至用玻璃棒挤压能离散为止,倾去酸液,加水洗涤	

(四)显微观察

一般需观察2~5个显微标本片,根据能否观察到某药材的专属性特征,判断制剂中该药材是否存在。为提高显微鉴别的正确性,可与对照药材或已准确进行品种鉴定的药材对照观察。观察时应采用"先低倍后高倍"的原则,先在低倍镜下采用"之"字移动法,使标本片沿着一定的线路移动,以便能检查到标本片的各个部位。方法是:旋转载物台移动器,从盖玻片的左上角开始逐渐使视野平行向右移动,到达右上角后,将视野向近侧移动2/3~3/4个视野,再使视野由右平行向左移动,到达左端后,再如前法移

动,直到整个标本片观察完毕。(图2-3)

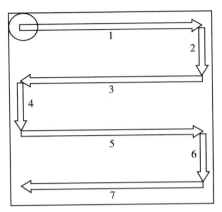

图2-3 镜检时视野移动线路图

(五) 显微测量

常用量尺为目微尺与台微尺。目微尺为放在目镜筒内的一种标尺,是一个直径 18~20mm 圆形玻璃片,中央刻有精确等距离的平行线刻度,常为 50 格或 100 格(图 2-4)。目微尺是用以直接测量物体用的,但其刻度所代表的长度依显微镜放大倍数 的不同而改变,故使用前必须用台微尺来标化,以确定在使用该显微镜及其特定的物 镜、目镜和镜筒长度时,目微尺每小格所代表的实际长度。台微尺是一种特制的载玻 片,中央粘贴有一小圆形玻片,其下封藏有一微型标尺,全长 1mm(或 2mm),上刻有精 确等分为 100(或 200)小格的细线,每一小格长为 $10\mu m$。在标尺的外围有一黑环,以便 能较容易找到标尺的位置(图2-5)。台微尺并不直接测量物体的长度,而是用以标化 目微尺。

图2-4 目微尺(左:100格;右:50格)

显微量尺

2mm分为200格
1格等于1/100mm

图2-5 台微尺

将台微尺置显微镜载物台上,对光调焦,并将台微尺刻度移至视野中央;从镜筒中取下目镜,旋下目镜盖,将目微尺放入目镜筒中部的光栏上(正面向上,有刻度的一面向下),旋上目镜盖后返置镜筒上。视野中可同时观察到台微尺和目微尺的刻度小格,旋转目镜,使两种量尺的刻度平行;移动台微尺,使两种量尺左边的"0"刻度线重合,然后再寻找第二条重合刻度线。分别记录两重合线间两种测微尺的小格数,再根据两重合线间小格数的比值,计算目微尺每小格在该物镜条件下所代表的长度(μm)。(图2-6)

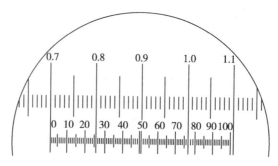

图2-6 视野中目微尺与台微尺的重合线

例如:接目镜头为10×,接物镜头为40×时,目微尺77小格(0~77)相当于台微尺30小格(0.7~1.0),则所用显微镜在该放大倍数下,目微尺每小格的长度为10μm×30÷77≈3.8μm。如改用接目镜头与接物镜头均为10×时,测得目微尺74小格相当于台微尺100小格,则目微尺每小格的长度为10μm×100÷74≈13.5μm。由此可得计算公式:

$$目微尺每小格所相当的长度(μm) = \frac{10μm × 两重合线间台微尺格数}{两重合线间目微尺格数} \qquad (式2-1)$$

为减少误差,可寻找多个重合刻度,记录多组数据,求其平均值。更换显微镜或目镜、物镜时,均须重新标化目微尺每小格所相当的长度。将需测量的目的物置显微镜载物台上,用目微尺测量其小格数,乘以目微尺在该条件下每小格代表的长度,即得。

目的物长度(μm) = 目微尺每小格所相当的长度(μm) × 目的物占目微尺的格数

例如:接目镜头为10×,接物镜头为40×时,测得淀粉粒直径占目微尺20小格,则该淀粉粒的直径为3.8μm×20 = 76μm。

(六) 显微化学鉴别

常需采用专属性的化学试剂和方法,以鉴别不同性质的细胞壁及其内含物(表2-4)。

表2-4 细胞壁及细胞内含物的定性检查

细胞壁及内含物		主要成分	定性检查方法及结果
细胞壁	木质化	丙酸苯酯类聚合物	加间苯三酚-盐酸试液,显红色或紫红色 加氯化锌碘试液,显黄棕色
	木栓化或角质化	脂肪类	加苏丹Ⅲ试液,稍放置或微热,呈橘红色至红色
	纤维素化	直链葡萄糖	加氯化锌碘试液,或先加碘试液湿润后,稍放置,再加硫酸溶液(33→50),显蓝色或紫色
	硅质化	二氧化硅	加硫酸无变化,加氢氟酸溶解

续表

细胞壁及内含物		主要成分	定性检查方法及结果
细胞内含物	硅质块	二氧化硅	加硫酸无变化,加氢氟酸溶解
	淀粉粒	葡聚糖	用甘油醋酸试液装片,置偏振光显微镜下观察,未糊化淀粉粒显偏光现象,已糊化淀粉粒无偏光现象;加碘或氯化锌碘试液,膨胀并变成蓝色或蓝紫色
	糊粉粒	蛋白质	加碘试液,显棕色或黄棕色;加硝酸汞试液显砖红色(含有脂肪油的制剂,应先用乙醚或石油醚脱脂后再试验)
	菊糖	果聚糖	加10% α-萘酚乙醇溶液1滴,再加浓硫酸2~3滴,显紫红色,并溶解
	草酸钙结晶	CaC_2O_4	加稀醋酸不溶解;加稀盐酸溶解而无气泡产生;加硫酸溶液(1→2)溶解,并生成硫酸钙针晶
	碳酸钙结晶(钟乳体)	$CaCO_3$	加稀醋酸或稀盐酸溶解,并产生气泡;加硫酸溶液(1→2)溶解,产生气泡,并生成硫酸钙针晶
	黏液质	杂多糖	加钌红试液,显红色
	脂肪油树脂	脂肪酸 2~3萜	加苏丹Ⅲ试液,显红色或紫红色;加90%乙醇,不溶解(蓖麻油及巴豆油例外)
	挥发油	单萜或倍半萜	加苏丹Ⅲ试液,显红色或紫红色;加90%乙醇,溶解

(七)注意事项

1. 粉碎用具用毕后,必须处理干净并干燥后才能用于另一种药品的粉碎。

2. 所用盖玻片和载玻片应保持洁净。新片要用洗液浸泡或用肥皂水煮半小时取出,先用流水冲洗,再用蒸馏水冲洗1~2次后,置70%~90%乙醇中,备用。

3. 进行显微制片时,每片粉末取用量宜少不宜多,为使观察全面,可多做些制片。如取量多,显微特征重叠轮廓不清,反而费时,不易得出准确结论。

4. 进行显微观察时,应先观察淀粉粒、菊糖等,再观察其他显微特征。所以,一般先以甘油醋酸试液装片观察,然后以水合氯醛试液装片观察,最后加热透化或滴加其他试液进行观察。每步观察结果均应作记录。可借助偏光装置寻找和观察,尤其是淀粉粒、结晶、纤维、石细胞、导管等特征。

5. 通常在高倍镜下进行显微测量,因目镜测微尺的每一小格的长度值较小,结果较为准确。但要测量较长的目的物如纤维、导管、非腺毛等,在低倍镜下测量较为适宜;应记录每次测量数据,并分析数据的最小量值、最大量值和多见量值(μm)。如浙贝母淀粉粒直径为6~56μm,表示最小量值和最大量值;如为6~40~56μm,中间的数值表示多见量值。测量直径时,应以物体中部为准。

三、记录与结果判断

1. **检验记录** 要求详细、清晰、明确、真实。先记录原粉末的色泽、气味,然后全面观察目的物,详细描述其特征,测量其长度,并注意统计最小量值、多见量值、最大量值,一一记录。必要时,应利用显微描绘器或显微摄影装置绘图或制作显微照片,并注明放大倍数,或加比例尺。通常以先多数后少数的顺序描述特征,并标明"多见"、"少见"、"偶见"。注意着重描述有鉴别意义的组织、细胞和内含物。应注意标准规定以外的异常显微特征的记录,并根据药材和饮片的基原、成方制剂的处方和制法综合分析,必要时可采用对照药材或已经鉴定品种的药材作对照进行判断。如未能检出某应有药味的显微特征,应注明"未检出××";如检出不应有的某药味,则应画出其显微特征图,并注明"检出不应有的××"。

2. 结果判断　根据观察、记录的样品显微特征与标准规定内容或与对照药材比较是否相符,断定其真伪或是否有掺伪,以及成方制剂投料的真实性。

四、应用举例

1. 参苓白术散　本品为人参100g、茯苓100g、炒白术100g、山药100g、炒白扁豆75g、莲子50g、炒薏苡仁50g、砂仁50g、桔梗50g、甘草100g制成的散剂。取以上10味,粉碎成细粉,过筛,混匀,即得。

显微鉴别:①不规则分枝状团块无色,遇水合氯醛试液溶化;菌丝无色或淡棕色,直径4~6μm(茯苓)。②草酸钙簇晶直径20~68μm,棱角锐尖(人参)。③草酸钙针晶细小,长10~32μm,不规则地充塞于薄壁细胞中(炒白术)。④草酸钙针晶束存在于黏液细胞中,长80~240μm,针晶直径2~8μm(山药)。⑤纤维束周围薄壁细胞含草酸钙方晶,形成晶纤维(甘草)。⑥色素层细胞黄棕色或红棕色,表面观呈类长方形、类多角形或类圆形(莲子)。⑦种皮栅状细胞长80~150μm(白扁豆)。⑧内种皮厚壁细胞黄棕色或棕红色,表面观类多角形,壁厚,胞腔含硅质块(砂仁)。⑨乳管直径14~25μm,含淡黄色颗粒状物(桔梗)。(图2-7)

2. 小儿肝炎颗粒:本品为茵陈120g、栀子(姜炙)30g、黄芩60g、黄柏60g、山楂(炒焦)90g、大豆黄卷90g、郁金15g、通草30g制成的颗粒剂。取以上8味,栀子、黄芩、黄柏三味粉碎成细粉,其余茵陈等五味加水煎煮2次,合并煎液,滤过,浓缩至相对密度为1.30~1.35(50℃)的清膏。取清膏1份,加蔗糖3份,糊精1份及上述细粉混匀,制成颗粒,干燥,即得。

显微鉴别:①韧皮纤维淡黄色,梭形,壁厚,孔沟细(黄芩)。②果皮含晶石细胞,类圆形或多角形,直径17~31μm,壁厚,胞腔内含草酸钙方晶(栀子)。③纤维束鲜黄色,周围细胞含草酸钙方晶,形成晶纤维,含晶细胞壁木化增厚(黄柏)。(图2-8)

点滴积累

1. 对含有药材粉末的中药制剂,可采用显微鉴别法确定制剂的真实性。
2. 制剂中各单味药材的专属性显微特征,是确定该药味存在的依据。
3. 可根据观察、记录的样品显微特征与标准规定内容或与对照药材比较是否相符,断定其真伪或是否有掺伪,以及成方制剂投料的真实性。

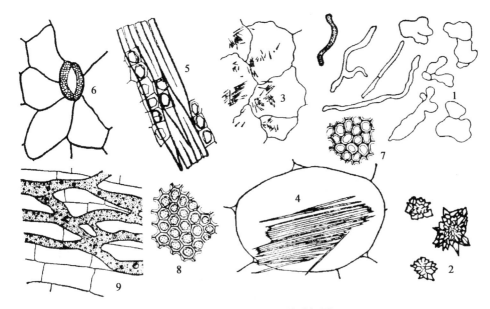

图2-7　参苓白术散显微特征图

1. 茯苓(菌丝);2. 人参(草酸钙簇晶);3. 白术(草酸钙针晶);4. 山药(草酸钙针晶束);5. 甘草(晶纤维);
6. 莲子(色素层细胞);7. 白扁豆(种皮栅状细胞);8. 砂仁(内种皮厚壁细胞);9. 桔梗(乳管)

图2-8　小儿肝炎颗粒显微特征图

1. 黄芩(韧皮纤维);2. 栀子(果皮含晶石细胞);3. 黄柏(晶纤维)

第三节　理化鉴别法

　　中药制剂的理化鉴别是利用制剂所含化学成分的理化性质,通过化学反应法、光谱法和色谱法等分析方法和技术检测有关成分是否存在,从而判断制剂的真伪。目前《中国药典》收载的理化鉴别方法有化学反应鉴别法、微量升华法、荧光鉴别法、分光光度法、TLC 法、GC 法和 HPLC 法等。TLC 法具有分离分析双重功能,通过选择合适的对照品或对照药材进行对照试验,灵敏度高、专属性强,是中药制剂最常用的鉴别方法。

一、化学反应鉴别法

(一)概述

本法是利用化学试剂与制剂中的指标成分发生化学反应,根据所产生的颜色、沉淀或气体等现象,来判断某些药味或成分的有无,并以此鉴别制剂真伪的方法。具有操作简便,适用性较强等特点。

利用化学反应鉴别法鉴别中药制剂时一般需采取分离、提取、纯化和富集被检成分等步骤,选择专属性较强的检测试剂,以排除干扰组分的影响,必要时做阳性或阴性对照试验加以验证,以提高本鉴别法的专属性和灵敏度。例如止喘灵注射液中麻黄的鉴别,正反应颜色较浅,可采用空白对照试验,以消除背景颜色对结果判断的干扰。具体做法是:取本品 20ml,加氨试液使成碱性,用三氯甲烷提取 2 次,每次 10ml,合并三氯甲烷液,取三氯甲烷液 4ml,分置 2 支试管中,一管加氨制氯化铜试液与二硫化碳各 5 滴,振摇,静置,三氯甲烷层显黄色至黄棕色;另一管为空白,以三氯甲烷 5 滴代替二硫化碳,振摇后三氯甲烷层应无色或显微黄色。

由于本法大多为某类成分的通用显色或沉淀反应,因此它只能鉴别待测成分属何类成分,而不能鉴别其为何种成分,其否定功能强于肯定功能,专属性较差。如用盐酸-镁粉反应鉴别大山楂丸中的山楂,当呈阴性反应时,可得出样品中不含山楂黄酮和山楂的结论;若呈阳性反应,则只能说明存在黄酮类成分,要想确定是否存在山楂,还需配合其他鉴别方法。《中国药典》2010 年版取消了复方丹参滴丸、复方鱼腥草片、苏合香丸等利用化学反应鉴别的内容,改用专属性强的 TLC 法,以提高鉴别结果的可靠性。

本法主要用于制剂中生物碱、黄酮类、蒽醌类、皂苷、香豆素、萜类以及各种矿物类成分的鉴别。现将《中国药典》常用的化学鉴别反应归纳如下(表 2-5、表 2-6)。

表 2-5 植(动)物药成分常用的化学鉴别反应

成分	鉴别反应	应用举例
生物碱*	碘化铋钾反应,生成橘红色或红棕色沉淀	止喘灵注射液(洋金花)、马钱子散(马钱子)、石淋通片(广金钱草)、川贝雪梨膏(川贝母)等
	碘化汞钾反应,生成类白色沉淀;加过量试剂,沉淀复溶解	
	碘-碘化钾反应,生成棕色至褐色沉淀	
	硅钨酸反应,生成灰白色沉淀	
	三硝基苯酚(苦味酸)反应,生成黄色沉淀(置显微镜下观察,可见众多淡黄色油滴状物质)	

成分	鉴别反应	应用举例
黄酮	在样品的甲醇或乙醇提取液中,加入少许镁粉,振摇,再加盐酸数滴,多显红棕色、橙红色或红紫色	大山楂丸(山楂)、参茸保胎丸(黄芩)、抗骨增生丸(淫羊藿)、石淋通片(广金钱草)
蒽醌	取样品的酸水提取液,加乙醚振摇,分取醚层,加入氢氧化钠或氨试液,振摇,水层显红色	大黄流浸膏等
皂苷	样品水溶液强烈振摇,产生持久性泡沫 样品的三氯甲烷提取液,滴加醋酐-浓硫酸试液,甾体皂苷显红-紫-蓝-污绿色;三萜皂苷显红-紫-蓝色 供试液加三氯化锑或五氯化锑的三氯甲烷溶液,三萜皂苷显紫蓝色,甾体皂苷多显黄色 样品的三氯甲烷提取液,加浓硫酸,三氯甲烷层显红色或蓝色,硫酸层显绿色荧光	地奥心血康胶囊(黄山药和穿龙薯蓣的提取物)、灵宝护心丹(红参、三七)、养心定悸膏(甘草、红参、麦冬)、黄杨宁片、三七叶总皂苷等
香豆素	Gibbs 反应,显蓝色 异羟肟酸铁反应,显红色 重氮盐偶合反应,显红色	养阴清肺膏(牡丹皮)、前列舒丸(牡丹皮)等
挥发油	取供试液,加香草醛-硫酸试液,显红色或红紫色	万应锭或牛黄解毒片(冰片)、养心定悸膏(桂枝、生姜)等
氨基酸或蛋白质	取供试液,加茚三酮试液1滴,微热,显紫红色	龟龄集(鹿茸、海马、雀脑等)、参茸保胎丸(阿胶、鹿茸)等

*生物碱沉淀反应需要在酸性水溶液或稀醇溶液中进行;蛋白质、氨基酸、鞣质等亦可与此类试剂产生沉淀,故应进行预处理,排除干扰。

表2-6　矿物药成分常用的化学鉴别反应

成分	鉴别反应	应用举例与反应机制
汞盐	取供试品,用盐酸湿润后,在光洁铜片上摩擦,铜片表面显银白色光泽,加热烘烤后,银白色消失	应用举例:万氏牛黄清心丸、天王补心丹等中成药中朱砂的鉴定。反应机制:Hg^{2+}被Cu还原成Hg附着在铜片表面,显银白色,加热则升华消失。即: $HgS + 2HCl + Cu \rightarrow CuCl_2 + Hg + H_2S \uparrow$
钙盐	取供试液,加甲基红指示液,用氨试液中和,再滴加盐酸至恰呈酸性,加草酸试液,即生成白色沉淀;分离,沉淀不溶于醋酸,但可溶于盐酸	应用举例:止咳橘红口服液(石膏)、安胃片(海螵蛸)、龙牡壮骨颗粒(牡蛎、龙骨、乳酸钙、葡萄糖酸钙)等。反应机制: $CaSO_4 + (NH_4)_2C_2O_4 \rightarrow CaC_2O_4(白) \downarrow + (NH_4)_2SO_4$ $CaC_2O_4 + 2HCl \rightarrow CaCl_2 + H_2C_2O_4(溶于盐酸)$

成分	鉴别反应	应用举例与反应机制
雄黄（主含 As_2S_2）	氯化钡沉淀法（检出硫）：将雄黄中的硫氧化成硫酸，再与氯化钡生成硫酸钡白色沉淀	应用举例：牙痛一粒丸等。反应机制： $As_2S_2 + KClO_3 + 4HNO_3 \xrightarrow{[O]} 2K_3AsO_3 + H_2SO_4 + Cl_2 \uparrow + 4NO \uparrow$ $H_2SO_4 + BaCl_2 \longrightarrow BaSO_4（白）\downarrow + 2HCl$
	硫化氢反应（检出砷）：先将雄黄加热氧化生成三氧化二砷，再与硫化氢反应生成黄色的三硫化二砷。后者在稀盐酸中产生黄色沉淀，但溶于碳酸铵试液	应用举例：小儿惊风散等。反应机制： $2As_2S_2 + 7O_2 \xrightarrow{\triangle} 2As_2O_3 + 4SO_2 \uparrow$ $As_2O_3 + 3H_2O \longrightarrow 2H_3AsO_3$ $2H_3AsO_3 + 3H_2S \longrightarrow As_2S_3（黄）+ 6H_2O$ $\quad\quad\quad\quad\quad\quad\quad\quad\hookrightarrow$ 在稀盐酸中析出黄色沉淀 $4As_2S_3 + 12（NH_4）_2CO_3 \longrightarrow 4（NH_4）_3AsO_3 + 4（NH_4）_3AsS_3 + 12CO_2 \uparrow$

（二）仪器与试剂

试管、蒸发皿、坩埚、漏斗、滤纸、水浴锅、电炉、电热套等；各类成分显色剂和沉淀试剂。要求：所有仪器应洁净，以免干扰化学反应；试药应符合 2010 年版《中国药典》的要求，使用时应研成粉末或配成试液；除另有规定外，所用试液均应按 2010 年版《中国药典》规定的方法进行配制和贮藏，要求新配制的，必须临用新制。

（三）操作方法

1. 供试品溶液的制备

（1）固体制剂：应根据鉴别对象的溶解性能，选用适当溶剂提取精制而成。如用水室温下浸泡过夜，溶液可供氨基酸、蛋白质等的鉴别；用 60℃ 热水提取，溶液可供糖类、苷类、鞣质等成分的鉴别；用乙醇或甲醇回流提取，滤液可用于鉴别生物碱、黄酮、酚类、有机酸等；用亲脂性有机溶剂（如乙醚）提取，溶液可用于鉴别醌类、内酯、苷元、挥发油等；药渣挥去乙醚，再用甲醇提取，滤液可用来鉴别各种苷类。经溶剂提取所得提取液一般仍含较多的杂质，可采取液-液萃取法或固-液萃取法进一步分离，除去干扰成分。制剂中的挥发性、升华性成分可用水蒸气蒸馏法或升华法将其分离后再进行鉴别，可提高鉴别反应的专属性。

（2）液体制剂：可直接取样检识或经有机溶剂萃取分离后再行检测。

2. 操作方式　采用化学反应鉴别法时，应选择专属性较强的检测试剂，必要时做阳性或阴性对照试验加以验证，从而保证检测结果的专属性和灵敏度。化学反应鉴别法大多为试管反应，取供试液适量置于试管中，加入试剂或试药进行反应；或将供试液置蒸发皿或坩埚中，挥去溶剂，滴加试剂于残留物进行检识，例如皂苷的醋酐-浓硫酸反应；也可利用检测试纸鉴别，如氰苷的苦味酸试纸反应、珠黄吹喉散的姜黄试纸反应和养阴清肺膏的 Gibbs 试纸反应等。

（四）注意事项

1. 供试品和供试液的取用量应按各该药品项下的规定，固体供试品应研成细粉；液体供试品如太稀可浓缩，如太浓可稀释。

2. 试药和试液的加入量、方法和顺序均应按各试验项下的规定；如未作规定，试液应逐滴加入，边加边振摇；并注意观察反应现象。

3. 试验在试管或离心管中进行，如需加热，应小心仔细，并使用试管夹，边加热边振摇，试管口不要对着试验操作者。

4. 试验中需要蒸发时，应置于玻璃蒸发皿或瓷蒸发皿中，在水浴上进行。

5. 有色沉淀反应宜在白色点滴板上进行，白色沉淀反应宜在黑色或蓝色点滴板上进行，也可在试管或离心管中进行；颜色反应须在玻璃试管中进行。

6. 反应灵敏度高的试验，应保证试剂的纯度和仪器的洁净，并同时进行空白试验，以资对照；反应不够灵敏，试验条件不易掌握的试验，可用对照品进行对照试验。

（五）检验记录与结果判断

记录操作过程、供试品取用量、所加试剂的名称与用量、反应结果等。多批号供试品同时进行检验时，如结果相同，可只详细记录一个批号的情况，其余批号可记为同编号×××的情况与结论，结果不同时，则应分别记录。采用药典附录中未收载的试液时，应记录其配制方法或出处。

将反应结果与药品标准对照，若一致则符合规定。若不一致则判为不符合规定。

（六）应用实例

1. 安胃片的鉴别

处方：醋延胡索 63g、枯矾 250g、海螵蛸（去壳）187g。

鉴别：①鉴别海螵蛸中的主成分碳酸钙：取本品 2 片，研细，置试管中，加稀盐酸 10ml，即泡沸，放出二氧化碳气体，气体遇氢氧化钙试液，即生成白色沉淀。将试管中的酸性液体滤过，取滤液 3ml，加氨试液使成微碱性，即生成白色胶状沉淀，滤过，沉淀在盐酸、醋酸或过量的氢氧化钠试液中溶解；滤液中加草酸铵试液 2 滴，即生成白色沉淀，该沉淀在盐酸中溶解，在醋酸中不溶。②鉴别枯矾中的主成分硫酸铝钾：取本品 2 片，研细，置小烧杯中，加水 10ml，充分搅拌，滤过。取滤液 2ml，加氯化钡试液 2 滴，即生成白色沉淀，该沉淀在盐酸或硝酸中均不溶解；另取滤液 2ml，加亚硝酸钴钠试液 2 滴，即生成黄色沉淀。

2. 止喘灵注射液的鉴别

处方：麻黄、洋金花、苦杏仁、连翘。

鉴别：①鉴别麻黄中的生物碱：取本品 20ml，加氨试液使成碱性，用三氯甲烷提取 2 次，每次 10ml，合并三氯甲烷液，取三氯甲烷液 4ml，分置 2 支试管中，一管加氨制氯化铜试液与二硫化碳各 5 滴，振摇，静置，三氯甲烷层显黄色至黄棕色；另一管为空白，以三氯甲烷 5 滴代替二硫化碳，振摇后三氯甲烷层应无色或显微黄色。②鉴别洋金花中的生物碱：取上述三氯甲烷液 2ml，水浴浓缩至近干，置载玻片上，挥干，加 0.5% 三硝基苯酚溶液 1 滴，置显微镜下观察，可见众多淡黄色油滴状物质。

二、升华鉴别法

（一）概述

本法是利用中药制剂中所含的某些化学成分，在一定温度下能升华的性质，获得升华物，根据升华物的理化性质进行鉴别的方法。升华物的鉴别可采用显微镜观察晶型，或在可见光下观察颜色，或在紫外灯下观察荧光，或加入合适的试液与其发生显色反应或荧光反应等。本法简便、实用，因只有少数中药具有升华性成分，故本法专属性较强。

（二）仪器与试剂

微量升华装置（图2-9）、坩埚、紫外灯（365nm）、显微镜等；1%香草醛-硫酸溶液、硫化氢试液、碳酸铵试液等。

（三）操作方法

多采用微量升华法，少数使用坩埚法或蒸发皿法。取金属片或载玻片，置石棉网上，金属片或载玻片上放一金属圈（内径约1.5cm，高约0.8cm），圈内放置适量药材粉末，圈上覆盖载玻片，在石棉网下用酒精灯缓缓加热，至粉末开始变焦，去火待凉，载玻片上有升华物凝集。将载玻片反转后，置显微镜下观察结晶形状、色泽，或取升华物加试液观察反应。

图2-9　微量升华装置

（四）注意事项

1. 升华时应缓缓加热，温度过高易使药粉焦化，产生焦油状物，影响对升华物的观察或检视。温度可通过调整酒精灯火焰与石棉板的间距来控制，距离一般约4cm。

2. 样品粉末用量一般约0.5g，过少不易产生足够量的升华物。

3. 可在载玻片上滴加少量水降温，促使升华物凝集析出。

4. 若无金属片，可用载玻片代替。

（五）检验记录与结果判断

记录操作条件、样品用量、升华物的晶形和颜色、反应结果等。

将测试现象或结果与药品标准对照，一致者判定为符合规定，不一致者则判定为不符合规定。

（六）应用实例

1. 万应锭中冰片的鉴别

处方：胡黄连100g、黄连100g、儿茶100g、冰片6g、香墨200g、熊胆粉20g、人工麝香5g、牛黄5g、牛胆汁160g。

鉴别：取本品0.15g，研细，进行微量升华，升华物置显微镜下观察：呈不定形的无色片状结晶，加新配制的1%香草醛硫酸溶液1滴，渐显紫红色。

2. 小儿惊风散中雄黄的鉴别

处方：全蝎130g、炒僵蚕224g、雄黄40g、朱砂60g、甘草60g。

鉴别：取本品0.2g，置坩埚中，加热至产生白烟，取玻片覆盖后，有白色冷凝物，将此玻片置烧杯中，加水10ml，加热使溶解。取溶液5ml，加硫化氢试液数滴，即显黄色，加稀盐酸，生成黄色絮状沉淀，加入碳酸铵试液后沉淀复溶解。

　知 识 链 接

雄黄的鉴别反应机制

中药制剂中雄黄遇高温在空气中氧化分解为三氧化二砷和二氧化硫，三氧化二砷升华积聚在玻片上，然后溶于水中生成砷酸，再与硫化氢反应生成黄色三硫化二砷，在盐酸的存在下，三硫化二砷沉淀析出，生成黄色絮状沉淀，加入碳酸铵试液，生

成可溶性铵盐,使沉淀复溶解。反应式如下:

$$2As_2S_2 + 7O_2 \rightarrow 2As_2O_3 + 4SO_2 \uparrow$$

$$As_2O_3 + 3H_2O \rightarrow 2H_3AsO_3$$

$$2H_3AO_3 + 3H_2S \rightarrow As_2S_3 + 6H_2O$$

$$4As_2S_3 + 12(NH_4)_2CO_3 \rightarrow 4(NH_4)_3AsO_3 + 4(NH_4)_3AsS_3 + 12CO_2 \uparrow$$

3. 大黄流浸膏中大黄的鉴别

处方:本品为大黄经加工制成的流浸膏。

鉴别:取本品 1ml,置瓷坩埚中,在水浴上蒸干后,坩埚上覆以载玻片,置石棉网上直火徐徐加热,至载玻片上呈现升华物后,取下载玻片,放冷,置显微镜下观察,有菱形针状、羽状或不规则晶体,滴加氢氧化钠试液,结晶溶解,溶液显紫红色(检识游离蒽醌)。

三、荧光鉴别法

(一)概述

荧光鉴别法是利用制剂中某些成分,如黄酮类、蒽醌类、香豆素类等在可见光或紫外光照射下可发射荧光的特性进行中药制剂鉴别的方法。有的成分本身不具荧光,但加酸、碱处理后,或经其他化学方法处理后也可产生荧光供鉴别用。本法操作简便、灵敏,具有一定的专属性。例如大黄和土大黄(为大黄的伪品)的显微特征和化学反应都很相似,但二者的醇提取液点在滤纸上,置紫外光灯下观察,前者显棕色至棕红色荧光,而后者显亮蓝色荧光,容易区分。

(二)仪器与试剂

紫外光灯或紫外分析仪(图 2-10)、回流装置、锥形瓶、烧杯、水浴锅。

(三)操作方法

通常取制剂的提取液点在滤纸上或加入蒸发皿中,置紫外光灯下观察所产生的荧光。必要时可在供试品中加酸、碱或其他试剂,再观察荧光及其变化。

(四)注意事项

1. 荧光强度较弱,故一般需在暗室中观察。

2. 供试液一般用毛细管吸取,少量多次点在滤纸上,使斑点集中且具有一定浓度。

3. 紫外光对人的眼睛和皮肤有损伤,操作者应避免与紫外光较长时间接触。

4. 试验时,一般将供试品置于紫外光灯下约10cm处观察所产生的荧光。紫外光波长一般为365nm,如用 254~265nm 波长观察荧光,应加以说明。

(五)检验记录与结果判断

记录测试条件及荧光颜色。

荧光颜色若与药品标准规定一致,判定为此项鉴别符合规定,否则,判定为不符合规定。

(六)应用实例

1. 天王补心丸

处方:丹参、当归、石菖蒲、党参、茯苓等16味中药。

鉴别:取本品1g,水蜜丸捣碎;小蜜丸或大蜜丸剪碎,平铺于坩埚中,上盖一长柄漏

图2-10 紫外光灯与紫外分析仪

斗,徐徐加热,至粉末微焦时停止加热,放冷,取下漏斗,用水 5ml 冲洗内壁,洗液置紫外光灯(365nm)下观察,显淡蓝绿色荧光。

2. 安神补脑液

处方:鹿茸、制何首乌、淫羊藿、干姜、甘草、大枣、维生素 B_1。

鉴别:取本品 5ml,加氢氧化钠试液 2.5ml、铁氰化钾试液 0.5ml 与正丁醇 5ml,强烈振摇 2 分钟,放置使分层,溶液置紫外光灯(365nm)下观察,正丁醇层显蓝色荧光,加酸使成酸性,荧光即消失,再加碱使成碱性,荧光又复显。

四、薄层色谱鉴别法

(一) 概述

自 20 世纪 60 年代 TLC 取代纸色谱(PC)技术作为一种快速、简单、灵敏的鉴别手段应用于中药及其制剂的鉴别,并收载于《中国药典》以来,在控制中药质量方面起到积极的作用。随着仪器化、计算机化、自动化等方面的快速发展,TLC 逐步进入了一个仪器化和微机化的阶段。目前,我国的 TLC 鉴别技术发展迅速,2005 年版《中国药典》收载 TLC 鉴别 1507 项;2010 年版新增 TLC 鉴别 2494 项。

1. 原理 TLC 鉴别法是将适宜的吸附剂或载体涂布于玻璃板、塑料或铝基片上,成一均匀薄层,在同一块薄层板上点加供试品和对照品,在相同条件下展开,显色剂显色,检出色谱斑点,对比供试品与对照品的色谱图进行定性鉴别。

2. 特点 TLC 鉴别法具有设备简单、操作简便、专属性强、展开剂灵活多变、色谱图直观和容易辨认等特点,是目前中药制剂鉴别的主要方法。

(1)离线操作的灵活性:各单元操作既有关联,又相互独立,点样器材和方法、展开方式、显色试剂选择、直观比较或扫描比较可根据需要灵活变通(图 2-11)。由于是离线操作,所以个人占机时间短,甚至不需要占机。

图 2-11 简单的 TLC 操作组合

(2)正相色谱流动相(展开剂)的广泛适用性:TLC 鉴别最常用的是以硅胶板为基础固定相的正相色谱,有多种组合的有机溶剂展开系统可供选择,如甲苯系统、三氯甲烷系统、己烷系统、正丁醇系统等。可为酸性、碱性或中性,高极性、中等极性或低极性。

(3)同板多个样品平行比较:同板可以同时产生多达 16~18 个样品色谱,供平行直观地比较,色彩丰富的图像给人的视觉冲击远远大于柱色谱的轮廓色谱图,可以迅速而有效地评价样品色谱图像之间的相似程度(图 2-12)。

图 2-12 季胺碱类生物碱薄层色谱图

（4）色谱后衍生的灵活性和专属性：同一色谱薄层板可生成可见光色谱、紫外光色谱、荧光淬灭色谱或荧光色谱，给出丰富的检测成分的化学类别信息。如三氯化铝、碘化铋钾、三氯化铁、醋酐-硫酸可分别作为黄酮类、生物碱类、三萜类和固醇类成分的专属试剂。硫酸则是许多成分激发产生荧光的通用试剂，非常方便。（图2-13、图2-14）

图2-13　黄连薄层色谱图

图2-14　黄芪薄层色谱图（硫酸加热显色）

（5）分析结果的直观性：分析结果以直观的彩色图像表达，而图像给出的多层面的信息是文字难以表达的，而且丰富多彩的图像可以给分析者更多思考判断的空间。

3. 对照物的选择　TLC法用于物质鉴别需要已知物作对照。1990年版《中国药典》开始增加了对照药材，解决了单一化学对照品不能反映药材的整体特征，一些多种植物共存的化学成分没有专属性，以及没有化学对照品就无法进行鉴别的问题。《中国药典》2010 年版一部收载有对照品 463 种、对照药材 269 种、对照提取物 16 种,预示着由单一指标成分逐渐发展为一组成分来控制制剂的质量。

(1)采用对照品对照:用已知中药制剂某一药材有效成分或特征性成分对照品制成对照液,与供试品在同一条件下展开,比较在相同位置上有无同一颜色(或荧光)斑点,检测制剂中是否含有某原料药材。同时检测多种成分时,可将多个对照品与供试品分别点在同一薄层板上展开;若待检测的各化学成分化学类型不同,可按各类成分展开条件在不同薄层板上进行鉴别。

(2)采用对照品和对照药材或对照提取物同时对照:在选用一种对照物不能满足制剂 TLC 鉴别需要时,可采用多种对照物同时对照,增加鉴别的可靠性。例如脏连丸处方中君药为黄连,TLC 鉴别时仅用小檗碱对照品不能专属性地鉴别出黄连,因为小檗碱是黄柏等多种药材中含有的一种化学成分,在设小檗碱对照品的同时增设黄连对照药材,黄连和黄柏所含成分有一定差异,薄层色谱不同,可检定制剂中原料药投料的真实情况。

 知 识 链 接

阳性对照与阴性对照

除药典收载的对照方法外,由于中药制剂中许多化学成分和有效成分不明确,有些已明确但无对照品,可以采用阴性对照与阳性对照法鉴别。

阳性对照液制备:把制剂中要鉴别的某对照药材,用制剂的制法处理后,照供试品溶液制法同法制备,得阳性对照液。

阴性对照液制备:从制剂处方中除去待鉴别的药味,余下各药味用制剂方法处理后,照供试品溶液制法同法制备,得阴性对照液。

在同一展开条件下对供试品、阳性对照液和阴性对照液点样分析,观察样品在同一位置上与阳性对照液有无相同颜色的斑点,判断供试品中有无该药味有效成分;观察阴性对照液中有无干扰,确定该鉴别方法的专属性。

4. 供试品溶液的制备 常用溶剂提取法、蒸馏法、升华法等提取药物成分,用液-液萃取法或固-液萃取法对样品进行进一步的分离纯化。供试品经提取净化后的固体残留物常需用适宜的溶剂溶解以便点样。溶解试样时要尽量避免使用黏度太大、不易挥发而易扩散的溶剂,如水、正丁醇,一般采用甲醇、乙醇等有机溶剂。

(1)样品预处理:如蜜丸等含糖较高又有黏性的样品,有机溶剂较难渗透到样品的内部,可加硅藻土、滑石粉等分散剂共同研匀后再提取。

(2)单一溶剂提取法:如浙贝母、平贝母、华山参、洋金花等均利用在碱性介质下用三氯甲烷或苯将其所含的生物碱有选择地提取出而舍弃其他成分,使供试液得以净化。

(3)分段提取法:如果待测的目标成分是既有脂溶性的,也有醇溶性的,则可以用低极性有机溶剂(如己烷、低沸程石油醚、二氯甲烷、乙醚、乙酸乙酯)提取,提取后的药渣还可以根据需要再选用高极性溶剂(如丙酮、乙醇、甲醇、水)继续提取,分别制备成供试品溶液。如丹参可以先用乙酸乙酯提取,供鉴别菲醌类脂溶性成分;药渣继续用水提取,供鉴别酚酸类水溶性成分。

(4)液-液萃取法:液-液萃取适用于合剂、口服液、注射剂等液体样品的处理,选用适当的亲水性有机溶剂(如乙酸乙酯、正丁醇等)萃取,如液体样品较黏稠,可先予以稀释。萃取液调整到一定容积,可以直接作为供试品溶液。如延胡索的鉴别,将水溶液碱化后用乙醚萃取,将生物碱提出再进行薄层鉴别。目前,人们采用加速溶剂萃取法制备供试品溶液,提高了机械化、自动化程度和提取效率,减少了人为操作的误差。该方法系密闭、加压条件下,在超过有机溶剂沸点的温度下对样品进行提取,使溶剂加载和提取液滤过等过程均可实现自动化,并可连续提取多个样品(图2-15)。

图2-15 加速溶剂萃取示意图

(5)固-液萃取法:用固-液萃取制备样品供试品溶液是色谱分析常用的方法,目前常用的有化学键合相小柱,如硅烷化硅胶小柱(C_8,C_{18}小柱)、氨基键合相小柱、腈基键合相小柱以及硅胶小柱、氧化铝小柱、聚酰胺小柱及大孔树脂小柱等。《中国药典》用的较多的是C_{18}小柱;其次有(中性)氧化铝小柱、活性炭和中性氧化铝混合小柱等。固相小柱萃取主要是基于吸附、键合相分配、正相、反相、离子对、离子交换原理富集待测组分,去除部分杂质。例如一捻金中人参二醇和人参三醇的鉴别,供试液的制备是用稀酸水解后直接用三氯甲烷萃取,色谱因大黄成分的干扰,致使人参二醇和人参三醇的斑点很难辨认。经碱性氧化铝吸附净化后,除去了部分干扰,结果色谱清晰,人参二醇及人参三醇很易辨认。

课堂活动

样品预处理时常用的溶剂提取法有哪些?各有何特点?

5. 影响 TLC 鉴别的因素　TLC 是一种"敞开"的分离分析系统,外界环境条件对被分离物质的色谱行为影响很大,例如供试液的净化程度,吸附剂的性能和薄层板的质量、点样的质量、展开剂的组成和饱和情况、对照品的纯度、展开的距离、相对湿度和温度等。在此仅重点介绍展开剂、相对湿度和温度的影响。

（1）展开剂的优化：TLC 中展开剂的种类和配比是影响待测成分色谱行为的关键因素，《中国药典》对其有明确规定，一般不需另行考虑和选择。但对于展开剂优选原则和方法有必要了解和学习。其原则一般应使待测成分斑点 R_f 值为 0.3～0.7，与相邻成分的分离度大于 1.0，主要是考虑溶剂的极性和溶剂对待测成分的选择性两方面因素，分离亲脂性较强的成分，宜用极性较小的展开剂，分离亲水性较强的成分，宜用极性较大的展开剂。例如，鉴别一捻金中人参（对照品：人参二醇、人参三醇），选用三氯甲烷-乙醚（1:1）；而检识龟龄集中人参（对照品：人参皂苷 Rg_1、Re、Rb_1），则选用三氯甲烷-甲醇-水（13:7:2）。分离碱性成分，展开剂中常需加入少量碱性试剂；分离酸性成分，则需加入少量酸性试剂。如鉴别甘草（甘草酸）、熊胆（游离胆酸类）、白芍（丹皮酚）等药味，展开剂中常加入甲酸、冰醋酸等；鉴别黄柏和黄连（小檗碱）等药味，展开剂中常加入浓氨试液。

（2）相对湿度的影响：硅胶和氧化铝为亲水性吸附剂，其含水量越高、吸附活性越低；反之，则越高。因此，薄层板在不同的相对湿度条件下，其吸附活性也不同，在其他条件相同的情况下，相对湿度能明显影响色谱的分离效果。通常认为 TLC 重现性差，在不同相对湿度下点样和展开是影响因素之一，例如，苍术正己烷提取物的薄层鉴别，相对湿度对其分辨率的影响十分明显，相对湿度越大，分辨率越高。相对湿度达 80% 时，获得最佳分离效果（图 2-16）。相反，《中国药典》规定万应锭中熊胆的鉴别须在相对湿度 40% 以下展开，才能将其中的各种游离胆酸即胆酸、去氧胆酸、熊去氧胆酸等完全分离（图 2-17），而在 70% 相对湿度下展开色谱质量明显降低，难以辨别（图 2-18）。若相对湿度在 80% 以上展开，则各成分不能分离。

图 2-16　相对湿度对苍术正己烷提取物薄层色谱分辨率的影响

部分样品的待测成分和选用的展开剂对相对湿度要求不高，在相对湿度 30%～70% 下可获得相对稳定的色谱，但为使试验结果具有良好的重现性，应尽可能在相对湿度可控的条件下展开。控制相对湿度可在双槽展开箱的一侧用一定的浓硫酸溶液，密闭放置 15～20 分钟，再将展开剂加入另一侧展开。也可将点样后的薄层板放入内有一定浓度的硫酸溶液或其他调节相对湿度的无机盐水溶液的容器中（或特制的湿度控制箱中），密闭放置一定时间后取出，立即在箱中展开。控制相对湿度的硫酸溶液的制备

图2-17　万应锭薄层色谱图(相对湿度<40%)

1~3. 万应锭;4. 万应锭乙酸乙酯提取物;

5. 胆酸、猪去氧胆酸、熊去氧胆酸、鹅去氧胆

酸、去氧胆酸(自下而上);6. 熊去氧胆酸

图2-18　万应锭薄层色谱图(相对湿度=70%)

1~4. 万应锭;5. 胆酸、猪去氧胆酸、熊去氧

胆酸、鹅去氧胆酸、去氧胆酸(自下而上)

见表 2-7。控制相对湿度的饱和无机盐溶液,如 KNO$_3$ 饱和溶液(25℃ 相对湿度 92.5%)、NaCl 饱和溶液(15.5~60℃相对湿度75%±1%)、NaNO$_3$ 饱和溶液(25℃相对湿度64%~61.5%)、KAc 饱和溶液(25℃相对湿度22.5%)等。TLC 鉴别应记录实际的相对湿度。

表2-7　控制相对湿度的硫酸溶液的制备

相对湿度	所需硫酸浓度(V/V)	
	硫酸*(ml) + 水(ml)	
32%	68	100
42%	57	100
58%	39.5	100
65%	34	100
72%	27.5	100
80%	10.8	100

* 硫酸:$D=1.86(96\%~97\%)$

(3)温度的影响:温度也是影响色谱行为和试验结果重现性的因素之一,主要影响被分离物质的 R$_f$ 值和各成分的分离度,造成斑点扩散,在其他条件相同而温度不同的情况下,展开相同的样品,所得色谱可能有差异。在相对湿度恒定的条件下,一

般在较高温度下展开时,R_f 较大;反之,R_f 减小。在展开温度相差 ±5℃时,R_f 值的变动一般不会超过 ±0.02,对色谱行为影响不大,但展开时温度相差较大时,则会不同程度影响色谱质量,如《中国药典》对于复方皂矾丸西洋参的鉴别,规定试验温度为 10~25℃。

主要原因是在不同的温度下,展开剂中各有机溶剂因沸点、蒸气压、相对密度等不同而使蒸发程度各异,使得在展开箱空间分布的各种有机溶剂的蒸气比例也发生变化,直接影响到被分离成分的色谱行为。其次,由于温度的变化,含水的两相展开剂在放置分层过程中或展开时有机相中水的比例亦不同,不同程度地改变了展开剂的极性,结果影响到色谱的分离度。例如三七总皂苷的薄层鉴别,当用三氯甲烷-甲醇-水(65:35:10)的下层溶液作展开剂,在硅胶高效预制板(Merck)上常温展开时,三七皂苷 R_1 与人参皂苷 Re 不能分开(图 2-19);在低于10℃下展开,二者能很好地分离(图 2-20)。

图 2-19 三七总皂苷的薄层图谱(常温)
1~7. 三七;8. 三七皂苷 R_1;9. 三七皂苷 R_1 + 人参皂苷;10. 人参皂苷

图 2-20 三七总皂苷的薄层图谱(<10℃)
1~7. 三七;8. 三七皂苷 R_1;9. 三七皂苷 R_1 + 人参皂苷;10. 人参皂苷

(二) 仪器与试剂

1. 薄层板 薄层板有市售薄层板和自制薄层板,市售薄层板分普通薄层板和高效薄层板。常用的为正相薄层板,如硅胶薄层、氧化铝薄层板等,此外还有反相 C_{18} 键合相薄层板、氨基键合相薄层板、腈基键合相薄层板等。为得到有良好分离度和重现性的色谱,一般均用市售薄层板(商品预制板)。由于硅胶原料和加工制备过程的差异,不同厂商生产的预制板质量会有差异。如有的预制板适用于脂溶性成分的展开,对极性较大、展开剂中需加水的样品不太适合;有的硅胶颗粒的细度分布范围较宽,批间质量差异大,造成重现性差;不同厂商所用高分子有机黏合剂不尽相同,也是影响色谱质量和重现性的原因之一。对成分较复杂,色谱斑点很多的样品,对预制板的质量要求更为严格。

在保证色谱质量的前提下,也可用实验室自制的薄层板,或对薄层板进行处理和化学改性。除另有规定外,玻璃板用 10cm × 10cm、10cm × 15cm、20cm × 10cm、20cm × 20cm 规格,要求光滑、平整、洁净。最常用的薄层材料有硅胶 G、硅胶 GF_{254}、硅胶 H、硅胶 HF_{254}、微晶纤维素等。为提高样品的分离度和减少斑点的拖尾,铺板时可在硅胶中加入某些酸(如硼酸、草酸)、碱(如氢氧化钠)、盐(如磷酸二氢钠、磷酸氢二钠)或络合剂(硝酸银)等将硅胶板改性。商品预制板除化学键合相板外,硅胶预制板也可用浸板的方法改性。

2. 涂布器　涂布器应能使固定相或载体在玻璃板上涂成一层均匀薄层,有手工(图 2-21)、半自动、全自动薄层涂布器,涂布厚度有可调和固定厚度两种。

3. 点样器材　最常用的是定量点样微升毛细管(图 2-22),规格有 0.5μl、1.0μl、2.0μl、5.0μl 和 10μl 等,要求标示容量准确,管端平整光滑,管壁洁净,液体流畅。为提高点样效率,还可选用点样辅助设备,如点样支架、半自动或自动点样器等。常用的有手工点样器(如 Nanomat Ⅲ)、半自动点样器(如 Linomat Ⅳ)、全自动点样器(如 SAMPLER4)等。为

图 2-21　手工简易涂布器

增强定性鉴别的可比性,《中国药典》规定应定量点样。推荐使用标准的 TLC 用的微升毛细管或自动点样器,或使用喷雾技术点样的设备,喷雾点样可将供试液点成很窄的(1mm)条带,以提高分辨率。目前常用的点样设备如图 2-23 所示。

橡皮帽　　玻璃管　橡皮塞　　定容玻璃毛细管

图 2-22　定量点样微升毛细管

4. 展开箱　应使用 TLC 专用展开箱,有水平式及直立式两种。常用的为直立展开箱,又分为平底展开箱和双槽展开箱,此外尚有自动展开设备(如 ADC)、程序多次展开设备(AMD)等(图 2-24)。双槽展开箱具有节省溶剂、减少污染、便于预平衡及可控制展开箱内相对湿度等优点,故推荐使用此种展开箱。展开箱盖子应密闭,保持密封状态。大多数中药样品适宜用直立式不饱合或部分饱和(展开前使溶剂蒸气在展开箱内扩散平衡一定时间,然后放入薄层板展开)。如需饱和展开,则展开箱内壁放同样大小的滤纸,促使箱内尽快达到饱和状态。

5. 显色与检测仪器　展开后的薄层板,大多需要用某些试剂(显色剂)使展开后的斑点显色。涂布显色剂的方法有喷雾法及浸渍法。喷雾用的喷雾瓶应能在一定压力下使试剂喷成均匀细雾状。浸渍用的浸渍槽为特制的扁平玻璃槽,将展开后的薄层板平稳垂直放入浸渍槽中一至数秒钟后取出,揩净薄层板背面残存的试剂。显色后的图像供分析用(需要时可加热)。常用的薄层色谱显色设备如图 2-25 所示。

图 2-23　点样设备

1. 手工点样器;2. 半自动点样器;3. 全自动点样器;4. 平头 50μl 微量点样器

图 2-24　展开箱

1. 双槽展开箱;2. 自动展开箱;3. 程序多次展开仪

玻璃喷雾器　　双喷头超细电动　　浸入式显色器
薄层喷雾器

定量自动喷雾器（自动加热）　　电动喷雾器

图 2-25　薄层色谱显色设备

（三）操作方法

为得到有良好分离度与重现性的薄层色谱，器材和操作的规范化非常重要。一般操作步骤为：薄层板的制备（制板）→供试品溶液的制备→对照品溶液的制备→点样→展开→显色与检视→结果判断与记录。

1. 薄层板制备

（1）预制薄层板：市售薄层板临用前一般应在 110℃活化 30 分钟；聚酰胺薄膜不需活化；铝基片薄层可根据需要剪裁，但底边的硅胶层不得有破损。预制薄层板如在贮放期间被空气中杂质污染，使用前可用三氯甲烷、甲醇或二者的混合溶剂在展开缸内上行展开预洗，110℃活化，放干燥器中备用。

（2）自制薄层板：除另有规定外，将 1 份固定相和 3 份水（或含有黏合剂的水溶液）在研钵中向同一方向研磨混合，去除表面的气泡后，倒入涂布器中，在玻璃板上平稳地移动涂布器进行涂布，取下涂好薄层的薄层板，置于水平台上室温下晾干后，在 110℃活化 30 分钟，置于干燥箱器中备用。

2. 点样　点样是最开始的也是最关键的一步。不正确的点样也会造成色谱的歪扭，斑点变形，直接影响图谱的质量。除另有规定外，用定量点样毛细管按规定吸取溶液后，以垂直方向小心接触板面使成圆点状或窄细的条带状，点样基线与底边距离，视所用板的大小，相距 10～20mm，若采用 10cm 的板，点样距底边 1cm 为宜，点间距离视情况为 1cm、1.5cm 或 2cm，圆点状直径一般不大于 3mm，条带状宽度一般为 5～10mm；高效板一般基线离底边 8～10mm，条带宽度为 4～8mm，样品间隔不少于 5mm。点样要求在干燥洁净的环境中进行，点样时注意不要损伤薄层表面；避免劣质的点样毛细管或者样品溶液的过载造成原点(条带)的扩散;避免毛细管对板面原点部位的机械损伤;避免由于黏稠的生物样品供试液或者含有太多的杂质造成原点部位局部样品浓度过高而形成黏结;避免使用黏度或沸点太高或太低或比重大的溶剂溶解样品,如乙醚、三氯甲烷、丁醇等溶剂。条带点样,应注意条带的均匀,用专门的条带点样器械(如喷雾状条带点样器),可保证点样的质量。

3. 展开 点样后的薄层板置于加有展开剂的展开箱(展开缸)中,密闭,上行展开,薄层板浸入展开剂的深度以液面距离原点 5mm 为宜,展开至规定展距后,立即将薄层板取出,晾干,以备检测。多数品种展距为 7~9cm,少数用长度为 15cm 或 20cm 的板,展距可适当延长。

4. 显色与检测 色谱斑点本身有颜色者可直接在日光下观察可见光谱;斑点在紫外光激发下可发射荧光者,可直接在紫外光灯下观察荧光色谱;需加试剂方能显色或发射荧光者,则需将试剂均匀喷洒于薄层板面,直接观察或加热显色后观察;对于可见光下无色但有紫外吸收的成分,可用含荧光剂的硅胶板展开,在 254nm 或 365nm 紫外光下观察荧光淬灭物质形成的暗斑。

用浸渍法,板面显色均匀是其优点,但有的样品经试剂浸渍后,斑点容易被浸润而扩散或拖尾。加热显色须注意加热时间和温度,如用含羧甲基纤维素钠的手工自制薄层板代替预制板,注意加热温度过高或加热时间过长,容易引起板面焦化,如用硫酸等显色剂,更易造成板面的炭化而影响显色效果,需要特别留意。有的成分加试剂后,如挥发油成分或固醇类成分经香草醛-硫酸、硫酸-醋酐等试剂显色,加热温度和时间长短不同或放置时间不同,斑点的显色会有所改变。

（四）注意事项

1. 制备薄层板最好使用厚度 1~2mm 无色耐热的优质平板玻璃,不宜使用普通玻璃板。玻璃板用洗液或碱液洗净至不挂水珠,晾干,贮存于干燥洁净处备用。玻璃板反复使用时应注意再用洗液和碱液清洗,保持玻璃板面的光洁。

2. 选用市售预制薄层板应注意生产厂家提供的有关参数,检查选用符合要求的产品。有些样品需使用加有改性剂如酸(硼酸等)、碱(氢氧化钠等)或缓冲液的薄层板,如《中国药典》鉴别国公酒、蛇胆陈皮散、保和丸等中的陈皮,即使用 0.5% 氢氧化钠溶液制备的硅胶 G 板。制备此类薄层板时,注意控制加水量和研磨时间。

3. 展开剂所用溶剂质量的优劣,可直接影响薄层色谱的分离能力。如展开剂中的甲酸乙酯,遇水易引起水解反应,使用多次开瓶的残存溶剂,会逐渐吸收大气中的水分而不同程度地分解,常使色谱的分离度下降,最好使用新鲜溶剂配制展开剂。

4. 配制多元展开剂时,各种溶剂应分别量取后再混合,不得在同一量具中累积量取,小体积溶剂宜使用移液管等精确度较高的量具量取。

（五）检验记录与结果判断

记录室温及湿度,薄层板所用的吸附剂,供试品的预处理,供试液与对照液的配制及其点样量,展开剂、展开距离、显色剂,绘制色谱图或采用摄像设备(图 2-26)拍摄记录色谱图,以光学照片或电子图像的形式保存,也可以用扫描仪记录相应的色谱图。

供试品色谱中,在与对照品或对照药材色谱的相应的位置上,显相同颜色或荧光斑点,则判断为符合规定。

图2-26 图像处理-数码摄像设备

 知 识 链 接

《中国药典》附录对 TLC 鉴别的要求

　　强调使用"市售预制板",指出"在保证色谱质量的前提下,如需要对薄层板进行特别处理和化学改性,以适应供试品分离的要求时,也可用实验室自制的薄层板",为全面推广、规范使用商品预制板做准备。要求点样器材使用"手动、半自动、全自动点样器材"。增加了对高效薄层板的使用注意点,点样的直径(不大于2mm)和样品间距(不少于5mm),展距(5~8cm)。强调用拍摄光学照片或电子图像的形式保存色谱记录。

(六) 应用实例

1. 六味地黄丸中牡丹皮的鉴别

处方:熟地黄160g、酒萸肉80g、牡丹皮60g、山药80g、茯苓60g、泽泻60g。

鉴别:取本品水蜜丸6g,研细;或取小蜜丸或大蜜丸9g,剪碎,加硅藻土4g,研匀。加乙醚40ml,回流1小时,滤过,滤液挥去乙醚,残渣加丙酮1ml使溶解,作为供试品溶液。另取丹皮酚对照品,加丙酮制成每1ml含1mg的溶液,作为对照品溶液。照薄层色谱法(《中国药典》附录ⅥB)试验,吸取上述两种溶液各10μl,分别点于同一块硅胶G薄层板上,以环己烷-乙酸乙酯(3∶1)为展开剂,展开,取出,晾干,喷以盐酸酸性5%三氯化铁乙醇溶液,加热至斑点显色清晰。供试品色谱中,在与对照品色谱相应的位置上,显相同的蓝褐色斑点。(图2-27)

2. 一捻金中人参的鉴别

处方:大黄100g、炒牵牛子200g、槟榔100g、人参100g、朱砂30g。

鉴别:取本品3g,加7%硫酸的45%乙醇溶液15ml,加热回流1小时,放冷,滤过。

图2-27　六味地黄丸薄层色谱图(T:26℃;RH:47%)

1. 丹皮酚;2～5. 六味地黄丸

说明:①样品中的丹皮酚具有挥发性,提取时应缓缓加热,低温回流。②小蜜丸和大蜜丸加硅藻土研匀,目的在于吸附蜂蜜分散样品。③展开时温度对丹皮酚 Rf 值会有影响,但由于色谱较简单,不影响结果判断。④丹皮酚易升华挥发,且不同样品含量有差异,以及受显色剂的用量和加热显色程度等因素的影响,丹皮酚斑点大小及颜色深浅不尽一致。⑤点样量较大(10μl),原点点加成条带状为宜。⑥可使用电吹风机加热显色。

取滤液,加三氯甲烷10ml,振摇提取,分取三氯甲烷层,加无水硫酸钠适量,摇匀,滤过,滤液浓缩至约0.5ml,作为供试品溶液。另取人参二醇对照品、人参三醇对照品,加无水乙醇制成每1ml 各含1mg 的混合溶液,作为对照品溶液。照薄层色谱法(《中国药典》附录Ⅵ B)试验,吸取上述两种溶液各10μl,分别点于同一硅胶 G 薄层板上,以乙醚-三氯甲烷(1:1)为展开剂,展开,取出,晾干,喷以硫酸乙醇溶液(1→2),在105℃加热约10分钟,置紫外光灯(365nm)下检视。供试品色谱中,在与对照品色谱相应的位置上,显相同颜色的荧光斑点。(图2-28)

 知 识 链 接

薄层色谱-生物自显影技术

薄层色谱-生物自显影(TLC-Bioautography)是一种将薄层色谱分离和生物活性测定相结合的药物筛选方法,该法系将混合物用常规 TLC 方法分离后,挥去展开剂,然后将薄层板浸入细菌或其他培养液中,反应后置专用成像系统中成像,可检测对细菌敏感的生物活性物质或毒性成分。具有操作简单、耗费低、灵敏度和专属性高等优点。

图2-28 一捻金的薄层色谱图

1～12. 一捻金；13. 人参二醇＋人参三醇

说明：①样品在酸性乙醇溶液中加热回流，目的是水解人参皂苷使成人参二醇和人参三醇。②三氯甲烷层中加无水硫酸钠适量摇匀是为了脱去溶液中的水分和水溶性杂质。③相对湿度在18%～47%范围内分离效果近似，但相对湿度在47%以上 Rf 值偏高。④加热显色应在恒温干燥箱中进行。

五、紫外-可见分光光度法

（一）概述

中药制剂中有些化学成分在可见紫外光区有选择性吸收，显示特征吸收光谱，在一定条件下利用这些吸收光谱的特征，以鉴别制剂中的某些成分。若制剂中各药味及其成分的组成与含量相对稳定，且紫外吸收光谱具有一定的特征性和重现性，可以用于定性鉴别。常用的鉴别方法有：规定吸收波长法、对照品对比法、规定吸收波长和吸光度比值法、多溶剂光谱法等。本法具有灵敏、简便、准确、既可定性又可定量等优点，但分辨率较低，图谱简单，某些不同的样品可能出现相似或相同的光谱图，使其实际应用受到一定限制。对样品进行预处理，除去干扰成分，可提高其专属性。

（二）仪器与试剂

紫外分光光度计（图2-29）、石英吸收池、容量瓶、去离子水等。

图2-29 紫外分光光度计

（三）操作方法

现以双光束紫外分光光度计为例说明：①打开电源开关，根据规定的最大吸收波长选择测试光源，校正波长，预热半小时后开始工作。②设定扫描波长范围（上限、下限）、扫描速度、测量方式（多为吸光度）、狭缝宽度等。③将样品和空白溶液分别置于样品光路和参比光路上，盖好样品室。④在规定的波长范围内进行扫描，并记录吸收光谱。

（四）注意事项

1. 为保证测量的精确性，所用分光光度计应按国家计量检定规程或《中国药典》的有关规定，进行准确度检定，符合规定才可使用。

2. 测定时，最好使用配对吸收池。若使用不配对吸收池，应在所测量波长范围内进行基线校正。

3. 设定的参数应合理。如狭缝太宽，使吸光度值降低，分辨率下降；狭缝太窄，则噪声过大，使读数不准确。

4. 测定时应将样品室盖关严，否则易引入过多杂散光，使吸光度读数下降。

（五）检验记录与结果判断

记录样品紫外-可见吸收图谱和最大吸收波长。将供试品的最大吸收波长和药品标准的规定进行比较，二者如果一致，则判定为符合规定。这里的所谓一致是指样品最大吸收波长应在该药品标准规定的波长±2nm以内。

（六）应用实例

木香槟榔丸的鉴别

处方：木香、槟榔、枳壳、陈皮等。

鉴别：取本品粉末4g，加水10ml，水蒸气蒸馏，收集馏液约100ml，照紫外-可见分光光度法（《中国药典》附录Ⅴ A）测定，在253nm波长处有最大吸收。

六、气相色谱鉴别法

（一）概述

在中药制剂的鉴别中，GC法主要利用保留值进行鉴别，即在同一色谱条件下，供试品应呈现与对照品保留时间相同的色谱峰，对样品进行定性鉴别。保留时间（t_R）系指从进样开始，到该组分色谱峰顶点的时间间隔。对照物可以是制剂药味中的有效成分或指标成分，也可以为对照药材或对照提取物。《中国药典》采用比较供试品与对照品色谱峰的保留时间对某些中药制剂进行真伪鉴别。GC法具有高分辨率，高灵敏度、快速、准确等特点，尤其适合分析制剂中的挥发性成分，如麝香酮、薄荷醇、冰片、水杨酸甲酯等。对于大分子或难挥发性成分可分解或制成衍生物后再进行定性鉴别。在《中国药典》一部，安宫牛黄丸、麝香保心丸中麝香的鉴别，西瓜霜润喉片中冰片的鉴别，麝香祛痛搽剂中樟脑、薄荷脑、冰片、麝香的鉴别，少林风湿跌打膏、安阳精制膏中薄荷脑、冰片、水杨酸甲酯的鉴别等均采用了GC法。

（二）仪器

气相色谱仪（图2-30）：载气源（氢气、氮气或氦气作为载气）、进样系统、色谱柱（填充柱或毛细管柱）、柱温箱、检测器（氢火焰离子化检测器、电子捕获检测器等）、温度控制系统、色谱工作站等。

图 2-30　气相色谱仪
1. 氮气;2. 氢气发生器;3. 纯净空气泵;4. 气相色谱仪主机

（三）操作方法

色谱系统的适用性试验,通常包括理论板数、分离度、拖尾因子和重复性四个指标,一般使用规定的对照品对仪器进行试验和调整,应达到药品标准规定的理论板数(n),分离度(R)应大于 1.5,峰面积相对标准偏差（RSD）或平均校正因子相对标准偏差（RSD）均不应大于 2.0%,除另有规定外,拖尾因子(T)应在 0.95～1.05 之间。配制对照品和供试品溶液,在同一色谱条件下,分别进样,绘制相应的色谱图。

（四）注意事项

1. 先通载气,确保管路无泄漏并使载气通过检测器后,才可打开各部分电源开关,设置气化室、柱温箱和检测器温度,开始加热。进样口温度应高于柱温 30～50℃,检测器温度一般高于柱温,并不得低于 100℃,以免水汽凝结,通常为 250～350℃。

2. 气化室、柱温箱和检测器温度恒定后,若选用氢火焰离子化检测器,可开启氢气钢瓶和空气压缩机,调节载气流速或流量,按下点火按钮,点燃氢气。

3. 调节放大器灵敏度,待基线稳定后,进样测试。进样时,注射器操作应快速,尽量保持留针时间的一致性;保证进样的准确性和重现性。

4. 一般色谱图应于 30 分钟内记录完毕。测试完毕,先关闭各加热电源以及氢气和空气开关,待检测器和柱箱温度降 100℃ 以下时,关闭载气。

（五）检验记录与结果判断

主要记录仪器型号,色谱柱类型和规格,气化室,柱温箱和检测器温度,载气流量,放大器灵敏度及衰减,进样量,色谱图及相关数据等。比较供试品与对照品色谱图,供试品呈现与对照品保留时间相同的色谱峰,则判断为符合药品标准规定。

（六）应用实例

1. 少林风湿跌打膏中薄荷脑、冰片和水杨酸甲酯的鉴别

处方:生川乌、生草乌、薄荷脑、水杨酸甲酯,冰片、肉桂、当归、乳香等二十三味中药,另加由橡胶、松香制成的基质。

鉴别:取本品 10 片,研碎,置 250ml 平底烧瓶中,加水 150ml,照挥发油测定法(《中

国药典》附录 X D)试验,加乙酸乙酯 5ml,加热回流 40 分钟,分取乙酸乙酯液,用铺有无水硫酸钠的漏斗滤过,滤液作为供试品溶液。另取薄荷脑对照品、冰片对照品与水杨酸甲酯对照品,加乙醇制成每 1ml 各含 0.8mg 的溶液,作为对照品溶液。照气相色谱法(《中国药典》附录Ⅵ E)试验,以聚乙二醇 20000(PEG-20M)为固定液,涂布浓度为10%,柱长为 2m,柱温为 130℃。分别取对照品溶液和供试品溶液适量,注入气相色谱仪。供试品色谱中应呈现出与对照品色谱峰保留时间相同的色谱峰。

　　说明:本法采用水蒸气蒸溜法,将薄荷脑、水杨酸甲酯、冰片等挥发性成分从制剂中提取分离出来,再进行气相色谱分析;乙酸乙酯层通过铺有无水硫酸钠的漏斗滤过,目的在于除去有机溶液中的水分和水溶性杂质。

　　2. 安宫牛黄丸中麝香的鉴别

　　处方:牛黄、水牛角浓缩粉、麝香、珍珠等
11 味药材。

　　鉴别:取本品 3g,剪碎,照挥发油测定法试验,加环己烷 0.5ml,缓缓加热至沸,并保持微沸约 2.5 小时,放置 30 分钟后,取环己烷液作为供试品溶液。另取麝香酮对照品,加环己烷制成每 1ml 含 2.5mg 的溶液,作为对照品溶液。照气相色谱法(《中国药典》附录Ⅵ E)试验,以苯基(50%)甲基硅酮(OV-17)为固定相,涂布浓度为 9%,柱长为 2m,柱温为 210℃。分别吸取对照品溶液和供试品溶液适量,注入气相色谱仪。供试品色谱中应呈现与对照品色谱峰保留时间相同的色谱峰。(图 2-31)。

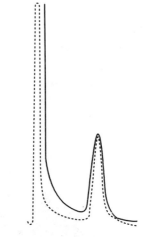

图 2-31　安宫牛黄丸中麝香气相色谱图
——安宫牛黄丸;……麝香酮

七、高效液相色谱鉴别法

(一)概述

　　与 GC 法相似,采用 HPLC 法进行定性鉴别,主要是比较化合物与对照品在特定色谱柱上的色谱行为,采用保留时间比较法,即在同一色谱条件下,供试品应呈现与对照品保留时间相同的色谱峰。HPLC 法不受样品挥发性、热稳定性等的限制,流动相、固定相可选择的种类较多,检测手段多样,加之高效快速、微量、自动化程度高,应用范围比GC 法广泛。目前中药制剂质量标准研究中,HPLC 法一般较少单独用于定性鉴别,多与含量测定结合进行,但应用本法进行指纹图谱鉴别正在逐渐增多。在《中国药典》一部中,七叶神安片中人参皂苷的鉴别,七味榼藤子丸中蔓荆子黄素的鉴别,三宝胶囊中原儿茶醛的鉴别,小儿热速清口服液中黄芩苷的鉴别,龙牡壮骨颗粒中维生素 D_2 的鉴别,代温灸膏中辣椒素的鉴别,百令胶囊中氨基酸、尿苷和腺苷的鉴别等均采用 HPLC 法。如四君子丸中甘草酸和六味地黄丸中芍药苷的鉴别(图 2-32、图 2-33)

(二)仪器与试剂

　　高效液相色谱仪(图 2-34)、十八烷基硅烷键合硅胶色谱柱(C$_{18}$)、微孔滤膜(0.45μm)、紫外检测器等、流动相(甲醇-水、乙腈-水等)。

图 2-32　四君子丸中甘草酸的 HPLC 图
a. 标准品；b. 样品

图 2-33　六味地黄丸中芍药苷的 HPLC 图
A. 芍药苷对照品；B. 六味地黄丸供试品；a. 芍药苷

图 2-34　高效液相色谱仪

（三）操作方法

主要包括：①开机前准备：根据需要选择合适的色谱柱，在容器中放入已滤过脱气好的流动相，把吸滤头放入容器中。②开机：打开仪器的电源开关，仪器自检通过后，打开色谱工作站。③设置仪器参数。④样品分析与数据采集：待色谱柱平衡，基线稳定后，设置好样品信息，开始样品分析与数据采集。⑤报告输出。⑥关机：冲洗色谱柱，排出流路中可能存有的缓冲液，并用水冲洗泵的柱塞杆；泵停止，退出工作站，关闭仪器电源，在记录本上记录使用情况。

（四）注意事项

1. 进样前，色谱柱应用流动相充分冲洗平衡，待压力基线稳定后方可进样。

2. 流动相需经脱气用微孔滤膜(0.45μm)滤过，才可使用，打开冲洗键(PURGE)进行泵排气。

3. 测试溶液需用微孔滤膜(0.45μm)滤过。

4. 使用键合硅胶柱，流动相的 pH 应控制在 2~8，否则色谱柱易损坏。

5. 操作完毕，应先后用水和甲醇充分冲洗液路系统，尤其是使用了含盐的流动相，更应充分冲洗。

（五）检验记录与结果判断

主要记录仪器型号,色谱柱类型和规格,流动相流速,检测波长,放大器灵敏度及衰减,进样量,色谱图及相关数据等。比较供试品与对照品色谱图,供试品呈现与对照品保留时间相同的色谱峰,则判断为符合药品标准规定。

（六）应用实例

1. 代温灸膏中辣椒素的鉴别

处方:辣椒、肉桂、生姜、肉桂油。

鉴别:取本品6片,除去盖衬,加三氯甲烷20ml,搅拌使基质溶解,加无水乙醇30ml,搅拌使基质凝固,静置10分钟,滤过,再用三氯甲烷与无水乙醇同法处理一次,合并二次滤液,蒸干,残渣加无水乙醇2ml使溶解,离心,取上清液缓慢通过以十八烷基硅烷键合硅胶为填充剂的固相萃取小柱(300mg),用水5ml洗脱,弃去洗液;再用30%甲醇5ml洗脱,弃去洗脱液,继用70%甲醇5ml洗脱,收集洗脱液,作为供试品溶液。另取辣椒素对照品,加甲醇制成每1ml含30μg的溶液,作为对照品溶液。照高效液相色谱法(《中国药典》附录Ⅵ D)试验,以十八烷基硅烷键合硅胶为填充剂,以乙腈 - 0.1%磷酸溶液(45:55)为流动相;柱温35℃,检测波长227nm。理论板数按辣椒素计算应不低于3000。吸取上述两种溶液各10μl,注入液相色谱仪。供试品色谱中应呈现与对照品保留时间相同的色谱峰。

2. 小儿热速清口服液中黄芩苷的鉴别

处方:柴胡、黄芩、板蓝根、葛根、金银花等。

鉴别:精密量取本品0.5ml,照柱色谱法(《中国药典》附录Ⅵ C),通过D101型大孔吸附树脂柱(内径约为1.5cm,柱高为10cm),以每分钟1.5ml的流速,用水70ml洗脱,继用40%乙醇洗脱,弃去7～9ml洗脱液,收集续洗脱液于50ml量瓶中至刻度,摇匀,作为供试品溶液。取黄芩苷对照品约10mg,精密称定,置200ml量瓶中,加50%甲醇适量,置热水浴中振摇使溶解,放冷,加50%甲醇至刻度,摇匀,作为对照品溶液(每1ml含黄芩苷50μg)。照高效液相色谱法(《中国药典》附录Ⅵ D)试验,以十八烷基硅烷键合硅胶为填充剂,以甲醇-水-磷酸(47:53:0.2)为流动相;检测波长为276nm。理论板数按黄芩苷峰计算应不低于2500。分别精密吸取供试品溶液10μl与对照品溶液5μl,注入液相色谱仪。供试品色谱中应呈现与黄芩苷对照品色谱保留时间相同的色谱峰。

说明:黄芩苷为弱酸性成分,故在流动相中加入少量磷酸以改善其分离度。

点 滴 积 累

1.《中国药典》收载的理化鉴别方法有:一般化学鉴别法、升华鉴别法、荧光鉴别法、分光光度法、TLC法、GC法和HPLC法。化学鉴别法主要用于制剂中生物碱、黄酮类、蒽醌类、皂苷、香豆素、萜类以及各种矿物类成分的鉴别。升华鉴别法适用于含有一定温度下能升华的化学成分中药制剂的鉴别,专属性强。荧光鉴别法适用于在可见光或紫外光照射下可发射荧光或经其他方法处理后可产生荧光的制剂鉴别,专属性较高。

2. TLC鉴别法是目前中药制剂鉴别的主要方法。一般操作步骤为:薄层板的制备(制板)→供试品溶液的制备→对照品溶液的制备→点样→展开→显色与检视→结果判断与记录。

3. GC 鉴别法和 HPLC 鉴别法主要是比较化合物与对照品在特定的色谱柱上的色谱行为,采用保留时间比较的方法。一般较少单独用于定性鉴别,多与含量测定结合进行。

目 标 检 测

一、选择题

(一) 单项选择题

1. 中药制剂鉴别的目的是判断药物的(　　)
   A. 外观　　　　　　　　B. 优劣　　　　　　　　C. 真伪　　　　　　　　D. 纯度

2. 鉴别含黄酮类成分的中药制剂常用的方法是(　　)
   A. 醋酐-浓硫酸反应　　　　　　　　　　B. 盐酸-镁粉反应
   C. 三氯化铁反应　　　　　　　　　　　　D. 茚三酮反应

3. 中药制剂的显微鉴别适用于(　　)
   A. 用药材提取物制成的制剂的鉴别　　　　B. 用水煎法制成制剂的鉴别
   C. 用蒸馏法制成制剂的鉴别　　　　　　　D. 含有原生药粉的制剂的鉴别

4. 在中药制剂的理化鉴别中,最常用的方法为(　　)
   A. UV 法　　　　　　　B. GC 法　　　　　　　C. TLC 法　　　　　　　D. HPLC 法

5. 在薄层定性鉴别中,最常用的吸附剂是(　　)
   A. 硅胶 G　　　　　　　B. 微晶纤维束　　　　　C. 硅藻土　　　　　　　D. 氧化铝

6. 用 TLC 法鉴别黄柏和黄连(小檗碱)等药味,展开剂中常加入(　　)
   A. 浓氨试液　　　　　　B. 甲酸　　　　　　　　C. 冰醋酸　　　　　　　D. 氯化钠

7. 在手工制备薄层板时,除另有规定外,一般将吸附剂 1 份与几份水在研钵中向一方向研磨混合(　　)
   A. 1　　　　　　　　　　B. 2　　　　　　　　　C. 3　　　　　　　　　D. 4

8. 硅胶薄层板活化的条件为(　　)
   A. 105℃,30 分钟　　　　　　　　　　　　B. 110℃,30 分钟
   C. 100℃,30 分钟　　　　　　　　　　　　D. 110℃,20 分钟

9. 紫外区的波长范围是(　　)
   A. 200～400nm　　　　　　　　　　　　　B. 100～300nm
   C. 600～900nm　　　　　　　　　　　　　D. 100～400nm

10. 气相色谱法最适宜测定下列哪种成分(　　)
    A. 含有挥发性成分　　　　　　　　　　　B. 含有无机成分
    C. 不能制成衍生物　　　　　　　　　　　D. 含有大分子又不能分解

(二) 多项选择题

1. 中成药的性状鉴别主要通过哪些方法来实现(　　)
   A. 眼看　　　　　　　　B. 水试　　　　　　　　C. 鼻闻
   D. 火试　　　　　　　　E. 口尝

2. 中药制剂的理化定性鉴别方法主要有(　　　　　　)
  A. 化学反应鉴别法   B. 显微鉴别法   C. 升华法
  D. 光谱法   E. 色谱法

3. 中药制剂中可测定的物理常数有(　　　　　　)
  A. 折光率   B. 相对密度   C. 比旋度
  D. 熔点   E. 吸收度

4. 对蜜丸进行显微鉴别时,可采用哪些方法使粘结组织解离(　　　　　　)
  A. 气相色谱法   B. 氢氧化钾法   C. 升华法
  D. 硝铬酸法   E. 氯酸钾法

5. TLC 使用的材料有(　　　　　　)
  A. 薄层板   B. 涂布器   C. 展开缸
  D. 柱温箱   E. 点样器材

二、简答题

1. 中药制剂性状鉴别的内容主要有哪些?

2. 试述中药制剂显微鉴别的特点。

3. TLC 鉴别法中为何有时采用对照药材和对照品同时对照? TLC 鉴别中,采用阴性对照的目的是什么?

4. 气相色谱鉴别最适宜的制剂样品为哪些制剂?

5. 目前质量标准研究中定性鉴别的原则是什么?

三、实例分析

1. 二陈丸中橙皮苷的鉴别:取本品 5g,加甲醇 30ml,置水浴上加热回流 30 分钟,滤过,滤液浓缩至约 5ml,作为供试品溶液。另取橙皮苷对照品,加甲醇制成饱和溶液,作为对照品溶液。吸取上述两种溶液各 2μl,分别点于同一用 0.5% 氢氧化钠溶液制备的硅胶 G 薄层板上,以醋酸乙酯-甲酸-水(100∶17∶13)为展开剂,展开,展距约 3cm,取出,晾干,再以甲苯-醋酸乙酯-甲酸-水(20∶10∶1∶1)的上层溶液为展开剂,展开,展距约8cm,取出,晾干,喷以三氯化铝试液,置紫外光灯(365nm)下检视。供试品色谱中,在与对照品色谱相应的位置上,显相同颜色的荧光斑点。

(1)简述二次展开的意义和操作注意事项。

(2)简述喷以三氯化铝试液的作用和反应机制。

2. 排石颗粒的鉴别:取本品 1 袋,研细,加乙酸乙酯 50ml,超声提取 30 分钟,滤过,滤液蒸干,残渣加无水乙醇 0.5ml 使溶解,作为供试品溶液。另取熊果酸对照品,加无水乙醇制成每 1ml 含 0.5mg 的溶液,作为对照品溶液。照薄层色谱法(附录Ⅵ B)试验,吸取上述两种溶液各 5μl,分别点于同一硅胶 G 薄层板上,以甲苯-乙酸乙酯-甲酸(24∶10∶1)为展开剂,展开,取出,晾干,喷以 10% 硫酸乙醇溶液,于 105℃加热至斑点显色清晰。供试品色谱中,在与对照品色谱相应的位置上,显相同颜色的斑点。

回答下列问题:

(1)《中国药典》收载的对照品除化学对照品外,还有_____和_____。

(2)展开剂中甲酸的作用是_____。

（3）若需要展开剂 35ml，应如何配制？

（4）以自制薄层板为例，简述点样点位置及大小。

3. 人参养荣丸由人参、白术、茯苓等药味组成，试设计该制剂中人参二醇、人参三醇鉴别方法。

实训二　中药制剂的显微鉴别

【实训目的】

1. 熟练掌握中药制剂的显微鉴别方法。

2. 学会显微镜的使用与保养方法。

【实训内容】

（一）实训用品

1. 仪器　生物显微镜、目镜测微尺、镜台测微尺、解剖针、镊子、盖玻片、载玻片、酒精灯、乳钵、擦镜纸、单面刀片等。

2. 材料　六味地黄丸、五苓散、利胆排石片、补中益气丸，均为市售品。

3. 试剂　稀甘油试液、水合氯醛试液、甘油醋酸试液、5% KOH 试液等。

（二）实训方法

六味地黄丸为熟地黄、山茱萸（制）、牡丹皮、山药、茯苓、泽泻加工制成的丸剂；补中益气丸为炙黄芪、党参、炙甘草、白术（炒）、当归、升麻、柴胡、陈皮加工制成的丸剂；五苓散为茯苓、泽泻、猪苓、肉桂、白术（炒）五味药加工制成的散剂；上述 3 种制剂为全部药粉投料的制剂，各药材特有的显微特征均较明显，可用显微鉴别法进行鉴别。利胆排石片为金钱草、茵陈、黄芩、木香、郁金、大黄、槟榔、芒硝等药材制成的片剂，其原料药部分进行了提取精制，部分为药材细粉投料，可用显微鉴别法鉴别利胆排石片中的大黄、木香及芒硝。

（三）实训步骤

1. 六味地黄丸的显微鉴别　取本品适量，先用甘油醋酸试液装片观察淀粉粒和不规则分枝状团块，再用水合氯醛试液透化装片观察其他特征：①淀粉粒三角状卵形或矩圆形，直径 24～40μm，脐点短缝状或人字状（山药）。②不规则分枝状团块无色，遇水合氯醛液溶化；菌丝无色，直径 4～6μm（茯苓）。③薄壁组织灰棕色至黑棕色，细胞多皱缩，内含棕色核状物（熟地黄）。④草酸钙簇晶存于无色薄壁细胞中，有时数个排列成行（牡丹皮）。⑤果皮表皮细胞橙黄色，表面观类多角形，垂周壁连珠状增厚（山茱萸）。⑥薄壁细胞类圆形，有椭圆形纹孔，集成纹孔群；内皮层细胞垂周壁波状弯曲，较厚，木化，有稀疏细孔沟（泽泻）。（图 2-35）

2. 补中益气丸的显微鉴别　取本品适量，用水合氯醛试液透化装片镜检：①纤维成束或散离，壁厚，表面有纵裂纹，两端断裂成帚状或较平截（黄芪）。②纤维束周围薄壁细胞含草酸钙方晶，形成晶纤维，微木化（甘草）。③草酸钙针晶细小，长 10～32μm，不规则地充塞于薄壁细胞中（白术）。④草酸钙方晶成片存在于薄壁组织中（陈皮）。⑤联结乳管直径 12～15μm，含细小颗粒状物（党参）。⑥薄壁细胞纺锤形，壁略厚，有极微细的斜向交错纹理（当归）。⑦木纤维成束，淡黄绿色，末端狭尖或钝圆，有的有分叉，直径 14～41μm，壁稍厚，具十字形纹孔，有的胞腔中含黄棕色物（姜）。⑧油管含淡黄色或黄棕色条状分泌物，直径 8～25μm（柴胡）。（图 2-36）

图 2-35 六味地黄丸显微特征图

1. 淀粉粒;2. 不规则分枝状团块及菌丝;3. 薄壁组织及其棕色核
状物;4. 草酸钙簇晶;5. 果皮表皮细胞;6. 薄壁细胞及其纹孔群

图 2-36 补中益气丸显微特征图

1. 纤维束;2. 晶纤维;3. 草酸钙针晶;4. 草酸钙方晶;
5. 乳管;6. 纺锤形薄壁细胞;7. 木纤维;8. 油管

3. 五苓散的显微鉴别 用醋酸甘油试液装片观察菌丝团;用10% KOH试液装片观察菌丝;用水合氯醛试液透化装片观察其他特征。应有以下特征:①不规则分枝状团块无色,遇水合氯醛液溶化;菌丝无色或淡棕色,直径4～6μm(茯苓)。②菌丝黏结成团,大多无色;草酸钙方晶正八面体形,直径32～60μm(猪苓)。③薄壁细胞类圆形,有椭圆形纹孔,集成纹孔群;内皮层细胞垂周壁波状弯曲,较厚,木化,有稀疏细孔沟(泽泻)。④草酸钙针晶细小,长10～32μm,不规则地充塞于薄壁细胞中,纤维单个散在,长梭形,直径17～34μm,木化;石细胞类方形或类圆形,壁一面菲薄(肉桂)。(图2-37)

图2-37 五苓散显微特征图
1. 菌丝;2. 八面体;3. 薄壁细胞;4. 草酸钙针晶;5. 纤维;6. 石细胞

4. 利胆排石片的显微鉴别 取本品,按粉末制片法装片镜检:①草酸钙簇晶大,直径60～140μm,棱角较钝(大黄)。②木纤维成束,长梭形,直径16～24μm,壁稍厚,纹孔口横裂缝状、十字状或人字状(木香)。用乙醇装片镜检可见:不规则形结晶近无色,边缘不整齐,表面有细长裂隙且显颗粒性(芒硝)。(图2-38)

【实训注意】

1. 所用盖玻片和载玻片应洁净。

2. 应根据欲观察的显微特征选用合适的透明剂。一般先用水、稀甘油或甘油醋酸装片,观察记录后再用水合氯醛冷装或透化装片,最后再滴加其他理化试剂进行显微观察。

图2-38 利胆排石片显微特征图
1. 木纤维;2. 草酸钙簇晶

3. 应防止制片时产生气泡,干扰观察。

【实训检测】

1. 中药制剂在进行显微鉴别前,怎样确定需观察的特征? 如何根据观察的特征选择最佳装片方法? 试述你观察到的显微特征各代表何种中药材。

2. 如何测量大黄中草酸钙簇晶的大小? 如何检查中药制剂中纤维的木化程度?

3. 木化细胞的胞间质能否被碱液破坏,使细胞得以分离? 木化细胞经过氧化剂处理后,能否再显木化反应? 为什么?

【实训报告】

记录显微鉴别结果,绘制显微特征图;将观察的显微特征与药品标准相比较,判断供试品是否符合规定。

【实训评价】

实训评价表(100分)

序号	考核内容	技能要求	分值	实得分
1	实验准备	能正确查阅资料,设计方案	10	
2	六味地黄丸的显微鉴别	操作规范,结论准确	15	
	补中益气丸的显微鉴别		15	
	五苓散的显微鉴别		15	
	利胆排石片的显微鉴别		15	
3	显微镜的使用与维护	正确使用与维护显微镜	10	
4	实训报告	数据真实,结论准确,绘图清晰	20	
合计			100	

实训三 大山楂丸中山楂的化学反应鉴别

【实训目的】

1. 掌握化学反应鉴别法的一般操作步骤和技能,理解有关鉴别原理。

2. 了解化学反应鉴别法的设计思路。

【实训内容】

(一)实训用品

1. 仪器 天平(感量0.1g)、研钵、回流装置、水浴锅、玻璃漏斗、定性滤纸、蒸发皿、分液漏斗、试管。

2. 试剂 硅藻土、乙醇、正丁醇、甲醇、镁粉、盐酸等。

(二)实训方法

大山楂丸由山楂、六神曲、麦芽三味药组成,山楂中富含山楂素、槲皮素、芦丁和山奈酚等黄酮类化合物,采用溶剂提取法将黄酮类成分提取出来,可与盐酸-镁粉发生反应。从而判断山楂药味是否存在。此反应是鉴别黄酮类化合物最常用的方法之一。多数黄酮、黄酮醇、二氢黄酮及二氢黄酮醇类化合物反应后显橙红色至紫红色，异黄酮不显色。当盐酸-镁粉反应呈负反应时，可以得出样品中不含黄酮类成分，也即不含山楂黄酮和山楂的结论。但若呈正反应，只能说明存在黄酮类成分，要想确证是否存在山楂，仅依此结果尚嫌不足，故《中国药典》又在鉴别（1）和（3）中分别规定了山楂的显微鉴别和薄层鉴别。只有当同时检出山楂果皮和熊果酸时，才能做出肯定的结论。

（三）实训步骤

1. 供试品溶液制备　用天平（感量0.1g）称取样品9g（称量范围8.6～9.4g），用小刀或剪刀切碎；置研钵中，加硅藻土4g，充分研匀；移至回流装置中，加乙醇40ml，置水浴锅上加热回流提取10分钟；放凉后，用定性滤纸常压滤过，收集滤液于蒸发皿中，置水浴锅上蒸干；残渣加水10ml，水浴锅上加热使溶解；水溶液移至50ml分液漏斗中，加入正丁醇15ml，充分振摇提取；放置待完全分层后，分取正丁醇提取液（上层溶液），置蒸发皿中，水浴蒸干，残渣加甲醇5ml使溶解，用定性滤纸常压滤过，收集滤液于小锥形瓶中，即得供试品溶液。

2. 显色反应　取供试品溶液1ml，置试管中，先加入少量镁粉混匀，再滴加盐酸2～3滴，水浴锅中加热4～5分钟后，溶液应显橙红色。

【实训注意】

1. 本品每丸9g，但取样时不能只从一个最小包装（药盒）中抽取1丸作为样品，应遵循"随机、均匀"的原则，从整批药品中抽取一定数量的样本，破碎、混合均匀后，再从中称取试验所需数量的样品。

2. 加硅藻土研磨的目的是吸收蜂蜜，分散样品，提高提取效率。

3. 《中国药典》凡例精确度项下规定："量取"系指可用量筒或按照量取体积的有效数位选用量具。故本鉴别试验中量取一定体积的溶液、试剂等均使用适宜的量筒。

4. 回流提取时，圆底烧瓶底部应浸入热水中，提取时间要从溶液开始沸腾时计。

5. 两相溶液萃取时，在无严重乳化的前提下，要充分振摇和放置，待溶液完全分层后，方可分液，以提高萃取效率。

6. 分液漏斗下口旋转活塞要事先涂好凡士林，并预试检查，不得漏液或堵塞。

7. 蒸干乙醇或正丁醇溶液时，要在通风橱中用水浴锅加热蒸发，蒸发皿底部要浸入热水中。由于正丁醇为高沸点有机溶剂（bp.118℃），所以水温可适当高些（80～90℃），以提高溶剂蒸发速度。

8. 显色反应时，应先加镁粉后加盐酸，顺序不能颠倒。水浴加热温度不宜过高，以防反应液冲出试管。

【实训检测】

1. 黄酮为酚类化合物，鉴别山楂黄酮能否采用酚类化合物常用的三氯化铁反应？

2. 制备供试品溶液为什么设置了正丁醇萃取这步操作？

3. 若进行水/三氯甲烷两相溶剂萃取，分液漏斗下口旋转活塞能否用凡士林作润滑剂？

【实训报告】

根据试验记录和结果,填写检验报告,对本品化学反应鉴别做出结论。

【实训评价】

实训评价表(100分)

序号	考核内容	技能要求	分值	实得分
1	实验准备	能正确查阅资料,设计方案	10	
2	大山楂丸中山楂的化学反应鉴别操作	能正确制备供试品溶液	10	
		熟悉大山楂丸的化学性质	10	
		选择合适的试剂进行鉴别反应	10	
		说出鉴别反应的原理	10	
		会正确判断实训结果	10	
3	实训报告	原始记录和检验报告书填写规范完整	40	
	合计		100	

实训四 牛黄解毒片中冰片的微量升华鉴别

【实训目的】

1. 掌握微量升华鉴别技术,理解鉴别原理。

2. 正确书写实验记录和检验报告。

【实训内容】

(一)实训用品

1. 仪器 天平(感量0.01g)、研钵、金属片、载玻片、金属圈(螺丝帽)、酒精灯、石棉网、蒸发皿、烧杯、量筒、滴管等。

2. 试剂 香草醛、硫酸。

(二)实训方法

本品药品标准在《中国药典》正文部分566页。牛黄解毒片由人工牛黄、雄黄石膏、大黄、黄芩、桔梗、冰片、甘草等八味中药组成,其中冰片具有升华性,升华物置显微镜下观察,呈不定形的无色片状结晶,可与香草醛-硫酸溶液发生显色反应。其法定鉴别方法为:取本品1片,研细,进行微量升华,所得白色升华物,加新配制的1%香草醛硫酸溶液1~2滴,液滴边缘渐显玫瑰红色。

(三)实训步骤

1. 供试品制备 取牛黄解毒片1片置研钵中,充分研匀。

2. 香草醛-硫酸溶液的配制 取香草醛0.1g,加硫酸10ml使溶解,摇匀,即得。

3. 加热升华 取金属片,置石棉网上,金属片放一高约8mm的螺丝帽,螺丝帽内放入适量样品粉末,覆盖上载玻片,在石棉网下用酒精灯缓缓加热,至粉末开始变焦,去火待凉,载玻片上有升华物凝集,将载玻片翻转过来,观察升华物颜色。

4. 显色反应　在载玻片上加新配制的1%香草醛-硫酸溶液1～2滴,液滴边缘渐显玫瑰红色。

【实训注意】

1. 新螺丝帽在使用前,应将上下两面用砂纸磨平,乙醇清洗后晾干使用。

2. 填装药粉时,一般装至金属圈(螺丝帽)高度2/3处,金属圈外沿要干净。

3. 加热升华时,应缓缓加热,温度不宜过高,温度控制可通过调整酒精灯火焰与石棉网间距来实现。

4. 升华完毕,应待载玻片完全冷却后方可取下,可在载玻片上滴加少量水降温,促使升华物凝集析出。

【实训检测】

1. 冰片具有良好的升华性,而微量升华法简单实用,那么含冰片的中成药能否都用微量升华法鉴别?

2. 实验中为什么要用新配制的香草醛-硫酸溶液?

3. 升华鉴别法除微量升华法外,还可使用哪几种方法?请举例说明。

【实训报告】

记录实验结果,并将其与药品标准相比较,判断其是否符合规定。

【实训评价】

实训评价表(100分)

序号	考核内容	技能要求	分值	实得分
1	实验准备	能正确查阅资料,设计方案	10	
2	微量升华鉴别操作	能正确制备升华物	20	
		能正确使用显微镜观察升华晶体	20	
		会选择化学试剂,进行颜色反应,鉴别晶体	20	
3	实训报告	原始记录和检验报告书填写规范完整	30	
合计			100	

实训五　安神补脑液的荧光鉴别

【实训目的】

1. 学习掌握荧光法鉴别原理和方法。

2. 正确书写实验记录和检验报告。

【实训内容】

(一)实训用品

天平(感量0.01g)、紫外灯(365nm)、分液漏斗、试管、滴管等。

（二）实训方法

本品药品标准在《中国药典》正文部分 715 页。处方组成为:鹿茸、制何首乌、淫羊藿、干姜、甘草、大枣、维生素 B_1。法定鉴别方法为:安神补脑液中的维生素 B_1(即硫胺素),在碱性高铁氰化钾溶液中能被氧化成一种蓝色的荧光化合物——硫色素。在没有其他荧光物质存在时,溶液的荧光强度与硫色素的浓度成正比。

（三）实训步骤

1. 供试液的制备　取本品 5ml,加氢氧化钠试液 2.5ml、铁氰化钾试液 0.5ml 与正丁醇 5ml,强烈振摇 2 分钟,放置使分层。

2. 荧光检视　溶液置紫外光灯(365nm)下观察,正丁醇层显蓝色荧光,加酸使成酸性,荧光即消失,再加碱使成碱性,荧光又显出。

【实训注意】

1. 荧光强度较弱,故一般需在暗室中观察荧光。

2. 紫外光对人的眼睛和皮肤有损伤,操作者应避免与紫外光较长时间接触。

【实训检测】

荧光鉴别的原理是什么? 操作者在紫外光下检视时应注意什么?

【实训报告】

记录荧光鉴别结果,并将其与药品标准相比较,判断其是否符合规定。

【实训评价】

实训评价表(100 分)

序号	考核内容	技能要求	分值	实得分
1	实验准备	能正确查阅资料,设计方案	10	
2	荧光鉴别操作	会采用适当方法制备供试品溶液	30	
		能正确使用紫外分析仪观察荧光	30	
3	实训报告	原始记录和检验报告书填写规范完整	30	
	合计		100	

实训六　六味地黄丸中牡丹皮的 TLC 鉴别

【实训目的】

1. 学习掌握 TLC 鉴别技术,理解鉴别原理。

2. 掌握中药制剂 TLC 鉴别的样品前处理方法和供试液的制备。

3. 正确书写实验记录和检验报告。

【实训内容】

（一）实训用品

1. 仪器　天平(感量 0.1g)、天平(感量 0.0001g)、自制薄层板(优质平板玻璃 1 块、涂布器)或市售薄层板、微升毛细管、双槽展开箱、玻璃喷雾瓶、烧瓶、水浴锅等。

2. 试剂　环己烷、乙酸乙酯、盐酸酸性 5% 三氯化铁乙醇溶液、硅胶 G 等。

（二）实训方法

本品药品标准在《中国药典》正文部分 597 页。薄层色谱法见《中国药典》附录 ⅥB。六味地黄丸由熟地黄、山茱萸、牡丹皮、山药、茯苓、泽泻等六味药组成，牡丹皮的主要成分为酚类及酚苷类、单萜及单萜苷类，尚含有三萜、固醇及其苷类、黄酮、有机酸、香豆素等。六味地黄丸经乙醚回流提取，提取液在硅胶薄层板上展开分离，丹皮酚可在酸性条件下与三氯化铁发生显色反应，呈现蓝褐色斑点，从而判断牡丹皮药味是否存在。

（三）实训步骤

1. 薄层板制备　取数块 10cm×10cm 薄层板并排放置水平台上，称取硅胶 G6g 置研钵中，加水 18ml，按顺时针方向充分研磨混合，调成均匀糊状物，去除表面气泡后，倒入涂布器中，在玻璃板上平稳地移动涂布器进行涂布（厚度为 0.25～0.5mm），取下涂好薄层的玻板，于室温下置水平台上晾干后，在 110℃烘 30 分钟，冷却后置于干燥器中备用。或用商品预制板。

2. 供试品溶液的制备　称取小蜜丸 9g 或大蜜丸 1 丸，切成小块置研钵中，加硅藻土 4g，研匀，细粉 100ml 圆底烧瓶中，用量筒加入 40ml 乙醚，水浴低温（约 50℃）回流 1 小时，滤纸滤过，滤液置于蒸发皿中，60℃水浴上挥去乙醚，残渣加丙酮 1ml 使溶解，作为供试品溶液。

3. 对照品溶液的制备　称取丹皮酚对照品 10mg，置 10ml 容量瓶中，用丙酮溶解并稀释至刻度，作为对照品溶液。

4. 展开剂的配制　用刻度吸管吸取环己烷 18ml、乙酸乙酯 6ml 混合备用。

5. 点样　从干燥器中取出薄层板，检查其均匀度，在反射光及透射光下检视，取表面均匀，平整，无麻点，无气泡，无破损及污染的薄层板点样，用微升定量毛细管吸取上述两种溶液各 5μl，以垂直方向小心接触板面使成圆点状，点样基线距底边 10mm，点间距离为 10mm，每种溶液分别点两次。

6. 展开　在双槽展开箱一侧中加入展开剂 20ml，密闭放置 30 分钟，迅速放入薄层板，密闭，展开，在展开约 8cm 时将薄层板取出，迅速在展开剂的前沿处做记号，晾干。

7. 显色和检视　用喷雾瓶喷以盐酸酸性 5% 三氯化铁乙醇溶液，电吹风加热至呈现蓝褐色斑点。供试品色谱中，在与对照品色谱相应的位置上，显相同颜色的斑点。

【实训注意】

1. 样品中的丹皮酚具挥发性，故提取时需缓缓加热，低温回流。

2. 小蜜丸和大蜜丸加硅藻土研匀，目的在于吸附蜂蜜分散样品。

3. 展开时温度对丹皮酚 R_f 值会有影响，但由于色谱较简单，不影响结果判断。

4. 丹皮酚易升华挥发，且不同样品含量有差异，以及显色剂的用量和加热显色程度等因素的影响，丹皮酚斑点大小及颜色深浅不尽一致。

5. 点样时必须注意勿损伤薄层表面。

【实训检测】

1. 丹皮酚的化学结构有何特点？在 TLC 鉴别中利用了丹皮酚的什么性质？

2. 制备供试品溶液为什么采用乙醚回流这步操作？

3. 在进行薄层色谱的点样操作时应注意什么?

【实训报告】

根据试验记录和结果,填写检验报告,对本品的 TLC 鉴别做出结论。

【实训评价】

实训评价表(100 分)

序号	考核内容	技能要求	分值	实得分
1	实训前准备	正确完成薄层板、供试品溶液和对照品溶液制备	20	
2	实训操作	正确配制展开剂,清洗玻璃板、展开槽	10	
		正确使用研钵,正确称量	10	
		正确点样、展开、显色和检视	10	
		正确判断,并记录数据	10	
		正确求算 R_f 值;正确判断薄层色谱结果	10	
3	实训报告	原始记录和检验报告书填写规范完整	30	
合计			100	

(王玲波)

第三章　中药制剂的常规检查技术

中药制剂的常规检查是以各剂型的通性为指标,对药品的有效性、稳定性进行评价和控制的一项药品检验工作。中药制剂的常规检查大多使用经典的检测方法,简便易行,能够在一定程度上客观地反映药品的内在质量。检查项目与剂型有关,如丸剂、片剂、滴丸剂、栓剂等需进行重量差异检查;片剂、胶囊剂、滴丸剂需进行崩解时限检查;颗粒剂需进行溶化性检查;酒剂、酊剂需进行含乙醇量和甲醇量检查等。《中国药典》在附录制剂通则中,对各种制剂的检查项目做出了相应的规定,见表3-1~表3-4。

表 3-1　固体中药制剂常规检查项目

检查项目	丸剂	颗粒剂	片剂	胶囊剂	散剂	茶剂	栓剂	滴丸剂(锭剂)
水分	+[①]	+	-	+[⑤]	+	+	-	-
重量差异	+	-	+	+		+	+	+
装量差异(或装量)	+	+	-	-	+	+		
崩解(溶散)时限	+[②]	-	+	+	-			
融变时限	-	-	+[③]	-	-	-	+	
溶化性	-	+	-	-		+		
粒度	-	+	-	-	+[④]	-		
外观均匀度					+			
微生物限度	+	+	+	+	+	+[⑥]	+	+
无菌	-	-	-	-	+[④]	-	-	-

说明:①蜡丸不检查水分;②含片和咀嚼片不检查此项目;③只有阴道片需要检查此项目;④用于烧伤或严重创伤的外用散剂需要检查此项目;⑤硬胶囊剂检查此项目;⑥煎煮茶剂除外。"+"表示需要检查;"-"表示不需要检查。

表 3-2　液体中药制剂常规检查项目

检查项目	合剂	酒剂	酊剂	搽剂、洗剂、涂膜剂	注射剂
pH 值	+	−	−	−	+
装量差异(或装量)	+	+		+	+
相对密度	+	−		−	−
乙醇量	−	+	+	−	−
甲醇量	−	+	+	−	−
总固体	−	+		−	−
渗透压摩尔浓度	−	−	−	−	+
可见异物	−	−	−	−	+
不溶性微粒	−	−	−	−	+
有关物质	−	−	−	−	+
微生物限度	+	+	+	+	−
无菌	−	−	−	+[①]	+
热原或细菌内毒素	−	−	−	−	+[②]

说明:①用于烧伤或严重创伤的洗剂、涂膜剂检查此项;②静脉用注射剂检查此项目。"+"表示需要检查;"−"表示不需要检查。

表 3-3　半固体中药制剂常规检查项目

检查项目	糖浆剂	煎膏剂	凝胶剂	流浸膏剂和浸膏剂
pH 值	+	−	+	
相对密度	+	−	−	
装量差异(或装量)	+	−	+	
乙醇量	−	−	−	+[①]
微生物限度	+	+	+	+
无菌	−	−	+[②]	−

说明:①流浸膏剂一般检查此项目;②用于烧伤或严重创伤的凝胶剂检查此项目。"+"表示需要检查;"−"表示不需要检查。

表3-4 其他中药制剂常规检查项目

检查项目	软膏剂	膏药	贴膏剂	检查项目	气雾剂和喷雾剂
软化点	−	+	−	喷射速率	非定量阀门气雾剂
重量差异	−	+	+	喷出总量	
含膏量	−	−	+	每瓶总揿数	定量阀门气雾剂
耐热性	−	−	+①	每揿喷量	
赋形性	−	−	+②	每揿主药含量	
黏附性	−	−	+	粒度	吸入用混悬型气雾剂和喷雾剂
粒度	+	−	−	喷射试验	
装量	−	−	−	装量	喷雾剂
微生物限度	+	−	+	微生物限度	+
无菌	+③	−	−	无菌	用于烧伤或严重创伤的气雾剂和喷雾剂

说明:①橡胶膏剂检查此项目;②凝胶膏剂检查此项目;③用于烧伤或严重创伤的软膏剂检查此项目。"+"表示需要检查;"−"表示不需要检查。

第一节 水分测定法

水分测定系指固体制剂中含水量的测定。固体制剂中含水量的多少,对其理化性质、稳定性以及临床疗效等均有影响,是控制制剂质量的一项重要指标。水分含量若超过一定的限度,不仅会引起制剂霉变或化学成分的水解,而且使含药量相对减少,影响药品的疗效。若水分过少,可造成片剂松片、蜜丸太硬、服用不便等。此外,含水量还可反映制剂的生产工艺是否稳定,包装及贮存条件是否适宜等。因此,对有关制剂进行水分测定是十分必要的。《中国药典》对不同剂型的水分含量规定见表3-5。

表3-5 不同剂型的水分含量标准(除另有规定外)

剂型		水分	剂型		水分
丸剂	蜜丸和浓缩蜜丸	≤15.0%	茶剂	不含糖块状茶剂	≤12.0%
	水蜜丸和浓缩水蜜丸	≤12.0%		含糖块状茶剂	≤3.0%
	水丸、糊丸、浓缩水丸、蜡丸	≤9.0%		袋装茶剂与煎煮茶剂	≤12.0%
颗粒剂		≤6.0%	散剂、硬胶囊剂		≤9.0%

说明:蜡丸不检查水分;块状茶剂应在粉碎后测定。

《中国药典》收载了四种水分测定法,即第一法(烘干法)、第二法(甲苯法)、第三法(减压干燥法)和第四法(气相色谱法)。测定时,一般先将制剂供试品破碎成直径不超过3mm的颗粒或碎片。减压干燥法测定时,需将供试品过二号筛。

一、第一法（烘干法）

本法适用于不含或少含挥发性成分的药品，如板蓝根颗粒、地奥心血康胶囊等。

（一）测定原理

供试品在 $100 \sim 105℃$ 下连续干燥，挥尽其中的水分，根据减失的重量，即可计算出供试品中的含水量（%）。

（二）仪器与试剂

电热恒温干燥箱、扁形称量瓶、分析天平（感量 0.1mg）、干燥器、研钵、变色硅胶等。

（三）操作方法

1. 扁形称量瓶恒重（m_0）　取洁净的称量瓶，置 $100 \sim 105℃$ 干燥箱内干燥数小时（一般 2 小时以上），取出，置干燥器中冷却 30 分钟，精密称定重量，再在相同条件下干燥 1 小时，取出，同法冷却，精密称定重量，至连续两次干燥后称重的差异在 0.3mg 以下为止。

2. 供试品称重（m_1）　取 $2 \sim 5g$（或该品种项下规定的重量）供试品（直径 3mm 以下），平铺于恒重的称量瓶中，厚度不超过 5mm，疏松供试品不超过 10mm，精密称定重量。

3. 干燥、冷却、称重　将盛有供试品的称量瓶置干燥箱内，取下瓶盖，置称量瓶旁，或将瓶盖半开，在 $100 \sim 105℃$ 干燥 5 小时，盖好瓶盖，取出，移至干燥器中，冷却 30 分钟，精密称定重量。

4. 再干燥、冷却、称重（m_2）　再在 $100 \sim 105℃$ 干燥 1 小时，同法冷却，精密称定重量，至连续两次称重的差异不超过 5mg 为止。

5. 计算　根据减失的重量，计算供试品中的含水量（%）。

（四）注意事项

1. 测定前，称量瓶应清洗干净，干燥至恒重。

2. 移动称量瓶时，不可裸手操作，可带称量手套或使用厚纸条。

3. 干燥时，若同时使用多个称量瓶，称量瓶宜先用适宜的方法编码标记，瓶与瓶盖的编码一致；称量瓶放入干燥箱的位置，取出冷却、称重的顺序，应先后一致，以便于恒重。

4. 供试品干燥时，应将称量瓶置于干燥箱温度计水银球附近。

5. 观察干燥箱内情况时，只能打开外层箱门，不得打开内层玻璃门。

6. 干燥箱工作时，实验人员不得离去，应随时监控温度的变化情况，以免温度过高，烧毁供试品或引起其他事故。

7. 干燥器内的干燥剂应保持在有效状态。

（五）记录与计算

记录干燥时的温度、时间，冷却的时间，干燥剂的种类，称量及恒重数据，天平型号，干燥箱型号，计算和结果等。水分计算：

$$水分含量（\%） = \frac{m_1 - m_2}{m_1 - m_0} \times 100\% \qquad\qquad （式3-1）$$

式中，m_0 为恒重的扁形称量瓶的重量（g）；m_1 为干燥前（称量瓶 + 供试品）的重量（g）；m_2 为干燥后（称量瓶 + 供试品）的重量（g）。

（六）结果判断

计算结果在药品标准规定的限度之内，则符合规定；若计算结果不在药品标准规定的限度之内，则不符合规定。

（七）应用实例

益母草颗粒的水分测定

1. 检验依据 《中国药典》2010 年版一部 1025 页：应符合颗粒剂项下有关的各项规定（附录Ⅰ C）；水分不得过 6.0%。

2. 检验记录 仪器：Mettler AE-200 电子天平；DHG-102 型电热干燥箱。

取扁形称量瓶两只于 100～105℃干燥 3 小时，干燥器（硅胶）中冷却 30 分钟，精密称重，再在同样条件下干燥 1 小时，冷却，精密称重。数据如下：

	1#	2#
第一次干燥后称量瓶重	18.3548	18.5632
第二次干燥后称量瓶重	18.3546	18.5630
差值不超过 0.3mg	0.0002	0.0002

取益母草颗粒 10 袋内容物，混合均匀，取约 4g，置扁形称量瓶中，精密称重，于 100～105℃干燥 5 小时，干燥器（硅胶）中冷却，称重，再在相同的条件下干燥 1 小时，冷却，称重。数据如下：

	1#	2#
供试品 + 称量瓶重	22.3807	22.5175
第一次干燥后供试品 + 称量瓶重	22.2786	22.4217
第二次干燥后供试品 + 称量瓶重	22.2761	22.4186
差值不超过 5mg	0.0025	0.0031

结果计算：

$$1^{\#} \quad 水分(\%) = \frac{22.3807 - 22.2761}{22.3807 - 18.3456} = 2.6\%$$

$$2^{\#} \quad 水分(\%) = \frac{22.5175 - 22.4186}{22.5175 - 18.5630} = 2.5\%$$

平均：2.6%

3. 检验结论 益母草颗粒的水分含量符合规定。

二、第二法（甲苯法）

本法系指通过测定供试品在甲苯加热回流条件下被蒸馏出的水量和取样量，计算供试品含水量（%）的方法。适用于蜜丸类（大蜜丸、小蜜丸）和含挥发性成分的药品，如二陈丸、六味地黄丸等。本法消除了挥发性成分的干扰，准确度较高，但样品的消耗量大，且样品不能回收利用，不适合贵重药品的水分测定。

（一）测定原理

将供试品与甲苯（相对密度 0.866）混合蒸馏，水分、挥发性成分可随甲苯一同馏出。水与甲苯不相混溶，收集于水分测定管下层，而挥发性成分溶于甲苯，并与其一同收集于水分测定管上层，水与挥发性成分完全分离。因为水的相对密度为 1.000，故可直接测出（读取）供试品水的重量（g），并计算出制剂中的含水量(%)。

（二）仪器与试剂

水分测定装置（图 3-1）、分析天平（感量 0.1mg）、电热套、甲苯、亚甲蓝等。水分测定装置中，A 为 500ml 的短颈圆底烧瓶；B 为水分测定管；C 为直形冷凝管，外管长 40cm。

（三）操作方法

取供试品适量（约相当于含水量 1~4ml），精密称定，置 A 瓶中，加甲苯约 200ml，将仪器各部分连接，自冷凝管顶端加入甲苯，至充满 B 管的狭细部分。将 A 瓶置电热套中或用其他适宜的方法缓缓加热，待甲苯开始沸腾时，调节温度，使每秒钟馏出 2 滴。待水分完全馏出，即测定管刻度部分的水量不再增加时，将冷凝管内部先用甲苯冲洗，再用饱蘸甲苯的长刷或其他适宜的方法，将管壁上附着的甲苯推下，继续蒸馏 5 分钟，放凉至室温，拆卸装置，如有水黏附

图 3-1　甲苯法水分测定装置
A. 圆底烧瓶；B. 水分测定管；C. 直形冷凝管

在 B 管的管壁上，可用蘸甲苯的铜丝推下，放置，使水分和甲苯完全分离（可加亚甲蓝少许，使水染成蓝色，以便分离观察）。检读水量，并计算供试品中的含水量。

课堂活动

本法能否使用水浴锅或者电炉作为热源？为什么？

（四）注意事项

1. 使用前，全部仪器应清洁至内壁不挂水，并置烘箱中烘干。

2. 用化学纯甲苯直接测定，必要时甲苯可先加水少量，充分振摇后放置，将水层分离弃去，经蒸馏后使用，以减少因甲苯与微量水混溶引起测定结果偏低。

3. 必要时加入 1~2 粒干燥、洁净的止爆剂（如玻璃珠、沸石等）。

4. 蒸馏时宜先小火，控制馏出的速度，不宜太快，防止温度过高造成水分逸失。

5. 蒸馏完成后，应充分放置至室温后，再检读水量，否则使检测结果偏高。

6. 操作应在通风橱内进行。

（五）含量计算

$$水分含量(W/W\%) = m_w/m_s \times 100\% \qquad （式3-2）$$

式中，m_w 为 B 管中水的重量（g）；m_s 为供试品重量（g）。

（六）结果判断

将计算结果与药品标准规定的含水量限度比较，若小于或等于限度则符合规定，若高于限度则不符合规定。

（七）应用实例

橘红丸（大蜜丸）的水分测定

1. 检验依据《中国药典》2010 年版一部 1222 页：应符合丸剂项下有关的各项规定（附录ⅠA）；水分不得过 15.0%。

2. 检验原始记录

Mettler AE-200 电子天平；环境温度：18℃。

取待检橘红丸 10 丸，用剪刀剪碎，混合均匀，分取适量，精密称定重量为 38.2543g，置短颈圆底烧瓶中，加甲苯 200ml，连接仪器，自冷凝管顶部加入甲苯，使充满水分测定管的狭细部分。将圆底烧瓶置电热套中缓缓加热，（8 分钟后）待甲苯开始沸腾时，调节温度，使馏速为 2 滴/秒，（36 分钟后）至测定管的刻度部分的水量不再增加时，用甲苯冲洗冷凝管内部，用长刷将壁上附着的甲苯推下，继续蒸馏 5 分钟，放冷至室温。拆卸装置，用铜丝将管壁上的水推下，放置，使水分与甲苯完全分离，加亚甲蓝粉末少量，检读水量为 3.6ml。结果计算：

$$水分(\%) = \frac{3.6}{38.2543} \times 100\% = 9.41\%$$

3. 检验结论　橘红丸水分限量符合规定。

三、第三法（减压干燥法）

本法适用于含有挥发性成分的贵重药品，如麝香保心丸、灵宝护心丹等。且样品消耗量少，可回收再利用。

（一）测定原理

在室温减压条件下，供试品所含水分被新鲜五氧化二磷（P_2O_5）干燥剂吸收，根据减失的重量，计算含水量（%）。

（二）仪器与试剂

减压干燥器、扁平称量瓶、分析天平（感量 0.001g）、五氧化二磷（新鲜）等。

（三）操作方法

取直径 12cm 左右的培养皿，加入新鲜五氧化二磷干燥剂适量，使铺成 0.5 ~ 1cm 的厚度，放入直径 30cm 的减压干燥器中。

取供试品 2 ~ 4g，混合均匀，分取约 0.5 ~ 1g，置已在供试品同样条件下干燥并称重的称量瓶中，精密称定（m_1），求出供试品重量（m_s），打开瓶盖，放入上述减压干燥器中，减压至 2.67kPa（20mmHg）以下持续半小时，室温放置 24 小时。在减压干燥器出口连接新鲜无水氯化钙干燥管，打开活塞，待内外压一致，关闭活塞，打开干燥器，盖上瓶盖，取出称量瓶，迅速精密称定重量（m_2），计算供试品中的含水量（%）。

（四）注意事项

1. 实验中要使用规定直径的减压干燥器，直径过大不易达到真空度要求。

2. 干燥器磨口处及活塞处应涂布凡士林，以保证仪器良好的密闭性。

3. 干燥器连接无水氯化钙干燥管，目的是打开活塞时，吸收进入干燥器中的水分。故要使用新鲜的或经加热除去水分的无水氯化钙。

4. 五氧化二磷和无水氯化钙等干燥剂应保持在有效状态，及时更换。

5. 干燥器内的供试品应离开活塞进气口，活塞应缓慢旋开，避免空气突然冲入干燥器,吹散供试品。

(五)含量计算

$$水分含量(W/W\%) = (m_1 - m_2)/m_s \times 100\% \qquad (式3-3)$$

式中,m_1为测试前供试品与称量瓶的总重量(g);m_2为干燥后供试品与称量瓶的总重量(g);m_s为供试品重量(g)。

(六)结果判断

将计算结果与药品标准规定的含水量限度比较,若低于或等于限度则符合规定,若高于限度则不符合规定。

(七)应用实例

麝香保心丸的水分测定:本品为黑褐色有光泽的水丸(每丸重22.5mg),由麝香、人参提取物、牛黄、苏合香、蟾酥等贵重原料药制备而成,故应采用第三法测定水分含量。

取本品90丸(重约2g),研碎,混合均匀,分取约1g,按上述操作方法项下,自"置已在供试品同样条件下干燥并称重的称量瓶中"起,依法试验,计算供试品中的含水量,并判断是否符合规定(≤9.0%)。

四、第四法(气相色谱法)

由于GC法新型柱填料的应用及检测器的改进,本法现已成为较为理想的水分测定方法,不但简便、快速、灵敏、准确,而且不受样品中其他组分的干扰,不受环境湿度的影响。因此广泛用于各类中药制剂的水分测定。

(一)测定原理

利用GC的高分辨性能,将样品中的水分与其他组分分离,再以纯化水为对照品,采用外标法分别测定纯化水和供试品中水的峰面积,计算样品中的含水量(%)。

(二)仪器与试剂

气相色谱仪、热导检测器、色谱柱(不锈钢或玻璃、内径2~4mm、柱长2~4m、填料为直径0.25~0.18mm的二乙烯苯-乙基乙烯苯型高分子多孔小球)、微量注射器(10μl)、无水乙醇(AR)、纯化水等。

(三)操作方法

1. 色谱条件与系统适用性试验　以直径为0.25~0.18mm的二乙烯苯-基乙烯苯型高分子多孔小球作为柱填料,柱温为140~150℃,热导检测器检测。注入无水乙醇,照气相色谱法(《中国药典》附录Ⅵ E)测定,应符合下列要求:

(1)理论板数按水峰计算应大于1000,按乙醇峰计算应大于150。

(2)水和乙醇两峰的分离度应大于2。

(3)将无水乙醇进样5次,水峰面积的相对标准偏差不得大于3.0%。

2. 对照品溶液的制备　取纯化水约0.2g,精密称定,置25ml量瓶中,加无水乙醇至刻度,摇匀,即得。

3. 供试品溶液的制备　取供试品适量(含水量约0.2g),剪碎或研细,精密称定,置具塞锥形瓶中,精密加入无水乙醇50ml,密塞,混匀,超声处理20分钟,放置12小时,再超声处理20分钟,密塞放置,待澄清后倾取上清液,即得。

4. 测定法　取无水乙醇、对照品溶液及供试品溶液各1~5μl,注入气相色谱仪,测定,即得。

（四）注意事项

1. 无水乙醇含水量约 0.3%，配制对照品溶液和供试品溶液需用新开启的同一批号无水乙醇，其中的含水量应扣除（图 3-2），否则会导致供试品的含水量偏高。无水乙醇含水量的扣除方法如下：

对照品溶液中实际加入的水的峰面积＝对照品溶液中总水峰面积 − K × 对照品溶液中乙醇峰面积

供试品中水的峰面积＝供试品溶液中总水峰面积 − K × 供试品溶液中乙醇峰面积

$$K = \frac{无水乙醇中水峰面积}{无水乙醇中乙醇峰面积}$$

（式 3-4）

2. 新装柱应在使用前先于 130℃ 加热 3 小时，继而升至 200℃ 恒温 4 小时老化，以除去残留溶剂及低分子量的聚合物；色谱柱如长期未用，使用前亦应老化处理，使基线稳定后方可进样。

3. 色谱柱的进样口若被污染，即出现柱压上升，流量下降时，将进样口一段填料更新即可。

4. 为排除环境对测试的影响，操作过程应尽量避免与空气接触，在溶解样品提取水分时，应密塞锥形瓶，进样应迅速。

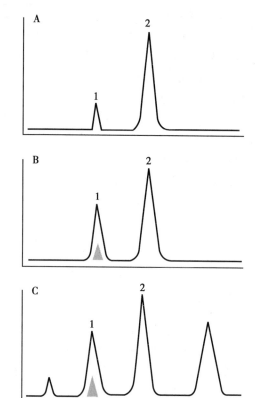

图 3-2　水峰中应扣除的来自无水乙醇的含水量（阴影部分）
A. 无水乙醇色谱图；B. 对照品溶液色谱图；C. 供试品溶液色谱图
1. 水峰；2. 乙醇峰

5. 因中药制剂的水分分布不均匀，并随剂型而异，因此取样时应注意样品的代表性。

6. 因采用外标法测定，手工进样不易精确控制进样量，最好使用微量进样阀或自动进样器。

（五）记录与计算

1. 记录供试品称定重量和纯化水称定重量。

2. 分别记录无水乙醇、对照品溶液、供试品溶液中的水和乙醇的峰面积。

3. 根据注意事项中的规定，分别计算对照品溶液中实际加入的水的峰面积和供试品中水的峰面积。

4. 供试品中水分含量按下式计算

$$含水量(W/W\%) = \frac{C_r \times \frac{A_x}{A_r} \times V_r}{W} \times 100\%$$

（式 3-5）

式中,C_r 为对照品(纯化水)的浓度(g/ml);A_x 为供试品中水的峰面积;A_r 为对照品(纯化水)的峰面积;V_x 为供试品溶液体积(50.0ml);W 为供试品的重量(g)。

(六)结果判断

将计算结果与药品标准规定的含水量限度比较,若低于或等于限度则符合规定,若高于限度则不符合规定。

(七)应用实例

GC 法测定麝香保心丸含水量:精密称定本品细粉 2.505g,按上述操作方法项下,自"置具塞锥形瓶中"起,依法制备供试品溶液。取无水乙醇,对照品溶液及供试品溶液各 1μl 注入气相色谱仪,绘制相关的色谱图。已知 $A_x/A_r = 0.4889$,$C_r = 0.0082g/ml$。计算供试品水分含量,并判断其是否符合规定(≤9.0%)。

将已知数值代入含水量计算公式计算,即得。

$$含水量 = \frac{0.0082(\text{g/ml}) \times 0.4889 \times 50(\text{ml})}{2.505(\text{g})} \times 100\% = 8.0\%(符合规定)$$

点 滴 积 累

水分测定主要有烘干法、甲苯法、减压干燥法和 GC 法四种。烘干法适用于不含或少含挥发性成分的药品;甲苯法适用含挥发性成分的药品;减压干燥法适用于含有挥发性成分的贵重药品;GC 法简便、快捷、灵敏、准确,采用外标法,广泛应用于中药制剂的水分测定。

第二节　崩解时限检查法

崩解系指口服固体制剂在规定条件下,完全崩解或溶散成碎粒,并全部通过筛网的过程(不溶性包衣材料或破碎的胶囊壳除外)。《中国药典》规定的崩解或溶散的最长允许时间称为崩解时限或溶散时限。

口服固体制剂在胃肠道需经崩散、溶解后,才能为机体吸收而达到治疗目的。胶囊剂的囊壳常因所用囊材的质量,久贮或与药物接触等原因,影响溶胀或崩解;滴丸剂中不含有崩解剂,故在水中不是崩解而是逐渐溶散,且基质的种类与滴丸剂的溶解性能有密切关系。因此,崩解(溶散)时限在一定程度上可以间接反映药品的生物利用度。为控制制剂质量,保证疗效,《中国药典》规定了本检查项目。

检查原理:将供试品放入崩解仪内,人工模拟胃肠道蠕动,检查供试品在规定溶剂、规定的时限内能否崩解或溶散并全部通过筛网。如有少量不能通过筛网,但已软化且无硬心者,可作合格论。

《中国药典》规定检查崩解(溶散)时限的剂型有丸剂(大蜜丸除外)、片剂、滴丸剂和胶囊剂等。凡规定检查溶出度、释放度、融变时限(栓剂、阴道片等)或分散均匀性的制剂,不再进行崩解时限检查。

一、吊篮法

大多数药品的崩解时限检查采用此法。

（一）仪器和试剂

升降式崩解仪、1000ml烧杯、温度计（分度值1℃）、人工胃液（供软胶囊剂和以明胶为基质的滴丸剂检查用）、磷酸盐缓冲液（pH 6.8）（供肠溶胶囊剂检查用）等。

1. 升降式崩解仪　主要结构为一能升降的金属支架与下端镶有筛网的吊篮，并附有挡板。升降的金属支架上下移动距离为55mm±2mm，往返频率为每分钟30~32次。

2. 吊篮　玻璃管6根，管长77.5mm±2.5mm，内径21.5mm，壁厚2mm；透明塑料板2块，直径90mm，厚6mm，板面有6个孔，孔径25mm；不锈钢板1块（放在上面一块塑料板上），直径90mm，厚1mm，板面有6个孔，孔径22mm；不锈钢丝筛网1张（放在下面一块塑料板下），直径90mm，筛孔内径2.0mm；不锈钢轴1根（固定在上面一块塑料板与不锈钢板上），长80mm。将上述玻璃管6根垂直于2块塑料板的孔中，并用3只螺丝将不锈钢板、塑料板和不锈钢丝筛网固定，即得（如图3-3）。

（单位 mm）　　　　　　　　　　　（单位 mm）

图3-3　吊篮装置图

3. 挡板　为平整光滑的透明塑料块，相对密度1.18~1.20，直径20.7mm±0.15mm，厚9.5mm±0.15mm，挡板共有5个孔，孔径2mm，中央1个孔，其余4个孔距中心6mm，各孔间距相等；挡板侧边有4个等距离的V形槽，V形槽上端宽9.5mm，深2.55mm，底部开口处的宽度与深度均为1.6mm（图3-4）。

（二）操作方法

将吊篮通过上端的不锈钢轴悬挂于金属支架上，浸入1000ml烧杯中，并调节吊篮位置使其下降时筛网距烧杯底部25mm，烧杯内盛有温度为37℃±1℃的水，调节水位高度使吊篮上升时筛网在水面下15mm处。

除另有规定外，取供试品6片（粒），分别置上述吊篮的玻璃管中，加挡板，启动崩解仪进行检查。各管中药物均应在规定时限内全部崩解或溶散（不溶性包衣材料或破碎的胶囊壳除外），并通过筛网。如有1片（粒）不能完全崩解，应另取6片（粒）复试，均应符合规定。

(单位：mm)　　　　　　　　　　(单位：mm)

图 3-4 挡板结构图

（三）注意事项

1. 烧杯内的水或其他溶液的温度应保持在 37℃±1℃。

2. 每测完一次,吊篮的玻璃管内壁、筛网及挡板等均应清洗干净,并重新更换水或规定的溶液。

3. 丸剂供试品黏附挡板妨碍检查时,应另取供试品 6 丸,不加挡板进行检查。

（四）结果判断

根据各剂型崩解（溶散）时限检查规定（表 3-6）,判断测定结果是否符合规定。

表 3-6　各剂型崩解（溶散）时限检查规定

剂型		溶剂	崩解时限	说明	筛孔径
丸剂	小蜜丸	水	1 小时	若供试品黏附挡板可不加挡板。在规定时间全部过筛网,如有细小颗粒未过筛网但已软化无硬心为合格。不可复试	0.42mm（丸径<2.5mm）；1.0mm（丸径2.5~3.5mm）；2.0mm（丸径>3.5mm）
	水蜜丸				
	水丸				
	浓缩丸	水	2 小时		
	糊丸	水	2 小时		
片剂	药材原粉片	水	0.5 小时	凡含浸膏、树脂、油脂、大量糊化淀粉的片剂,如有小部分未过筛网但已软化无硬心者为合格。可复试	2.0mm
	浸膏（半浸膏）片、糖衣片	水	1 小时		
	薄膜衣片	盐酸溶液（9→1000）	1 小时		

剂型		溶剂	崩解时限	说明	筛孔径
片剂	肠溶衣片	盐酸溶液（9→1000）	2小时不得有裂缝、崩解、软化（不加挡板）	凡含浸膏、树脂、油脂、大量糊化淀粉的片剂,如有小部分未过筛网但已软化无硬心者为合格可复试	2.0mm
		磷酸盐缓冲液（pH 6.8）	1小时内全部崩解（加挡板）		
	泡腾片	水	5分钟	可复试	
胶囊剂	硬胶囊	水	0.5小时	若有部分颗粒状物未过筛网（囊壳除外）,但已软化无硬心为合格可复试	2.0mm
	软胶囊	水	1小时		
	肠溶胶囊	盐酸溶液（9→1000）	2小时不得有裂缝、崩解、软化（不加挡板）		
		磷酸盐缓冲液（pH 6.8）	1小时内全部崩解（加挡板）		
滴丸剂	一般滴丸	水	0.5小时	均不加挡板可复试	0.42mm
	包衣滴丸	水	1小时		
	明胶滴丸	水或人工胃液	0.5小时		

说明:1. 人工胃液:取稀盐酸(234→1000)16.4ml,加水约800ml与胃蛋白酶10g,摇匀后,加水稀释至1000ml即得。

2. 磷酸盐缓冲液(pH 6.8):取0.2mol/L磷酸二氢钾溶液250ml,加0.2mol/L氢氧化钠溶液118ml,用水稀释至1000ml即得。

3. 复试:在规定的崩解(溶散)时限内,如有1片(粒、丸)不能完全崩解,应另取6片复试,均应符合规定。

4. 蜡丸按肠溶衣片检查法检查;除另有规定外,大蜜丸及需研碎、嚼碎或用开水、黄酒等分散后服用的丸剂不检查溶散时限。

5. 含片、咀嚼片不检查崩解时限。

二、烧杯法

该法检查崩解时限仅适用于泡腾片。

（一）仪器和试剂

250ml烧杯6个、温度计（分度值1℃）、水等。

(二) 操作方法

取药片 6 片,分别置 6 个 250ml 烧杯(烧杯内各盛有 200ml 水,水温为 15 ~ 25℃)中,有许多气泡放出,当药片或碎片周围的气体停止逸出时,片剂应崩解、溶解或分散在水中,无聚集的颗粒剩留,除另有规定外,各片均应在 5 分钟内崩解。如有 1 片不能完全崩解,应另取 6 片复试,均应符合规定。

(三) 结果判断

各片均应在 5 分钟内崩解,否则判为不符合规定。

1. 口服固体制剂的崩解时限检查可间接反映药品的生物利用度。
2. 崩解时限检查法有吊篮法和烧杯法两种。烧杯法只适用于泡腾片的检查。
3. 除丸剂外其他剂型如不能完全崩解,可复试。

第三节　相对密度测定法

相对密度系指在相同的温度、压力条件下,某物质的密度与水的密度之比。除另有规定外,温度为 20℃,即 d_{20}^{20}。液体药品具有一定的相对密度,当含药量改变,其相对密度的测定值会随之变化。因此,测定药品的相对密度,可以考查和控制药品的含药量,从而保证药品的质量。

《中国药典》要求测定相对密度的剂型有糖浆剂(如急支糖浆应不低于 1.17)、合剂(如银黄口服液不低于 1.10)、煎膏剂(如益母草膏应为 1.10 ~ 1.12)以及部分清膏(如精制冠心片的清膏应为 1.35 ~ 1.40)。《中国药典》收载的测定方法有比重瓶法和韦氏比重秤法两种。一般用比重瓶法;含挥发性液体的药品宜采用韦氏比重秤法。

课堂活动

　测定相对密度的意义是什么? 为什么要在 20℃下测定?

一、比重瓶法

(一) 测定原理

在相同温度、压力条件下,选用同一比重瓶,依次装满供试品和水,分别称定供试品和水的重量,供试品与水的重量之比即为供试品的相对密度。

因为: $\rho_{供} = m_{供}/v_{供}, \rho_{水} = m_{水}/v_{水}, v_{供} = v_{水}$

所以: $d_{供} = \rho_{供}/\rho_{水} = m_{供}/m_{水}$　　　　　　　(式3-6)

(二) 仪器与试剂

比重瓶(图 3-5)、分析天平(感量 1mg)、温度计、水浴锅、纯化水(新鲜煮沸后放凉)。

(三) 操作方法

1. 方法一(使用图 3-5 左侧比重瓶)

(1)比重瓶重量的称定:将比重瓶洗净,干燥,精密称定重量,准确至0.001g。

(2)供试品重量的测定:取上述已称定重量的比重瓶,装满供试品(温度应低于20℃或各品种项下规定的温度),装上温度计(瓶中应无气泡),置20℃(或各品种项下规定的温度)的水浴中放置若干分钟,使内容物的温度达到20℃(或各品种项下规定的温度),用滤纸除去溢出侧管的液体,待液体不再溢出(说明温度已平衡),立即盖上罩。迅即将比重瓶自水浴中取出,再用滤纸将比重瓶的外面擦净,迅速精密称定重量,减去比重瓶的重量,求得供试品的重量。

(3)水重量的测定:求得供试品的重量后,将供试品倾去,洗净比重瓶,装满新沸过的冷水,再按供试品重量的测定法测得同一温度时水的重量。根据供试品和水的重量,可计算出供试品的相对密度。

图3-5 比重瓶示意图
1. 比重瓶主体;2. 侧管;3. 侧孔;
4. 罩;5. 温度计;6. 玻璃磨口

2. 方法二(使用图3-5右侧比重瓶)

(1)比重瓶重量的称定:将比重瓶洗净,干燥,精密称定重量,准确至0.001g。

(2)供试品重量的测定:取洁净、干燥并精密称定重量的比重瓶,装满供试品(温度应低于20℃或各品种项下规定的温度)后,插入中心有毛细孔的瓶塞,用滤纸将从塞孔溢出的液体擦干,置20℃(或各品种项下规定的温度)恒温水浴中,放置若干分钟,随着供试液温度的上升,过多的液体将不断从塞孔溢出,随时用滤纸将瓶塞顶端擦干,待液体不再由塞孔溢出,迅即将比重瓶自水浴中取出,按上述方法一,自"再用滤纸将比重瓶的外面擦净"起,依法测定,即得。

3. 稀释法 此法适用于煎膏剂。煎膏剂为半流体,较黏稠,若直接用比重瓶法测定,煎膏不易完全充满比重瓶,也可能会有气泡混入,多余的液体也不易溢出擦干,因此,一般加入一定量的水稀释后,再用比重瓶法测定。凡加入药材细粉的煎膏剂,不再检查相对密度。

(1)除另有规定外,取供试品适量,精密称定(m_1),加水约2倍,精密称定(m_2),混匀,作为供试品溶液。

(2)按上述方法一或方法二测定,按下式计算,即得。

$$相对密度 = \frac{比重瓶中煎膏的重量}{同体积水的重量} = \frac{W_1 - W_1 \times f}{W_2 - W_1 \times f} \qquad (式3-7)$$

式中,W_1 为比重瓶内供试品稀释液的重量(g);W_2 为比重瓶内水的重量(g);$f = \frac{m_2 - m_1}{m_2}$;$m_2 - m_1$ 为加入供试品中的水重量;m_2 为供试品与加入其中水的总重量;m_1 为供试品的重量。

(四)注意事项

1. 操作顺序为先称量空比重瓶重,再装供试品称,最后装水称重。

2. 空比重瓶必须洁净、干燥(所附温度计不能采用加温干燥)。

3. 装过供试品的比重瓶必须冲洗干净。如供试液为油剂，测定后应尽量倾去，连同瓶塞可先用有机溶剂（如石油醚或三氯甲烷）冲洗数次，待油完全洗去后，用乙醇、水冲洗干净，再依法测定水重。

4. 供试品及水装瓶时，应小心沿壁倒入比重瓶内，避免产生气泡；如有气泡，应稍放置待气泡消失后再调温称重。供试品如为糖浆剂、甘油等黏稠液体，装瓶时更应缓慢沿壁倒入，因黏稠度大产生的气泡很难逸去而影响测定结果。

5. 比重瓶从水浴中取出时，应用手指拿住瓶颈，而不能拿瓶肚，以免手温影响液体，使其体积膨胀而外溢。

6. 测定有腐蚀性供试品，可在天平盘上放一表面皿，再放比重瓶称量。

7. 当环境温度高于20℃或各药品项下规定的温度时，必须设法调节环境温度至略低于规定的温度。否则，易造成虽经规定温度下平衡的比重瓶内的液体在称重过程中因环境温度高于规定温度而膨胀外溢，从而导致误差。

（五）计算（第一法和第二法）

$$相对密度(d_{20}^{20}) = \frac{比重瓶和供试品总重 - 比重瓶重量}{比重瓶和水总量 - 比重瓶重量} \qquad (式3-8)$$

（六）结果判断

计算结果在药品标准规定的范围内则符合规定，否则不符合规定。

（七）应用实例

1. 银黄口服液相对密度的测定　本品为合剂，故采用比重瓶法测定。药品标准规定 $d \geq 1.05$。

比重瓶 + 供试品重：　32.150（g）

比重瓶重：　　　　　 −21.597（g）

供试品重：　　　　　 10.553（g）

比重瓶 + 水重：　　　31.530（g）

比重瓶重：　　　　　 −21.597（g）

水重：　　　　　　　 9.934（g）

银黄口服液的相对密度 = 10.553（g）/9.934（g）= 1.06（符合规定）

2. 益母草膏相对密度的测定　本品为煎膏剂，故采用稀释-比重瓶法测定。药品标准规定 $d = 1.10 \sim 1.12$。

取本品约10g，置洁净干燥的50ml具塞锥形瓶中，精密称定，煎膏重量为10.520g，加入20ml纯化水，精密称定，煎膏与水总重量为30.586g，混匀，作为供试品溶液。按比重瓶法测定，已知比重瓶重21.597g，充满供试品溶液共重31.899g，充满水后共重31.530g。计算益母草膏的相对密度（d_{20}^{20}），并判断是否符合规定。

解：　　　　$f = 30.586 - 10.520（g）/30.586（g）= 0.656$

$$W_1 = 31.899 - 21.597 = 10.302（g）$$

$$W_2 = 31.530 - 21.597 = 9.933（g）$$

将 f、W_1、W_2 代入下列公式，计算即得。

$$相对密度(d_{20}^{20}) = \frac{W_1 - W_1 \times f}{W_2 - W_1 \times f} = 1.12（符合规定）$$

二、韦氏比重秤法

本法适用于供试品量较多且易挥发的液体药品,如挥发油等。操作简便,可直接读取相对密度数值。

(一)测定原理

根据阿基米德定律,当物体浸入液体时,其所受的浮力等于物体排开液体的重量。即:

$$F = \rho g V \tag{式3-9}$$

式中,F 为浮力;ρ 为液体的密度;g 为引力常数;V 为被排开液体体积。

用同一比重秤,将其玻璃沉锤依次浸入水和供试品中,并调节比重秤使平衡,即可求出玻璃沉锤的浮力。即:

$$F_水 = \rho_水 \, g_水 \, V_水 \tag{式3-10}$$

$$F_供 = \rho_供 \, g_供 \, V_供 \tag{式3-11}$$

若调节比重秤,使玻璃沉锤在水中的浮力为 1.0000($F_水 = 1.0000$),就可以从比重秤上直接读出供试品的相对密度($d_供$)。

因为:$V_水 = V_供$,$g_水 = g_供$

所以:$d_供 = \rho_供 / \rho_水 = F_供 / F_水 = F_供 \tag{式3-12}$

(二)仪器与试剂

韦氏比重秤(20℃时相对密度为1,图3-6)、水浴锅、纯化水等。

图3-6 韦氏比重秤
1. 支架;2. 调节器;3. 指针;4. 横梁;5. 刀口;6. 游码;7. 小钩;
8. 细白金丝;9. 玻璃锤;10. 玻璃圆筒;11. 调整螺丝

(三)操作方法

1. **仪器的调整** 将20℃时相对密度为1的韦氏比重秤,安放在操作台上,放松调节器螺丝,将托架升至适当高度后拧紧螺丝,横梁置于托架玛瑙刀座上,将等重砝码挂在横梁右端的小钩上,调整水平调整螺丝,使指针与支架左上方另一指针对准即为平衡,将等重砝码取下,换上玻璃锤,此时必须保持平衡(允许有 ±0.005g 的误差)。否则应予校正。

2. **用水校正** 用新沸过的凉水将所附玻璃圆筒装至八分满,置20℃(或各品种项下规定的温度)的水浴中,搅动玻璃圆筒内的水,调节温度至20℃(或各品种项下规定的温度),将悬于秤端的玻璃锤浸入圆筒内的水中,秤臂右端悬挂游码于1.0000处,调节秤臂左端平衡用的螺旋使平衡。

3. 供试品的测定 将玻璃圆筒内的水倾去,拭干,装入供试液至相同的高度,并用同法调节温度后,再把拭干的玻璃锤浸入供试品溶液中,调节秤臂上游码的数量与位置使平衡,读取数值,即得供试品的相对密度。

 知 识 链 接

比 重 计

比重计是根据阿基米德定律和物体浮在液面上平衡的条件制成的,是测定液体密度的一种仪器。它用一根密闭的玻璃管,一端粗细均匀,内壁贴有刻度纸,另一头稍膨大呈泡状,泡里装有小铅粒或水银,使玻璃管能在被检测的液体中竖直的浸入到足够的深度,并能稳定地浮在液体中,也就是当它受到任何摇动时,能自动地恢复成垂直的静止位置。当比重计浮在液体中时,其本身的重力跟它排开的液体的重力相等。于是在不同的液体中浸入不同的深度,所受到的压力不同,比重计就是利用这一关系制作刻度的。

(四)注意事项

1. 韦氏比重秤应安装在固定平放的操作台上,避免受热、冷、气流及震动的影响。

2. 玻璃圆筒应洁净,装水及供试液时高度应一致,使玻璃锤沉入水和供试液液面的深度一致。

3. 玻璃锤应全部浸入液面下。

(五)读取数值

当左右两臂平衡时,可按此例读取测定数值。1号游码(重量比为1)在刻度8处,0.1号游码(重量比为0.1)在刻度7,0.01号游码(重量比为0.01)在刻度9,0.001号游码(重量比为0.001)在刻度3,则该供试品的相对密度为0.8793。

(六)结果判断

测定结果在药品标准规定的范围内则符合规定。

点 滴 积 累

1. 要求测定相对密度的剂型有糖浆剂、合剂、煎膏剂以及部分清膏。

2. 相对密度测定法有比重瓶法和韦氏比重秤法。韦氏比重秤法适用于供试品量较多且易挥发的液体药品。

3. 药品较为黏稠时可加水稀释后,再用比重瓶法测定,计算得出相对密度。

第四节 重(装)量差异检查法

重(装)量差异检查系指以药品的标示重量或平均重量为基准,对药品重量(装量)

的偏差程度进行考查,从而评价药品质量的均一性。

由于药品本身的性质,以及工艺、设备和管理方面的因素,药品的重量(装量)在一定限度内允许存在偏差。但若超限,则难以保证临床用药的准确剂量。剂量过小,不能达到预期的疗效;剂量过大,可能会引起严重的不良反应,甚至中毒事故。因此,进行重(装)量差异检查,对于保证临床用药的安全性和有效性是十分必要的。

《中国药典》对固体中药制剂的重(装)量差异检查做出明确规定。根据药品的聚集状态,颗粒较集中的,应进行重量差异检查,如大蜜丸、浓缩丸、小蜜丸、片剂、滴丸剂、贴膏剂、栓剂、锭剂和膏药等;颗粒较分散的,应进行装量差异检查,如水丸、糊丸、散剂、颗粒、胶囊剂、注射用无菌粉末(粉针剂)等。

液体制剂如糖浆剂、合剂、酒剂、注射剂(注射液、静脉输液、注射用浓溶液)、滴鼻剂、滴眼剂、气雾剂等,除进行装量检查外,有的还应进行最低装量检查。

一、丸剂

包糖衣丸剂应在包衣前检查丸芯的重量差异,符合规定后方可包衣,包糖衣后不再检查重量差异,其他包衣丸剂应在包衣后检查重量差异,并应符合规定。

装量差异检查主要针对单剂量包装的丸剂,以重量标示的多剂量包装丸剂,应检查最低装量,并应符合规定。

(一)仪器与用具

分析天平(感量 1mg 或 0.1mg)、称量瓶、镊子等。

(二)操作方法

1. 重量差异检查法

(1)以 10 丸为 1 份(丸重 1.5g 及 1.5g 以上的以 1 丸为 1 份),取供试品 10 份,分别称定重量,再与每份标示重量(每丸标示重量×称取丸数)相比较(无标示重量的丸剂,与平均重量比较),按表 3-7 规定,超出重量差异限度的不得多于 2 份,并不得有 1 份超出限度 1 倍。

表3-7　丸剂重量差异限度

标示重量(或平均重量)	重量差异限度	标示重量(或平均重量)	重量差异限度
0.05g 及 0.05g 以下	±12%	1.5g 以上至 3.0g	±8%
0.05g 以上至 0.1g	±11%	3.0g 以上至 6.0g	±7%
0.1g 以上至 0.3g	±10%	6.0g 以上至 9.0g	±6%
0.3g 以上至 1.5g	±9%	9.0g 以上	±5%

(2)根据重量差异限度,按下式求算出允许重量范围。

允许重量范围 = 标示重量(平均重量)±标示重量(平均重量)×重量差异限度

(式3-13)

(3)结果判断:每份供试品重量与其标示重量或平均重量比较,均不超过重量差异限度允许的重量范围;或超过的不多于 2 份,且均不能超出限度的 1 倍,判定为符合规定,否则应判定为不符合规定。

遇有超出允许丸重范围并处于边缘者,应再与标示重量或平均重量相比较,计算出该份重量的重量差异百分率,并按照有效数字的修约规定,修约至规定有效位,再根据表 3-7 规定的重量差异限度,作为判定的依据。

 案 例 分 析

丸剂重量差异的计算与结果判断

案例

某一丸剂规格为每 66 丸重 3g,则:每份标示重量为 3/66 × 10 = 0.455g;重量差异限度为 ±9%;允许丸重范围:0.455 ± 0.455 × 9% = 0.414 ~ 0.496g;边缘数据处理若有三份丸重数据超出允许丸重范围,分别为:0.4138,0.4978,0.499g,判定是否符合规定。

分析

重新计算重量差异百分率:

(0.413 - 0.455)/0.455 × 100% = -9.2%,修约至规定有效位即: -9%

(0.497 - 0.455)/0.455 × 100% = 9.2%,修约至规定有效位:9%

(0.499 - 0.455)/0.455 × 100% = 9.7%,修约至规定有效位:10%

计算结果只有一份超出允许丸重范围,判定为符合规定。

2. 装量差异检查

(1)检查份数:供试品每 1 袋(瓶)为 1 份,取 10 份。

(2)分别将每份内容物倾至称量瓶中,称定重量,记录重量(即装量)。必要时求出每份的平均装量。

(3)根据供试品的标示装量,按表 3-8 的规定,确定装量差异限度。

表 3-8　丸剂装量差异限度

标示装量	装量差异限度	标示装量	装量差异限度
0.5g 及 0.5g 以下	±12%	3.0g 以上至 6.0g	±6%
0.5g 以上至 1.0g	±11%	6.0g 以上至 9.0g	±5%
1.0g 以上至 2.0g	±10%	9.0g 以上	±4%
2.0g 以上至 3.0g	±8%		

(4)根据装量差异限度,按下式求算出允许装量范围。

$$允许装量范围 = 标示装量 ± 标示装量 × 装量差异限度 \qquad (式 3-14)$$

(5)结果判断:每份供试品装量与其标示装量比较,均不超过装量差异限度允许的重量范围;或超过的不多于 2 份,且均不能超出限度的 1 倍,则判定为符合规定,否则不符合规定。

(三)注意事项

1. 称量前后,均应仔细查对供试品的份数。试验过程中,应使用镊子夹持供试品,不得徒手操作。

2. 称量瓶应预先洗净并干燥。

（四）应用实例

1. **六味地黄丸的重量检查** 本品每丸重 9g（标示重量），根据规定，1 丸为 1 份，共取 10 份；重量差异限度 ±6%，允许丸重范围为 9g ± 9g × 6% = 8.46 ~ 9.54g，重量差异限度增大 1 倍时的允许丸重范围为 9g ± 9g × 12% = 7.92 ~ 10.1g，称量准确至 0.01g；使用感量为 0.01g 的天平，分别称量 10 份供试品，记录数据（表 3-9），判断是否符合规定。

表 3-9　五批检品重量差异检查数据表

批号 \\ 份号	1	2	3	4	5	6	7	8	9	10	判定
040421	9.50	9.51	9.01	8.70	8.64	9.20	8.92	8.55	9.35	8.70	符合
040423	9.74	8.72	9.03	9.54	8.74	8.80	9.35	8.65	9.01	8.90	符合
040425	8.64	9.10	8.75	8.50	8.98	9.32	9.30	9.80	9.24	8.30	符合
040426	9.12	8.74	8.60	9.20	9.45	8.35	9.27	8.20	9.80	9.20	不符合
040428	9.12	9.10	9.08	9.05	9.13	9.65	9.08	9.05	9.07	10.24	不符合

2. **加味逍遥丸的装量差异检查** 本品为单剂量包装的水丸，每袋 100 粒，重 6g（标示装量），一次服用 6g。按规定应做装量差异检查，装量差异限度为 ±6%，允许装量范围为 6g ± 6g × 6% = 5.64 ~ 6.36g；装量限度增大 1 倍时的允许范围 6g ± 6g × 12% = 5.28 ~ 6.72g。称量准确至 0.01g，应使用感量 0.01g 的分析天平。取供试品 10 袋，1 袋为 1 份，分别称定每份内容物的重量（即装量），记录数据，根据上述允许装量范围比较，判断是否符合规定。

二、片剂

（一）仪器与用具

分析天平（感量 1mg 或 0.1mg，后者适用于检查片重小于 0.1g 的片剂）、扁形称量瓶、手术镊子等。

（二）操作方法

1. 取供试品 20 片，置称量瓶中，精密称定总重量，求得平均片重后，再分别精密称定每片供试品，记录片重。

2. 根据供试品的标示片重或平均片重，按表 3-10 的规定，确定重量差异限度。

表 3-10　片剂重量差异限度

标示片重或平均片重	重量差异限度
0.3g 以下	±7.5%
0.3g 及 0.3g 以上	±5%

3. 根据重量差异限度，按下式求算出允许重量范围。

允许重量范围 = 标示片重或平均片重 ± 标示片重或平均片重 × 重量差异限度

（式 3-15）

（三）结果判断

供试品片重与标示片重比较（无标示片重的与平均片重比较），均未超过重量差异限度允许的重量范围;或超过的不多于 2 份,且均未超过限度 1 倍,则判定为符合规定,否则不符合规定。

(四)注意事项

1. 称量前后,均应仔细查对药片数。试验过程中,应避免用手直接接触供试品。已取出的药片,不得再放回供试品原装容器内。

2. 糖衣片应在包衣前检查片芯的重量差异,符合规定后包衣。包衣后不再检查重量差异。

(五)应用实例

消渴灵片的重量检查:本品为半浸膏素片,无标示重量。取供试品 20 片,置称量瓶中,精密称定总重量(8.466g),平均片重 0.422g。根据规定,该片剂重量差异限度为 ±5%,允许片重范围为 0.422g ± 0.422g × 5% = 0.401 ~ 0.443g,重量差异限度增大 1 倍时的允许片重范围为 0.422g ± 0.422g × 10% = 0.380 ~ 0.464g。分别精密称定每片重量,记录数据,每片重量与允许片重范围比较,判断是否符合规定。

三、其他剂型

(一)颗粒剂

1. 仪器与用具 分析天平(感量 1mg 或 0.1mg)。

2. 操作方法 取供试品 10 袋,分别精密称定重量,开启封口,倾出内容物,再分别精密称定每一个包装袋的重量,即可求出每袋的装量。

3. 记录与计算

(1)记录每次称量数据。

(2)根据每袋的重量及其空包装袋重量之差,求算每袋内容物的重量。

(3)按表 3-11 规定的装量差异限度,求出允许装量范围(标示装量 ± 标示装量 × 装量差异限度)。

表 3-11 颗粒剂装量差异限度

标示重量或平均重量	装量差异限度	标示重量或平均重量	装量差异限度
1.0g 及 1.0g 以下	±10%	1.5g 以上至 6.0g	±7%
1.0g 以上至 1.5g	±8%	6.0g 以上	±5%

4. 结果与判定

(1)每袋装量与标示装量相比较,均未超出装量差异限度,或超出装量差异限度的颗粒剂不多于 2 袋,且均未超出限度 1 倍,均判为符合规定。

(2)每袋装量与标示装量相比较,超出装量差异限度的颗粒剂多于 2 袋,或超出装量差异限度的颗粒剂虽不多于 2 袋,但有 1 袋超出限度 1 倍,均判为不符合规定。

5. 注意事项 试验过程中应避免用手直接接触供试品的内容物。

(二)胶囊剂

1. 仪器与用具 分析天平(感量 0.1mg,适用于平均装量 0.30g 以下的胶囊剂;或感量 1mg,适用于平均装量 0.30g 或 0.30g 以上的胶囊剂)、扁形称量瓶、小毛刷、剪刀或刀片、弯头或平头手术镊等。

2. 操作方法

（1）硬胶囊：除另有规定外，取供试品 10 粒，分别精密称定每粒重量后，取开囊帽，倾出内容物（不得损失囊壳），用小毛刷或其他适宜用具将囊壳（包括囊体和囊帽）内外拭净，并依次精密称定每一囊壳重量，即可求出每粒内容物的装量和平均装量。

（2）软胶囊：除另有规定外，取供试品 10 粒，分别精密称定每粒重量后，依次放置于固定位置；分别用剪刀或刀片划破囊壳，倾出内容物（不得损失囊壳），用乙醚等易挥发性溶剂洗净，置通风处使溶剂自然挥尽，再依次精密称定每一囊壳重量，即可求出每粒内容物的装量和平均装量。

3. 记录与计算

（1）依次记录每粒胶囊及其自身囊壳的称量数据。

（2）根据每粒胶囊重量与囊壳重量之差求算每粒内容物重量，保留三位有效数字。

（3）按标示装量或平均装量 ±10%，求出允许装量范围［标示装量（或平均装量）±标示装量（或平均装量）×10%］。

4. 结果与判定

（1）每粒装量与标示装量相比较（无标示装量的胶囊剂，与平均装量比较），均未超出装量差异限度，或超出装量差异限度的胶囊不多于 2 粒，且均未超出限度的 1 倍，均判为符合规定。

（2）每粒装量与标示装量相比较（无标示装量的胶囊剂，与平均装量比较），超出装量差异限度的胶囊多于 2 粒，或超出装量差异限度的胶囊虽不多于 2 粒，但有 1 粒超出装量差异限度的 1 倍，均判为不符合规定。

5. 注意事项

（1）每粒胶囊的两次称量中，应注意编号顺序以及囊体和囊帽的对号，不得混淆。

（2）洗涤软胶囊壳应用与水不混溶又易挥发的有机溶剂，其中以乙醚最好。挥散溶剂时，应在通风处使自然挥散，不得加热或长时间置干燥处，以免囊壳失水。

（3）在称量前后，均应仔细查对胶囊数。称量过程中，应避免用手直接接触供试品。已取出的胶囊，不得再放回供试品原包装容器内。

点 滴 积 累

1. 丸剂和颗粒剂的重（装）量检查均为供试品 10 份，每份的重（装）量与其标示重（装）量比较，均不超过重（装）量差异限度允许的重量范围；或超过的不多于 2 份，且均不能超出限度的 1 倍。

2. 片剂的重量检查为供试品 20 片，每片的重量与其标示重量比较，均不超过重量差异限度允许的重量范围；或超过的不得多于 2 片，且不得有 1 片超出限度的 1 倍。

第五节 外观均匀度和粒度检查法

一、外观均匀度检查法

本法是散剂的检查项目，通过肉眼观察供试品色泽是否均匀一致，判断药物分布的均匀程度。此项检查简便易行,但主观误差较大。

(一)仪器与用具

光滑纸、短尺 20cm、玻璃板 10cm × 10cm 等。

(二)操作方法

取供试品适量(0.2 ~ 0.5g),置光滑纸上,平铺约 5cm²,用玻璃板将其表面压平,在亮处观察其色泽是否均匀,有无色斑、花纹等。

(三)注意事项

可用 10 倍放大镜检查。

(四)结果判断

供试品呈现均匀的色泽,无花纹与色斑,判定为符合规定。

(五)应用实例

冰硼散的外观均匀度检查:取冰硼散适量,置光滑纸上,平铺约 5cm²,用玻璃板将其表面压平,在亮处观察其色泽是否均匀,有无色斑、花纹等,并判断是否符合规定。

二、粒度检查法

粒度系指颗粒的粗细程度及粗细颗粒的分布。粒度检查是指测定制剂的粒子大小或限度。《中国药典》收载了两种检查方法,第一法(显微镜法)和第二法(筛分法)。检查时,应根据药典品种项下或制剂通则的规定选用适宜的方法。

(一)显微镜法(第一法)

本法中的粒度系以显微镜下观察到制剂微粒的长度表示。适用于含药材细粉的软膏剂、眼膏剂、气雾剂、混悬型滴眼剂等制剂的粒度检查,如老鹳草软膏、紫草膏等。

1. 仪器与用具　显微镜、镜台测微尺和目镜测微尺(直尺式)、盖玻片、载玻片、计数器等。

2. 操作方法

(1)目镜测微尺的标定:用以确定使用同一显微镜及特定倍数和物镜、目镜和镜筒长度时,目镜测微尺上每一格所代表的长度。具体方法见第二章。

(2)测定法:除另有规定外,取供试品,用力摇匀[黏度较大者可按该品种项下的规定加适量甘油溶液(1→2)稀释,使颗粒分散均匀],按该品种项下的规定,量取供试品,置载玻片上,盖以盖玻片(注意防止气泡混入),轻压使颗粒分布均匀;半固体可直接涂在载玻皮片上;立即在 50 ~ 100 倍显微镜下检视盖玻片全部视野,应无凝聚现象,并不得检出超过该品种项下规定的最大颗粒;再在 200 ~ 500 倍的显微镜下检视,并用计数器记录该品种规定的视野内的总粒数及规定大小的粒数,并计算其所占百分比。

1)软膏剂的粒度检查:除另有规定外,含药材原粉的软膏剂应作粒度检查。取供试品适量,置于载玻片上,涂成薄层,覆以盖玻片,共涂 3 片,按上述方法检查,均不得检出大于 180μm 的粒子。

2)眼用制剂的粒度检查:除另有规定外,含药材原粉的眼用制剂按下述方法检查,应符合规定:①混悬型滴眼剂:取供试品强烈振摇,立即量取适量,置于载玻片上,按上述方法检查,不得检出大于 90μm 的粒子。②混悬型眼用半固体制剂:取供试品 10 支,将内容物全部挤入适宜的容器中,搅拌均匀,取适量,置于载玻片上,涂成薄片,覆以盖玻片,共涂 3 片,按上述方法检查,不得检出大于 90μm 的粒子。

3. 注意事项

(1)正确选择物镜和目镜。

(2)器具要洁净干燥;盖玻片和载玻片应平整、光洁、无痕、透明度良好,以避免产生散射等现象。

(3)取样量应适量,若过多粒子重叠不易观察、判断;若过少代表性差。

(4)供试品若为混悬液,振摇时要有一定力度,振摇后应快速取样;若为混悬型软膏剂、混悬型眼用半固体制剂或混悬凝胶剂,在取样混匀过程中应缓慢混匀,以免产生气泡。

(5)加盖盖玻片时,用镊子夹取一盖玻片,先使其左侧与药物接触,慢慢放下,以防止气泡混入,轻压使颗粒分布均匀。

4. 记录与计算　记录显微镜视野内的总粒数及规定大小的粒数,并计算其所占百分比。

5. 结果判断　与药品标准规定的限度比较,判断是否符合规定。

(二) 筛分法(第二法)

本法适用于外用散剂或颗粒剂的粒度测定。分为单筛分法和双筛分法两种,前者用于外用散剂,后者用于颗粒剂。

1. 仪器与用具　托盘天平(感量0.1g)、药筛(配有筛盖和密合的接受容器)。

2. 操作方法

(1)单筛分法:除另有规定外,取供试品10g,称定重量,置六号药筛(筛下配有密合的接受容器)内,筛上加盖,按水平方向旋转振摇至少3分钟,并不时在垂直方向轻叩筛。取筛下的颗粒及粉末,称定重量,计算其所占百分比。

(2)双筛分法:除另有规定外,取供试品30g,称定重量,置该品种规定药筛的上层小号筛中,盖好筛盖,保持水平状态过筛,左右往返,边筛动边拍打3分钟。取不能通过小号筛和能通过大号筛的颗粒及粉末,称定重量,计算其所占百分比。

3. 注意事项

(1)在筛动时速度不宜太快,否则由于粉末运动速度太快,可筛过的粉末来不及与筛网接触而混于不可筛过粉末之中而影响结果。

(2)振动力度要适度,要既能使药粉跳动运动增强,有效地增加粉末间距,筛孔得到充分暴露,又能防止粒径较长颗粒通过筛网,减少操作误差。

(3)筛动时间不宜过长。若筛动时间长、振动力大,颗粒间互相撞击破碎,也可引起误差。

(4)实验环境的相对湿度对测定结果有影响,除另有规定外,一般控制相对湿度在45%左右为佳。对易产生静电的样品,可加入不多于0.5%的胶质二氧化硅和(或)氧化铝等抗静电剂,以减小静电作用产生的影响。

(5)取样前,样品应混合均匀,这对粒度分析结果的准确性至关重要。

4. 结果判断

(1)外用散剂(采用单筛分法):除另有规定外,通过六号筛的粉末重量,如不低于供试量的95%,判为符合规定;低于供试量的95%,则判为不符合规定。

(2)颗粒剂(采用双筛分法):除另有规定外,不能通过一号筛和能通过五号筛的颗粒及粉末的总和,不超过供试量的15%,判为符合规定;超过供试量的15%,则判为不符合规定。

点 滴 积 累

1. 外观均匀度检查是散剂的检查项目,在亮处观察供试品色泽是否均匀,有无色斑、花纹等,主观性误差较大。

2. 显微镜法测制剂的粒度,先要标定目镜测微尺上每一格所代表的长度。不同的目镜条件下,目镜测微尺每一格所代表的长度不一样。

3. 单筛分法规定能通过六号筛的最低量;双筛分法规定不能通过一号筛和能通过五号筛的最高量。

第六节 溶化性和不溶物检查法

溶化性检查适用于颗粒剂和含糖块茶剂,不溶物检查适用于煎膏剂。溶化性和不溶物检查主要是考查一定条件下制剂在水中的分散或溶解性能,在某种程度上能反映药品的生物利用度,并控制制剂中水不溶性杂质的存在,如药材碎片、泥沙、焦屑或其他外来异物。药材碎片、泥沙主要是由生产中滤过不当引入的;焦屑则是因浓缩时受热不均或温度过高造成的。因此溶化性和不溶物检查有利于规范生产操作、保证药品质量。

一、溶化性检查法

可溶性颗粒、泡腾性颗粒和含糖块茶剂需做溶化性检查,而含药材原粉的混悬性颗粒、包膜衣颗粒和已规定检查溶出度或释放度的颗粒剂不检查溶化性。

(一)仪器与用具

托盘天平(感量 0.1g)、250ml 烧杯、玻璃棒等。

(二)操作方法

除另有规定外,取颗粒剂供试品 10g,置 250ml 烧杯中,加热水 200ml,搅拌 5 分钟,观察结果。取泡腾性颗粒 3 袋,分别置于盛有 200ml 水的烧杯中,水温为 15~25℃,观察结果。

(三)注意事项

热水温度按《中国药典》凡例中规定应为 70~80℃。

(四)结果判断

不含药材原粉的可溶性颗粒应全部溶化,可有轻微浑浊,但无焦屑等异物,判为符合规定。泡腾性颗粒能迅速产生气体而呈泡腾状,5 分钟内 3 袋颗粒均应完全分散或溶解在水中,并无焦屑等异物,判为符合规定。

二、不溶物检查法

本法适用于检查煎膏剂中焦屑等不溶性异物。目的在于控制制备过程中带入的不溶性异物。加药材细粉的煎膏剂,应在未加入药粉前检查,符合规定后方可加入药粉。加入药粉后不再检查不溶物。

(一)仪器与用具

天平(感量 10mg)、烧杯(250ml)、玻璃棒等。

（二）操作方法

煎膏剂，称取供试品 5g，置 250ml 烧杯中，加热水 200ml，搅拌使溶化，放置 3 分钟后观察结果。

（三）注意事项

热水温度按《中国药典》凡例中规定应为 70～80℃。

（四）结果判断

煎膏剂全部溶化或有微量细小纤维、颗粒判为符合规定；烧杯底部如有焦屑等不溶性异物应判为不符合规定。

点 滴 积 累

1. 溶化性检查法适用于可溶性颗粒和泡腾性颗粒，5 分钟内应全部溶化、分散或者溶解在水中。

2. 不溶物检查法适用于检查煎膏剂中焦屑等不溶性异物，3 分钟内应全部溶化或有微量细小纤维、颗粒。

第七节　pH 值测定法

pH 值测定法是测定药品水溶液氢离子活度的一种方法。液体、半固体中药制剂中有效成分的溶解度、稳定性等常与溶液的 pH 值关系密切，且溶液的 pH 值对微生物的生长、防腐剂的抑菌能力亦有影响。因此，pH 值测定是中药制剂质量控制的一项重要指标。

《中国药典》规定糖浆剂、合剂、露剂、滴鼻剂和滴眼剂等一般要测定 pH 值。例如，儿康宁糖浆应为 4.0～5.0，双黄连口服液应为 5.0～7.0，珍视明滴眼剂应为 7.0～7.8。

溶液的 pH 值使用酸度计测定。水溶液的 pH 值通常以玻璃电极为指示电极、饱和甘汞电极为参比电极进行测定，现已广泛使用 pH 复合电极。酸度计必须定期检定，使精确度和准确度均符合要求。测定前，应采用药典规定的标准缓冲液校正仪器，也可用国家标准物质管理部门发放的标示 pH 值准确至 0.01pH 单位的各种标准缓冲液校正仪器。

（一）仪器和试剂

酸度计（图 3-7）、小烧杯、分析天平、仪器校正用标准缓冲液。

（二）操作方法

不同型号酸度计的精度与操作方法有所不同，应严格按各仪器说明书与注意事项进行操作，并遵从下列

图 3-7　酸度计

规范。

1. 选择校正用标准缓冲液　测定前按各品种项下的规定,选择二种 pH 值约相差 3 个单位的标准缓冲液,使供试液的 pH 值处于二者之间。最常用的标准缓冲液为邻苯二甲酸盐缓冲液(25℃,pH = 4.00)、磷酸盐缓冲液(25℃,pH = 6.86)、硼砂标准缓冲液(25℃,pH = 9.18)。

 课 堂 活 动

为什么选择 pH 值相差约 3 个单位以内的两种标准缓冲液作为校正用标准缓冲液?

2. 校正酸度计　按仪器要求接好电源预热仪器数分钟,选择 pH 档。调节零点和温度补偿(有些仪器不需调零)。取与供试液 pH 值较接近的第一种标准缓冲液校正,轻轻转动测量烧杯加速读数稳定,调节定位旋钮,使仪器示数与标准规定数值一致;再用第二种标准缓冲液核对仪器示数,误差应不大于 ±0.02pH 单位。若大于此偏差,则应调节斜率,使示数与两标准缓冲液的规定数值一致。重复上述定位与斜率调节操作,至仪器示数与标准缓冲液的规定数值相差不大于 0.02pH 单位。否则,须检查仪器或更换电极后,再行校正至符合要求。

3. 样品溶液的测定　把电极从标准溶液中取出,用纯化水清洗后,再用待测溶液清洗电极数次,然后插入待测液中,轻摇烧杯待示数平衡稳定后读数。样品溶液最好现配现用,以免空气中的 CO_2 影响测定结果。

4. 清场　测量完成后,复原仪器,并应将玻璃电极洗净后浸于干净的蒸馏水中。甘汞电极洗净擦干后套上橡皮塞,关闭电源。

(三)注意事项

1. 每次更换标准缓冲液或供试液前,应用纯化水充分洗涤电极,然后将水吸尽,也可用所换的标准缓冲液或供试液洗涤。

2. 在测定高 pH 值的供试品和标准缓冲液时,应注意碱误差的问题,必要时选用适当的玻璃电极测定。

3. 对弱缓冲液(如水)的 pH 值测定,先用邻苯二甲酸盐标准缓冲液校正仪器后测定供试液,并重取供试液再测,直至 pH 值的读数在 1 分钟内改变不超过 ±0.05 为止;然后再用硼砂标准缓冲液校正仪器,再如上法测定;二次 pH 值的读数相差应不超过 0.1,取二次读数的平均值为其 pH 值。

4. 配制标准缓冲液与溶解供试品的水,应是新沸过并放冷的纯化水,其 pH 值应为 5.5~7.0。标准缓冲液一般可保存 2~3 个月,但发现有浑浊、发霉或沉淀等现象时,不能继续使用。

(四)记录

记录仪器型号、室温,定位及校准用标准缓冲液的名称与校正结果,供试品溶液的制备,供试液 pH 值测定结果。

(五)结果判断

将测定结果与药品标准比较,若在规定的范围内,则符合规定,反之则不符合规定。

点 滴 积 累

1. pH 值测定法是测定药品水溶液氢离子活度的一种方法。

2. 溶液的 pH 值使用酸度计测定。水溶液的 pH 值通常以玻璃电极为指示电极、饱和甘汞电极为参比电极进行测定,现已广泛使用 pH 复合电极。

3. 糖浆剂、合剂、露剂、滴鼻剂和滴眼剂等一般要测定 pH 值。

第八节　乙醇量测定法

乙醇量系指各种制剂在 20℃时乙醇(C_2H_5OH)的含量(%)(ml/ml)。乙醇量的高低直接影响制剂有效成分的含量、杂质的种类、数量以及制剂的稳定性,因此,乙醇量是酒剂、酊剂、流浸膏剂的一项重要质控指标。例如:三两半药酒的乙醇量应为 50% ~ 57%,藿香正气水的乙醇量应为 40% ~ 50%,正骨水的乙醇量应为 56% ~ 66%,当归流浸膏的乙醇量应为 45% ~ 50%。其测定方法有 GC 法和蒸馏法两种。除另有规定外,若蒸馏法测定结果与 GC 法不一致,应以 GC 法测定结果为准。

一、气相色谱法

(一)测定原理

乙醇具有挥发性及在一定温度下有良好的稳定性,可采用 GC 法测定制剂中乙醇的含量。根据选用色谱柱的不同,GC 法可分为第一法(毛细管柱法)和第二法(填充柱法)。因为中药制剂中并非所有组分都出峰,故采用内标法定量。测定时以正丙醇为内标物质,使用氢火焰离子化检测器,供试品测定前无须预处理,操作简便,结果准确,重现性良好。

(二)仪器和试剂

气相色谱仪、色谱柱、微量注射器(10μl)、温度计(0 ~ 60℃或 0 ~ 100℃)、容量瓶、移液管;无水乙醇(色谱纯或分析纯)、正丙醇(色谱纯或分析纯)等。

(三)测定方法

1. 色谱条件与系统适用性试验

(1)第一法(毛细管柱法):采用键合交联聚乙二醇为固定液的毛细管柱;起始温度为 50℃,维持 7 分钟,再以每分钟 10℃的速度升温至 110℃;进样口温度 190℃;检测器温度 220℃,理论板数按正丙醇峰计算应不低于 8000;乙醇峰和正丙醇峰的分离度应大于 2。

(2)第二法(填充柱法):采用直径为 0.18 ~ 0.25mm 的二乙烯苯-乙基乙烯苯型高分子多孔小球为载体的填充柱,柱温为 120 ~ 150℃;理论板数按正丙醇峰计算应不低于 700;乙醇峰和正丙醇峰的分离度应大于 2。

2. 校正因子的测定　精密量取恒温至 20℃的无水乙醇 4ml、5ml、6ml,分别置 100ml 量瓶中,分别精密加入恒温至 20℃的正丙醇(作为内标物质)各 5ml,加水稀释成 100ml,

混匀(必要时可进一步稀释),作为对照品溶液。取上述三种溶液适量,按气相色谱法测定,分别连续进样3次,测定并记录无水乙醇和内标物质正丙醇的峰面积,按下列公式计算校正因子:

$$校正因子f = \frac{A_s/C_s}{A_R/C_R} \qquad （式3-16）$$

式中,A_s为内标物质的峰面积(或峰高);A_R为对照品的峰面积(或峰高);C_s为内标物质的浓度;C_R为对照品的浓度;三次测定所得校正因子的相对标准偏差不得大于2.0%。

3. 供试品溶液的制备与测定　精密量取恒温至20℃的供试品溶液适量(相当于乙醇约5ml),置100ml量瓶中,精密加入恒温至20℃的正丙醇5ml,加水稀释至刻度,摇匀,精密量取该溶液1ml,置100ml量瓶中,加水稀释至刻度,摇匀(必要时可进一步稀释),作为供试品溶液。取1μl注入气相色谱仪,依法测定,记录供试品中待测成分乙醇和内标物质正丙醇的峰面积,按下式计算供试品中乙醇的含量。

$$含乙醇量(V/V\%) = f \times A_X/A'_s \times V_s/V_X \times 100\% \qquad （式3-17）$$

式中,f为校正因子;A_X为供试品中乙醇的峰面积(或峰高);A'_s为供试品中正丙醇的面积(或峰高);V_s为供试品溶液配制时所取内标溶液体积;V_X为供试品溶液配制时所取样品溶液体积。

取3次计算结果的平均值作为乙醇含量。

（四）结果判断

根据3次测定结果的平均值是否在药品标准所规定的范围内,判定是否符合规定。

（五）注意事项

在不含内标物质的供试品溶液的色谱图中,与内标物质峰相应位置处不得出现杂质峰。选用其他载体时,系统适用性试验必须符合药典规定。若供试品中的挥发性成分,在色谱柱上也出峰,且保留时间较长可能会干扰后面分析结果,此时可适当延长2次进样间隔时间,或采取程序升温法把干扰组分快速排出色谱柱。

（六）应用实例

藿香正气水中乙醇量的检查(《中国药典》规定乙醇量应为40%~50%)

精密量取恒温至20℃的藿香正气水10ml和正丙醇5ml,置100ml量瓶中,加水稀释至刻度,混匀,作为供试品溶液。将含5ml正丙醇的无水乙醇制成标准溶液。取标准溶液和供试品溶液各1~2μl,连续进样3次,测得校正因子(f)分别为0.7515、0.7523、0.7520,平均值为0.7519。A_X/A'_s分别为1.206、1.190、1.221。求出该供试品乙醇量及其相对标准偏差。

解:①根据乙醇量含量计算公式,将上述各A_X/A'_s值代入下列公式,分别求出相应的乙醇量,再求出平均值即可。

乙醇量$(V/V\%) = f \times A_X/A'_s \times V_s/V_X \times 100\% = 0.7519 \times 1.206 \times 5/10 \times 100\% = 45.34\%$

乙醇量$(V/V\%) = f \times A_X/A'_s \times V_s/V_X \times 100\% = 0.7519 \times 1.190 \times 5/10 \times 100\% = 44.74\%$

乙醇量$(V/V\%) = f \times A_X/A'_s \times V_s/V_X \times 100\% = 0.7519 \times 1.221 \times 5/10 \times 100\% = 45.90\%$

供试品中乙醇量$(V/V\%) = (45.34\% + 44.74\% + 45.90\%)/3 = 45.33\%$

②将 3 次测量结果代入下列公式,计算相对标准偏差(RSD)。

$$S = \sqrt{\frac{(45.34\% - 45.33\%)^2 + (44.74\% - 45.33\%)^2 + (45.90\% - 45.33\%)^2}{3-1}}$$

$$= 0.5801\%$$

$$RSD(\%) = \frac{S}{\bar{X}} \times 100\% = \frac{0.5801\%}{45.33\%} \times 100\% = 1.3\%$$

答:供试品中乙醇量为 45.33%,相对标准偏差(RSD)为 1.3%。

二、蒸馏法

(一)测定原理

蒸馏法系将样品蒸馏,收集一定体积乙醇馏出液,测定其在 20℃时相对密度,从乙醇相对密度表中查得供试品中乙醇的含量($V/V\%$)。

(二)仪器与试剂

蒸馏装置(标准磨口)、电热套、分液漏斗、移液管(25ml)、量瓶(25ml、50ml)、温度计(0~60℃、0~100℃)、分析天平、比重瓶、水浴锅等;石油醚、氯化钠、滑石粉、碳酸钙、氢氧化钠、硫酸等。

(三)操作方法

按制剂的性质不同,蒸馏法分为下列三法。

1. 第一法　适用于测定多数流浸膏、酊剂及甘油制剂中的乙醇含量。根据制剂中含乙醇量的不同,又可分为两种情况。

(1)含乙醇量低于 30% 者:取供试品,调节温度至 20℃,精密量取 25ml,置 150~200ml 蒸馏瓶中,加水约 25ml,加玻璃珠数粒或沸石等物质,连接冷凝管,直火加热,缓缓蒸馏,速度以馏出液一滴接一滴为宜。馏出液导入 25ml 量瓶中,待馏出液约达 23ml 时,停止蒸馏。将馏出液温度调节至 20℃,加 20℃的水至刻度,摇匀,在 20℃时依法测定相对密度。乙醇馏出液的相对密度计算公式为:

$$d_{20}^{20} = 乙醇馏出液的重量/水重量 \tag{式3-18}$$

在乙醇相对密度表(见附录十九)内查出乙醇的含量,即为供试品中的乙醇量(%)(ml/ml)。

(2)含乙醇量高于 30% 者:取供试品,调节温度至 20℃,精密量取 25ml,置 150~200ml 蒸馏瓶中,加水约 50ml,加玻璃珠数粒,如上法蒸馏。馏出液导入 50ml 量瓶中,待馏出液约达 48ml 时,停止蒸馏。调节馏出液温度至 20℃,加 20℃的水至刻度,摇匀,在 20℃时按上法测定相对密度。将查得所含乙醇的含量(%)(ml/ml)与 2 相乘,即得。

2. 第二法　适用于测定含有挥发性物质如挥发油、三氯甲烷、乙醚、樟脑等的酊剂、醑剂等制剂中的乙醇量。根据制剂中含乙醇量的不同,也可分为两种情况。

(1)含乙醇量低于 30% 者:取供试品,调节温度至 20℃,精密量取 25ml,置 150ml 分液漏斗中,加等量的水,并加入氯化钠使之饱和,再加石油醚,振摇 1~3 次,每次约 25ml,使妨碍测定的挥发性物质溶入石油醚层中,待两液分离,分取下层水液,置 150~200ml 蒸馏瓶中,石油醚层用氯化钠的饱和溶液洗涤 3 次,每次用 10ml,洗液并入蒸馏瓶中,按第一法(1)蒸馏并测定。

(2)含乙醇量高于30%者:取供试品,调节温度至20℃,精密量取25ml,置250ml分液漏斗中,加水约50ml,如上法加入氯化钠使之饱和,并用石油醚提取1～3次,分取下层水液,按第一法(2)蒸馏并测定。供试品中加石油醚振摇后,如发生乳化现象,或经石油醚处理后,馏出液仍很浑浊时,可另取供试品,加水稀释,按第一法蒸馏,再将得到的馏出液按本法测定。供试品如为水棉胶剂,可用水代替饱和氯化钠溶液。

3.第三法　适用于测定含有游离氨或挥发性酸的制剂中的乙醇量。供试品中含有游离氨,可酌加稀硫酸,使成微酸性;如含有挥发性酸,可酌加氢氧化钠试液,使成微碱性。再按第一法测定。如同时含有挥发油,除按上述方法处理外,并按第二法处理。供试品中如含有肥皂,可加过量硫酸,使肥皂分解,再依法测定。

(四)结果判断

根据测定结果是否在药品标准所规定的范围内,判定是否符合规定。

(五)注意事项

1.收集馏出液的25ml量瓶,应预先洗净,干燥并精密称定重量。

2.任何一法的馏出液如显浑浊,可加滑石粉或碳酸钙振摇,滤过,使溶液澄清,再测定相对密度。

3.蒸馏时,如发生泡沫,可在供试品中酌加硫酸或磷酸,使成强酸性,或加稍过量的氯化钙溶液,或加少量石蜡后再蒸馏。

(六)应用实例

当归流浸膏的乙醇量检查:《中国药典》规定本品的乙醇含量为45%～50%,高于30%,故按第一法(2)测定。

自“取供试品”起,依法操作,至“加20℃的水至刻度,摇匀”,在20℃时按相对密度测定法(《中国药典》附录ⅦA)项下测定相对密度,精密称定比重瓶与馏出液重量(75.562g),减去比重瓶重量(26.970g),得馏出液(即乙醇溶液)重量(48.592g)。将馏出液倾去,洗净比重瓶,加入新沸放凉的蒸馏水,精密称定重量(77.013g),减去比重瓶重量,得水重量(50.043g)。根据比重瓶法相对密度计算公式,得馏出液相对密度为0.9710,从乙醇相对密度表(见附录十九)中可查出对应的乙醇含量为24.0%,则该制剂乙醇量为24.0%×2=48.0%。

📖 点 滴 积 累

1.《中国药典》2010年版规定乙醇量测定法有两种:GC法与蒸馏法。当两种方法乙醇量测定结果不同时,以GC法测定结果为准。

2.酒剂、酊剂、醑剂、流浸膏剂、甘油制剂等制剂需要检测乙醇量。

3.GC法采用内标法对乙醇量进行测定;采用第一法(毛细管柱法)时理论板数按正丙醇峰计算应不低于8000,采用第二法(填充柱法)时理论板数按正丙醇峰计算应大于700;乙醇峰与正丙醇峰的分离度应大于2.0。

目 标 检 测

一、选择题

（一）单项选择题

1. 《中国药典》规定恒重是指供试品 2 次干燥后的重量差异在多少毫克以下（　　）

    A. 0.1mg   B. 0.2mg   C. 0.3mg   D. 0.5mg

2. 采用烘干法测定中药样品中的水分含量,应干燥至两次称重的差异不超过多少毫克（　　）

    A. 0.2mg   B. 0.3mg   C. 0.5mg   D. 5mg

3. 采用甲苯法测定水分时,测定前甲苯需用水饱和,目的是（　　）

    A. 减少甲苯的挥发   B. 减少甲苯与微量水混溶

    C. 增加甲苯在水中的溶解度   D. 减少水的挥发

4. 检查崩解时限的剂型是（　　）

    A. 大蜜丸   B. 片剂   C. 散剂   D. 胶剂

5. 检查片剂崩解时限时应取样品的片数为（　　）

    A. 4 片   B. 5 片   C. 6 片   D. 8 片

6. 除另有规定外,测定相对密度时的温度为（　　）

    A. 20℃   B. 25℃   C. 15℃   D. 4℃

7. 外观均匀度是哪种剂型的检查项目（　　）

    A. 颗粒剂   B. 片剂   C. 散剂   D. 软膏剂

8. 显微镜法中的粒度,系以何种仪器下观察到微粒的长度（　　）

    A. 显微镜   B. 放大镜   C. 凹透镜   D. 凸透镜

9. 除另有规定外,所含水分不得过 3.0% 的剂型是（　　）

    A. 蜜丸   B. 不含糖块状茶剂   C. 含糖块状茶剂   D. 散剂

10. pH 值测定法主要是测定药品水溶液的（　　）

    A. 氢离子浓度   B. 氢离子活度

    C. 氢氧根离子活度   D. 氢氧根离子浓度

11. 乙醇量系指制剂在何种温度时乙醇的含量（$V/V\%$）（　　）

    A. 20℃   B. 40℃

    C. 25℃   D. 任意温度

12. 用 GC 法测定乙醇量时常采用的定量方法为（　　）

    A. 外标法   B. 内标法加校正因子

    C. 外标一点法   D. 内标对比法

13. 某药检所进行某中成药的水分检查（烘干法）,测定数据如下:仪器:AE-200 电子天平,DHG-102 型电热干燥箱;破碎度:直径 <3mm;干燥温度:105℃;室温:19℃;扁瓶恒重:23.7557g→23.7555g;供试品重 3.2673g;扁瓶加供试品干燥 5h 称重:26.6282g;再干燥 1 小时称重:26.6252g。则该中成药的水分含量（%）为（　　）

    A. 10.2%　　　B. 11.2%　　　C. 12.2%　　　D. 13.2%　　　E. 14.2%

14. 今有一批二冬膏(煎膏剂)需检查其相对密度,方法如下:称取二冬膏10.26g,加水20.52g混匀,作为供试液,按相对密度检查法测定,已知比重瓶(20ml)重24.26g,充满供试液后共重46.48g,充满水后共重44.26g,则该批二冬膏的相对密度为(　　　)

    A. 3.333g/ml　B. 3.0g/ml　　C. 2.222g/ml　D. 4.444g/ml　E. 1.111g/ml

15. 今有一批薄荷油需检查其相对密度,按韦氏比重秤法在4℃测得其相对密度为0.9065,求该薄荷油20℃的相对密度。则该批薄荷油的相对密度为(　　　)

    A. 0.9982　　　B. 0.9065　　　C. 0.9049　　　D. 1.0　　　E. 1.2

(二)多项选择题

1. 在干燥剂干燥法中,常用的干燥剂有(　　　)
    A. 变色硅胶　　　　B. 五氧化二磷　　　　C. 浓硫酸
    D. 无水氯化钙　　　E. 氯化钾

2. 下列哪些方法可用作中药制剂的水分测定(　　　)
    A. 常压烘干法　　　B. 甲苯法　　　　　　C. 减压干燥法
    D. GC法　　　　　 E. 卡氏滴定法

3. 除另有规定外,所含水分不得过9.0%的剂型是(　　　)
    A. 水丸　　　　　　B. 糊丸　　　　　　　C. 浓缩水丸
    D. 散剂　　　　　　E. 硬胶囊剂

4. GC法主要适用于下列哪些中药制剂中水分的测定(　　　)
    A. 含微量水分的中药制剂　　　B. 需精确测定水分含量的中药制剂
    C. 含挥发性成分的中药制剂　　　D. 热稳定性差的中药制剂
    E. 任何中药制剂

5. 含挥发性成分的中药制剂的水分测定方法有(　　　)
    A. 减压干燥法　　　B. 气相色谱法　　　　C. 甲苯法
    D. 烘干法　　　　　E. 红外干燥法

6. 可用比重瓶法测定相对密度的药物有(　　　)
    A. 薄荷油　　　　　B. 二冬膏　　　　　　C. 肉桂油
    D. 蜂蜜　　　　　　E. 益母草膏

7. 需进行重量差异检查的剂型有(　　　)
    A. 丸剂　　　　　　B. 片剂　　　　　　　C. 贴膏剂
    D. 栓剂　　　　　　E. 颗粒剂

8. 需做最低装量检查的剂型有(　　　)
    A. 糖浆剂　　　　　B. 合剂　　　　　　　C. 注射剂
    D. 酒剂　　　　　　E. 滴眼剂

9. 《中国药典》收载的粒度检查法包括(　　　)
    A. 显微镜法　　　　B. 放大镜法　　　　　C. 筛分法
    D. 光散射法　　　　E. 衍射法

10. 下列剂型中需要进行pH值检测的有(　　　)
    A. 煎膏剂　　　　　B. 糖浆剂　　　　　　C. 合剂

D. 注射剂　　　　　E. 洗剂

二、简答题

1. 何为干燥失重？其常用的测定方法有哪些？
2. 干燥失重测定和水分测定有何区别？常用水分测定方法有哪些？
3. 简述崩解时限检查的意义及剂型选择。
4. 简述 GC 法测定水分含量时，系统适应性试验的各项要求。

三、实例分析

二陈丸的水分测定：二陈丸是由陈皮、半夏（制）、茯苓和甘草四味中药制成的水丸。

取 10 袋供试品内容物，研细，取约 50g（约相当于含水量 1～4ml），精密称定（m_s），置 A 瓶中，加甲苯约 200ml，将仪器各部分连接，自冷凝管顶端加入甲苯，至充满 B 管的狭细部分。将 A 瓶置电热套中缓缓加热，待甲苯开始沸腾时，调节温度，使每秒钟馏出 2 滴。待水分完全馏出，即测定管刻度部分的水量不再增加时，将冷凝管内部先用甲苯冲洗，再用饱蘸甲苯的长刷或其他适宜的方法，将管壁上附着的甲苯推下，继续蒸馏 5 分钟，放凉至室温，拆卸装置，如有水黏附在 B 管的管壁上，可用蘸甲苯的铜丝推下，放置，使水分和甲苯完全分离（可加亚甲蓝少许，使水染成蓝色，以便分离观察）。检读水量（m_w），并计算供试品中的含水量（%），判断是否符合规定（≤9.0%）。

回答问题：①为什么采用甲苯法测定本品中的水分？②本方中主要是哪一味药含有挥发油？③为什么在操作中使每秒钟馏出 2 滴？④为什么用亚甲蓝使水染成蓝色？

实训七　感冒清热颗粒的水分测定

【实训目的】
1. 掌握水分测定（甲苯法）的一般操作步骤和技能。
2. 了解水分测定（甲苯法）的应用范围和对象。

【实训内容】

（一）实训用品

1. 仪器　分析天平、水分测定仪、电热套、量筒、长刷、铜丝。
2. 试剂　甲苯、亚甲蓝。
3. 材料　感冒清热颗粒。

（二）实训方法

本品处方由荆芥穗、薄荷、防风、柴胡、紫苏叶、葛根、桔梗、苦杏仁、白芷、苦地丁、芦根组成，其中荆芥穗、薄荷、防风、柴胡、紫苏叶、白芷等都含有挥发性成分，不能用烘干法测定水分，故采用甲苯法。

1. 查阅《中国药典》正文部分 1185 页及相应附录部分，设计检测方案。
2. 按检测要求取样，根据需要进行适宜处理。
3. 应符合颗粒剂项下有关的各项规定，其中【水分】项下规定：按水分测定法（甲苯法)测定,不得过6.0%。

（三）实训步骤

取本品约50g,精密称定,置水分测定仪的A瓶中,加甲苯约200ml,加入干燥、洁净的沸石或玻璃珠数粒,将仪器各部分连接,自冷凝管顶端加入甲苯,至充满B管的狭细部分。将A瓶置电热套中缓缓加热,待甲苯开始沸腾时,调节温度,使每秒钟馏出2滴。待水分完全馏出,即测定管刻度部分的水量不再增加时,将冷凝管内部先用甲苯冲洗,再用饱蘸甲苯的长刷或其他适宜的方法,将管壁上附着的甲苯推下,继续蒸馏5分钟,放凉至室温,拆卸装置,如有水黏附在B管的管壁上,可用蘸甲苯的铜丝推下,放置,使水分与甲苯完全分离(可加亚甲蓝粉末少量,使水染成蓝色,以便分离观察)。检读水量,并计算供试品中的含水量(%)。

根据试验记录和结果,填写检验报告,对本品水分含量是否合格做出结论。

【实训注意】

1. 本实验中使用的所有仪器要干燥,不含水分。

2. 在蒸馏过程中,要严格控制温度,保持蒸馏速度在每秒钟馏出2滴之内,不可过快,以保持测定结果的准确性。

3. 本品的取样量在50g,准确到50.00g即可。

4. 在结束蒸馏前,用长刷将管壁的甲苯推下,所用长刷不能含有水分。

5. 如果没有加亚甲蓝作为染色剂,观察水分时要仔细观测,以免带来测量误差。

【实训检测】

1. 水分测定甲苯法适用于何类中成药的水分测定?

2. 为什么采用甲苯为测定溶剂?甲苯有何优点?可否用其他溶剂代替?

3. 为什么要用铜丝将甲苯推下?

4. 甲苯法所用仪器、器皿是否要烘干?为什么?

【实训报告】

记录测定结果,并将其与药品标准相比较,判断供试品是否符合规定。

【实训评价】

实训评价表(100分)

序号	测试内容	技能要求	标准分	实得分
1	实验准备	科学设计实训方案,操作性强,正确取样	20	
2	水分检查	供试品精密称定	20	
		仪器安装正确,规范操作	20	
		结果记录及时、正规,检读水量、含水量计算准确	20	
3	报告	原始记录和检验报告书填写规范完整	20	
合计			100	

实训八　牛黄解毒片的崩解时限检查

【实训目的】

掌握片剂崩解时限测定的一般操作步骤和技能,理解有关测定原理。

【实训内容】

（一）实训用品

1. 仪器　升降式崩解仪、1000ml 烧杯、温度计（分度值 1℃）等。

2. 试剂　盐酸。

3. 材料　牛黄解毒片。

（二）实训方法

本品是由人工牛黄、雄黄、石膏、大黄、黄芩、桔梗、冰片等加工而成的片剂。既含原生药粉,又含中药提取物,《中国药典》规定要进行崩解度检查,并符合相关规定。

1. 查阅《中国药典》正文部分 566 页及相应附录部分,设计检测方案。

2. 按检测要求取样,并记录品名、批号、规格、数量、来源等内容。然后根据需要进行适宜处理。

3. 应符合片剂项下有关的各项规定（《中国药典》附录Ⅰ D）,按崩解时限检查法（《中国药典》附录ⅩⅡ A）,除另有规定外,各管中药物均应在 1 小时内全部崩解。

（三）实训步骤

将崩解仪的吊篮通过上端的不锈钢轴悬挂于金属支架上,浸入 1000ml 烧杯中,并调节吊篮位置使其下降时筛网距烧杯底部 25mm,烧杯内盛有温度为 37℃ ±1℃的水,调节水位高度使吊篮上升时筛网在水面下 15mm 处。取本品 6 片,分别置上述吊篮的玻璃管中,加挡板,启动崩解仪进行检查。各管中药物均应在 1 小时内全部崩解,如有 1 片不能全部崩解,应另取 6 片复试,均应符合规定。如果供试品黏附挡板,应另取 6 片,不加挡板按上述方法检查,应符合规定。若为薄膜衣片,按上述装置与方法检查,可改在盐酸溶液（9→1000）中进行检查,应在 1 小时内全部崩解,如有 1 片不能全部崩解,应另取 6 片复试,均应符合规定。

根据试验记录和结果,填写检验报告,对本品的崩解度试验做出结论。

【实训注意】

1. 烧杯内水或其他溶液的温度应严格控制在 37℃ ±1℃,以免影响测定结果。

2. 每测完一次,吊篮的玻璃管内壁、筛网及挡板等均应清洗干净,并重新更换水或规定的溶液。

3. 有些片剂黏性较大易黏附挡板,可去掉挡板重新试验,如符合规定视为合格。

4. 当测定薄膜衣片时,要用模拟人工胃液进行,取 9ml 盐酸,加水至 1000ml 即得。

5. 本品为含有原生药粉的素片、糖衣片或薄膜衣片,故崩解时限为 1 小时。

【实训检测】

1. 为什么全部是原生药粉的中药片剂崩解时限为 30 分钟?

2. 本品崩解时限检查为什么要在 37℃ ±1℃的水温下试验? 温度对实验有何影响?

3. 薄膜衣片为何要在酸性溶液中进行?

【实训报告】

记录测定结果,并将其与药品标准相比较,判断供试品是否符合规定。

【实训评价】

实训评价表(100分)

序号	考核内容	技能要求	分值	实得分
1	方案设计与取样	科学设计实训方案,正确取样	10	
2	仪器检查	检查仪器使用前的状态	10	
	吊篮清洗与安装	选择合适的筛网	10	
		清洗吊篮、筛网、挡板;安装吊篮	10	
		正确安装崩解仪	10	
	崩解液参数确定	保持崩解液恒温在37℃	10	
		崩解液的配制与容量的确定	10	
	崩解时间确定	崩解始计时与崩解末计时	10	
3	实训报告	数据真实,资料完整,书写清晰	20	
	合计		100	

实训九　中药制剂的相对密度测定

【实训目的】

1. 熟练掌握中药制剂的相对密度测定法。

2. 学会比重瓶、韦氏比重秤及分析天平的使用与维护方法。

【实训内容】

(一)实训用品

1. 仪器　比重瓶、韦氏比重秤、温度计、分析天平(感量1mg)、恒温水浴锅等。

2. 试剂　纯化水(新鲜煮沸后放凉)。

3. 材料　银黄口服液、益母草膏、薄荷油等。

(二)实训方法与步骤

1. 银黄口服液的相对密度测定　本品为金银花提取物(以绿原酸计)2.4g、黄芩提取物(以黄芩苷计)24g制成的口服液。可采用比重瓶法测定。

(1)空比重瓶称重:取洁净、干燥的比重瓶,精密称定重量。

(2)装供试品称重:将比重瓶装满供试品溶液(温度应低于20℃),装上温度计,置20℃的水浴中放置10~20分钟,使内容物的温度达到20℃,用滤纸除去溢出侧管的液体,立即盖上罩,将比重瓶自水浴中取出,用滤纸将比重瓶的外面擦净,精密称定重量,减去比重瓶的重量,即得供试品的重量。

(3)装水称重:将供试品倾去,洗净比重瓶,装满新沸过的冷蒸馏水,再按上法测得同一温度时水的重量。按下式计算其相对密度:

$$供试品的相对密度 = \frac{供试品重量}{水重量}$$

银黄口服液的相对密度应不低于 1.10。

2. 益母草膏相对密度的测定　本品为益母草经用水煎煮、浓缩,加 2 倍于清膏量的红糖溶化制成的煎膏剂。因其相对密度较大且黏稠,故应将供试品加约 2 倍量水稀释,混匀,作为供试品溶液,再用比重瓶法测定。

(1)取益母草膏约 10g,精密称定重量,加蒸馏水 20ml(精密称定重量)稀释,混匀,作为供试品溶液。

(2)按上述方法测得供试品溶液的相对密度,再乘以稀释倍数,计算出供试品的相对密度,即得。

$$供试品的相对密度 = \frac{供试品重量}{水重量} \times 稀释倍数$$

益母草膏的相对密度应为 1.10～1.12。

3. 薄荷油相对密度的测定　本品为唇形科植物薄荷 *Mentha haplocalyx* Briq. 的新鲜茎和叶经水蒸气蒸馏、冷冻、部分脱脑加工制得的挥发油。若直接用比重瓶法测定,挥发性成分易损失,影响测定结果的准确性,故采用韦氏比重秤法测定其相对密度。

(1)装水调节平衡:取 20℃时相对密度为 1(或 4℃时相对密度为 1)的韦氏比重秤,用新沸过的冷水将所附玻璃圆筒装至八分满,置 20℃的水浴中,搅动玻璃圆筒内的水,调节温度至 20℃,将悬于秤端的玻璃锤浸入圆筒内的水中,秤臂右端悬挂游码于 1.0000 处(若使用 4℃时相对密度为 1 的比重秤,游码应悬挂于 0.9982 处),调节秤臂左端平衡用的螺旋使其平衡。

(2)装供试品溶液测定:将玻璃圆筒内的水倾去,拭干,装入供试品溶液至相同的高度,用同法调节温度后,再把拭干的玻璃锤浸入供试品溶液中,调节秤臂上游码的数量与位置使其平衡,读取数值,即得供试品的相对密度(若使用在 4℃时相对密度为 1 的比重秤,计算时,应将在 20℃测得的供试品相对密度除以 0.9982)。

薄荷油的相对密度应为 0.888～0.908。

【实训注意】

1. 装供试品溶液时,比重瓶及瓶塞须洁净干燥。

2. 供试品溶液或水装瓶时,应小心沿瓶壁倒入,避免产生气泡干扰测定结果。

3. 应依气温高低确定水浴温度,当室温高于 20℃时,可先将供试品溶液的温度调到略低于 20℃,再注入比重瓶内调至 20℃,以避免供试品溶液因温度降低而体积缩小,再补充时又需调温。调准温度后,只能用手轻拿瓶颈而不能接触瓶肚,以免因手温影响导致液体体积膨胀外溢。

4. 严格按以下顺序称量:空比重瓶重→装供试品重→装水重。当室温超过 20℃时,应迅速称重,并用一表面皿与比重瓶一起称量。

5. 韦氏比重秤应安装在固定平整的操作台上,避免受热、冷、气流及震动的影响;玻璃筒应洁净,装水及供试品溶液时高度应一致;玻璃锤应全部浸入液面内,其深度应前后一致。

【实训检测】

1. 测定相对密度有何实际意义? 相对密度测定法的操作关键步骤是什么?

2. 为何要在 20℃时测定口服液的相对密度?

【实训报告】

记录银黄口服液、益母草膏及薄荷油三种药品的相对密度测定结果,并将测得的数据与药品标准相比较,判断供试品是否符合规定。

【实训评价】

实训评价表(100分)

序号	考核内容	技能要求	分值	实得分
1	实训准备	正确选取资料,科学设计实训方案,正确取样	10	
2	相对密度测定	银黄口服液的相对密度测定操作规范,数据准确	20	
		益母草膏的相对密度测定操作规范,数据准确	20	
		薄荷油的相对密度测定操作规范,数据准确	20	
3	分析天平使用	熟练使用与维护分析天平	15	
4	实训报告	数据真实,结论准确,书写清晰	15	
合计			100	

实训十　六味地黄丸(大蜜丸)的重量差异检查

【实训目的】

1. 掌握丸剂重量差异检查法的一般操作步骤和技能。

2. 理解重量差异检查的意义。

【实训内容】

(一)实训用品

1. 仪器　分析天平(感量 1mg)、称量瓶、镊子等。

2. 材料　六味地黄丸。

(二)实训方法

1. 查阅《中国药典》正文部分 597 页及相应附录部分,设计检测方案。

2. 按检测要求取样,并记录品名、批号、规格、数量、来源等内容。然后根据需要进行适宜处理。

3. 应符合丸剂项下有关的各项规定(《中国药典》附录ⅠA)。其中【重量差异】项下规定:重量差异限度 ±6%。

(三)实训步骤

1. 取供试品 10 份,每份 1 丸。分别置称量瓶中称重(准确至 0.01g),记录数据。

2. 根据标示重量(9g/丸)和重量差异限度(±6%),确定允许丸重范围和限度增大 1 倍时的允许丸重范围。

3. 将 10 份样品重量放到上述允许丸重范围内进行考察,若均不超过允许丸重范围;或超过的不多于 2 份,且均不能超出限度的 1 倍,则判定为符合规定,否则不符合规定。

4. 根据试验记录和结果,填写检验报告,对本品重量差异检查做出结论。

【实训注意】

称量前后,均应仔细查对供试品的份数。试验过程中,应使用镊子夹持供试品,不得徒手操作;称量瓶应预先洗净并干燥。

【实训检测】

重量差异检查的目的是什么？称量操作时，如何选择分析天平的感量，以完成快速精确的测定？称量时应保留几位有效数字？

【实训报告】

记录测定结果，并将测得的数据与药品标准相比较，判断供试品是否符合规定。

【实训评价】

实训评价表（100分）

序号	考核内容	技能要求	分值	实得分
1	实训准备	科学设计实训方案，正确规范取样	10	
2	选择仪器并调零	正确选择仪器；正确调整仪器零点	10	
	称量	规范使用称量仪器，称量准确	10	
	读数	准确记录称量数据	10	
	称量结束要求	仪器恢复初始状态；断电、罩罩	10	
3	实训报告	数据真实，资料完整，书写清晰	50	
	合计		100	

实训十一　板蓝根颗粒溶化性和粒度的检查

【实训目的】

掌握中药制剂溶化性检查及粒度检查（筛分法）的一般操作步骤和技能。

【实训内容】

（一）实训用品

1. 仪器　天平（感量0.1g或0.01g）、药筛（一号筛和五号筛，并备有筛盖和密合的接受容器，用前应干燥）、250ml烧杯、玻璃棒等。

2. 试剂　热水。

3. 材料　板蓝根颗粒。

（二）实训方法

1. 查阅《中国药典》正文部分800页及相应附录部分，设计检测方案。

2. 按检测要求取样，并记录品名、批号、规格、数量、来源等内容。然后根据需要进行适宜处理。

3. 进行板蓝根颗粒溶化性和粒度的检查，应符合颗粒剂项下有关的各项规定（《中国药典》附录ⅠC）：除另有规定外，按粒度测定法（《中国药典》附录ⅪB第二法双筛分法）测定，不能通过一号筛与能通过五号筛的总和，不得过15%。取供试品1袋（多剂量包装取10g）加热水200ml，搅拌5分钟，立即观察，应全部溶化或呈混悬状，可溶性颗粒应全部溶化，允许有轻微浑浊；混悬颗粒应能混悬均匀。

（三）实训步骤

1. 溶化性检查

（1）准备热水；

（2）取板蓝根颗粒 1 袋，将其内容物置 250ml 烧杯中；

（3）加热水 200ml，搅拌 5 分钟，立即观察；

（4）记录观察到的板蓝根颗粒溶化现象。

2. 粒度检查

（1）取一号筛置于五号筛之上，并于五号筛下配以密合的接受容器；

（2）取板蓝根颗粒 30g，称定重量，置上层药筛（一号筛）内，盖好上盖；

（3）保持水平状态过筛，左右往返，边筛动边拍打 3 分钟；

（4）取不能通过一号筛和能通过五号筛的颗粒及粉末，称定重量。

（5）记录实验环境的相对湿度及每次称量数据（取三位有效数字）；按下式计算粒度分布的比例（%）：

比例（%）＝（未通过一号筛和通过五号筛的颗粒和粉末的总重量）/供试品重量×100%

根据实验记录和计算结果，填写检验报告，对本品溶化性和粒度检查做出结论。

【实训注意】

1. 溶化性检查时，热水温度按《中国药典》凡例中规定应为 70～80℃。

2. 应遵循"随机、均匀"的原则，从多个中包装内抽取内容物作为样品。

3. 筛动时速度不宜太快，否则由于粉末运动速度太快，可筛过的粉末来不及与筛网接触而混于不可筛过粉末之中而影响结果。

4. 振动力度要适度，要既能使药粉跳动增强，有效地增加粉末间距，筛孔得到充分暴露，有利于筛选，又能防止粒径较大颗粒通过筛网，减少操作误差。

5. 筛动时间不宜过长，否则颗粒间互相撞击破碎，易引起误差。

【实训检测】

试分析颗粒剂制备过程中哪些因素影响其溶化性和粒度，如果出现溶化性或粒度不符合规定，如何解决？

【实训报告】

记录测定结果，并将其与药品标准相比较，判断供试品是否符合规定。

【实训评价】

实训评价表（100 分）

序号	考核内容	技能要求	分值	实得分
1	实训准备	正确查阅资料，科学设计实训方案	10	
2	取样	正确规范操作	10	
3	溶化性	正确检查与判断	30	
	粒度	正确检查与判断	30	
4	原始记录和检验报告书	数据真实，资料完整，书写清晰	20	
合计			100	

实训十二 舒筋活络酒乙醇量测定

【实训目的】

1. 掌握 GC 法测定乙醇量的基本操作技能。

2. 熟悉 GC 测定仪器和内标法测定原理。

【实训内容】

（一）实训用品

1. 仪器 气相色谱仪、色谱柱（可选用 2m 的不锈钢柱）、微量注射器（10μl）、温度计（0~60℃ 或 0~100℃）、容量瓶、移液管等。

2. 试剂 无水乙醇（色谱纯或分析纯）、正丙醇（色谱纯或分析纯）、二乙烯苯-乙基乙烯苯型高分子多孔小球（直径为 0.25~0.18mm，60~80 目或 80~100 目）。

3. 材料 舒筋活络酒。

（二）实训方法

舒筋活络酒为酒剂，由十五味中药组成，采用浸渍法制备，所用溶剂为乙醇。由于制剂中含乙醇量的高低对于制剂中有效成分的含量、所含杂质的种类和数量以及制剂的稳定性都有影响，所以《中国药典》规定对该类制剂要做乙醇量检查。乙醇具有挥发性及在一定温度下有良好的稳定性，《中国药典》采用 GC 法测定制剂中乙醇的含量。因为中药制剂中并非所有组分都出峰，故采用内标法加校正因子测定药品中乙醇量。测定中以正丙醇为内标物质，使用氢火焰离子化法检测器。

1. 查阅本品药品标准（《中国药典》正文 1170 页）：

处方：木瓜、桑寄生、玉竹、续断、川牛膝、当归、川芎、红花、独活、羌活等。

检查：乙醇量应为 50%~57%（《中国药典》附录Ⅸ M）。

2. 乙醇量测定法（《中国药典》附录Ⅸ M）。

（三）实训步骤

1. 标准溶液的制备 精密量取恒温至 20℃ 的无水乙醇各 4.00ml、5.00ml、6.00ml，分别置于三个 100ml 容量瓶中，再精密量取恒温至 20℃ 的正丙醇各 5.00ml，加水稀释至刻度，摇匀即得。

2. 供试品溶液的制备 精密量取恒温至 20℃ 的供试品 9~10ml（相当于乙醇 5ml），置于 100ml 量瓶中，再精密量取恒温至 20℃ 的正丙醇 5.00ml，加水稀释至刻度，摇匀即得。

3. 色谱条件与系统适用性试验 将二乙烯苯-乙基乙烯苯型高分子多孔小球的色谱柱装入气相色谱仪，接检测器，柱温为 120~150℃，检测器、进样器温度为 170℃，恒温，待色谱基线稳定后，按气相色谱内标法，取上述三份标准溶液各进样最少 2 次，测定，记录色谱图应符合下列要求：理论板数（按正丙醇峰计算）$n > 700$；乙醇和正丙醇两峰的分离度 $R > 2$；上述三份标准溶液分别进样至少 2 次，所得校正因子的相对标准偏差不得大于 1.5%。

4. 供试品溶液的测定

（1）校正因子的测定：取标准溶液（上述三份标准溶液中与供试品溶液乙醇浓度最

相近的)2μl 连续进样 3 次,记录对照品无水乙醇和内标物质正丙醇的峰面积,按下列公式计算校正因子:

$$校正因子\ f=\frac{A_s/C_s}{A_R/C_R}$$

式中,A_s 为内标物质的峰面积(或峰高);A_R 为对照品的峰面积(或峰高);C_s 为内标物质的浓度;C_R 为对照品的浓度。

(2)供试品溶液的测定:取供试品溶液 2μl 连续进样 3 次,记录供试品中待测组分乙醇和内标物质正丙醇的峰面积,按下式计算供试品中乙醇的含量。

$$含乙醇量(V/V\%)=f\times A_X/A'_s\times V_s/V_X\times100\%$$

式中,f 为校正因子;A_X 为供试品中乙醇的峰面积(或峰高);A'_s 为供试品中正丙醇的面积(或峰高);V_s 为供试品溶液配制时所取内标溶液体积;V_X 为供试品溶液配制时所取样品溶液体积。取 3 次计算结果的平均值作为乙醇含量。

【实训注意】

1. 新填充柱和毛细管柱在使用前需要老化以除去残留溶剂及低分子量的聚合物,色谱柱如长期未用,使用前应老化处理,使基线稳定。

2. 进样量大小,进样时间的长短,直接影响柱的分离效果和最终测定结果。采用微量注射器或进样阀进样,进样速度必须很快(1 秒以内),否则,会使试样原始宽度变大,色谱峰扩张,甚至使峰变形。重复进样时必须保证留针时间基本一致。

3.《中国药典》凡例精确度项下规定:"精密量取"系指量取体积的准确度应符合国家标准中对该体积移液管的精密度要求。故本品乙醇量测定实验中量取一定体积的溶液、试剂等均使用适宜的移液管。

4. 配制标准溶液、供试品溶液所用的容量瓶、移液管必须是洁净、干燥的;并且所用试剂必须都调温至 20℃。

5. 在不含内标物质的供试品溶液的色谱图中,与内标物质峰相应的位置处不得出现杂质峰。

6. 若测定结果供试溶液含乙醇量不在 4% ~6% 的范围内,则应重新配制,因为适用性试验用的 3 个测试溶液的乙醇含量在此范围内,这样才能保证测定结果可靠。

7. 若供试品中的挥发性成分,在色谱柱上也出峰,且保留时间较长可能会干扰后面分析结果,此时可适当延长 2 次进样间隔时间,或采取程序升温法把干扰组分快速排出色谱柱。

【实训检测】

1. 为什么用 GC 法测定制剂中乙醇含量采用内标法进行定量?

2. 如何提高气相色谱仪的分离效能?

3. 中药制剂中乙醇含量的测定除 GC 法外,还可采用什么方法?

4. 进样速度、进样量大小对实验结果有何影响?

【实训报告】

根据实验记录和计算结果平均值,填写检验报告,对本品含乙醇量做出结论。

【实训评价】

实训评价表（100 分）

序号	考核内容		技能要求	分值	实得分
1	查阅资料,设计方案		正确选取资料,科学设计实训方案	20	
2	实验用品的准备		实验用品的设计与清洁	10	
3	实训操作	取样	规范操作	10	
		供试品的制备		10	
		仪器的使用		20	
		结果计算	准确	10	
4	原始记录和检验报告书		数据真实,资料完整,书写清晰	20	
合计				100	

（夏黎：第一至六节及其实训；甘淋玲：第七至八节及其实训）

第四章　中药制剂的杂质检查技术

第一节　概　　述

一、杂质的定义

中药制剂的杂质系指制剂中存在的无治疗作用或影响制剂的疗效和稳定性,甚至对人体健康有害的物质。包括:①毒性物质,如重金属、砷盐等。②本身无毒副作用,但影响药物的稳定性和疗效的物质,如水、铁盐等。③无毒副作用,也不影响药物的稳定性和疗效,但能反映药物的生产工艺和贮存状况是否正常的物质,如氯化物、硫酸盐等。

二、杂质的来源

中药制剂中的杂质主要来源于药材原料、制剂的生产制备过程和贮存过程。

1. 中药材原料　原料药材中可能含有的杂质有:①因药材清洗不净带入的泥沙等。②药材栽培过程中污染的重金属及农药残留;加工炮制过程中的二氧化硫残留等。③掺杂的伪品,如大黄中掺杂的土大黄。

2. 制备过程　生产制备中由于加入的试剂、溶剂未除尽及与生产器皿接触而引入杂质,如酸、碱、甲醇、铁盐、氯化物、硫酸盐、重金属、砷盐等。

3. 贮存过程　贮存过程中由于日光、空气、水分、温度、微生物等外界条件的影响使制剂中的化学成分发生氧化、水解、分解、聚合、霉变等物理化学变化而产生的杂质。

三、杂质的分类

中药制剂的杂质分为一般杂质和特殊杂质两类。

1. 一般杂质　系指在自然界中分布比较广泛,普遍存在于药材中,在中药制剂的生产和贮存过程中易引入的杂质。如酸、碱、硅酸盐(泥沙)、氯化物、硫酸盐、铁盐、重金属、砷盐、有机氯类农药、甲醇等。其检查方法均在《中国药典》2010 年版附录中加以规定。对于中药材及其制剂,并非要求每个品种都必须做一般杂质的全面检查,而是根据具体的情况,进行一定项目的检查。

2. 特殊杂质　系指药物在生产和贮存过程中,由于药物本身的性质、生产方法和工艺的不同可能引入或产生的杂质,是某种(类)特定药物中特有的杂质。例如,大黄流浸膏中的土大黄苷、阿胶中的挥发性碱性物质以及附子理中丸、三七伤药片中的乌头碱等。特殊杂质的检查方法收载于《中国药典》2010 年版正文中各有关品种"检查"项下。

2010 年版《中国药典》收载的杂质检查项目主要有水分、灰分、重金属、砷盐、注射剂有关物质、农药残留量、甲醇量、二氧化硫残留量、黄曲霉毒素、可见异物、特殊杂质的检查等。

四、杂质检查的意义

中药制剂质量的优劣主要从两方面来评价,首先是制剂本身的疗效及其毒副作用,其次是所含杂质的多少。杂质的存在严重影响中药制剂的有效性、安全性和稳定性。因此,为了确保中药制剂安全有效、稳定可控,必须对其所含杂质做出限量规定,并以科学、合理的方法严格进行检查。

2005 年版《中国药典》规定了有机磷类、除虫菊酯类农药残留量及甲醇量、注射剂有关物质、不溶性微粒等检查项目,并采用原子吸收分光光度法(AAS)、电感耦合等离子体质谱法(ICPMS)等先进技术,对铅、镉、砷、汞、铜这些严重危害人体健康的重金属及有害元素进行检测,并做了限量规定;2010 年版又增加了二氧化硫残留量测定和黄曲霉毒素测定等检查项目。一些先进检测技术的应用使中药制剂的质量显著提高。

五、杂质限量

通常在保证用药安全有效,且不影响药物稳定性的前提下,允许药物中有一定量的杂质存在。药物中所含杂质的最大允许量称为杂质限量。通常用百分之几(%)或百万分之几(ppm)表示。其表达式如下:

$$杂质限量(\%) = \frac{杂质最大允许量}{样品量} \times 100\% \qquad (式4-1)$$

或

$$杂质限量(ppm) = \frac{杂质最大允许量}{样品量} \times 10^6 \qquad (式4-2)$$

在限量检查法中,由于供试品中所含杂质是否超限是与杂质对照品溶液(精密量取一定量的待检杂质标准溶液配制而成)进行比较来确定的,因此杂质的最大允许量也就是杂质标准溶液的浓度(C)与体积(V)的乘积。杂质限量(L)又可用下式计算:

$$L(\%) = \frac{CV}{W} \times 100\% \qquad (式4-3)$$

或

$$L(ppm) = \frac{CV}{W} \times 10^6 \qquad (式4-4)$$

上述公式可用于杂质限量(L)、杂质标准溶液体积(V)或样品量(W)的计算。

例 1　石膏重金属限量的计算:取本品 8g,加冰醋酸 4ml 与水 96ml,煮沸 10 分钟,放冷,加水至原体积,滤过。取滤液 25ml,依法检查重金属。已知标准铅溶液(每 1ml 相当于 10μg 的 Pb)取用量为 2ml,计算石膏的重金属限量。

解:　　　$$L = \frac{CV}{W} \times 10^6 = \frac{10 \times 10^{-6} \times 2}{8 \times \frac{25}{100}} \times 10^6 = 10(即百万分之十)$$

答:石膏的重金属限量为百万分之十。

例 2　玄明粉重金属检查标准铅溶液用量的计算:取本品 1.0g,加稀醋酸 2ml,与水适量溶解使成 25ml,依法检查重金属,规定含重金属不得过百万分之二十,问应取标准铅溶液(每 1ml 相当于 10μg 的 Pb)多少毫升?

$$解: \quad V = \frac{WL}{C} = \frac{1.0 \times 20 \times 10^{-6}}{10 \times 10^{-6}} = 2.0(ml)$$

答:应吸取标准铅溶液 2.0ml。

📖 课 堂 活 动

　　检查黄连上清丸中砷盐,取标准砷溶液 2ml(每 1ml 相当于 1μg 的 As)制备标准砷斑,砷盐限量为百万分之二,问应取供试品多少克?

六、杂质检查的方法

　　常用的杂质检查方法主要有以下三种。

　　1. 对照法(限量检查法)　此法是取限度量的待检杂质对照品配成对照液,与一定量供试品溶液在相同条件下处理,比较反应结果,从而判断供试品中所含杂质是否超出限量。此法操作简便,不需测定杂质的准确含量。例如重金属、砷盐检查所用的目视比色法,特殊杂质的 TLC 检查等。

　　2. 准确测量法(含量测定法)　此法可测定杂质的准确含量。如重量分析法检查灰分;GC 法测定农药残留量、甲醇量;蒸馏法测定二氧化硫残留量、HPLC 法测定黄曲霉毒素等。

　　3. 灵敏度法　是以检测条件下反应的灵敏度来控制杂质限量的方法。即在供试品溶液中加入检测试剂,在一定反应条件下,不得出现正反应。此法操作简便且不须对照品。例如肉桂油中重金属检查:取肉桂油 10ml,加水 10ml 与盐酸 1 滴,振摇后,通硫化氢气体使饱和,水层与油层均不得变色。

点 滴 积 累

　　1. 中药制剂的杂质主要来源于原料中药材、制剂的生产过程和贮存过程。杂质分为一般杂质和特殊杂质;有害杂质和无害杂质。

　　2. 中药制剂中允许有一定量的杂质存在,杂质存在的最大允许量称为杂质限量。用百分之几或百万分之几表示。中药制剂中的杂质不得超过《中国药典》规定的限量。

　　3. 杂质检查的方法主要有限量检查法、准确测定法和灵敏度法。

第二节　灰分检查法

　　灰分检查包括总灰分检查和酸不溶性灰分检查。

　　将纯净而无任何杂质的中药或中药制剂粉碎后,高温炽灼,则植物组织中的有机物全部氧化分解成二氧化碳、水等而逸出,所剩非挥发性物质(植物组织所含的各种盐类),则成灰分而残留。例如,夏枯草中的钾盐,大黄、甘草等的草酸钙等。由此所得灰分称为"生理灰分"。总灰分则包括生理灰分和外来无机杂质。每一种中药及其制剂,在无外来掺杂物时,其生理灰分一般都有一定的含量范围,在此范围内的灰分不属于杂质,但如果总灰分超过生理灰分含量限度范围,则说明有外来杂质掺入。因此,测定总灰分对于保证制剂质量和洁净度有着重要意义。

总灰分加盐酸处理,得到不溶于盐酸的灰分(泥沙等)称为酸不溶性灰分。由于草酸钙等生理灰分可溶于稀盐酸,而泥沙等外来无机杂质难溶于稀盐酸,因此,对于那些生理灰分本身差异较大,特别是含草酸钙较多的中药,酸不溶性灰分能更准确表明其中泥沙等杂质的掺杂程度。如大黄,由于生长条件不同,总灰分在8%～20%,总灰分的测定难以确证是否有外来无机杂质存在,就需要测定酸不溶性灰分。《中国药典》对许多中药材、中药提取物及中药制剂中的灰分做出了限量规定(表4-1)。

表4-1　某些中药材、提取物和中药制剂的灰分检查限量

品名	总灰分(%)	酸不溶性灰分(%)
三七	≤6.0	≤3.0
山楂	≤3.0	
牛黄	≤10.0	
甘草	≤7.0	≤2.0
广藿香	≤11.0	≤4.0
车前子	≤6.0	≤2.0
红花	≤15.0	≤5.0
人参总皂苷	≤6.0	
甘草浸膏	≤12.0	
九味羌活丸	≤7.0	≤2.0
安宫牛黄丸		≤1.0
脑得生丸		≤1.0

一、总灰分测定法

(一)测定原理

供试品在500～600℃高温炽灼,使其中有机物完全分解逸出,而无机成分生成灰分残渣,根据残渣重量,计算出供试品中的总灰分含量。

(二)仪器与试剂

标准筛、架盘天平(感量0.1g)、分析天平(感量0.001g)、马福炉、恒温干燥箱(精确至±1℃)、坩埚、10%硝酸铵溶液、变色硅胶(干燥剂)等。

(三)操作方法

取供试品适量,粉碎使能通过二号筛,混合均匀后,取供试品2～3g(如需测定酸不溶性灰分,可取供试品3～5g),置炽灼至恒重的坩埚中,称定重量(准确至0.01g),缓缓炽热,注意避免燃烧,至完全炭化时,逐渐升高温度至500～600℃,使完全灰化并至恒重。根据残渣重量,计算供试品中总灰分的含量(%)。

（四）注意事项

1. 测定前,坩埚应洗净,干燥至恒重(连续两次干燥或炽灼后的重量差异在 0.3mg 以下)。供试品炽灼后也要至恒重。

2. 取供试品 2~3g(3~5g)可用托盘天平(感量 0.1g);称定重量(准确至 0.01g),应使用分析天平(感量 0.001g)。称量操作应准确无误,否则影响测定结果。

3. 移动坩埚应使用坩埚钳或厚纸条,不得徒手操作。

4. 对马福炉的使用要严格按操作规程操作。

5. 如供试品不易灰化,可将坩埚放冷,加热水或 10% 硝酸铵溶液 2ml,使残渣湿润,然后置水浴上蒸干,残渣按前法炽灼,至坩埚内容物完全灰化。

6. 炽灼操作时,实验人员不得离去,并注意防止供试品燃烧或引起其他事故。

（五）计算与结果判断

$$总灰分含量(\%) = \frac{m_1}{m_2} \times 100\% \qquad (式4-5)$$

式中,m_1 为炽灼后残渣的重量(g),m_2 为炽灼前供试品的重量(g)。

将计算结果与该品种项下的规定值进行比较,低于规定限度的,总灰分符合规定;高于限度的,则不符合规定。

二、酸不溶性灰分测定法

（一）测定原理

取供试品在 500~600℃ 高温炽灼,使其中有机物完全氧化分解逸出,在残留的灰分中加入稀盐酸,溶解其中的草酸钙等生理灰分,滤去酸水,得到难溶性残渣,根据残渣重量,即可计算出供试品中酸不溶性灰分的含量。

（二）仪器与试剂

标准筛、架盘天平、分析天平(感量 0.0001g)、变色硅胶(干燥剂)、表面皿、坩埚、马福炉、恒温水浴锅、恒温干燥箱(精确至 ±1℃)、10% 硝酸铵、稀盐酸、硝酸、硝酸银试液、无灰滤纸等。

（三）操作方法

取供试品适量,粉碎使能通过二号筛,混合均匀后,取供试品 3~5g,置炽灼至恒重的坩埚中,称定重量(准确至 0.01g),缓缓炽热,注意避免燃烧,至完全炭化时,逐渐升高温度至 500~600℃,使完全灰化并至恒重。在坩埚中小心加入稀盐酸约 10ml,用表面皿覆盖坩埚,置水浴上加热 10 分钟,表面皿用热水 5ml 冲洗,洗液并入坩埚中,用无灰滤纸滤过,坩埚内的残渣用水洗于滤纸上,并洗涤至洗液不显氯化物反应为止。滤渣连同滤纸移至同一坩埚中,干燥,炽灼至恒重。根据残渣重量,计算供试品中酸不溶性灰分的含量(%)。

（四）注意事项

同总灰分测定法。

（五）计算与结果判断

$$酸不溶性灰分含量\% = \frac{m_1}{m_2} \times 100\% \qquad (式4-6)$$

式中,m_1 为酸不溶性残渣的重量(g),m_2 为炽灼前供试品的重量(g)。

将计算结果与该品种项下的规定值进行比较,判断供试品中酸不溶性灰分是否超过规定限量。

三、应用实例

九味羌活丸中总灰分及酸不溶性灰分测定。

九味羌活丸是由羌活、防风、苍术、甘草等九味中药粉碎成细粉,过筛,混匀制成的水丸,其中含有黄芪、甘草和地黄等多种根类药材,易带入泥沙等杂质,因此该品种应进行"总灰分"和"酸不溶性灰分"检查。《中国药典》规定,九味羌活丸中总灰分不得过7.0%,酸不溶性灰分不得过2.0%。

1. 总灰分测定 取九味羌活丸5袋,粉碎,过二号筛,混合均匀后,取3~5g,置炽灼至恒重的坩埚中,称定重量(准确至0.01g),缓缓炽热,注意避免燃烧,至完全炭化时,逐渐升高温度至500~600℃,使完全灰化并至恒重,称定残渣重量,计算供试品中总灰分的含量(%)。

2. 酸不溶性灰分测定 将"总灰分测定"中所得的灰分,在坩埚中小心加入稀盐酸约10ml,用表面皿覆盖坩埚,置水浴上加热10分钟,表面皿用热水5ml冲洗,洗液并入坩埚中,用无灰滤纸滤过,坩埚内的残渣用水洗于滤纸上,并洗涤至洗液不显氯化物反应为止。滤渣连同滤纸移至同一坩埚中,干燥,炽灼至恒重。根据残渣重量,计算供试品中酸不溶性灰分的含量(%)。

点 滴 积 累

1. 将纯净无杂质的中药或中药制剂粉碎后,高温炽灼至灰化,残留的灰分称为"生理灰分";总灰分加盐酸处理,得到的不溶于盐酸的灰分,为酸不溶性灰分(泥沙等无机物)。

2. 每一种中药或制剂,都有一定的总灰分含量范围,如果总灰分超过含量限度范围,说明有泥沙等外来杂质掺入。

3. 灰分检查包括总灰分检查和酸不溶性灰分检查。检查时的炽灼温度为500~600℃。

第三节 重金属检查法

重金属系指在规定实验条件下能与硫代乙酰胺或硫化钠试液作用而显色的金属杂质。如银、铅、汞、铜、镉、铋、锑、锌、钴与镍等。中药材中的重金属主要来源于栽培地的土壤、空气和水,工业"三废"的污染及地质有害元素背景又是最重要的因素。中药制剂生产过程中接触铅的机会较多,且铅在人体内易蓄积中毒,故重金属检查一般以铅为代表。检查重金属是利用重金属离子与显色剂反应生成不溶性的有色重金属硫化物微粒,比较供试品溶液和对照品溶液(取一定量的标准铅溶液配制而成)所呈现的颜色,判断供试品中重金属的限量是否符合规定。《中国药典》收载的重金属检查法有三种:第一法、第二法和第三法。

一、第一法(硫代乙酰胺法)

本法适用于不需有机破坏,在酸性溶液中显色的重金属限量检查。

(一)检查原理

硫代乙酰胺在酸性(pH 3.5 的醋酸盐缓冲溶液)条件下水解,产生硫化氢,与微量重金属离子作用生成黄色到棕黑色的金属硫化物均匀混悬液,与一定量的标准铅溶液经同法处理后所呈颜色比较,判断供试品中重金属是否超过限量。

$$CH_3CSNH_2 + H_2O \xrightarrow{pH = 3.5} CH_3CONH_2 + H_2S$$

$$Pb^{2+} + H_2S \xrightarrow{pH = 3.5} PbS \downarrow + 2H^+$$

(二)仪器与试剂

分析天平(感量 0.0001g)、架盘天平(感量 0.1g)、量瓶(100ml、1000ml)、量筒(10ml)、纳氏比色管(25ml)及比色管架、试剂瓶(25ml)、滴瓶、白纸、玻璃棒;硝酸铅、硝酸、醋酸盐缓冲液(pH 3.5)、蔗糖或葡萄糖、硫代乙酰胺、盐酸。

(三)操作方法

除另有规定外,取 25ml 纳氏比色管三支,甲管中加标准铅溶液一定量与醋酸盐缓冲液(pH 3.5)2ml 后,加水或各品种项下规定的溶剂稀释成 25ml,乙管中加入按该品种项下规定的方法制成的供试品溶液 25ml;丙管中加入与乙管相同量的供试品,加配制供试品溶液的溶剂适量使溶解,再加与甲管相同量的标准铅溶液与醋酸盐缓冲溶液(pH 3.5)2ml 后,用溶剂稀释成 25ml;若供试品溶液带颜色,可在甲管中滴加少量的稀焦糖溶液或其他无干扰的有色溶液,使之与乙管、丙管一致;再在甲、乙、丙三管中分别加硫代乙酰胺试液各 2ml,摇匀,放置 2 分钟,同置白纸上,自上向下透视,当丙管中显出的颜色不浅于甲管时,乙管中显示的颜色与甲管比较,不得更深。如丙管中显出的颜色浅于甲管,应取样按第二法重新检查。

如在甲管中滴加稀焦糖溶液或其他无干扰的有色溶液,仍不能使颜色一致时,应取样按第二法检查。

配制供试品溶液时,如使用的盐酸超过 1ml,氨试液超过 2ml,或加入其他试剂进行处理者,除另有规定外,甲管溶液应取同样同量的试剂置瓷皿中蒸干后,加醋酸盐酸缓冲液(pH 3.5)2ml 与水 15ml,微热溶解后,移置纳氏比色管中,加标准溶液一定量,再用水或各品种项下规定的溶剂稀释成 25ml。

(四)注意事项

1. 标准铅溶液的制备　称取硝酸铅 0.1599g,置 1000ml 量瓶中,加硝酸 5ml 与水 50ml 溶解后,用水稀释至刻度,摇匀,作为贮备液(每 1ml 相当于 100μg Pb)。临用前,精密量取标准铅贮备液 10ml,置 100ml 的量瓶中,加水稀释至刻度,摇匀,即得标准铅溶液(每 1ml 相当于 10μg Pb)。加硝酸是为了防止硝酸铅水解。临用前取贮备液稀释配制,可防止因硝酸铅水解而产生误差。配制与贮存标准铅溶液用的玻璃容器,均不得含有铅。

2. 标准铅溶液的用量　27ml 溶液中含 20μg Pb 时,与硫代乙酰胺试液所呈颜色最适合于目视比色,若小于 10μg 或大于 30μg,则色太浅或太深,均不利于目视观察比较。故标准铅溶液的用量为 2ml。

3. 反应条件　主要指溶液的 pH。溶液的 pH 对重金属离子与硫化氢呈色影响较大,pH 3.5 时,硫化铅沉淀最完全,呈色最明显。若酸度增大,则呈色变浅,酸度过大甚至不显色。故配制醋酸盐缓冲液(pH 3.5)时,应用 pH 计进行调节。如果供试品用强酸溶解或在处理中用了强酸,则应在加入醋酸盐缓冲溶液前加氨试液至对酚酞指示液显中性。最佳显色时间为 2 分钟。

4. 特殊情况处理

(1)若供试品溶液有颜色,可在对照液管中加稀焦糖液(取蔗糖或葡萄糖约 5g,置瓷蒸发皿或瓷坩埚中,在不断搅拌下,加热至呈棕色糊状,放冷,用水溶解成约 25ml,滤过,贮于滴瓶中备用)或其他无干扰的有色溶液,使之与供试液颜色一致,而后加入硫代乙酰胺试液。

(2)供试品中如含高铁盐,在弱酸性溶液中会使硫代乙酰胺水解生成的硫化氢氧化析出乳硫,影响检查,可在甲、乙、丙三管中分别加入维生素 C 0.5～1.0g,将高铁离子还原成为亚铁离子消除干扰,再按上述方法检查。

（五）结果判断

若乙管所显颜色浅于甲管,则重金属检查符合规定,若乙管所显颜色深于甲管,则不符合规定。

二、第二法(炽灼法)

本法适用于含芳环、杂环的有机药物的重金属检查。由于重金属结合在环中,需先将供试品灼烧破坏,使与有机分子结合的重金属游离出来,再取炽灼残渣进行检查。中药制剂的化学成分多为含芳环或杂环的有机化合物,故对其重金属的检查大多采用此法。

（一）检查原理

将供试品炽灼破坏后,加硝酸处理,使有机物分解、破坏完全,再按第一法进行检查。

（二）仪器与试剂

分析天平(感量 0.0001g)、架盘天平(感量 0.1g)、恒温水浴锅、量瓶(100ml、1000ml)、量筒(10ml)、纳氏比色管(25ml)及比色管架、试剂瓶(25ml)、滴瓶、马福炉、坩埚、瓷皿、玻璃棒;硝酸铅、硝酸、硫酸、醋酸盐缓冲液(pH 3.5)、蔗糖或葡萄糖、硫代乙酰胺、维生素 C、盐酸、氨试液、酚酞指示液。

（三）操作方法

除另有规定外,取各品种项下规定量的供试品,按炽灼残渣检查法进行炽灼处理,然后取遗留的残渣,或直接取炽灼残渣项下遗留的残渣;如供试品为溶液,则取各品种项下规定量的溶液,蒸发至干,再按上述方法处理后取遗留的残渣;加硝酸 0.5ml,蒸干,至氧化氮蒸气除尽后(或取供试品一定量,缓缓炽灼至完全炭化,放冷,加硫酸 0.5～1.0ml,使恰湿润,用低温加热至硫酸除尽后,加硝酸 0.5ml,蒸干,至氧化氮蒸气除尽后,放冷,在 500～600℃ 炽灼使完全灰化),放冷,加盐酸 2ml,置水浴上蒸干后加水 15ml,滴加氨试液至对酚酞指示液显中性(微粉红色),再加醋酸盐缓冲液(pH 3.5)2ml,微热溶解后,移置纳氏比色管中,加水稀释成 25ml,作为乙管;另取配制供试品溶液的试剂,置瓷皿中蒸干后,加醋酸盐缓冲液(pH 3.5)2ml 与水 15ml,微热溶解后,移置纳氏比色管中,加标准铅溶液一定量,再用水稀释成 25ml,作为甲管。再在甲、乙两管中分别加硫代乙酰胺试液 2ml,摇匀,放置 2 分钟,同置白纸上,自上向下透视,乙管显示的颜色与甲管比较,不得更深。

（四）注意事项

1. 炽灼温度应控制在 500～600℃,温度过低灰化不完全,重金属不能全部游离,温度在 700℃以上,多数重金属盐都有不同程度的挥发损失,如铅在 700℃经 6 小时炽灼,损失率达 68%。某些供试品在炽灼时能腐蚀瓷坩埚而带入较多的重金属,应改用石英坩埚或铂坩埚操作。

2. 炽灼残渣加硝酸处理后,必须蒸干以除尽氧化氮,防止亚硝酸使硫代乙酰胺水解生成的硫化氢被氧化而析出硫,影响检查。蒸干后的残渣加盐酸处理,目的是使重金属转为氯化物,应水浴上蒸干以驱除多余的盐酸。

3. 为了消除盐酸或其他试剂可能夹杂重金属的影响,在配制供试品溶液时,如使用的盐酸超过 1.0ml（或与盐酸 1.0ml 相当的稀盐酸）,氨试液超过 2ml,或加入其他试剂进行处理者,除另有规定外,对照液中应取同样同量的试剂置瓷皿中蒸干,加醋酸盐缓冲液（pH 3.5）2ml 与水 15ml,微热溶解后,移置纳氏比色管中,加标准铅溶液一定量,再用水稀释成 25ml。

4. 其他注意事项同第一法。

（五）结果判断

若乙管所显颜色浅于甲管,则符合规定;若乙管所显颜色深于甲管,则不符合规定。

三、第三法（硫化钠法）

本法适用于能溶于碱而不溶于稀酸（或在稀酸中即生成沉淀）的中药制剂的重金属限量检查。

（一）检查原理

在碱性条件下,制剂中的重金属离子与硫化钠试液作用,生成有色的金属硫化物混悬液,与一定量标准铅溶液经同法处理所呈现的颜色进行比较,判断供试品中重金属是否超过规定限量。

$$Pb^{2+} + Na_2S \xrightarrow{\text{NaOH}} PbS\downarrow + 2Na^+$$

（二）仪器与试剂

分析天平（感量 0.0001g）、架盘天平（感量 0.1g）、量瓶（100ml、1000ml）、量筒（10ml）、纳氏比色管（25ml）、比色管架、试剂瓶（25ml）、滴瓶、玻璃棒;标准铅溶液、氢氧化钠试液、硫化钠试液等。

（三）操作方法

除另有规定外,取供试品适量,加氢氧化钠试液 5ml 与水 20ml 溶解后,置纳氏比色管中,加硫化钠试液 5 滴,摇匀,与一定量的标准铅溶液同样处理后的颜色比较,不得更深。

（四）注意事项

1. 硫化钠试液的稳定性与硫化钠的纯度有很大关系,一般应采用分析纯硫化钠配制。硫化钠试液对玻璃有一定的腐蚀性,而且久置会产生絮状物,应临用前新鲜配制。

2. 供试品如为铁盐,检查重金属时,需利用 Fe^{3+} 在比重为 1.103～1.105 的盐酸(盐酸 9ml 与蒸馏水 6ml 的混合液)中成为 $[HFeCl_6]^{2-}$,可用乙醚提取而除去,再将酸性溶液加氨试液使呈碱性后,用氰化钾作为微量铁盐的掩蔽剂,再加硫化钠试液测定(应用氰化钾试液时,应特别注意安全,用完不得倒入酸缸中!)。

（五）结果判断

供试液管所显的颜色浅于对照液管,则符合规定;供试液管所显颜色深于对照液管,则不符合规定。

 知 识 链 接

重金属的危害

重金属及有害元素的毒性在于它们可与人体内酶蛋白上的巯基和过硫键结合,使蛋白质变性,酶失去活性,组织细胞出现结构和功能上的损害。例如铅主要损害神经系统、造血系统、血管和消化系统;汞能损害肾脏,造成肾功能衰竭;砷扩张毛细血管,麻痹血管舒缩中枢,使腹腔脏器严重失血,引起肝、肾、心等器官的损害。一些矿物药中多含有害元素,例如石膏中含有少量铅,朱砂中含有汞,雄黄中含有砷,入药后易引起重金属含量超标。为了保证中药及其制剂的安全性,《中国药典》还采用原子吸收分光光度法或电感耦合等离子体质谱法对某些中药如枸杞子、山楂、西洋参、白芍、阿胶等中的重金属及有害元素铅、镉、砷、汞、铜进行测定。并规定含铅不得过百万分之五;镉不得过千万分之三;砷不得过百万分之二;汞不得过千万分之二;铜不得过百万分之二十。

四、应用实例

（一）冰片中重金属检查

《中国药典》收载的冰片为人工合成品,又称合成龙脑。《中国药典》年版采用第一法对冰片进行重金属检查,并规定冰片含重金属不得过百万分之五。

取 25ml 纳氏比色管三支,甲管中加标准铅溶液 2ml 与醋酸盐缓冲液(pH 3.5)2ml 后,加乙醇稀释成 25ml;取冰片 2g,于乙管中加乙醇 23ml 溶解后,加稀醋酸 2ml 制成供试品溶液 25ml;丙管中加冰片 2g,加乙醇适量使溶解,再加标准铅溶液 2ml 与醋酸盐缓冲溶液(pH 3.5)2ml 后,用溶剂稀释成 25ml;再在甲、乙、丙三管中分别加硫代乙酰胺试液各 2ml,摇匀,放置 2 分钟,同置白纸上,自上向下透视,当丙管中显出的颜色不浅于甲管时,乙管中显示的颜色与甲管比较,不得更深。若乙管颜色不比甲管深,则冰片含重金属符合规定;若乙管颜色比甲管深,则冰片含重金属不符合规定。

（二）地奥心血康中重金属检查

地奥心血康为薯蓣科植物黄山药和穿山龙薯蓣的根茎提取物,为浅黄色或浅棕黄色粉末;无臭,味微苦,有吸湿性。《中国药典》采用第二法检查重金属,并规定含重金属不得过百万分之二十。

1. 供试品溶液的制备　取本品 1.0g,置已炽灼至恒重的坩埚中,精密称定,缓缓炽灼至完全炭化,放冷至室温,加硫酸 0.5～1ml 使湿润,低温加热至硫酸蒸气除尽后,加硝酸 0.5ml,蒸干,至氧化氮蒸气除尽后,放冷,在 500～600℃炽灼使完全灰化,放冷,加盐酸 2ml,置水浴上蒸干后加水 15ml,滴加氨试液至对酚酞指示液显中性,再加醋酸盐缓冲液(pH 3.5)2ml,微热溶解后,移置纳氏比色管中,加水稀释成 25ml,作为乙管。

2. 标准对照液的制备　另取配制供试品溶液的试剂,置瓷皿中蒸干后,加醋酸盐缓冲液(pH 3.5)2ml 与水 15ml,微热溶解后,移置纳氏比色管中,加标准铅溶液 2ml,再用水稀释成 25ml,作为甲管。

3. 显色与结果判断　在甲、乙两管中分别加硫代乙酰胺试液各 2ml,摇匀,放置 2 分钟,同置白纸上,自上向下透视,若乙管显出的颜色不比甲管深,则重金属检查符合规定;若乙管颜色比甲管深,则重金属检查不符合规定。

4. 注意事项　炽灼温度应严格控制在 500～600℃。温度过低灰化不完全,重金属不能全部游离;温度过高,则重金属挥发损失,都会影响结果的准确性。

点 滴 积 累

1. 重金属系指在规定实验条件下能与硫代乙酰胺或硫化钠试液作用而显色的金属杂质。重金属检查主要以铅为代表。

2.《中国药典》重金属检查法有三种:硫代乙酰胺法、炽灼法和硫化钠法。

3. 硫代乙酰胺法检查重金属的最佳 pH 为 3.5(用 pH = 3.5 的醋酸盐缓冲溶液控制)。

4. 标准铅溶液应临用前用标准铅贮备液配制。配制与贮存标准铅溶液的玻璃容器均不得含铅。标准铅溶液(每 1ml 相当于 $10\mu g$ Pb)的用量以 2ml 为宜。

第四节　砷盐检查法

砷盐的毒性较大,在中药材种植中,除草剂、杀虫剂和磷酸盐肥料等以及中药制剂在生产过程中使用的无机试剂和搪瓷反应器都会使中药材和中药制剂中含有微量砷。

砷盐检查法系指用于药品中微量砷盐(以 As 计算)的限量检查。即比较供试品溶液与一定量的标准砷溶液在相同条件下处理后所呈现的颜色深浅,判断供试品中砷盐是否符合限量规定。《中国药典》收载了两种砷盐检查法,即第一法(古蔡氏法)和第二法(二乙基二硫代氨基甲酸银法)。

一、第一法(古蔡氏法)

本法只能用于药品中砷盐的限量检查,不能测定砷盐的准确含量。

(一) 检查原理

古蔡氏法是利用金属锌与酸作用产生新生态的氢与供试品中的微量砷盐反应生成具有挥发性的砷化氢,遇溴化汞试纸产生黄色至棕色的砷斑,与相同条件下一定量的标准砷溶液所产生的砷斑比较,以判定供试品中砷盐是否超过限量。

砷盐与锌和盐酸作用:

$$As^{3+} + 3Zn + 3H^+ \longrightarrow AsH_3 \uparrow + 3Zn^{2+}（反应快）$$

$$AsO_3^{3-} + 3Zn + 9H^+ \longrightarrow AsH_3\uparrow + 3Zn^{2+} + 3H_2O(反应快)$$

$$AsO_4^{3-} + 4Zn + 11H^+ \longrightarrow AsH_3\uparrow + 4Zn^{2+} + 4H_2O(反应慢)$$

砷化氢与溴化汞试纸作用：

$$AsH_3 + 2HgBr_2 \longrightarrow 2HBr + AsH(HgBr)_2(黄色)$$

$$AsH_3 + 3HgBr_2 \longrightarrow 3HBr + AsH(HgBr)_3(棕色)$$

（二）仪器与试剂

古蔡氏法检砷装置（图4-1）、分析天平（感量0.0001g）、托盘天平（感量0.1g）、恒温水浴锅、马福炉、坩埚、干燥器、变色硅胶（干燥剂）、量瓶（100ml、1000ml）、量筒（10ml）、定量滤纸；盐酸、碘化钾、锌粒、稀硫酸、20%氢氧化钠溶液、酸性氯化亚锡试液；溴化汞试纸、醋酸铅棉花。

（三）操作方法

1. 仪器装置　如图4-1所示。A为100ml标准磨口锥形瓶；B为中空的标准磨口塞，上连导气管C（外径8.0mm，内径6.0mm），全长约180mm；D为具孔的有机玻璃旋塞，其上部为圆形平面，中央有一圆孔，孔径与导气管C的内径一致，其下部孔径与导气管C的外径相适应，将导气管C的顶端套入旋塞下部孔内，并使管壁与旋塞的圆孔适相吻合，黏合固定；E为中央具有圆孔（孔径6.0mm）的有机玻璃旋塞盖，与D紧密吻合。

2. 导气管的准备　在导气管C中装入醋酸铅棉花60mg（高度为60~80mm），再于旋塞D的顶端平面上放一片溴化汞试纸（试纸大小以能覆盖孔径而不露出平面外为宜），盖上旋塞盖E并旋紧，即得。

图4-1　古蔡氏法检查砷
盐仪器装置图（单位：mm）

A. 磨口锥形瓶；B. 磨口塞（中有一孔）；
C. 导气管（装入醋酸铅棉花60mg）；
D. 有机玻璃旋塞；E. 有机玻璃旋塞盖

3. 标准砷斑的制备　精密量取标准砷溶液2ml，置A瓶中，加盐酸5ml与水21ml，再加碘化钾试液5ml与酸性氯化亚锡试液5滴，在室温放置10分钟后，加锌粒2g，立即将按上法装妥的导气管C密塞于A瓶上，并将A瓶置25~40℃水浴中，反应45分钟，取出溴化汞试纸，即得。

若供试品需经有机破坏后再行检砷，则应取标准砷溶液代替供试品，按该品种项下规定的方法同法处理后，依法制备标准砷斑。

4. 供试品检查　取按各品种项下规定方法制成的供试品溶液，置A瓶中，加盐酸5ml与水适量使成28ml，按标准砷斑的制备，自"再加碘化钾试液5ml"起，依法操作。将生成的砷斑与标准砷斑比较，不得更深。

（四）注意事项

1. 标准砷溶液的制备　称取三氧化二砷0.132g，置1000ml量瓶中，加20%氢氧化钠溶液5ml溶解后，用适量的稀硫酸中和，再加稀硫酸10ml，用水稀释至刻度，摇匀，作为标准砷贮备液。标准砷贮备液存放时间一般不宜超过一年。临用前，精密量取标准砷贮备液10ml，置1000ml量瓶中，加稀硫酸10ml，用水稀释至刻度，摇匀，即得（每1ml

相当于 $1\mu g$ 的 As)。

2. 碘化钾和氯化亚锡的作用　药物中存在的微量砷通常以三价的亚砷酸盐或五价的砷酸盐存在,五价状态的砷被还原生成砷化氢的速度比三价砷慢,三价砷生成砷化氢在 2 小时内已反应完全,而五价砷在同时间内仅五分之一起反应。故加入还原剂碘化钾和氯化亚锡,使五价砷还原为三价砷,加快反应速度。碘化钾被氧化生成的碘又被酸性氯化亚锡还原为碘离子,碘离子与反应生成的锌离子形成稳定的配离子,有利于生成砷化氢的反应不断进行。

$$AsO_4^{3-} + 2I^- + 2H^+ \longrightarrow AsO_3^{3-} + I_2 + H_2O$$
$$AsO_4^{3-} + Sn^{2+} + 2H^+ \longrightarrow AsO_3^{3-} + Sn^{4+} + H_2O$$
$$I_2 + Sn^{2+} \longrightarrow 2I^- + Sn^{4+}$$
$$4I^- + Zn^{2+} \longrightarrow \left[ZnI_4\right]^{2-}$$

氯化亚锡还可与锌作用,锌置换出锡沉积在锌粒表面形成锌-锡齐,起去极化作用,加快锌粒与盐酸作用,使氢气均匀而连续的产生,有利于砷斑的形成,增加反应的灵敏度和准确度。

$$Sn^{2+} + Zn \longrightarrow Sn + Zn^{2+}$$

氯化亚锡与碘化钾的存在,还可抑制锑化氢生成,因为锑化氢也能与溴化汞试纸作用,生成有色锑斑。但在实验条件下,$100\mu g$ 锑存在也不至于干扰测定。

3. 醋酸铅棉花的作用　供试品和锌粒中可能含有少量硫化物,在酸性溶液中产生的硫化氢气体与溴化汞试纸作用产生硫化汞色斑,干扰检查。故用醋酸铅棉花吸收硫化氢气体,排除干扰。醋酸铅棉花应均匀塞入导气管中部 60~80mm,不要塞入近下端。要松紧适宜、保持干燥,如有湿润,应重新更换。

 课 堂 活 动

导气管中的醋酸铅棉花为什么要松紧适宜,保持干燥?

4. 标准砷斑或标准砷对照液的制备　制备标准砷斑或标准砷对照液,应与供试品检查同时进行。因砷斑不稳定,遇光、热及湿气易褪色,故反应中应保持干燥及避光,反应完毕立即比色。

5. 砷斑色泽的控制　砷斑色泽的深浅随砷化氢的量而定,砷斑颜色过深或过浅都会影响比色的准确性。标准砷溶液为 2ml(相当于 $2\mu g$ As)所形成的色斑色度适中、清晰,便于比较。因此,当供试品砷盐限量不同时,应采用改变供试品取用量的方法来适应要求,而不采用改变标准砷溶液用量的办法。

6. 锌粒的正确应用　应使用无砷锌粒。锌粒大小影响反应速度,为使产生砷化氢气体的速度适宜,以能通过一号筛(粒径 2mm 左右)的锌粒为宜,反应时间为 45 分钟。若锌粒较大,用量应酌情增加,反应时间亦应延长至 1 小时。反应温度应控制在 25~40℃之间,冬季可置温水浴中;如反应太快,宜适当降低反应温度,使砷化氢气体均匀产生。

7. 溴化汞试纸的制备　溴化汞试纸应新鲜制备。制备溴化汞试纸所用滤纸的质量,对生成砷斑的色泽有影响,用定量滤纸质地疏松者,所显砷斑色调鲜明,梯度规律。

因此,应选用质量较好,质地疏松的中速定量滤纸。

8. 醋酸铅棉花的制备　系取脱脂棉 1.0g,浸入醋酸铅试液与水的等容混合液 12ml 中,湿透后,挤压除去过多的溶液,使之疏松,在 100℃ 以下干燥后,贮存于玻璃塞瓶中备用。

9. 样品预处理　中药制剂一般需经有机破坏后检查砷盐。因砷盐常与有机药物的环状结构以共价键结合,需先行有机破坏,使砷游离出来,否则检出结果偏低或难以检出。有机破坏时,所用试剂的含砷量如超过 1μg,除另有规定外,应取同量的试剂加入标准砷溶液一定量,按供试品同样处理,制备标准砷斑,再与供试品所生成砷斑的颜色比较。

10. 试验用仪器和试液　试验用仪器和试液等按本法检查,均不应生产砷斑,或至多生成仅可辨认的斑痕。新购置的仪器装置,在使用前应检查是否符合要求。可将所使用的仪器装置依法制备标准砷斑,所得砷斑应呈色一致。同一套仪器应能辨别出标准砷溶液 1.5ml 与 2.0ml 所呈砷斑的深浅。

（五）结果判断

供试品生成的砷斑比标准砷斑色浅,判为符合规定,供试液生成的砷斑比标准砷斑颜色深,则判为不符合规定。

二、第二法（二乙基二硫代氨基甲酸银法）

第二法（二乙基二硫代氨基甲酸银法,简称 Ag-DDC 法）既可检查药品中砷盐限量,又可准确测定砷盐的含量。

（一）检查原理

利用金属锌与酸作用产生新生态的氢,与药品中的微量砷盐反应生成具有挥发性的砷化氢,用二乙基二硫代氨基甲酸银试液吸收,使二乙基二硫代氨基甲酸银还原生成红色胶态银,与相同条件下一定量的标准砷溶液所产生的颜色进行目视比色,或在 510nm 波长处以二乙基二硫代氨基甲酸银试液作空白,测定吸光度,与标准砷对照液同法测得的吸光度比较,以判定供试品中砷盐是否符合限量规定或计算砷盐含量。

二乙基二硫代氨基甲酸银（简称Ag-DDC）　二乙基二硫代氨基甲酸（简称HDDC）

（二）仪器与试剂

二乙基二硫代氨基甲酸银法检砷装置、分析天平（感量 0.0001g）、架盘天平（感量 0.1g）、分光光度计、比色计、恒温水浴锅、马福炉、坩埚、恒温干燥箱（精确至 ±1℃）、干燥器、变色硅胶（干燥剂）、量瓶（100ml、1000ml）、量筒（10ml）、定量滤纸;盐酸、碘化钾、锌粒、稀硫酸、二乙基二硫代氨基甲酸银试液、酸性氯化亚锡试液、三氯甲烷;醋酸铅棉花。

（三）操作方法

1. 仪器装置　如图 4-2 所示。A 为 100ml 标准磨口锥形瓶;B 为中空的标准磨口塞,上连导气管 C(一端的外径为 8mm,内径为 6mm;另一端长 180mm,外径 4mm,内径 1.6mm,尖端内径为 1mm)。D 为平底玻璃管(长 180mm,内径 10mm,于 5.0ml 处有一刻度)。

图 4-2 Ag-DDC 法测砷装置图(单位:mm)
A. 锥形瓶;B. 磨口塞(中有一孔);
C. 导气管(装入醋酸铅棉花 60mg);D. 平底玻璃管

测试时,于导气管 C 中装入醋酸铅棉花 60mg(装管高度约 60~80mm),并于 D 管中精密加入二乙基二硫代氨基甲酸银试液(含 1.8% 三乙胺的 0.25% 二乙基二硫代氨基甲酸银的三氯甲烷溶液)5ml。

2. 标准砷对照液的制备 精密量取标准砷溶液 2ml,置 A 瓶中,加盐酸 5ml 与水 21ml,再加碘化钾试液 5ml 与酸性氯化亚锡试液 5 滴,在室温放置 10 分钟后,加锌粒 2g,立即将导气管 C 与 A 瓶密塞,使生成的砷化氢气体导入 D 管中,并将 A 瓶置 25~40℃水浴中反应 45 分钟,取出 D 管,添加三氯甲烷至刻度,混匀,即得。

3. 供试品检查法 取按各品种项下规定方法制成的供试品溶液,置 A 瓶中,加盐酸 5ml 与水适量使成 28ml,按标准砷对照液的制备,自"再加碘化钾试液 5ml"起,依法操作。将所得溶液与标准砷对照液同置白色背景上,从 D 管上方向下观察、比较,所得溶液的颜色不得比标准砷对照液更深。必要时,可将所得溶液转移至 1cm 吸收池中,按紫外-可见分光光度法(《中国药典》附录Ⅴ A)在 510nm 波长处以二乙基二硫代氨基甲酸银试液作空白,测定吸光度,与标准砷对照液按同法测得的吸光度比较,不得更大。

(四)注意事项

1. 二乙基二硫代氨基甲酸银试液的配制:取二乙基二硫代氨基甲酸银 0.25g,加三氯甲烷适量于三乙胺 1.8ml,加三氯甲烷至 100ml,搅拌使溶解,放置过夜,用脱脂棉滤过,即得。加入三乙胺是为了中和反应生成的二乙基二硫代氨基甲酸。该试液呈色稳定,低毒无臭,且配制后两周内稳定。该试液应置棕色玻璃瓶中,密塞,阴凉处保存。

2. 当供试液中含砷(As)0.75~7.5μg 时显色反应的线性关系良好,2 小时内稳定,重现性好。与砷化氢产生的颜色在 510nm 处有最大吸收。因二乙基二硫代氨基甲酸银试液带浅黄绿色,测吸光度时要用此试液作空白。

3. 操作时由于在 25～40℃ 水浴中反应 45 分钟后，D 管中有部分三氯甲烷挥发，故比色前应添加三氯甲烷至 5.00ml，摇匀。

4. 其他注意事项同第一法（古蔡氏法）。

（五）结果判断

若供试液的颜色浅于对照液，或供试液的吸光度小于对照液，则判为符合规定；若供试液的颜色深于对照液，或供试液的吸光度大于对照液，则判为不符合规定。

 知 识 链 接

黄曲霉毒素的危害

中药及中药制剂中的有害杂质除了重金属、砷盐等有害元素以外，还有黄曲霉毒素。黄曲霉毒素是黄曲霉和寄生曲霉的代谢产物，具有极强的毒性，能导致肝硬化，诱发肝癌。因此，《中国药典》增加了黄曲霉毒素测定法（附录ⅨV），采用 HPLC 法测定药材、饮片及制剂中的黄曲霉毒素，如僵蚕、桃仁、陈皮中黄曲霉毒素的测定，并规定桃仁等每 1000g 含黄曲霉毒素 B_1 不得过 5μg，含黄曲霉毒素 G_2、黄曲霉毒素 G_1、黄曲霉毒素 B_2 和黄曲霉毒素 B_1 的总量不得过 10μg。

三、应用实例

（一）冰片中砷盐的检查

《中国药典》采用古蔡氏法检查冰片中的砷盐，并规定含砷盐不得过百万分之二。

取本品 1g，加氢氧化钙 0.5g 与水 2ml，混匀，置水浴上加热使本品挥发后，放冷，置检砷瓶 A 中，加盐酸中和，再加盐酸 5ml 与水适量使成 28ml，再加碘化钾试液 5ml 与酸性氯化亚锡试液 5 滴，在室温放置 10 分钟后，加锌粒 2g，立即将已准备好的导气管 C 与 A 瓶密塞，置 25～40℃ 水浴中反应 45 分钟，取出溴化汞试纸，将生成的砷斑与标准砷斑比较，不得更深。

课 堂 活 动

冰片中砷盐检查，加氢氧化钙的作用是什么？

（二）石膏中砷盐的检查

本品为硫酸盐类矿物硬石膏族石膏，主要含含水硫酸钙（$CaSO_4 \cdot 2H_2O$）。《中国药典》用第二法（二乙基二硫代氨基甲酸银法）检查砷盐，规定含砷盐不得过百万分之二。

取本品 1g，置检砷装置 A 瓶中，加盐酸 5ml，加水至 28ml，加热使溶解，放冷，再加碘化钾试液 5ml 与酸性氯化亚锡试液 5 滴，在室温放置 10 分钟后，加锌粒 2g，立即将导气管 C 与 A 瓶密塞，使生成的砷化氢气体导入 D 管中，并将 A 瓶置 25～40℃ 水浴中反应 45 分钟，取出 D 管，添加三氯甲烷至刻度，混匀。将所得溶液与标准砷对照液同置白色背景上，从 D 管上方向下观察比较，若供试液的颜色比标准砷对照液浅，则石膏中砷盐符合限量规定，若供试液颜色比标准砷对照液深，则砷盐检查不符合规定。

点滴积累

1. 中药材种植及中药制剂生产中均会引入砷盐。砷盐有毒,应严格检查并控制其限量。

2. 砷盐检查法有两种:古蔡氏法和二乙基二硫代氨基甲酸银法。以古蔡氏法较常用。检查中药及其制剂的砷盐,多需要有机破坏后使砷游离出再检查。

3. 古蔡氏法中,供试品中砷盐与盐酸和锌反应产生的砷化氢气体,与溴化汞试纸生成黄至棕色的砷斑,与标准砷斑比较,颜色不得更深。

4. 醋酸铅棉花的作用是吸收硫化氢;碘化钾和氯化亚锡的主要作用是将五价砷还原为三价砷。

第五节　注射剂有关物质检查法

中药注射剂有关物质系指中药材经提取、纯化制成注射剂后,残留在注射剂中可能含有并需要控制的物质。除另有规定外,一般应检查蛋白质、鞣质、树脂等,静脉注射液还应检查草酸盐、钾离子等。这些物质存在于注射剂中既会影响注射剂的澄明度,又会使患者注射后产生局部疼痛、红肿、组织坏死或出现过敏反应等。故应检查这些杂质并控制其存在量。

一、蛋白质检查法

注射剂中的蛋白质如未除尽,灭菌及贮存期间易聚集沉淀,从而影响注射剂的稳定性及澄明度,注射到人体后还易引起过敏反应,故应检查和控制蛋白质。

（一）测定原理

利用蛋白质在 pH 小于等电点时呈正离子状态,可与磺基水杨酸或鞣酸试剂产生不溶性的沉淀,以判断蛋白质的存在。

（二）仪器与试剂

试管;30% 磺基水杨酸试液、鞣酸试液。

（三）操作方法

除另有规定外,取注射液 1ml,加新配制的 30% 的磺基水杨酸溶液 1ml,混匀,放置 5 分钟,不得出现浑浊。注射液中如含有遇酸能产生沉淀的成分,可改用鞣酸试液 1~3 滴,不得出现浑浊。

（四）注意事项

1. 试管应选质量较好、质地一致、无色、无刻度的玻璃试管。

2. 磺基水杨酸试液应新鲜配制,否则会影响检验结果。

3. 注射剂含有黄芩苷、蒽醌类等成分时,应改用鞣酸试液检查。否则会影响检验结果的正确性。鞣酸试液的配制:取鞣酸 1g,加乙醇 1ml,加水溶解并稀释至 100ml,即得。

4. 某些注射剂遇酸能产生沉淀,会干扰检查结果,应注意。

5. 如结果不明显,可取注射用水作空白,同法操作,加以比较。

（五）结果判断

不出现浑浊，判为符合规定；出现浑浊，则判为不符合规定。

二、鞣质检查法

中药注射剂中若含有较多的鞣质，一方面，由于鞣质能与蛋白质结合为不溶性沉淀，会对人体产生刺激，肌注会引起注射部位红肿、出现硬结和疼痛；静脉注射会引起凝血。另一方面，注射剂中含有鞣质，在灭菌和贮存过程中，鞣质被氧化，使注射液颜色加深、产生浑浊甚至生成沉淀，严重影响注射剂的澄明度和稳定性。而在制备中药注射剂时，又很难把鞣质完全除尽。因此，中药注射剂应进行鞣质检查。

（一）测定原理

利用蛋白质与鞣质反应形成鞣酸蛋白沉淀，判断鞣质的存在。

（二）仪器与试剂

试管；1%的鸡蛋清生理氯化钠溶液、稀醋酸、氯化钠明胶试液。

（三）操作方法

除另有规定外，取注射液 1ml，加新配制的含 1% 鸡蛋清的生理氯化钠溶液 5ml［必要时，用微孔滤膜（0.45μm）滤过］，放置 10 分钟，不得出现浑浊或沉淀。如出现浑浊或沉淀，取注射液 1ml，加稀醋酸 1 滴，再加氯化钠明胶试液 4～5 滴，不得出现浑浊或沉淀。

（四）注意事项

1. 鸡蛋清生理氯化钠溶液应新鲜配制，否则影响检查结果。

2. 含有聚乙二醇、聚山梨酯等聚氧乙烯基物质的注射液，虽有鞣质也不产生沉淀，对这类注射液应取未加附加剂前的半成品检查。

3. 如结果不明显，可取注射用水作空白，同法操作，加以比较。

（五）结果判断

不出现浑浊，判为符合规定；出现浑浊，则判为不符合规定。

三、树脂检查法

树脂是植物组织的正常代谢产物或分泌物。树脂中的树脂酸和树脂醇具有极性基团，有一定的水溶性，在中药注射剂中常有少量存在而又不易除去，但在灭菌后或贮藏过程中容易析出，影响注射剂的澄明度。中药注射剂中如含有树脂，注射后还会引起疼痛。因此中药注射剂应进行树脂检查。

（一）测定原理

利用树脂在酸性水中溶解度降低析出絮状沉淀，以判断树脂的存在。

（二）仪器与试剂

恒温水浴锅、蒸发皿、分液漏斗、具塞试管、烧杯；盐酸、三氯甲烷、冰醋酸。

（三）操作方法

除另有规定外，取注射液 5ml，加盐酸 1 滴，放置 30 分钟，不得出现沉淀。如出现沉淀，可另取注射液 5ml，加三氯甲烷 10ml 振摇提取，分取三氯甲烷液，置水浴上蒸干，残渣加冰醋酸 2ml 使溶解，置具塞试管中，加水 3ml，混匀，放置 30 分钟，不得出现沉淀。

（四）注意事项

1. 用三氯甲烷提取时,应充分放置,使其分层完全,否则,易出现假阳性。应在通风橱中进行。

2. 如结果不明显,可取注射用水作空白,同法操作,加以比较。

（五）结果判断

无沉淀析出,判为符合规定。有沉淀析出,判为不符合规定;如出现絮状物也判为不符合规定。

四、草酸盐检查法

注射剂若含有草酸盐,进入人体后会与钙离子结合成不溶于水的草酸钙而引起血栓,并使血液脱钙,甚至引起痉挛,故供静脉注射用注射剂应检查草酸盐,以保证用药安全。

（一）检查原理

利用草酸盐与氯化钙反应生成不溶于水的草酸钙,判断草酸盐的存在。

$$C_2O_4^{2-} + CaCl_2 \longrightarrow CaC_2O_4 \downarrow + 2Cl^-$$

（二）仪器与试剂

试管、玻璃漏斗、滤纸;稀盐酸、氢氧化钠溶液、3% 氯化钙溶液。

（三）操作方法

除另有规定外,取溶液型静脉注射液适量,用稀盐酸调节 pH 1～2,滤过,取滤液 2ml,加氢氧化钠溶液调节 pH 5～6,加 3% 氯化钙溶液 2～3 滴,放置 10 分钟,不得出现浑浊或沉淀。

（四）注意事项

如结果不明显,可取注射用水作空白,同法操作,加以比较。

（五）结果判断

不出现浑浊或沉淀,判为符合规定;否则,判为不符合规定。

五、钾离子检查法

中药注射剂中如钾离子含量过高,可引起明显的局部刺激(疼痛反应)和心肌损害。用于静脉注射时,会引起病人血钾离子浓度偏高,使电解质平衡失调,故应对供静脉注射用注射剂中钾离子进行限量检查。

（一）检查原理

利用注射液中的钾离子与四苯硼钠试剂在酸性条件下生成白色沉淀,使供试液浑浊,与一定量的标准钾离子溶液在相同条件下所产生的浊度进行比较,判断注射液中钾离子是否超过规定限度［钾离子浓度控制在 22%（mg/ml）以下为宜］。

（二）仪器与试剂

分析天平(感量 0.0001g)、高温炉、量瓶、乳钵、恒温干燥箱、干燥器、变色硅胶(干燥剂)、坩埚、表面皿、纳氏比色管(10ml)、移液管、黑纸;稀醋酸、甲醛溶液、0.1mol/L 氢氧化钠溶液、3% 乙二胺四醋酸二钠溶液、3% 四苯硼钠溶液、硫酸钾。

（三）操作方法

除另有规定外,取静脉注射液 2ml,蒸干,先用小火炽灼至炭化,再在 500～600℃炽灼至完全灰化,加稀醋酸2ml使溶解,置25ml量瓶中,加水稀释至刻度,摇匀,作为供试品溶液。取10ml纳氏比色管两支,甲管中精密加入标准钾离子溶液0.8ml,加碱性甲醛溶液(取甲醛溶液,用0.1mol/L氢氧化钠溶液调节pH 8.0~9.0)0.6ml、3%乙二胺四醋酸二钠溶液2滴、3%四苯硼钠溶液0.5ml,加水稀释成10ml,乙管中精密加入供试品溶液1ml,与甲管同时依法操作,摇匀,甲、乙两管同置黑纸上,自上向下透视,乙管中显出的浊度与甲管比较,不得更浓。

(四)注意事项

1. 标准钾离子溶液的配制:取硫酸钾适量,研细,于110℃干燥至恒重,精密称取2.23g,置1000ml量瓶中,加水适量使溶解并稀释至刻度,摇匀,作为贮备液。临用前,精密量取贮备液10ml,置100ml量瓶中,加水稀释至刻度,摇匀即得(每1ml相当于100μg的K)。贮备液应放冰箱中保存。

2. 供试品在炭化时,应注意缓慢加热,以防止暴沸而造成误差。炽灼温度应控制在500~600℃,灰化必须完全。

(五)结果判断

乙管与甲管比较,乙管中显出的浊度浅于甲管,判为符合规定;乙管中显出的浊度比甲管浓,判为不符合规定。

知识链接

中药注射剂的不良反应

中药注射剂系指药材经提取、纯化后制成的供注入人体内的溶液、乳状液及供临用前配制成溶液的粉末或浓溶液的无菌制剂。《中国药典》收载的中药注射剂有止喘灵注射液、灯盏细辛注射液、注射用双黄连(冻干)、注射用灯盏花素、清开灵注射液五个品种。

中药注射剂是我国民族医药的特色,在治疗疾病领域具有不可替代的优势。但是,中药注射剂不良反应的发生严重阻碍了其在临床上的应用。中药注射剂的不良反应主要有过敏反应、溶血反应、发热反应及其他反应,涉及多器官、多系统。报道较多的是心血管系统,血液系统、呼吸系统、消化系统、皮肤黏膜、泌尿系统和神经系统损害,以过敏反应最多。引起不良反应的原因有多方面,注射剂中成分复杂、杂质较多、微生物代谢产物以及应用时稀释、配伍不当产生不溶性微粒等都是注射剂发生不良反应的主要因素。

六、应用实例

注射用双黄连(冻干)有关物质检查:注射用双黄连(冻干)是由连翘、金银花、黄芩三味中药制成的黄棕色无定形粉末或疏松固体状物;有引湿性。具有清热解毒、疏风解表的功效。是《中国药典》收载的第一个供静脉滴注的冻干注射剂。《中国药典》规定应检查蛋白质、鞣质、树脂、草酸盐与钾离子等有关物质。

1. 蛋白质检查 取本品0.6g,加水10ml使溶解,取2ml,滴加鞣酸试液1~3滴,不得出现浑浊。若澄清则蛋白质检查符合规定;若出现浑浊,则蛋白质检查不符合规定。

2. 鞣质检查　取本品0.6g,加水10ml使溶解,取1ml,加新配制的含1%鸡蛋清的生理氯化钠溶液5ml[必要时,用微孔滤膜(0.45μm)滤过],放置10分钟。不得出现浑浊或沉淀。如出现浑浊或沉淀,则取溶液1ml,加稀醋酸1滴,再加氯化钠明胶试液4~5滴,不得出现浑浊和沉淀。若澄清,则鞣质检查符合规定;若出现浑浊或沉淀,则鞣质检查不符合规定。

3. 树脂检查　取本品0.6g,加水10ml使溶解,取5ml,置分液漏斗中,加三氯甲烷10ml振摇提取,分取三氯甲烷液,置水浴上蒸干,残渣加冰醋酸2ml使溶解,置具塞试管中,加水3ml,混匀,放置30分钟,应无絮状物析出。若澄清,不出现絮状物,则树脂检查符合规定;若有絮状物析出则树脂检查不符合规定。

4. 草酸盐检查　取本品0.6g,加水10ml使溶解,用稀盐酸调节pH 1~2,保温滤去沉淀,调节pH 5~6,取2ml,加3%氯化钙溶液2~3滴,放置10分钟,不得出现浑浊和沉淀。若澄清,则草酸盐检查符合规定;出现浑浊或沉淀,则草酸盐检查不符合规定。

5. 钾离子检查　取本品0.12g,称定,先用小火炽灼至炭化,再在500~600℃炽灼至完全灰化,加稀醋酸使溶解,置25ml量瓶中,加水稀释至刻度,混匀,作为供试品溶液。取10ml纳氏比色管两支,甲管中精密加入标准钾离子溶液(每1ml相当于100μg K)0.8ml,加碱性甲醛溶液(取甲醛溶液,用0.1mol/L氢氧化钠溶液调节pH 8.0~9.0)0.6ml、3%乙二胺四醋酸二钠溶液2滴、3%四苯硼钠溶液0.5ml,加水稀释成10ml,乙管中精密加入供试品溶液1ml,与甲管同时依法操作,摇匀,甲、乙两管同置黑纸上,自上向下透视,乙管中显出的浊度与甲管比较,不得更浓。若乙管中显出的浊度比甲管浅,则钾离子检查符合规定;若乙管中显出的浊度比甲管深,则钾离子检查不符合规定。

点 滴 积 累

注射剂有关物质系指中药材经提取、纯化制成注射剂后,残留在注射剂中可能含有并需要控制的物质。这些物质会导致不良反应的发生,并且影响注射剂的稳定性。

《中国药典》规定,中药注射剂应检查蛋白质、鞣质、树脂等,静脉注射液还应检查草酸盐、钾离子。

第六节　农药残留量检查法

农药残留的来源主要有中药材栽培过程喷洒的农药(杀虫剂、杀菌剂、杀螨剂、杀鼠剂及除草剂等),生长环境(土壤、水源、空气等)的污染,此外,中药材在采收、加工、保存、运输中也会造成农药污染。由于农药对人体的危害非常大,所以必须对中药材及其制剂中的农药残留进行控制。

农药按化学成分可分为有机氯化合物、有机磷化合物、拟除虫菊酯、氨基甲酸酯、有机氮化合物等。其中,有机氯类农药例如六六六(BHC)、滴滴涕(DDT)、五氯硝基苯(PCNB)和少数的有机磷农药(如三硫磷)是长期残留的,对接触不明农药的药材,一般应测定有机磷和有机氯类农药的残留量。目前,我国农药残留量的测定大部分采用GC法,GC法适用于易气化且气化后不发生分解的农药。

> **课堂活动**
>
> GC 法的适用范围,常用的定量方法包括哪些?

一、有机氯类农药残留量测定

有机氯类农药化学性质稳定,脂溶性强,残留期长(可达 30～50 年),易在脂肪组织中蓄积,造成慢性中毒,严重危害人体健康。有机氯类农药残留量的测定方法自《中国药典》2000 年版一部开始收载。

(一)仪器与试剂

气相色谱仪、^{63}Ni-ECD 电子捕获检测器、色谱柱[SE-54 或 BD-1701 弹性石英毛细管柱(30m×0.32mm×0.25μm)]、超声波处理器、离心机、旋转蒸发仪、恒温干燥箱、粉碎机、电子天平、药典筛、具塞刻度离心管(10ml)、刻度浓缩瓶、具塞锥形瓶(100ml)、移液管等;氮气(高纯)、石油醚(沸程 60～90℃)、丙酮和二氯甲烷均为分析纯(均经重蒸馏处理,符合农残检测要求),无水硫酸钠(分析纯)、氯化钠(分析纯)、硫酸(优级纯);农药对照品:六六六(BHC)(α-BHC,β-BHC,γ-BHC,δ-BHC)、滴滴涕(DDT)(PP′-DDE,PP′-DDD,OP′-DDT,PP′-DDT)及五氯硝基苯(PCNB)。

(二)操作方法

1. 色谱条件与系统适用性试验

(1)SE-54 色谱柱:进样口温度 230℃,检测器温度 300℃,不分流进样。程序升温:初始 100℃,以每分钟 10℃升至 220℃,再以每分钟 8℃升至 250℃,保持 10 分钟。

(2)BD-1701 色谱柱:进样口温度 220℃,检测器温度 300℃,不分流进样。程序升温:初始 140℃,保持 1 分钟,以每分钟 10℃升至 210℃,再以每分钟 20℃升至 260℃,保持 4 分钟。

(3)理论板数:按 α-BHC 峰计算应不低于 $1×10^6$,两个相邻色谱峰的分离度应大于 1.5。

2. 对照品溶液的制备

(1)对照品储备液的制备:精密称取六六六(BHC)(α-BHC,β-BHC,γ-BHC,δ-BHC)、滴滴涕(DDT)(PP′-DDE,PP′-DDD,OP′-DDT,PP′-DDT)及五氯硝基苯(PCNB)农药对照品适量,用石油醚分别制成每 1ml 含 4～5μg 的溶液,即得。

(2)混合对照品储备液的制备:精密量取上述各对照品储备液 0.5ml,置 10ml 量瓶中,用石油醚稀释至刻度,摇匀,即得。

(3)混合对照品溶液的制备:精密量取上述混合对照品储备液,用石油醚制成每 1L 分别含 0μg、1μg、5μg、10μg、50μg、100μg、250μg 的溶液,即得。

3. 供试品溶液的制备

(1)药材:取供试品于 60℃干燥 4 小时,粉碎成细粉,取约 2g,精密称定,置 100ml 具塞锥形瓶中,加水 20ml 浸泡过夜,精密加丙酮 40ml,称定重量,超声处理 30 分钟,放冷,再称定重量,用丙酮补足减失的重量,再加氯化钠约 6g,精密加二氯甲烷 30ml,称定重量,超声处理 15 分钟,再称定重量,用二氯甲烷补足减失的重量,静置分层,将有机相迅速移入装有适量无水硫酸钠的100ml具塞锥形瓶中,放置4小时。精密量取35ml,置100ml旋转蒸发瓶中,于40℃水浴上减压浓缩至近干,加少量石油醚如前反复操作至二氯甲烷及丙酮除净,用石油醚溶解并转移至10ml具塞刻度离心管中,加石油醚精密稀释至5ml,小心加入硫酸1ml,振摇1分钟,离心(3000转/分)10分钟,精密量取上清液2ml,置具刻度的浓缩瓶(图4-3)中,连接旋转蒸发器,40℃下(或用氮气)将溶液浓缩至适量,精密稀释至1ml,即得。同法制备空白样品。

(2)制剂:取供试品,研成细粉(蜜丸切碎,液体直接量取),精密称取适量(相当于药材2g),以下按上述(1)方法制备供试品溶液,即得。

4. 测定法　分别精密吸取供试品溶液和与之相对应浓度的混合对照品溶液各1μl,分别连续进样3次,取3次平均值,按外标法计算供试品中9种有机氯农药残留量。

图4-3　刻度浓缩瓶

(三)注意事项

1. 制备供试品溶液时,为避免待测成分损失,有机相减压浓缩必须至近干。

2. 严格清洗试验所用器皿,避免卤素离子残存。

3. 试验中,可选择不同极性的色谱柱进行验证,以防止假阳性结果,或可采用气质联用予以确认。

4. 如样品中其他成分有干扰,可适当改变色谱条件,但需进行空白验证。

二、有机磷类农药残留量测定

有机磷类农药多具有毒性,其残留严重危及人体健康。《中国药典》收载了有机磷类农药(对硫磷、甲基对硫磷、乐果、氧化乐果、甲胺磷、久效磷、二嗪农、乙硫磷、马拉硫磷、杀扑磷、敌敌畏、乙酰甲胺磷)的测定方法。

(一)仪器与试剂

气相色谱仪、氮磷检测器(NPD)、色谱柱[DB-17MS(或HP-5)弹性石英毛细管柱(30m×0.25mm×0.25μm)]、超声波处理器、旋转蒸发仪、多功能真空样品处理器、活性炭小柱[120~400目,石墨碳填料0.25g,内径0.9cm,3ml]、氮吹仪、药典筛、电子天平、具塞锥形瓶、250ml平底烧瓶、棕色量瓶、移液管;氮气(高纯)、无水硫酸钠(分析纯)、乙酸乙酯和正己烷(符合农残检测要求);农药对照品:对硫磷、甲基对硫磷、乐果、氧化乐果、甲胺磷、久效磷、二嗪农、乙硫磷、马拉硫磷、杀扑磷、敌敌畏、乙酰甲胺磷。

(二)操作方法

1. 色谱条件与系统适用性试验　进样口温度220℃,检测器温度300℃,不分流进样。程序升温:初始120℃,每分钟10℃升至200℃,每分钟5℃升至240℃,保持2分钟,每分钟20℃升至270℃,保持0.5分钟。理论板数按敌敌畏峰计算应不低于6000,两个相邻色谱峰的分离度应大于1.5。

2. 对照品溶液的制备

(1)对照品储备液的制备:精密称取对硫磷、甲基对硫磷、乐果、氧化乐果、甲胺磷、久效磷、二嗪农、乙硫磷、马拉硫磷、杀扑磷、敌敌畏、乙酰甲胺磷农药对照品适量,用乙酸乙酯分别制成每1ml约含100μg的溶液,即得。

(2)混合对照品储备液的制备:精密量取上述各对照品储备液1ml,置20ml棕色量瓶中,加乙酸乙酯稀释至刻度,摇匀,即得。

(3)混合对照品溶液的制备:精密量取上述混合对照品储备液,用乙酸乙酯制成每1ml分别含0.1μg、0.5μg、1μg、2μg、5μg的溶液,即得。

3. 供试品溶液的制备 取供试品粉末(过二号筛)约5g,精密称定,加无水硫酸钠5g,加入乙酸乙酯50~100ml,冰浴超声处理3分钟,放置,取上层液滤过,药渣加乙酸乙酯30~50ml,冰浴超声处理2分钟,放置,滤过,合并两次滤液,用少量乙酸乙酯洗涤滤纸及残渣,与上述滤液合并。取滤液于40℃以下减压浓缩至近干,用乙酸乙酯转移至5ml量瓶中,并稀释至刻度,精密量取1ml,置活性炭小柱(用乙酸乙酯5ml预洗)上,置多功能真空样品处理器上,用正己烷-乙酸乙酯(1:1)混合溶液5ml洗脱,收集洗脱液,置氮吹仪上浓缩至近干,精密加入乙酸乙酯1ml使溶解,即得。同法制备空白样品。

4. 测定法 分别精密吸取供试品溶液和与之相对应浓度的混合对照品溶液各1μl,分别连续进样3次,取3次平均值,按外标法计算供试品中12种有机磷农药残留量。

(三)注意事项

1. 可选择不同极性的色谱柱进行验证,以防止假阳性结果,有条件的可采用气质联用予以确认。

2. 所用玻璃仪器应用洗液(不含磷)浸泡洗涤,使用前用丙酮荡洗并挥干溶剂。

3. 乙酸乙酯提取液减压浓缩时务必至近干,且水浴温度不能高于40℃,以避免待测成分损失。

4. 具体试验过程中,如对本操作方法的色谱条件及操作步骤进行了修改,应在原始记录上予以记录。

三、拟除虫菊酯类农药残留量测定

拟除虫菊酯类农药与滴滴涕同属轴突毒剂,其引起的中毒征象十分相似。拟除虫菊酯类农药的毒理作用迅速,比滴滴涕复杂,严重危及人体健康。《中国药典》2010年版一部收载了拟除虫菊酯类农药(氯氰菊酯、氰戊菊酯、溴氰菊酯)残留量的测定方法。

(一)仪器与试剂

气相色谱仪、^{63}Ni-ECD电子捕获检测器、色谱柱[SE-54(或DB-5),弹性石英毛细管柱(30m×0.32mm×0.25μm)]、超声波处理器、旋转蒸发仪、离心机、药典筛、电子天平、恒温干燥箱、玻璃层析柱(内径1~1.5cm)、具塞锥形瓶、圆底烧瓶、量瓶、移液管;高纯氮、丙酮、石油醚(60~90℃)和乙醚(均为分析纯,经重蒸馏,符合农残检测要求)、无水硫酸钠、氧化铝(100目)、微晶纤维素(均为分析纯)、弗罗里硅土(Florisil 80~100目,Supelco公司);农药对照品:氯氰菊酯、氰戊菊酯、溴氰菊酯(纯度大于98%)。

(二)操作方法

1. 色谱条件与系统适用性试验 进样口温度270℃,检测器温度330℃。分流或不分流进样,分流比20:1;5:1。程序升温:初始160℃,保持1分钟,每分钟10℃升至278℃,保持0.5分钟,每分钟1℃升至290℃,保持5分钟。理论板数按溴氰菊酯峰计算应不低于$1×10^5$,两个相邻色谱峰的分离度应大于1.5。

注:操作中可根据样品的实际情况,选择 1 分钟后分流进样,初始 50℃(低于溶剂沸点 10℃),以每分钟 30℃升至 160℃,保持 1 分钟,以每分钟 10℃升至 278℃,保持 0.5 分钟,再以每分钟 1℃升至 290℃,保持 5 分钟。

2. 对照品溶液的制备

(1)对照品储备液的制备:精密称取氯氰菊酯、氰戊菊酯及溴氰菊酯农药对照品适量,用石油醚分别制成每 1ml 约含 20 ~ 25μg 的溶液,即得。

(2)混合对照品储备液的制备:精密量取上述各对照品储备液 1ml,置 10ml 量瓶中,用石油醚稀释至刻度,摇匀,即得。

(3)混合对照品溶液的制备:精密量取上述混合对照品储备液,用石油醚稀释制成每 1L 分别含 0μg、4μg、8μg、40μg、200μg 的溶液,即得。

3. 供试品溶液的制备　药材:取供试品于 60℃干燥 4 小时,粉碎成细粉(过五号筛),取约 1 ~ 2g,精密称定,置 100ml 具塞锥形瓶中,加石油醚-丙酮(4:1)混合溶液 30ml,超声处理 15 分钟,滤过,药渣再重复上述操作 2 次后,合并滤液。滤液加入适量无水硫酸钠脱水后,置 100ml 圆底烧瓶中,于 40 ~ 45℃减压浓缩至近干,用少量石油醚反复操作至丙酮除净,残渣加适量石油醚溶解,置玻璃层析柱[从下至上依次为无水硫酸钠 2g、弗罗里硅土 4g、微晶纤维素 1g、氧化铝 1g、无水硫酸钠 2g,用石油醚-乙醚(4:1)混合溶液 20ml 预洗]上,用石油醚-乙醚(4:1)混合溶液 90ml 洗脱,收集洗脱液,于 40 ~ 45℃减压浓缩至近干,再用石油醚 3 ~ 4ml 重复操作至乙醚除净,残渣用石油醚溶解转移至 5ml 量瓶中,并稀释至刻度,即得。同法制备空白样品。

4. 测定法　分别精密吸取供试品溶液和与之相对应浓度的混合对照品溶液各 1μl,分别连续进样 3 次,取 3 次平均值,按外标法计算供试品中 3 种拟除虫菊酯农药残留量。

(三)注意事项

1. 试验中,可选择不同极性的色谱柱进行验证,以防止假阳性结果,或采用气质联用予以确认。

2. 严格清洗本试验所用器皿,避免残存卤素离子。

3. 因中药样品组成复杂,特殊样品可视具体情况适当改变提取、净化条件。

4. 制备供试品溶液时,有机相的减压浓缩务必至近干,避免待测成分损失。

四、应用实例

黄芪的有机氯农药残留量测定:黄芪是中医临床常用的中药,具有补气升阳,固表止汗,利水消肿,生津养血,行滞通痹,托毒排脓,敛疮生肌的功效。黄芪有机氯农药残留量测定,采用 GC 法。

1. 色谱条件与系统适用性试验　SE-54 弹性石英毛细管柱(30m × 0.32mm × 0.25μm),^{63}Ni-ECD 电子捕获检测器。进样口温度:230℃;检测器温度:300℃。不分流进样。程序升温:初始 100℃,每分钟 10℃升至 220℃,每分钟 8℃升至 250℃,保持 10 分钟。理论板数按 α-BHC 峰计算,不低于 1×10^6,两个相邻色谱峰的分离度应大于 1.5。

2. 对照品储备液制备　精密称取六六六(BHC)、滴滴涕(DDT)、五氯硝基苯(PC-NB)农药对照品适量,用石油醚(60 ~ 90℃)分别制成每 1ml 含 4 ~ 5μg 的溶液,即得。

3. 混合对照品储备液的制备　精密量取上述各对照品储备液 0.5ml,置 10ml 量瓶中,用石油醚稀释至刻度,摇匀,即得。

4. 混合对照品溶液的制备 精密量取上述混合对照品储备液,用石油醚制成每1L分别含0μg、1μg、5μg、10μg、50μg、100μg、250μg溶液,即得。

5. 供试品溶液制备 取黄芪药材,于60℃干燥4小时,粉碎成细粉,取约2g,精密称定,置100ml具塞锥形瓶中,加水20ml浸泡过夜,精密加丙酮40ml,称定重量,超声处理30分钟,放冷,用丙酮补足减失的重量,再加氯化钠约6g及二氯甲烷30ml,称定重量,超声处理15分钟,直到氯化钠完全溶解,再称定重量,用二氯甲烷补足减失重量,静置使分层,将有机相迅速移入装有适量无水硫酸钠的100ml具塞锥形瓶中,放置4小时。精密量取35ml,于40℃水浴减压浓缩至近干,加少量石油醚如前反复操作至二氯甲烷及丙酮除净,用石油醚溶解并转移至10ml具塞刻度离心管中,加石油醚精密稀释至5ml。小心加入硫酸1ml,振摇1分钟,离心(3000转/分)10分钟。精密量取上清液2ml置刻度浓缩瓶中,连接旋转蒸发器,40℃下(或用氮气)将溶液浓缩至适量,精密稀释至1ml,即得。

6. 农药残留量的测定 分别精密吸取供试品溶液和与之相对应浓度的混合对照溶液各1μl,分别连续进样3次,取3次平均值,按外标法计算供试品中9种农药残留量,若低于或等于限量则农药残留量符合规定,若高于限量则农药残留量不符合规定。

点 滴 积 累

1. 农药残留测定主要包括有机氯、有机磷、拟除虫菊酯三大类农药残留的测定。
2. 农药残留测定常用的方法为GC法。
3. 有机氯类农药残留检查主要测定的是六六六、滴滴涕和五氯硝基苯三种农药。
4. 有机磷类主要测定对硫磷、甲基对硫磷、乐果、氧化乐果、甲胺磷、久效磷、二嗪农、乙硫磷、马拉硫磷、杀扑磷、敌敌畏、乙酰甲胺磷九种农药。
5. 拟除虫菊酯类农药主要测定氯氰菊酯、氰戊菊酯、溴氰菊酯三种农药。

第七节 甲醇量检查法

甲醇是无色易挥发液体,对人体视神经危害较大,一般服用量在7~8ml即可引起失明,30~100ml可致死亡。因酒剂和酊剂在制备过程中有可能引入甲醇,故《中国药典》规定酒剂和口服酊剂要进行甲醇量测定。除另有规定外,酒剂或酊剂中甲醇量不得过0.05%(ml/ml)。除另有规定外,均采用GC法来测定甲醇的含量。根据气相色谱所用的色谱柱不同,又分为第一法(毛细管柱法)和第二法(填充柱法),在此对两种方法进行总结介绍。

一、测定原理

第一法:毛细管柱法是采用外标法测定酒剂或酊剂中的甲醇含量。取供试品溶液和对照品溶液分别注入气相色谱仪,记录色谱图,根据色谱图中甲醇峰的峰面积或峰高与其浓度或质量之间的比例关系,计算出供试品中甲醇的含量。

第二法:填充柱法是采用气相色谱内标-校正因子法测定酒剂或酊剂中的甲醇含量。即取含有内标物的供试品溶液和含内标物的对照品溶液,分别注入气相色谱仪,记录色谱图,根据甲醇和内标物的峰面积或峰高与其浓度的比例关系,计算出供试品中甲醇的含量。

二、仪器与试剂

气相色谱仪、氢火焰离子化检测器、色谱柱［填充柱或毛细管柱(以键合交联聚乙二醇为固定液)］、分析天平(感量 0.0001g)、量瓶(10ml、100ml)、微量注射器或自动进样器、顶空进样瓶;正丙醇(内标物)、无水甲醇(对照品)等。

三、操作方法

1. 第一法(毛细管柱法)

(1)对照品溶液的制备:精密量取甲醇 1ml,置 100ml 量瓶中,加水稀释至刻度,摇匀,精密量取 10ml,置 100ml 量瓶中,加水稀释至刻度,摇匀,即得。

(2)供试品溶液的制备:取供试品作为供试品溶液。

(3)色谱条件与系统适用性试验:用键合交联聚乙二醇为固定液的毛细管柱。柱温:程序升温,40℃保持 5 分钟,然后以每分钟 10℃ 的速率升温至 200℃,保持 5 分钟。进样口温度 150℃;检测器(FID)温度 200℃;分流进样;载气:N$_2$。顶空进样器参数如下:平衡温度为 85℃,传输管温度为 110℃,进样环温度为 105℃,平衡时间为15～20分钟。理论板数按甲醇峰计算应不低于 10000;甲醇峰与其他色谱峰的分离度应大于 1.5。

(4)测定法:分别精密量取对照品溶液与供试品溶液各 3ml,置 10ml 顶空进样瓶中,密封,气体进样,测定,按外标法以峰面积计算,即得。

2. 第二法(填充柱法)

(1)内标溶液的制备:精密量取正丙醇 1ml,置 100ml 量瓶中,加水溶解并稀释至刻度,摇匀,即得。

(2)对照品溶液的制备:精密量取甲醇 1ml,置 100ml 量瓶中,加水稀释至刻度,摇匀,精密量取 10ml,置 100ml 量瓶中,精密加入内标溶液 10ml,用水稀释至刻度,摇匀,即得。

(3)供试品溶液的制备:精密量取内标溶液 1ml,置 10ml 量瓶中,加供试液稀释至刻度,摇匀,即得。

(4)系统适用性试验

1)校正因子测定:用直径为 0.18～0.25mm 二乙烯苯-乙基乙烯苯型高分子多孔小球(80～100 目)作为载体,柱温 125℃,检测器、进样器温度为 150℃,恒温,待色谱基线稳定后,按气相色谱内标法操作。取对照品溶液 1μl 注入气相色谱仪中,连续进样 3～5次,测定峰面积,计算校正因子,所得校正因子的平均相对标准偏差不得大于 5%。

2)理论板数:按甲醇峰计算应不低于 1500。

3)甲醇、乙醇和内标物质各相邻色谱峰之间的分离度:应大于 1.5。

(5)测定法:取供试品溶液 1μl,注入气相色谱仪,测定,即得。

四、注意事项

1. 如采用填充柱法时,内标物质峰相应的位置若出现杂质峰,可改用外标法测定。

2. 采用填充柱法时,在使用无水甲醇前必须用本法确定不含正丙醇,而正丙醇必须确定不含甲醇。

3. 采用填充柱法时,检测器和进样器温度可根据保留时间及分离情况适当调整。

4. 试验时,应作平行试验,即精密量取供试品和对照品各 2 份,准确配制供试品溶液和对照品溶液各 2 份,按规定方法测定。

5. 手工进样量不易精确控制,特别注意留针时间和室温,尽量使操作条件一致。

五、计算

1. 第一法(毛细管柱法)

$$甲醇含量(V/V\%) = C_R \times A_x/A_R \times 100\% \qquad (式4\text{-}7)$$

式中:A_R 为对照品(甲醇)的峰面积;A_x 为供试品中甲醇的峰面积;C_R 为对照品(甲醇)的浓度(ml/ml)。

2. 第二法(填充柱法)

(1)校正因子计算

$$校正因子(f) = (A_s/C_s)/(A_R/C_R) \qquad (式4\text{-}8)$$

式中,A_s 为内标物质的峰面积(或峰高);A_R 为对照品的峰面积(或峰高);C_s 为对照品溶液中内标物的浓度(ml/ml);C_R 为对照品溶液中对照品的浓度(ml/ml)。

(2)供试品含甲醇量的计算

$$含甲醇量(V/V\%) = f \times A_X/A_s' \times V_s/V_X \times 100\% \qquad (式4\text{-}9)$$

式中,f 为校正因子;A_X 为供试品溶液中甲醇的峰面积(或峰高);A_s' 为供试品溶液中正丙醇的峰面积(或峰高);V_s 为配制供试品溶液时所取内标溶液体积;V_X 为配制供试品溶液时所取样品溶液体积。

六、结果判断

两次测定的平均相对偏差应小于 10%,否则应重新测定。根据测定的平均值计算,将计算结果与药品标准相比较,若含供试品含甲醇量低于或等于 0.05%(ml/ml),则符合规定;若含甲醇量高于 0.05%(ml/ml),则不符合规定。

七、应用实例

寄生追风酒甲醇量检查:本品是由独活、白芍、槲寄生、熟地黄、杜仲(炒)、牛膝、秦艽等十五味药,用白酒浸渍、渗漉,再与糖浆混合而制得。其甲醇量检查采用 GC 法,方法如下:

1. 对照品溶液的制备　精密量取甲醇 1ml,置 100ml 量瓶中,加水稀释至刻度,摇匀,精密量取 10ml,置 100ml 量瓶中,加水稀释至刻度,摇匀,即得。

2. 供试品溶液的制备　取供试品作为供试品溶液。

3. 色谱条件与系统适用性试验　用键合交联聚乙二醇为固定液的毛细管柱。柱温:程序升温,40℃保持 5 分钟,然后以每分钟 10℃的速率升温至 200℃,保持 5 分钟。进样口温度 150℃;检测器(FID)温度 200℃;分流进样;载气:N₂。顶空进样器参数如下:平衡温度为 85℃,传输管温度为 110℃,进样环温度为 105℃,平衡时间为 15~20 分钟。理论板数按甲醇峰计算应不低于 10000;甲醇峰与其他色谱峰的分离度应大于 1.5。

4. 测定与结果判断　分别精密量取对照品溶液与供试品溶液各 3ml,置 10ml 顶空进样瓶中,密封,气体进样,测定,按外标法以峰面积计算,即得。若供试品含甲醇量低于或等于 0.05%(ml/ml),则甲醇量符合规定,若供试液含甲醇量高于 0.05%(ml/ml),

则甲醇量不符合规定。

点 滴 积 累

1. 酒剂和口服酊剂要进行甲醇量检查。
2. 甲醇量测定常用的方法为 GC 法,按所用色谱柱又分为填充柱法和毛细管柱法。
3. 填充柱法一般采用内标-校正因子法进行定量;毛细管柱法则采用外标法定量。

第八节 可见异物检查法

可见异物是指存在于注射剂、眼用液体制剂中,在规定条件下目视可以观测到的不溶性物质,其粒径或长度通常大于 $50\mu m$。常见可见异物有金属、玻璃、纤维、块状物、点状物及其他外来异物等。注射剂和眼用液体制剂中若含有可见异物将影响药品质量,甚至导致严重的药品不良反应或药疗事故。因此可见异物检查对于保证注射剂和滴眼剂的安全性具有重要意义。《中国药典》收载的可见异物检查法有灯检法和光散射法。一般常用灯检法,灯检法不适用的品种,如用深色透明容器包装或液体色泽较深(一般深于各标准比色液 7 号)的品种,可选用光散射法。

一、灯检法

(一) 检查条件

1. 环境 灯检法应在暗室中进行。实验室检测时应避免引入可见异物。当制备注射用无菌粉末和无菌原料药供试品溶液时,或供试品溶液的容器(如不透明、不规则形状容器等)不适于检测,需转移至适宜容器中时,均应在 100 级的洁净环境(如层流净化台)中进行操作。

2. 检查装置 如图 4-4 所示。A 为带有遮光板的日光灯光源,光照度可在 1000 ~ 4000lx 范围内调节;B 为反光的白色背景(指遮光板内侧);C 为不反光的黑色背景;D 为不反光的白色背景和底部(供检查有色异物)。

3. 检查人员条件 对检查人员进行视力测验,远距离和近距离均应为 4.9 或 4.9 以上(矫正后视力应为 5.0 或 5.0 以上);同时应无色盲。

4. 检视距离 检查人员调节位置,使供试品位于眼部的明视距离处(指供试品至人眼的清晰观测距离,通常为 25cm)。

图 4-4 灯检法检查装置

(二) 操作方法

1. 溶液型、乳状液及混悬型液体制剂 除另有规定外,取供试品 20 支(瓶),除去容器标签,擦净容器外壁,必要时将药液转移至洁净透明的适宜容器内;置供试品于遮光板边缘处,在明视距离,分别在黑色和白色背景下,手持供试品颈部轻轻旋转和翻转容器使药液中存在的可见异物悬浮,轻轻翻摇后即用目检视,重复 3 次,总时限为 20 秒。

2. 无菌原料药 除另有规定外,按抽样要求抽取各品种制剂项下最大规格量 5 份,分别置洁净透明的适宜容器内,用适宜的溶剂及适当的方法使药物全部溶解后,按上述方法检查。注射用无菌粉末及无菌原料药所选用的适宜溶剂应无可见异物。如为水溶性药物,一般使用不溶性微粒检查用水(参见《中国药典》附录Ⅸ R 不溶性微粒检查法)进行溶解制备;如为其他溶剂,则应在各品种项下作出规定。溶剂量应确保药物溶解完全并便于观察。注射用无菌粉末及无菌原料药溶解所用的适当方法应与其制剂使用说明书中注明的临床使用前处理方式相同。如除振摇外还需其他辅助条件,则应在各品种项下中作出规定。

(三)注意事项

1. 不同药品检查时对光照度要求也不同。用无色透明容器包装的无色供试品溶液,检查时被观察样品所在处的光照度应为 1000~1500lx;透明塑料容器包装或用棕色透明容器包装的供试品溶液或有色供试品溶液,检查时被观察样品所在处的光照度应为 2000~3000lx;混悬型供试品或乳浊液,检查时被观察样品所在处的光照度应增加至约 4000lx。

2. 正面不反光的黑色面作为检查无色或白色异物的背景,侧面和底面白色面作为检查有色异物的背景。

3. 旋转和翻转容器时,应避免使药液产生气泡。

4. 液体制剂中如有结晶析出,可参照药品使用说明书中溶解结晶方式先进行处理,再进行可见异物检测。

5. 供试品装量每支(瓶)在 10ml 及 10ml 以下的,每次检查可手持 2 支(瓶)。

6. 采用灯检法检查难以判断其结果,可采用光散射法辅助判定。

7. 50ml 或 50ml 以上的注射液照直、横、倒三步法旋转检视。

(四)结果判断

各类注射剂、眼用液体制剂在静置一定时间后轻轻旋转时均不得检出烟雾状微粒柱,且不得检出金属屑、玻璃屑、长度或最大粒径超过 2mm 的纤维和块状物等明显可见异物。微细可见异物(如点状物、2mm 以下的短纤维和块状物等)如有检出,除另有规定外,应分别符合下列规定:

1. 溶液型静脉用注射液、注射用浓溶液　检查的 20 支(瓶)供试品中,均不得检出明显可见异物。如也未检出微细可见异物,判为符合规定;如检出微细可见异物的供试品仅有 1 支(瓶),另取 20 支(瓶)同法复试,均未检出可见异物,判为符合规定;如仍有 1 支(瓶)或以上供试品检出可见异物,判为不符合规定。

2. 溶液型非静脉用注射液　被检查得 20 支(瓶)供试品中,均不得检出明显可见异物。如也未检出微细可见异物,判为符合规定;如检出微细可见异物,超出 2 支(瓶),判为不符合规定;如不超过 2 支(瓶),应另取 20 支(瓶)同法复试,初、复试的 40 支(瓶)供试品中,检出微细可见异物的供试品不超过 2 支(瓶),判为符合规定,否则判为不符合规定。

3. 溶液型滴眼剂　被检查的 20 支(瓶)供试品中,均不得检出明显可见异物。如也未检出微细可见异物,判为符合规定;如检出微细可见异物,超出 3 支(瓶),判为不符合规定;如不超过 3 支(瓶),应另取 20 支(瓶)同法复试,初、复试的 40 支(瓶)供试品中,检出微细可见异物的供试品不超过 3 支(瓶)判为符合规定,否则判为不符合规定。

4. 混悬型、乳状液型注射液及滴眼剂　被检查的 20 支(瓶)供试品中,均不得检出金属屑、玻璃屑、色块(与药品颜色明显不同的固体物质)、纤维等明显可见异物。

5. 注射用无菌粉末　被检查的 5 支（瓶）供试品中，均不得检出明显可见异物。如检出微细可见异物，每支（瓶）供试品中检出的微细可见异物的数量应符合表 4-2 的规定；如有 1 支（瓶）不符合规定，另取 10 支（瓶）同法复试，均符合表 4-1 规定，判为符合规定；如仍有 1 支（瓶）或以上供试品不符合表 4-2 的规定，判为不符合规定。配制带有专用溶剂的注射用无菌粉末，专用溶剂应符合相应的溶液型注射液的规定。

表 4-2　注射用无菌粉末的可见异物限度

类别		可见异物限度（个）
化学药		≤4
生化药、抗生素药和中药	≥2g	≤10
	<2g	≤8

6. 无菌原料药　被检查的 5 份供试品中，均不得检出明显可见异物。如检出微细可见异物，每份供试品中检出的微细可见异物的数量应符合表 4-3 的规定；如有 1 份不符合规定，另取 10 份同法复试，均符合表 4-3 规定，判为符合规定；如仍有 1 份或以上供试品不符合表 4-3 的规定，判为不符合规定。

表 4-3　无菌原料药的可见异物限度

类别	可见异物限度（个）
化学药	≤2
生化药、抗生素药和中药	≤5

7. 其他　临用前配制的溶液型和混悬型滴眼剂，除另有规定外，应符合相应的可见异物规定。既可静脉用也可非静脉用的注射剂应执行静脉用注射剂的标准。

二、光散射法

（一）检测原理

当一束单色激光照射溶液时，溶液中存在的不溶性物质使入射光发生散射，散射的能量与不溶性物质的大小有关。光散射法就是通过对溶液中不溶性物质引起的光散射能量的测量，并与规定的阈值比较，以检查可见异物。

（二）仪器装置

仪器由旋瓶装置、激光光源、图像采集器、数据处理系统和终端显示系统组成，并配有自动上瓶和下瓶装置。

供试品通过上瓶装置被送至旋瓶装置，旋瓶装置应能使供试品沿垂直中轴线高速旋转一定时间后迅速停止，同时，激光光源发出的均匀激光束照射在供试品上；当药液涡流基本消失，瓶内药液因惯性继续旋转，图像采集器在特定角度对旋转药液中悬浮的不溶性物质引起的散射光能量进行连续摄像，采集图像不少于 75 幅；数据处理系统对采集的序列图像进行处理，然后根据预先设定的阈值自动判定超过一定大小的不溶性物质的有无，或在终端显示器上显示图像供人工判定，同时记录检测结果，指令下瓶装置自动分检合格与不合格供试品。

（三）仪器校准

仪器应具备自动校准功能，在检测供试品前须采用标准粒子进行校准。除另有规定外,分别用粒径为 $40\mu m$ 和 $60\mu m$ 的标准粒子对仪器进行标定。根据标定结果得到曲线方程并计算出与粒径 $50\mu m$ 相对应的检测像素值。当把检测像素参数设定为与粒径 $50\mu m$ 相对应的数值时,对 $60\mu m$ 的标准粒子溶液测定 3 次,应均能检出。

(四)检查法

1. 溶液型注射液　除另有规定外,取供试品 20 支(瓶),除去不透明标签,擦净容器外壁,置仪器上瓶装置上,根据仪器使用说明书选择适宜的测定参数,启动仪器,将供试品检测 3 次并记录结果。凡仪器判定有 1 次不合格者,须用灯检法作进一步确认。用灯检法检查困难的品种(如用深色透明容器包装或液体色泽较深)不用灯检法确认。

2. 注射用无菌粉末　除另有规定外,取供试品 5 支(瓶),用适宜的溶剂及适当的方法使药物全部溶解后,照上述方法检查。

3. 无菌原料药　除另有规定外,称取各品种制剂项下的最大规格量 5 份,分别置洁净透明的适宜容器内,用适宜的溶剂及适当的方法使药物全部溶解后,照上述方法检查。

(五)注意事项

1. 供试品溶液应为目视透明溶液,安瓿上的印字在仪器旋瓶时如不脱落并不影响测定结果。

2. 本法不适用于易产生气泡且气泡不易消除的供试品,如高分子溶液。

3. 检测参数特别是取样视窗大小、旋瓶时间、静置时间等对测定结果影响较大。一般情况下,取样视窗的左右边线和底线应与瓶体重合,上边线与液面的弯月面成切线;旋转时间的设置应能使液面游涡到底,以能带动固体物质悬浮并消除气泡;静置时间的设置应尽可能短,但不能短于液面游涡消失的时间,以避免气泡干扰,同时也保证摄像启动时固体物质仍在转动;嵌瓶松紧度参数与瓶底直径(mm)基本相同,可根据安瓿质量调整,如瓶体不平正,转动时瓶体摇动幅度较大,气泡易产生,则应将嵌瓶松紧度调大以减小摇动,但同时应延长旋转时间,使游涡仍能到底。

(六)结果判断

同灯检法。

📖 点 滴 积 累

1. 可见异物是指存在于注射剂、眼用液体制剂中,在规定条件下目视可以观测到的不溶性物质,其粒径或长度通常大于 $50\mu m$。

2. 注射剂和眼用液体制剂要进行可见异物检查。

3. 可见异物检查常用的方法为灯检法,灯检法不适用的品种可以采用光散射法。

第九节　特殊杂质检查法

特殊杂质指在某些药物制剂生产和贮运过程中,由于药物本身的性质、生产方式及工艺条件可能引入的杂质。特殊杂质的检查一般是利用药品和杂质的理化性质及生理作用的差异,采用物理的、化学的、药理的、微生物的方法来进行。《中国药典》中特殊杂质的检查列在有关品种的检查项下。

一、乌头碱的检查

川乌、附子及草乌中含有多种生物碱,其生品结构中 C_8、C_{14} 上的羟基分别与乙酸、苯甲酸结合成双酯型(乌头碱型)生物碱,如乌头碱、美沙乌头碱等,这种双酯型生物碱亲酯性强,毒性大。炮制品在加工过程中双酯型生物碱易水解,依次生成毒性较小的单酯型生物碱和不带酯键的胺醇型生物碱。因此,乌头类药材炮制品的毒性均较其生品小。为保证用药安全,《中国药典》规定应进行酯型生物碱的检查。常用的检查方法有 TLC 法,此外也可采用 HPLC 法。

1. 三七伤药片中乌头碱的限量检查 三七伤药片是由三七、制川乌、红花、骨碎补、接骨木、雪上一枝蒿等八味药材制成的糖衣片,具有舒筋活血,散瘀止痛之功效。

取本品 30 片,除去糖衣,研细,加乙醚 150ml,振摇 10 分钟,加氨试液 10ml,振摇 30 分钟,放置 2 小时,分取乙醚液,回收溶剂至干,残渣用无水乙醇溶解并转移至 2ml 量瓶中,加无水乙醇至刻度,摇匀,作为供试品溶液。另取乌头碱对照品,加无水乙醇制成每 1ml 含 1.0mg 的溶液,作为对照品溶液。照《中国药典》附录中薄层色谱法(附录Ⅵ B)操作,吸取供试品溶液 10μl、对照品溶液 2μl,分别点于同一硅胶 G 薄层板上,以环己烷-乙酸乙酯-二乙胺(4:3:1)为展开剂,展开,取出,晾干,喷以稀碘化铋钾试液。供试品色谱中,在与对照品色谱相应的位置上出现的斑点应小于对照品的斑点,或不出现斑点。

2. 附子理中丸中乌头碱的限量检查 取附子理中丸水蜜丸适量,研碎,取 25g 或大蜜丸适量,剪碎,取 36g,加氨试液 4ml,拌匀,放置 2 小时,加乙醚 60ml,振摇 1 小时,放置 24 小时,滤过,滤液蒸干,残渣用无水乙醇溶解使成 1ml,作为供试品溶液。另取乌头碱对照品,加无水乙醇制成每 1ml 含 1.0mg 的溶液,作为对照品溶液。精密吸取供试品溶液 12μl、对照品溶液 5μl,分别点于同一硅胶 G 薄层板上,以二氯甲烷(经无水硫酸钠脱水处理)-丙酮-甲醇(6:1:1)为展开剂,展开,取出,晾干,喷以稀碘化铋钾试液。供试品色谱中,在与对照品色谱相应位置上出现的斑点应小于对照品的斑点,或不出现斑点。

3. 制川乌中酯型生物碱的检查(HPLC 法)

(1)色谱条件与系统适用性试验:以十八烷基硅烷键合硅胶为填充剂;以乙腈-四氢呋喃(25:15)为流动相 A,以 0.1mol/L 醋酸铵溶液(每 1000ml 加冰醋酸 0.5ml)为流动相 B,按表 4-4 中的规定进行梯度洗脱;检测波长为 235nm。理论板数照苯甲酰新乌头原碱峰计算应不低于 2000。

表 4-4 梯度洗脱方法

时间(分钟)	流动相 A(%)	流动相 B(%)
0~48	15→26	85→74
48~49	26→35	74→65
49~58	35	65
58~65	35→15	65→85

(2)对照品溶液的制备:精密称取乌头碱对照品、次乌头碱对照品及新乌头碱对照品适量,精密称定,加异丙醇-三氯甲烷(1:1)混合溶液分别制成每 1ml 含乌头碱 50μg、次乌头碱和新乌头碱各 0.15mg 的混合溶液,即得。

(3)供试品溶液的制备:取制川乌粉末(过三号筛)约2g,精密称定,至具塞锥形瓶中,加氨试液3ml,精密加入异丙醇-乙酸乙酯(1:1)混合液50ml,称定重量,超声处理(功率300W,频率40kHz;水温在25℃以下)30分钟,放冷,再称定重量,用异丙醇-乙酸乙酯(1:1)混合液补足减失的重量,摇匀,滤过。精密量取续滤液25ml,40℃以下减压回收溶剂至干,残渣精密加入异丙醇-三氯甲烷(1:1)混合液3ml溶解,滤过,取续滤液,即得。

(4)测定及结果判断:分别精密吸取对照品溶液与供试品溶液各10μl,注入液相色谱仪,测定,即得。制川乌中含双酯型生物碱以乌头碱($C_{34}H_{47}NO_{11}$)、次乌头碱($C_{33}H_{45}NO_{10}$)及新乌头碱($C_{33}H_{45}NO_{11}$)的总量计,不得过0.040%。

二、安宫牛黄丸中猪去氧胆酸的检查

取本品10丸,剪碎,取1g,加入等量硅藻土,研细,加乙醇20ml,加热回流提取1小时,放冷,滤过,滤液作为供试品溶液。取猪去氧胆酸对照品,加乙醇制成每1ml含0.5mg的溶液,作为对照品溶液。照薄层色谱法试验,吸取上述两种溶液各6μl,分别点于同一硅胶G薄层板上,以环己烷-乙酸乙酯-醋酸-甲醇(20:25:2:3)的上层溶液为展开剂,展开2次,取出,晾干,喷以10%硫酸乙醇溶液,在105℃加热至斑点显色清晰。供试品色谱中,在与对照品色谱相应的位置上,不得显相同颜色的斑点。

 知 识 链 接

牛黄及其代用品

牛黄为传统名贵中药材,为满足临床用药的需求,国家药品监督部门批准了牛黄的3个代用品,即:人工牛黄、培植牛黄和体外培育牛黄,且规定"对于国家药品标准处方中含牛黄的临床急重病症用药品种和国家药品监督管理部门批准的含牛黄的新药,可以将处方中的牛黄以培植牛黄或体外培育牛黄替代牛黄等量投料使用,但不得以人工牛黄替代"。人工牛黄和培植牛黄、体外培育牛黄的差异性很大。研究表明,人工牛黄中含有猪去氧胆酸,而天然牛黄、培植牛黄和体外培育牛黄中不含猪去氧胆酸。故国家药品标准处方中含牛黄的临床急重病症用药品种及其剂型需要进行猪去氧胆酸的检查,以确保药品质量。目前《中国药典》收载的进行猪去氧胆酸检查的制剂仅有安宫牛黄丸(散)、局方至宝散。

三、土大黄苷的检查

1. 大黄流浸膏中土大黄苷的检查(荧光分析法) 取本品0.2ml,加甲醇2ml,温浸10分钟,放冷,取上清液10μl,点于滤纸上,以45%乙醇展开,取出,晾干,放置10分钟,置紫外光灯(365nm)下观察,不得显持久的亮紫色荧光。

2. 三黄片中土大黄苷的检查(TLC法) 取本品小片2片或大片1片,糖衣片除去糖衣,研细,加甲醇15ml,加热回流30分钟,放冷,滤过,滤液作为供试品溶液。另取土大黄苷对照品,加甲醇制成每1ml含0.3mg的溶液作为对照品溶液。吸取上述两种溶液各2μl,分别点于同一硅胶G薄层板上,以三氯甲烷-甲醇-甲酸-水(100:30:2:3)为展开剂,展开,取出,晾干,置紫外光灯(365nm)下检视。供试品色谱中,在与对照品色谱相应的位置上,不得显相同颜色的荧光斑点。

 知 识 链 接

土 大 黄 苷

　　正品大黄为蓼科大黄属掌叶组植物,主要含有结合性蒽醌衍生物类、二苯乙烯类、鞣质及番泻苷 A 类成分。伪品大黄如华北大黄、河套大黄为大黄属波叶组植物,以富含二苯乙烯苷类成分为特征,尤其含大量土大黄苷,不含或极少含番泻苷 A 类成分。土大黄苷在结构上为二苯乙烯的衍生物。《中国药典》自 1985 年版始对大黄药材及其制剂规定检查土大黄苷,其收载的方法主要为荧光分析法和 TLC 法两种,土大黄苷在紫外灯下呈亮蓝紫色荧光,此法简单,但应注意假阳性的发生。

glu—O 以及 OH、OCH₃、HO、CH=CH 结构

四、灯盏生脉胶囊中的焦袪康酸的检查

　　取本品内容物 0.5g,加水 10ml 使溶解,滤过,滤液用三氯甲烷提取 3 次,每次 2ml,合并三氯甲烷液,在水浴上蒸干,残渣加水 1ml 使溶解,置试管内,加三氯化铁试液 1 滴,不得显红色。

 知 识 链 接

焦袪康酸

　　据文献报道,焦袪康酸(又称 3-羟基对吡喃酮)具有肝毒性,天然微量存在于植物灯盏细辛中,长期服用可能会对患者的肝脏有较大损伤。灯盏生脉胶囊以灯盏细辛为主要原料,是心血管疾病患者常用的药品,为避免焦袪康酸的肝损伤,因此《中国药典》灯盏生脉胶囊项下规定检查焦袪康酸,检查方法采用化学反应法。

焦袪康酸结构式(含 O、OH)

点 滴 积 累

　　1. 特殊杂质指在某些药物制剂生产和贮运过程中,由于药物本身的性质、生产方式及工艺条件可能引入的杂质。

　　2. 附子、川乌、草乌等药材及含此类药材的制剂需要进行乌头碱型生物碱限量检查,常用的检查法是 TLC 法。

　　3. 含大黄药材的制剂需要进行土大黄苷的检查,可以采用荧光分析法或 TLC 法。

　　4. 国家药品标准处方中含天然牛黄、培植牛黄、体外培育牛黄的临床急重病症用药品种及其剂型需要进行猪去氧胆酸的检查。

目 标 检 测

一、选择题

（一）单项选择题

1. 一般杂质的检查方法是在《中国药典》2010 年版的哪部分内容中（　　）
   A. 凡例　　　　　　B. 附录　　　　　　C. 正文　　　　　　D. 索引

2. 杂质限量是指药物中所含杂质的（　　）
   A. 最大允许量　　　B. 最小允许量　　　C. 含量　　　　　　D. 含量范围

3. 肉桂油中重金属检查：取肉桂油 10ml，加水 10ml 与盐酸 1 滴，振摇后，通硫化氢气使饱和，水层与油层均不得变色。该杂质检查方法为（　　）
   A. 目视比色法　　　　　　　　　　　B. 目视比浊法
   C. 灵敏度法　　　　　　　　　　　　D. 含量测定法

4. 若中药总灰分超过限度范围，则说明中药中含有（　　）
   A. 杂质　　　　　　B. 一般杂质　　　C. 特殊杂质　　　　D. 掺杂物

5. 测定酸不溶性灰分所选择的滤纸是（　　）
   A. 无灰滤纸　　　　　　　　　　　　B. 慢速定性滤纸
   C. 中速定性滤纸　　　　　　　　　　D. 快速定性滤纸

6. 灰分测定中，供试品需粉碎，使能通过几号筛（　　）
   A. 一号筛　　　　　B. 二号筛　　　　C. 三号筛　　　　　D. 四号筛

7. 古蔡氏法检砷时，产生的砷化氢气体与下列哪种物质作用生成砷斑（　　）
   A. 氯化汞　　　　　B. 溴化汞　　　　C. 碘化汞　　　　　D. 硫化汞

8. 砷盐检查法中，在检砷装置导气管中塞入醋酸铅棉花的作用是（　　）
   A. 吸收砷化氢　　　　　　　　　　　B. 吸收溴化氢
   C. 吸收硫化氢　　　　　　　　　　　D. 吸收氯化氢

9. 硫代乙酰胺法检查重金属，是比较供试液管和对照液管的（　　）
   A. 颜色深浅　　　　　　　　　　　　B. 浑浊程度
   C. 沉淀颗粒　　　　　　　　　　　　D. 产生气体量

10. 重金属检查中，加入硫代乙酰胺时溶液的最佳 pH 是（　　）
    A. 2.5　　　　　　B. 3.5　　　　　C. 4.5　　　　　　D. 5.5

11. 重金属检查中，供试品中如含高铁盐可加入何种物质而消除干扰（　　）
    A. 维生素 C　　　　B. 硫化钠　　　　C. 盐酸　　　　　　D. 硫酸

12. 古蔡氏检砷法中，加入碘化钾和氯化亚锡的主要作用是（　　）
    A. 将 As^{5+} 还原为 As^{3+}　　　　　　B. 将 As^{3+} 氧化为 As^{5+}
    C. 排除硫化物的干扰　　　　　　　　D. 加快氢气的产生

13. 古蔡氏法检查砷盐，制备标准砷斑应吸取标准砷溶液的量为（　　）
    A. 1μg　　　　　　B. 2μg　　　　　C. 1ml　　　　　　D. 2ml

14. 取标准铅溶液（每 1ml 相当于 0.01mg Pb）2ml，供试品 2g，依法检查重金属。则供试品中重金属的限量是（　　）

  A. 百万分之十   B. 百万分之五十

  C. 百万分之五   D. 百万分之一

15. Ag-DDC 法检查砷盐的原理:砷化氢与 Ag-DDC 试液作用,生成( )

  A. 棕色砷斑   B. 黄色砷斑

  C. 黄色胶态银   D. 红色胶态银

16. 中药制剂的灰分测定法中,供试品炽灼的温度是( )

  A. 200 ~ 300℃   B. 300 ~ 400℃

  C. 500 ~ 600℃   D. 700 ~ 800℃

17. 第二法(炽灼法)检查重金属,供试品炽灼的最佳温度是( )

  A. 800℃ 以上   B. 500 ~ 600℃

  C. 300 ~ 400℃   D. 700 ~ 800℃

18. 古蔡氏法检查砷盐所用锌粒的大小以能过几号筛为宜( )

  A. 二号筛   B. 一号筛   C. 三号筛   D. 四号筛

19. 灯检法检查可见异物时,灯检仪的正面不反光的黑色面作为检查何种颜色异物的背景( )

  A. 无色或白色 B. 红色   C. 黑色   D. 有色

20. 灯检法检查可见异物时,灯检仪的侧面和底面白色面作为检查何种颜色异物的背景( )

  A. 无色   B. 白色   C. 有色   D. 无色或白色

21. 灯检法检查时,供试品到人眼的明视距离通常是( )

  A. 20cm   B. 25cm   C. 30cm   D. 15cm

22. 对用无色透明容器包装的无色注射剂进行可见异物检查时,灯检仪的光照度要求是( )

  A. 1000 ~ 1500lx   B. 4000lx

  C. 2000 ~ 3000lx   D. 5000lx

23. 对用透明塑料包装的有色溶液注射剂进行可见异物检查时,灯检仪的光照度要求是( )

  A. 1000 ~ 1500lx   B. 2000 ~ 3000lx

  C. 4000lx   D. 5000lx

24. 混悬型注射液的可见异物检查时,灯检仪的光照度要求是( )

  A. 5000lx   B. 2000 ~ 3000lx

  C. 1000 ~ 1500lx   D. 4000lx

25. 处方中有川乌的中药制剂需要进行的限量检查为( )

  A. 乌头碱   B. 焦袂康酸

  C. 土大黄苷   D. 蒽醌类物质

26. 安宫牛黄丸需要进行的特殊杂质限量检查为( )

  A. 乌头碱   B. 猪去氧胆酸

  C. 土大黄苷   D. 蒽醌类物质

27. 大黄流浸膏需要进行的特殊杂质限量检查为( )

  A. 乌头碱   B. 挥发性碱性物质

    C. 土大黄苷   D. 蒽醌类物质

28. 灯盏生脉胶囊需要进行的特殊杂质限量检查为( )
    A. 猪去氧胆酸   B. 乌头碱
    C. 土大黄苷   D. 焦袂康酸

29. 农药残留测定目前最常用的方法是( )
    A. GC 法   B. TLC 法
    C. HPLC 法   D. UV 法

30. 除另有规定外,甲醇量测定常用的方法为( )
    A. 薄层色谱法   B. 气相色谱法
    C. 高效液相色谱法   D. 原子吸收分光光度法

(二)多项选择题

1. 中药制剂的杂质来源于( )
    A. 中药材原料不纯   B. 制剂贮存过程中成分的化学变化
    C. 制剂生产中加入的试剂未除尽   D. 高压灭菌药物氧化及水解
    E. 制剂生产过程中与器皿接触

2. 药物的杂质对药物的影响有( )
    A. 影响药物的安全性   B. 影响药物的有效性
    C. 影响药物的生物利用度   D. 影响药物的稳定性
    E. 影响药物的均一性

3. 供静脉注射的中药注射剂应检查的有关物质是( )
    A. 草酸盐   B. 树脂   C. 蛋白质
    D. 鞣质   E. 钾离子

4. 关于古蔡氏法检查砷盐的叙述,正确的有( )
    A. 反应生成的砷化氢遇溴化汞试纸,产生黄色至棕色的砷斑
    B. 加碘化钾使五价砷还原为三价砷
    C. 金属锌与酸作用可生成新生态的氢
    D. 加酸性氯化亚锡可防止碘还原为碘离子
    E. 在反应中氯化亚锡不会和锌发生作用

5. 哪些中药制剂需要进行可见异物检查( )
    A. 合剂   B. 注射剂   C. 酊剂
    D. 眼用液体制剂   E. 口服液

6. 灯检法检查可见异物时,对检查人员的远距离和近距离视力要求均应为( )
    A. 5.0   B. 4.9 或 4.9 以上   C. 4.5
    D. 无色弱   E. 无色盲

7. 下列哪些剂型需要进行甲醇量检查( )
    A. 酒剂   B. 注射剂   C. 酊剂
    D. 糖浆剂   E. 合剂

8. 《中国药典》附录中收载的可见异物检查法包括( )
    A. 光散射法   B. 气相色谱法   C. 显微计数法
    D. 灯检法   E. 光阻法

9. 检查中药材和中药制剂中的有机氯类农药残留,测定的成分包括(　　　　)
   A. 敌敌畏　　　　B. DDT　　　　C. BHC
   D. 乐果　　　　E. PCNB
10. 下列品种中需要进行乌头碱限量检查的有(　　　　)
   A. 制草乌　　　　B. 六味地黄丸　　　　C. 制川乌
   D. 附子理中丸　　　　E. 桂附理中丸

二、简答题

1. 什么是重金属?检查方法有哪些?如供试品溶液有色应如何处理?
2. 什么是"生理灰分"和"酸不溶性灰分"?酸不溶性灰分的主要成分是什么?
3. 中药注射剂应检查的有关物质有哪些?有什么危害?
4. 何为可见异物,常见的可见异物包括哪些?
5. 可见异物检查时,在什么情况下用光散射法?
6. 说出杂质的概念、分类和来源。

三、实例分析

鹿角胶中砷盐的检查方法如下:①标准砷斑的制备:精密量取标准砷溶液(每1ml相当于1μg As)2ml,加氢氧化钙1g,混匀,置水浴上加热,放冷,加盐酸中和,置检砷瓶A中,加盐酸5ml与水适量使成28ml,再加碘化钾试液5ml与酸性氯化亚锡试液5滴,在室温放置10分钟后,加锌粒2g,立即将照规定方法装妥的导气管密塞于检砷瓶上,并将检砷瓶置25~40℃水浴中,反应45分钟,取出溴化汞纸试,即得。②供试品检查:取鹿角胶1.0g,加氢氧化钙1g,混合,加少量水,搅匀,干燥后,先用小火灼烧使炭化,再在500~600℃炽灼使完全灰化,放冷,加盐酸中和,再加盐酸5ml和水使成28ml,照标准砷斑的制备,自"再加碘化钾试液5ml"起,同法操作。将生成的砷斑与标准砷斑比较,不得更深。

试回答下列问题:①标准砷斑的制备中为什么要加氢氧化钙1g?②检砷装置中导气管填充的醋酸铅棉的作用是什么?③加入碘化钾、酸性氯化亚锡试液主要作用是什么?④计算砷盐的限量。

实训十三　黄连上清丸中重金属检查

【实训目的】
1. 掌握中药制剂重金属检查的原理、方法及操作技能。
2. 熟悉炽灼法检查重金属的一般操作步骤。
3. 学会准确记录实验数据及现象,正确进行结果判断,规范书写检验报告书。
【实训内容】
(一)实训用品
1. 仪器　分析天平(感量0.0001g)、架盘天平(感量0.1g)、恒温水浴锅、量瓶(100ml、1000ml)、量筒(10ml)、纳氏比色管(25ml)、试剂瓶(25ml)、滴瓶、高温炉、坩埚、瓷皿、白纸、玻璃棒等。

2. 试剂 硝酸铅、硝酸、硫酸、醋酸盐缓冲液(pH 3.5)、蔗糖或葡萄糖、硫代乙酰胺、抗坏血酸、盐酸、氨试液、酚酞指示液等。

3. 材料 黄连上清丸(水丸或水蜜丸)。

（二）实训方法

依据《中国药典》附录Ⅸ E 重金属检查法第二法(炽灼法)进行检查。本法是将供试品炽灼灰化,使重金属游离出并使其转为重金属氯化物,再与硫代乙酰胺水解产生的硫化氢作用,生成有色的金属硫化物混悬液,与一定量的标准铅溶液同法处理后所呈颜色比较,判断供试品中重金属是否超过规定限量。

（三）实训步骤

1. 标准铅溶液的配制 称取硝酸铅 0.160g,置 1000ml 量瓶中,加硝酸 5ml 与水 50ml 溶解后,用水稀释至刻度,摇匀,作储备液。临用前,精密量取储备液 10ml,置 100ml 量瓶中,加水稀释至刻度,摇匀,即得(每 1ml 相当于 10μg 铅)。

2. 硫代乙酰胺试液的配制 取 4% 硫代乙酰胺水溶液 1.0ml,临用前加入 5.0ml 混合液(由 1mol/L 氢氧化钠液 15ml,水 5ml 及甘油 20ml 组成),在沸水浴上加热 20 秒,冷却,即得。

3. 醋酸盐缓冲溶液(pH 3.5)的配制 取醋酸铵 25g,加水 25ml 溶解后,加 7mol/L 的盐酸溶液 38ml,用 2mol/L 的盐酸溶液或 5mol/L 的氨溶液准确调节 pH 至 3.5(电位法测试),加水稀释至 100ml,即得。

4. 供试品溶液的制备 取本品水丸或水蜜丸 15g,研碎(大蜜丸则取 30g,剪碎),过二号筛,取约 1.0g,精密称定,置已炽灼至恒重的坩埚中,缓缓炽灼至完全炭化,放冷至室温,加硫酸 0.5～1.0ml,使恰湿润,用低温加热至硫酸除尽后,加硝酸 0.5ml,蒸干,至氧化氮蒸气除尽后,放冷,在马福炉中 500～600℃ 炽灼使完全灰化,放冷,加盐酸 2ml,置水浴上蒸干后加水 15ml,滴加氨试液至对酚酞指示液显中性(微粉红色),再加醋酸盐缓冲液(pH 3.5)2ml,微热溶解后,移置 25ml 纳氏比色管中,加水稀释成 25ml,作为乙管。

5. 标准对照液的制备 取与制备供试品溶液同样同量的试剂,置瓷皿中水浴蒸干后,加醋酸盐缓冲液(pH 3.5)2ml 与水 15ml,微热溶解后,移置 25ml 纳氏比色管中,加标准铅溶液 2.5ml,再用水稀释成 25ml,作为甲管。

6. 检查与结果判断 在甲、乙两管中分别加硫代乙酰胺试液各 2.0ml,摇匀,放置 2 分钟,同置白纸上,自上向下透视,乙管显示的颜色与甲管比较,不得更深(含重金属不得过百万分之二十五)。若乙管颜色比甲管深,则供试品含重金属不符合规定(超过百万分之二十五)。

【实训注意】

1. 配制与贮存标准铅溶液用的玻璃容器,均不得含有铅。量取标准铅溶液要准确。

2. 炽灼温度必须控制在 500～600℃。炽灼残渣加硝酸处理,必须蒸干,除尽氧化氮,否则会氧化硫化氢析出乳硫,影响检查。蒸干后残渣加盐酸处理后,必须水浴上蒸干除去多余的盐酸。

3. 如供试液有颜色,可在甲管中滴加稀焦糖溶液少量或其他无干扰的有色溶液,使其与乙管颜色一致。

4. 硫代乙酰胺试液与重金属反应的最佳 pH 为 3.5,故配制醋酸盐缓冲液(pH 3.5)时,应用 pH 计调节。

【实训检测】

1. 为什么炽灼温度必须控制在 500～600℃?

2. 蒸干后残渣加盐酸处理的目的是什么?

3. 标准铅溶液的用量为什么是 2.5ml 而不是 2.0ml?

4. 配制对照液为什么要取与制备供试液同样同量的试剂,水浴蒸干后再依法操作?

【实训报告】

记录检品名称、规格、批号、来源、取样量;标准铅溶液用量;操作过程使用的试剂和用量;实验数据、实验现象及实验结果等,并写出检验报告。

【实训评价】

实训评价表(100 分)

序号	测试内容	技能要求	标准分	实得分
1	着装	实验服穿戴整洁	3	
2	检查原理与方法	正确理解检查原理,选择正确的检查方法	5	
3	检查依据	写出检验依据及标准规定	3	
4	操作	准确配制标准铅溶液	10	
		正确选择天平,准确称量样品	5	
		准确配制供试液与对照品溶液	20	
		依法操作规范;炽灼温度控制适宜	20	
		认真观察实验现象,比色方法正确	5	
5	结果判断	准确判断实验结果	5	
6	结论	能给出准确的结论	5	
7	检验报告	检验记录和检验报告书写规范完整	15	
8	清场	实验用品及环境清理干净	4	
	合计		100	

实训十四 黄连上清丸中砷盐的检查

【实训目的】

1. 掌握古蔡氏法检查中药制剂中砷盐的操作步骤和技能。

2. 熟悉古蔡氏法检查砷盐的原理及注意事项。

【实训内容】

（一）实训用品

1. 仪器　古蔡氏法检砷装置、分析天平（感量 0.0001g）、托盘天平（感量 0.1g）、恒温水浴锅、马弗炉、坩埚、干燥器、变色硅胶（干燥剂）、量瓶（100ml、1000ml）、量筒（10ml）、定量滤纸。

2. 试剂　盐酸、碘化钾、锌粒、稀硫酸、20％氢氧化钠溶液、酸性氯化亚锡试液、溴化汞试纸、醋酸铅棉花等。

3. 材料　黄连上清丸（水丸或水蜜丸）。

（二）实训方法

按《中国药典》附录Ⅸ F 中第一法（古蔡氏法）检查砷盐。古蔡氏法是先将供试品有机破坏，使与有机物结合的砷游离出。再利用金属锌与酸作用产生新生态的氢与供试品中的砷盐反应生成砷化氢气体，遇溴化汞试纸产生黄色至棕色的砷斑，与一定量的标准砷溶液相同条件下所生成的砷斑比较颜色深浅，以判定供试品中砷盐是否超过限量。要求供试品砷斑的颜色不得比标准砷斑的颜色更深。

（三）实训步骤

1. 标准砷溶液的制备　称取三氧化二砷 0.132g，置 1000ml 量瓶中，加 20％氢氧化钠溶液 5ml 溶解后，用适量的稀硫酸中和，再加稀硫酸 10ml，用水稀释至刻度，摇匀，作为标准砷贮备液。临用前，精密量取标准砷贮备液 10ml，置 1000ml 量瓶中，加稀硫酸 10ml，用水稀释至刻度，摇匀，即得（每 1ml 相当于 1μg As）。

2. 检砷装置的准备　取醋酸铅棉花适量（约 60mg）撕成疏松状，每次少量，用细玻璃棒均匀地装入导气管 C 中，松紧要适宜，装管高度为 60～80mm。再于旋塞 D 的顶端平面上放一片溴化汞试纸（试纸大小以能覆盖孔径而不露出平面外为宜），盖上旋塞盖 E 并旋紧，即得。

3. 标准砷斑的制备　精密量取标准砷溶液 2ml，加氢氧化钙 1.0g，混匀，干燥后先用小火缓缓炽灼至炭化，再在 500～600℃炽灼使完全灰化并炽灼至恒重，放冷，残渣置检砷瓶 A 中，加盐酸 7ml 与水 21ml，再加碘化钾试液 5ml 与酸性氯化亚锡试液 5 滴，在室温放置 10 分钟后，加锌粒 2g，立即将照规定方法装妥的导气管 C 密塞于检砷瓶 A 上，并将检砷瓶 A 置 25～40℃水浴中，反应 45 分钟，取出溴化汞纸试，即得。

4. 供试品砷盐检查　取本品水丸或水蜜丸 15g，研碎（大蜜丸 5 丸，剪碎），过二号筛，取约 1.0g，精密称定重量，加无砷氢氧化钙 1g，加少量水，搅匀，烘干，用小火缓缓炽灼至炭化，再在 500～600℃炽灼使完全灰化并炽灼至恒重（同时作空白，留做标准砷斑用），放冷，残渣置检砷装置 A 瓶中，加盐酸 7ml 与水 21ml，再加碘化钾试液 5ml 与酸性氯化亚锡试液 5 滴，在室温放置 10 分钟后，加锌粒 2g，立即将已准备好的导气管 C 密塞于 A 瓶上，并将 A 瓶置 25～40℃水浴中反应 45 分钟，取出溴化汞试纸，将生成的砷斑与标准砷斑比较，颜色不得更深（含砷量不得过百万分之二）。

5. 结果判断　供试品砷斑颜色比标准砷斑颜色浅，判为符合规定；供试品砷斑颜色比标准砷斑颜色深，则不符合规定。

【实训注意】

1. 醋酸铅棉花要均匀填充于导气管中部，不要塞入近下端。要松紧适宜保持干燥。

2. 锌粒的大小以能通过一号筛为宜。锌粒较大,反应时间应延长至 1 小时。

3. 制备溴化汞试纸要选用中速定量滤纸,现用现制。

4. 反应温度控制在 30℃ 左右为宜。

【实训检测】

1. 砷盐检查为什么要加入碘化钾和酸性氯化亚锡试液?

2. 导气管中醋酸铅棉花的作用是什么?

3. 供试品砷盐检查加氢氧化钙的目的是什么?

4. 标准砷斑的制备为什么也要加氢氧化钙并炽灼至恒重?

【实训报告】　记录检品名称、规格、批号、来源、取样量;标准砷溶液用量;操作过程使用的试剂及用量;实验数据、实验现象及实验结果等,并写出检验报告。

【实训评价】

实训评价表(100 分)

序号	考核内容	技能要求	标准分	实得分
1	着装	实验服穿戴整洁	3	
2	检查原理与方法	正确理解检查原理,选择正确的检查方法	5	
3	检查依据	写出检验依据及标准规定	3	
4	操作	准确配制标准砷溶液	10	
		正确选择天平,准确称量样品	5	
		准确制备供试品砷斑与标准砷斑	20	
		依法操作规范;实验条件控制适宜	20	
		认真观察实验现象,比色方法正确	5	
5	结果判断	准确判断实验结果	5	
6	结论	能给出准确的结论	5	
7	检验报告	检验记录和检验报告书写规范完整	15	
8	清场	实验用品及环境清理干净	4	
合计			100	

实训十五　止喘灵注射液的可见异物检查

【实训目的】

1. 掌握可见异物灯检法的一般操作步骤和技能。

2. 了解光散射法检查可见异物的原理。

【实训内容】

（一）实训用品

灯检仪；止喘灵注射液（市售品）。

（二）实训方法与步骤

1. 取止喘灵注射液供试品 20 支，除去容器标签，擦净容器外壁，轻轻旋转和翻转容器使药液中存在的可见异物悬浮，必要时将药液转移至洁净透明的适宜容器内。

2. 调节光照度应为 2000~3000lx，置供试品于遮光板边缘处，在明视距离（指供试品至人眼的清晰观测距离，通常为 25cm），分别在黑色和白色背景下，手持供试品颈部使药液轻轻翻摇后即用目检视，重复 3 次，总限时 20 秒。应不得检出明显可见异物。每次检查可手持 2 支。

3. 如果检出微细可见异物，应另取 20 支同法复试，初、复试的供试品中，检出微细可见异物的供试品不得超过 2 支。

【实训注意】

面不反光的黑色面作为检查无色或白色异物的背景，侧面和底面白色面作为检查有色异物的背景。旋转和翻转容器时，应避免使药液产生气泡。

【实训检测】

1. 本品可见异物检查为什么采用灯检法？

2. 本品可见异物检查符合规定后，还要进行不溶性微粒检查吗？

【实训报告】

根据试验记录和结果，填写检验报告，对本品检查做出结论。

【实训评价】

实训评价表（100 分）

序号	考核内容	技能要求	标准分	实得分
1	着装	实验服穿戴整洁	3	
2	检查原理与方法	正确理解检查原理，选择正确的检查方法	5	
3	检查依据	写出检验依据及标准规定	3	
4	操作	规范准确	60	
5	结果判断	准确判断实验结果	5	
6	结论	能给出准确的结论	5	
7	检验报告	检验记录和检验报告书写规范完整	15	
8	清场	实验用品及环境清理干净	4	
		合计	100	

实训十六　附子理中丸中乌头碱的检查

【实训目的】

1. 掌握中药制剂中乌头碱限量检查的操作步骤与技能。

2. 理解乌头碱限量检查的原理。

【实训内容】

（一）实训用品

1. **仪器**　硅胶 G 薄层板、展开槽、微升毛细管或微量注射器、分析天平、恒温水浴锅、振荡器、研钵、量瓶、漏斗等。

2. **试剂**　乌头碱对照品（中国药品生物制品检定所）、乙醚、无水乙醇、氨试液、二氯甲烷、无水硫酸钠、丙酮、甲醇、碘化铋钾试液等。

3. **材料**　附子理中丸。

（二）实训方法与步骤

1. **供试品溶液制备**　取水蜜丸适量，研碎，取 25g，加氨试液 4ml，拌匀，放置 2 小时，加乙醚 60ml，振摇 1 小时，放置 24 小时，滤过，滤液蒸干，残渣用无水乙醇溶解使成 1ml，即得。

2. **对照品溶液制备**　取乌头碱对照品适量，加无水乙醇制成每 1ml 含 1.0mg 的溶液，即得。

3. **点样与展开**　精密吸取供试品溶液 12μl、对照品溶液 5μl，分别点于同一硅胶 G 薄层板上。在展开槽中加入展开剂二氯甲烷（经无水硫酸钠脱水处理）-丙酮-甲醇（6:1:1）适量，预饱和 20 ~ 30 分钟，放入已点样的薄层板，展开 8 ~ 15cm，取出，晾干。

4. **显色**　向已晾干的薄层板上喷以稀碘化铋钾试液显色，对比供试品色谱与对照品色谱相应位置上出现的斑点大小。

【实训注意】

1. 供试品、乌头碱对照品的称取要用分析天平精密称定。

2. 供试品溶液制备过程中，蒸干滤液，操作须在通风橱中，水浴加热回流浓缩；回收乙醚，不能接触明火。

3. 需使用市售薄层 G 板，用前要在 110℃，活化 30 分钟。

4. 使供试品与对照品的原点大小一致或相近。

5. 展开时，需要预饱和 20 ~ 30 分钟，并在展开缸口涂凡士林（甘油淀粉糊）并密闭，以克服边缘效应。喷洒显色剂要均匀。

【实训检测】

1. 制备供试品溶液时，样品中为什么先加氨试液搅拌放置？

2. 在薄层展开前，在展开缸口涂凡士林的目的是什么？

3. 为什么在供试品色谱中与对照品色谱相应位置上未出现斑点或出现的斑点比对照品的斑点小时，即可认为药品中乌头碱含量未超限？

4. 为什么二氯甲烷要经过无水硫酸钠脱水处理？

【**实训报告**】 根据试验记录和结果,填写检验报告,对本品检查做出结论。

【**实训评价**】

实训评价表(100 分)

序号	考核内容	技能要求	标准分	实得分
1	着装	实验服穿戴整洁	3	
2	检查原理与方法	正确理解检查原理,选择正确的检查方法	5	
3	检查依据	写出检验依据及标准规定	3	
4	操作	规范准确	60	
5	结果判断	准确判断实验结果,能给出准确的结论	10	
6	检验报告	检验记录和检验报告书写规范完整	15	
7	清场	实验用品及环境清理干净	4	
合计			100	

(李萍:第一至五节及其实训;崔海燕:第六至九节及其实训)

第五章 中药制剂的卫生学检查

中药制剂的原料、辅料、包装材料、制备过程和贮运等环节,极易受到微生物的污染。为保证药剂卫生,提高药品质量,应对中药制剂进行卫生学检查,主要包括微生物限度、无菌、热原及细菌内毒素检查四种类型。《中国药典》规定,各种非规定灭菌制剂应进行微生物限度检查,对无菌制剂应依法进行无菌检查,静脉滴注用注射剂应进行无菌、热原及细菌内毒素检查,并应符合标准规定。

第一节 微生物限度检查法

微生物限度检查法系检查非规定灭菌制剂(如口服制剂、一般外用制剂)及其原料、辅料受微生物污染程度的方法。检查项目包括染菌量(细菌数、霉菌数及酵母菌数)及控制菌(包括大肠埃希菌、大肠菌群、沙门菌、铜绿假单胞菌、金黄色葡萄球菌、梭菌以及白色念珠菌等)检查。

一、微生物限度检验原则

(一)微生物限度检查的环境

微生物限度检查应在洁净度10000级下的局部洁净度100级的单向流空气区域内进行。检验过程必须严格遵守无菌操作,防止再污染。单向流空气区域、工作台面及室内环境应定期按《医药工业洁净室(区)悬浮粒子、浮游菌和沉降菌的测试方法》的现行国家标准进行洁净度试验。

课堂活动

中国药品生产洁净级别有哪些?其标准要求是什么?

(二)供试品抽样、保存及检验量

供试品一般按批号随机抽样。每批取检验用量的3倍量。每批抽样应至少含有2个以上最小包装单位。抽样时,应先抽取有异常、有疑问的样品。但其包装有机械损伤或明显破裂的,不能抽作样品。肉眼可见长螨、发霉、虫蛀及变质的药品,无须再抽样检查,可直接判为不合格品。供试品在检验前不得任意开启,以防再污染。所需样品必须保存在阴凉干燥处,勿冷藏或冷冻,以防原染菌状况发生变化。

检验量系指每次检验所需的供试品量(g、ml 或 cm^2)。每种药品固体和半固体制剂的检验量为10g(大蜜丸不得少于4丸);液体制剂为10ml;膜剂为100cm^2(不得少于4

片);贵重药品、微量包装药品的检验量可酌减。要求检查沙门菌的供试品,其检验量应增加 20g 或 20ml(其中 10g 或 10ml 用于阳性对照)。

 难 点 释 疑

沙门菌检验样品量为什么需增加 20g 或 20ml?

10g(10ml)用于样品计数检验和其他控制菌检查,10g(10ml)用于沙门菌检查,10g(10ml)用于沙门菌检查阳性对照。因此需要进行沙门菌检查的样品,检验用量应为 30g(30ml)。

(三)供试液的制备

根据供试品的理化特性与生物学特性,采取适宜的方法制成供试液。各剂型及原辅料的供试样品,一般需要稀释剂经稀释处理后作为供试液。对于限度规定不超过 1ml 不得检出活菌的液体制剂,应不经稀释,直接取样品原液作为供试品。常见的稀释剂有 pH 7.0 无菌氯化钠-蛋白胨缓冲液、pH 6.8 无菌磷酸盐缓冲液、pH 7.6 无菌磷酸盐缓冲液、0.9% 无菌氯化钠溶液、0.1% 蛋白胨水溶液等。供试液制备若需加温时,应均匀加热,且温度不应超过 45℃。供试液从制备至加入检验用培养基,不得超过 1 小时。除另有规定外,常用的供试液制备方法如下。

1. 液体供试品　取供试品 10ml,加 pH 7.0 无菌氯化钠-蛋白胨缓冲液至 100ml,混匀,作为 1:10 的供试液。油剂可加入适量无菌聚山梨酯 80 使供试品分散均匀;水溶性液体制剂可用混合的供试品原液作为供试液。

2. 固体、半固体或黏稠性供试品　取供试品 10g,加 pH 7.0 无菌氯化钠-蛋白胨缓冲液至 100ml,用匀浆仪或其他适宜方法混匀后,作为 1:10 的供试液。必要时加适量无菌聚山梨酯 80,并置 45℃ 以下水浴适当加温,使供试品分散均匀。

3. 需用特殊方法制备的供试品

(1)非水溶性供试品:制备方法有两种。①取供试品 5g(或 5ml),加至含溶化的(温度不超过 45℃)5g 司盘 80、3g 单硬脂酸甘油酯、10g 聚山梨酯 80 无菌混合物的烧杯中,用无菌玻棒搅拌成团后,慢慢加入 45℃ 的 pH 7.0 无菌氯化钠-蛋白胨缓冲液至 100ml,边加边搅拌,使供试品充分乳化,作为 1:20 的供试液。②取供试品 10g,加至含 20ml 无菌十四烷酸异丙酯(选用孔径为 0.22μm 的脂溶性薄膜,滤过除菌,再在 140℃ 干热灭菌 2 小时,即得)和无菌玻璃珠的适宜容器中,必要时可增加十四烷酸异丙酯的用量,充分振摇,使供试品溶解。然后加入 45℃ 的 pH 7.0 无菌氯化钠-蛋白胨缓冲液 100ml,振摇 5~10 分钟,萃取,静置使油水明显分层,取其水层作为 1:10 的供试液。

(2)膜剂供试品:取供试品 100cm²,剪碎,加 100ml 的 pH 7.0 无菌氯化钠-蛋白胨缓冲液(必要时可增加稀释液),浸泡,振摇,作为 1:10 供试液。

(3)肠溶或结肠溶制剂供试品:取供试品 10g,加 pH 6.8 无菌磷酸盐缓冲液(用于肠溶制剂)或 pH 7.6 无菌磷酸盐缓冲液(用于结肠溶制剂)至 100ml,置 45℃ 水浴中,振摇,溶解,作为 1:10 的供试液。

(4)气雾剂、喷雾剂供试品:取规定量供试品,置冰冻室冷冻约 1 小时。取出,迅速消毒供试品开启部位,用无菌钢锥在该部位钻一小孔,放至室温,并轻轻转动容器,使抛射剂缓缓全部释出。用无菌注射器吸出全部药液,加至适量的 pH 7.0 无菌氯化钠-蛋白胨缓冲液(若含非水溶性成分,加适量的无菌聚山梨酯80)中,混匀,取相当于 10g 或 10ml 的供试品,再稀释成 1:10 的供试液。

(5)贴膏剂供试品:取规定量供试品,去掉贴膏剂的保护层,放置在无菌玻璃或塑料片上,粘贴面朝上。用适宜的无菌多孔材料(如无菌纱布)覆盖贴剂的粘贴面以避免贴剂粘贴在一起。然后将其置于适宜体积并含有表面活性剂(如聚山梨酯80或卵磷脂)的稀释剂中,用力振荡至少 30 分钟,制成供试液。贴膏剂也可以采用其他适宜的方法制备成供试液。

4. 具抑菌活性的供试品　此类供试品应在消除其抑菌活性后再依法检查。常先采用如下方法:

(1)培养基稀释法:取规定量的供试液,至较大量的培养基中,使单位体积内的供试品含量减少至不具抑菌作用的浓度。平皿法测定菌数时,1ml 供试液可等量分注多个平皿;控制菌检查时,可加大增菌培养基的用量。

(2)离心沉淀集菌法:该法仅适用于制备细菌计数或控制菌检查用的供试液。具体操作为取一定量的供试液,500 转/分钟离心 3 分钟,取全部上清液混合。采用该法制备供试液进行检验的结果不能真实反映供试品的污染情况,应尽量避免采用该方法,更不宜采用高速离心沉淀集菌。

(3)薄膜滤过法:取规定量的供试液,置稀释剂 100ml 中,摇匀,以无菌操作加入装有直径约 50mm、孔径不大于 $0.45\mu m \pm 0.02\mu m$ 微孔滤膜的滤过器内,减压抽干后,用稀释剂冲洗滤膜三次,每次 50~100ml,取出滤膜备检。

(4)中和法:含有汞、砷或防腐剂等抑菌作用的供试品,可用适宜的中和剂或灭活剂消除其抑菌成分,再制成供试液。中和剂或灭活剂可加在所用的稀释液或培养基中。

(四)检验条件

1. 培养温度　除另有规定外,细菌及控制菌培养温度为 30~35℃,霉菌、酵母菌培养温度为 23~28℃。

2. 阴性对照　在药品卫生检查之前应先做阴性对照试验,以确定无菌技术的可靠性。方法是:取供试液用的稀释剂,分别按照细菌数、霉菌数及各控制菌检验方法培养,均应无菌生长。

3. 阳性对照　在规定的控制菌检查中,应做阳性对照试验,目的是检查供试品对控制菌生长有无干扰,培养条件是否适宜。方法是:将供试液分为两组,一组中加入一定数量标准对照菌株,另一组不加对照菌株,两组平行培养,观察培养结果。如果已知阳性菌未检出,供试品的阴性结果应认为无效,而阳性结果需做具体分析或实验再作结论。

二、细菌、霉菌及酵母菌计数

药品中细菌、霉菌及酵母菌计数是检测药物在单位重量或体积(克或毫升)内所含有的活菌数量,是判断非灭菌制剂受到微生物污染程度的重要指标,也是评价制剂原辅料、设备器具、工艺流程、生产环境和操作人员等各个环节的卫生状况和 GMP 评价的重要依据。由于中药制剂中的各种剂型是非密封药品,不可能绝对无菌,《中国药典》规定允许一定数量的微生物存在,但不能检出控制菌。

2010 年版《中国药典》微生物限度检查中为了确保检测结果的准确性,新增计数培养基的适用性检查以确保计数用培养基的质量,经计数方法验证方可计数。

（一）计数培养基的适用性检查

微生物限度检查中计数用培养基有以下 3 种:营养琼脂、玫瑰红钠营养琼脂和酵母浸出粉葡萄糖琼脂。该类检查是通过检验用培养基与对照培养基的比较,以阳性菌的生长状态或特征来评价检验用培养基是否符合检验要求。对照培养基系指培养基处方特别制备、质量优良的培养基,由中国药品生物制品鉴定所研制及分发。

1. 菌种　具有普遍代表性的 5 种菌株:大肠埃希菌(*Escherchia coli*)〔CMCC(B) 44102〕、金黄色葡萄球菌(*Staphylococcus aureus*)〔CMCC(B) 26003〕、枯草芽孢杆菌(*Bacillus subtilis*)〔CMCC(B) 63501〕、白色念珠菌(*Candida albicans*)〔CMCC(F) 98001〕、黑曲霉(*Aspergillus niger*)〔CMCC(F) 98003〕。前三种属细菌,第 4 种属酵母菌,第五种属霉菌。要求传代次数不得超过 5 代(从菌种保存中心获得的冷冻干燥菌种为第 0 代),并采用适宜的菌种保存技术,以保证试验菌种的生物学特性。

2. 菌液制备　接种大肠埃希菌、金黄色葡萄球菌及枯草芽孢杆菌的新鲜培养物至营养肉汤或营养琼脂培养基中,培养 18 ~ 24 小时;接种白色念珠菌的新鲜培养物至改良马丁培养基或改良马丁琼脂培养基中,培养 24 ~ 48 小时。上述培养基用 0.9% 无菌氯化钠溶液制成每 1ml 含菌数为 50 ~ 100cfu("colony forming units"的缩写,菌落形成单位,代表含有的菌落数)的菌悬液。接种黑曲霉的新鲜培养物至改良马丁琼脂斜面培养基中,培养 5 ~ 7 天,加入 3 ~ 5ml 含 0.05% 聚山梨酯 80 的 0.9% 无菌氯化钠溶液,将孢子洗脱。然后吸出孢子悬液至无菌试管中,用 0.9% 无菌氯化钠溶液制成每 1ml 含孢子数 50 ~ 100cfu 的孢子悬液。制备好的菌液以当天使用为宜。若在室温下放置,应在 2 小时内使用;若保存在 2 ~ 8℃,可在 24 小时内使用。黑曲霉孢子悬液可保存在 2 ~ 8℃,在验证过的贮存期内使用。

3. 适用性检查　取大肠埃希菌、金黄色葡萄球菌、枯草芽孢杆菌各 50 ~ 100cfu,分别注入无菌平皿中,立即倾注营养琼脂培养基,每株试验菌平行制备 2 个平皿,混匀,凝固,置 30 ~ 35℃培养 48 小时,计数;取白色念珠菌、黑曲霉各 50 ~ 100cfu,分别注入无菌平皿中,立即倾注玫瑰红钠琼脂培养基,每株试验菌平行制备 2 个平皿,混匀,凝固,置 23 ~ 28℃培养 72 小时,计数;取白色念珠菌 50 ~ 100cfu,分别注入无菌平皿中,立即倾注酵母浸出粉胨葡萄糖琼脂培养基,平行制备 2 个平皿,混匀,凝固,置 23 ~ 28℃培养 72 小时,计数。同时,用相应的对照培养基替代被检培养基进行上述试验。

4. 结果判断　同时满足以下两个条件可判定培养基的适用性检查符合规定:①被检培养基上的菌落平均数不小于对照培养基上的菌落平均数的 70% ;②菌落形态大小应与对照培养基上的菌落一致。

（二）计数方法的验证

微生物试验的结果易受试验条件的影响,特别是药品中含有对微生物生长有抑制作用组分时。故在建立药品微生物限度检查方法时,应进行细菌、霉菌及酵母菌计数方法的验证,以确认所采用的方法适合于该药品的细菌、霉菌及酵母菌数测定。当药品的组分及原检验条件改变,并可能影响检验结果时,计数方法应重新验证。验证时,照供试液的制备和细菌、霉菌及酵母菌计数所规定的方法及下列要求进行。对各试验菌的回收率应逐一进行验证。

1. 菌种及菌液制备　同计数培养基的适用性检查。

2. 验证方法　验证试验至少应进行 3 次独立的平行试验,并分别计算各试验菌每次试验的回收率;可与供试品的细菌,霉菌及酵母菌计数同时进行。

(1)试验组:用平皿法计数时,取试验可能用的最低稀释级供试液 1ml,加入试验菌 50~100cfu,分别注入平皿中,立即倾注琼脂培养基,每株试验菌平行制备 2 个平皿,按平皿法测定其菌数。用薄膜滤过法计数时,取规定量试验可能用的最低稀释级供试液,滤过,冲洗,在最后一次的冲洗液中加入试验菌 50~100cfu,滤过,按薄膜滤过法测定其菌数。

(2)菌液组:测定所加的试验菌数。

(3)供试品对照组:取规定量的供试液,按菌落计数方法测定供试品本底菌数。

(4)释剂对照组:当供试液制备需要加入乳化剂、分散剂及中和剂等除稀释液外的试剂或需薄膜滤过处理时,应增加稀释剂对照组,以考察供试液制备过程中微生物受影响的程度。试验时,可用相应的稀释液替代供试品,加入试验菌,使最终菌浓度为每 1ml 供试液含 50~100cfu,按试验组的供试液制备方法和菌落计数方法测定其菌数。

3. 结果判断　在 3 次独立的平行试验中,稀释剂对照组的菌数回收率(稀释剂对照组的平均菌落数占菌液组的平均菌落数的百分率)应均不低于 70%。若试验组的菌数回收率(试验组的平均菌落数减去供试品对照组的平均菌落数的值占菌液组的平均菌落数的百分率)均不低于 70%,按该供试液制备方法和计数法测定供试品的细菌、霉菌及酵母菌数;若任一次试验中试验组的菌数回收率低于 70%,应采用培养基稀释法、离心沉淀集菌法、薄膜滤过法、中和法(常见干扰物的中和剂或灭活方法见表 5-1)等方法或综合使用这些方法消除供试品的抑菌活性,并重新进行方法验证。

表 5-1　常见干扰物的中和剂或灭活方法

干扰物	可选用的中和剂或灭活方法
戊二醛	亚硫酸氢钠
酚类、乙醇、吸附物	稀释法
醛类	稀释法、甘氨酸、硫代硫酸盐
季铵类化合物(QACs)、对羟基苯甲酸酯	卵磷脂、聚山梨酯
汞类制剂	亚硫酸氢钠、巯基乙酸盐、硫代硫酸盐
双胍类化合物	卵磷脂
碘酒、洗必泰类	聚山梨酯
卤化物	硫代硫酸盐
乙二胺四乙酸(EDTA)	镁或钙离子
磺胺类	对氨基苯甲酸
β-内酰胺类抗生素	β-内酰胺酶

若没有适宜的方法消除供试品的抑菌活性,那么验证试验中微生物回收的失败可看成是因供试品的抗菌活性引起的,同时表明该供试品不能被试验菌污染。但是,供试品也可能仅对试验用菌株具有抑制作用,而对其他菌株没有抑制作用。因此,根据供试品须符合的微生物限度标准和菌数报告原则,在不影响检验结果判断的前提下,应采用能使微生物生长的更高稀释级的供试液进行方法验证试验。若验证试验符合要求,应以该稀释级供试液作为最低稀释级的供试液进行供试品检验。

计数方法验证时,采用上述方法者还存在一株或多株试验菌的回收率达不到要求,那么选择回收率最接近要求的方法和试验条件进行供试品的检验。验证试验也可与供试品的细菌、霉菌及酵母菌计数同时进行。

（三）检查方法

包括平皿法和薄膜滤过法两种。检查时,照已验证的方法进行供试品的细菌、霉菌与酵母菌计数。按计数方法的验证试验确认的程序进行供试液的制备,用 pH 7.0 无菌氯化钠-蛋白胨缓冲液稀释成 $1:10$、$1:10^2$、$1:10^3$ 等稀释级。

1. 平皿法　适用于无明显抑菌作用的制剂。主要思路为加菌回收。

（1）供试液的稀释:各类制剂按前述方法制备 $1:10$ 供试液。用 1ml 无菌吸管,吸取混匀的供试液 1ml,沿管壁注入装有 9ml 无菌稀释剂的试管内,混成 $1:10^2$ 的稀释液。照同法依次 10 倍递增稀释成 $1:10^3$、$1:10^4$ 的稀释液备用。每一次稀释均需更换一支 1ml 吸管。根据对供试品污染程度的估计,选择适宜的连续 2~3 个稀释级的供试液。

（2）倾注培养基:根据菌数报告规则取相应稀释级的供试液 1ml,置直径 90mm 的无菌平皿中,注入 15~20ml 温度不超过 45℃ 的溶化的营养琼脂培养基或玫瑰红钠琼脂培养基或酵母浸出粉胨葡萄糖琼脂培养基,旋摇平皿使混合均匀,置水平台上凝固,倒置培养。每稀释级每种培养基至少制备 2 个平板。

（3）阴性对照试验:取试验用的稀释液 1ml,置无菌平皿中,注入培养基,凝固,倒置培养。每种计数用的培养基各制备 2 个平板,均不得有菌生长。

（4）培养和计数:除另有规定外,细菌培养 3 天,霉菌、酵母菌培养 5 天,逐日观察菌落生长情况,点计菌落数。必要时,可适当延长培养时间至 7 天进行菌落计数并报告。菌落蔓延生长成片的平板不宜计数。点计菌落时,应注意观察鉴别细菌菌落的形态及色泽(图 5-1)。

点计菌落数后,计算各稀释级供试液的平均菌落数,照菌数报告规则报告菌数。若同稀释级两个平板的菌落平均数不小于 15,两个平板的菌落数不能相差 1 倍或以上。

一般营养琼脂培养基用于细菌计数;玫瑰红钠琼脂培养基用于霉菌及酵母菌计数;酵母浸出粉胨葡萄糖琼脂培养基用于酵母菌计数。在特殊情况下,若营养琼脂培养基上长有霉菌和酵母菌、玫瑰红钠琼脂培养基上长有细菌,则应分别点计霉菌和酵母菌、细菌菌落数。然后将营养琼脂培养基上的霉菌和酵母菌数或玫瑰红钠琼脂培养基上的细菌数,与玫瑰红钠琼脂培养基中的霉菌和酵母菌数或营养琼脂培养基中的细菌数进行比较,以菌落数高的培养基中的菌数为计数结果。细菌、霉菌与酵母菌在营养琼脂及玫瑰红钠琼脂平板上的菌落形态区别见表 5-2。

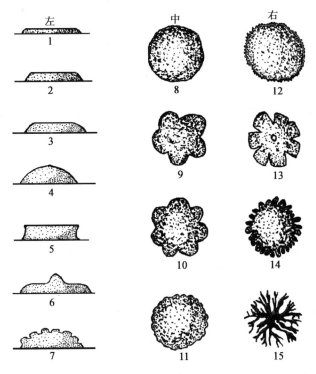

图5-1 细菌的菌落形态

1. 扁平;2. 高起;3. 低度凸出;4. 圆屋顶状凸出;5. 纽扣状凸出;6. 乳头状凸出;
7. 高起带齿轮状边缘;8. 边缘整齐;9. 边缘波状;10. 分叶;
11. 边缘皱状;12. 边缘齿状;13. 边缘深裂;14. 伞状;15. 根茎状

表5-2 细菌、霉菌、酵母菌形态特征比较

区别		细菌	霉菌	酵母菌
菌落	大小	差别很大。在同一平板上可出现针尖大小至大于10mm的菌落	一般较大,亦有细小的菌落。在同一平板上生长的菌落大小有时不一致	直径多为 1~2mm。在同一平板上生长的菌落大小有时不一致
	形状	多样,小而突起或大而扁平	多为圆形,有的蔓延生长为无定形	培养基表面生长者多为圆形,内层生长者为圆形、铁饼形、纺锤形或三角形
	色泽	白、灰白或无色,亦有淡褐、淡黄及淡红色,菌落正反面颜色相同	小菌落灰白,大菌落形成孢子后颜色多样。菌落正反面颜色不同	乳白或粉红色多见,在同一平板上色调较单一
	透明度	透明或不透明	小菌落半透明,有明显折光性,大菌落不透明	透明度较差
	边缘	边缘呈放射状、树枝状、锯齿状或卷发状。低倍镜不易查见	由菌丝体构成,多呈放射状	由菌丝体构成,低倍下可见呈整齐球状、卵圆状或假菌丝状,细胞细密排列

续表

区别		细菌	霉菌	酵母菌
菌落	气味	多有臭味	多有霉味	多带酒香味
	与培养基结合	不结合	结合较牢固,不易挑起	不结合,易挑起
	生长速度	一般很快	较慢	较快
细胞	形态	球或杆状,细小均一,高倍镜或油镜下可观察形态	菌丝体相互交织,成熟霉菌常有产孢组织及孢子	多数为圆或卵圆形,常有芽体相连
	排列	单个、分散或较规则排列	丝状交织	单个分散

含蜂蜜、王浆的液体制剂,用玫瑰红钠琼脂培养基测定霉菌数,用酵母浸出粉胨葡萄糖琼脂培养基测定酵母菌数,合并计数。

(5)菌数报告规则:宜选取细菌、酵母菌平均菌落数小于300cfu、霉菌平均菌落数在小于100cfu的稀释级,作为菌数报告(取两位有效数字)的依据。以最高的平均菌落数乘以稀释倍数的值报告1g、1ml 或 10cm² 供试品中所含的菌数。如各稀释级的平板均无菌落生长,或仅最低稀释级的平板有菌落生长,但平均菌落数小于1时,以 <1 乘以最低稀释倍数的值报告菌数。

 知 识 链 接

细菌数报告书写规则

菌数报告取两位有效数字,具体表现为当菌落数在 100 以内时,按实有数据报告;当菌落数大于 100 时,采用两位有效数字报告,第三位按数字修约规则处理,为简便计算,也可用 10 的指数报告,如菌落数为 16 400,则报告数书写为 16 000 或 1.6×10^4,又如菌落数为 19 600,则报告数书写为 20 000 或 2.0×10^4。

2. **薄膜滤过法**　一般适用于可溶性抑菌制剂。目的是滤除抑菌成分,加菌回收。

(1)滤过:采用薄膜滤过法,滤膜孔径应不大于 $0.45\mu m$,直径一般为 50mm,若选用其他直径的滤膜,冲洗量应进行相应的调整。选择滤膜材质时应保证供试品及其溶剂不影响微生物的充分被截留。滤器及滤膜使用前应采用适宜的方法灭菌。使用时,应保证滤膜使用前后的完整性。水溶性供试液滤过前应先将少量的冲洗液滤过以湿润滤膜;油类供试品滤过前应先将滤器及滤膜充分干燥。为发挥滤膜的最大滤过效率,滤过时,应使供试液或冲洗液覆盖整个滤膜表面。供试液经薄膜滤过后,若需用冲洗液冲洗滤膜,每张滤膜每次冲洗量为 100ml。总冲洗量不得超过 1000ml,以免滤膜上的微生物受损伤。

取相当于每张滤膜含 1g、1ml 或 10cm² 供试品的供试液,加至适量的稀释剂中,混匀,滤过。若供试品每 1g、1ml 或 10cm² 所含的菌数较多时,可取适宜稀释级的供试液 1ml,滤过,用 pH 7.0 无菌氯化钠-蛋白胨缓冲液或其他适宜的冲洗液冲洗滤膜,冲洗方法和冲洗量同"计数方法的验证"。冲洗后取出滤膜,菌面朝上贴于营养琼脂培养基或玫瑰红钠琼脂培养基或酵母浸出粉胨葡萄糖琼脂培养基平板上培养。每种培养基至少制备一张滤膜。

(2)阴性对照试验:取试验用的稀释剂 1ml 同法操作,作为阴性对照。阴性对照不得有菌生长。

(3)培养和计数:培养条件和计数方法同平皿法,每片滤膜上的菌落数应不超过 100cfu。

(4)菌数报告规则:以相当于 1g 或 1ml 供试品的菌落数报告菌数。若滤膜上无菌落生长,以 <1 报告菌数(每张滤膜滤过 1g 或 1ml 供试品),或以 <1 乘以最低稀释倍数的值报告菌数。

(四)注意事项

1. 由于检验中细菌计数用营养琼脂在 30～35℃需氧培养,霉菌与酵母菌计数用玫瑰红钠琼脂或酵母浸出粉胨葡萄糖琼脂在 23～28℃需氧培养,厌氧菌和嗜冷菌在此条件下不生长,有特殊营养要求的菌也受到限制,因而测定数只包括一群能在上述培养基上生长的嗜中温、需氧和兼性厌氧菌的菌落总数。因此,测定时,必须严格按规定的条件操作,以免产生实验误差。

2. 所有器具必须经严格灭菌,使用过程中不得与外界未消毒物品接触,一旦接触应立即换用。切忌长时间暴露于空气中。

3. 进行细菌检验的整个过程均须在无菌室、超净工作台或接种罩内进行操作(特殊情况例外)。

4. 灭菌的试管及玻璃瓶每次打开和关闭时,口部均应在火焰上通过 1～2 次,以杀灭可能从空气中落入的杂菌。接种环或接种针每次使用前后,均应在火焰上彻底烧灼灭菌,金属棒或玻璃棒亦须转动着通过火焰三次。

5. 皮肤表面及口腔内常存在有大量杂菌,故在检验时切忌用手接触标本及已灭菌的器材内部,也勿用口吸、吹。吸管上端应塞以棉花,以防其他杂菌混入培养物中。

三、控制菌检查

本法包括大肠埃希菌、大肠菌群、铜绿假单胞菌、沙门菌、金黄色葡萄球菌、梭菌以及白色念珠菌的检查。其中,大肠埃希菌、大肠菌群是口服药品的控制菌之一;铜绿假单胞菌、金黄色葡萄球菌是外用药品和滴眼剂的控制菌。

(一)控制菌检查用培养基的适用性检查

控制菌检查用的培养基应进行培养基的适用性检查,成品培养基、由脱水培养基或按处方配制的培养基均应检查。

1. **菌种** 国家规定的的控制菌标准菌株是:大肠埃希菌〔CMCC(B)44102〕、金黄色葡萄球菌〔CMCC(B)26003〕、乙型副伤寒沙门菌〔CMCC(B)50094〕、铜绿假单胞菌〔CMCC(B)10104〕、生孢梭菌〔CMCC(B)64941〕及白色念珠菌〔CMCC(F)98001〕。对试验菌种的要求同细菌、霉菌、酵母菌计数方法的验证。

2. 菌液的制备　接种大肠埃希菌、金黄色葡萄球菌、乙型副伤寒沙门菌、铜绿假单胞菌的新鲜培养物至营养肉汤或营养琼脂培养基中,生孢梭菌的新鲜培养物至硫乙醇酸盐流体培养基中,培养 18~24 小时。接种白色念珠菌的新鲜培养物至马丁肉汤培养基或改良马丁琼脂培养基上,培养 24~48 小时。用 0.9% 无菌氯化钠溶液制成 1ml 含菌数为 500~1000cfu 的菌悬液。

3. 适用性检查项目　包括促生长能力、抑制能力及指示能力的检查。具体方法参照《中国药典》2010 年版附录。这里不再详述。

（二）控制菌检查方法的验证

在建立药品的微生物限度检查方法时,应进行控制菌检查方法的验证,以确认所采用的方法适合于该药品的控制菌检查。当药品的组分及原检验条件改变,并可能影响检验结果时,检查方法应重新验证。验证时,依各品种项下微生物限度标准中规定检查的控制菌选择相应验证的菌株,验证试验按供试液的制备和控制菌检查法的规定及下列要求进行。

1. 菌种及菌液制备　同控制菌检查用培养基的适用性检查。

2. 验证方法　取规定量供试液及 10~100cfu 试验菌加入增菌培养基中,依相应控制菌检查法进行检查。当采用薄膜滤过法时,取规定量供试液,滤过,冲洗,试验菌应加在最后一次冲洗液中,滤过后,注入增菌培养基或取出滤膜接入增菌培养基中。若上述试验中检出试验菌,按此供试液制备法和控制菌检查法进行供试品的该控制菌检查;若未检出,则应消除供试品的抑菌活性后再进行方法验证。验证试验也可与供试品的控制菌检查同时进行。

（三）检查方法

供试品的控制菌检查应按已验证的方法进行,增菌培养基的实际用量同控制菌检查方法的验证。供试品进行控制菌检查时,应做阳性对照试验。阳性对照试验的加菌量为 10~100cfu,方法同供试品的控制菌检查。阳性对照试验应检出相应的控制菌。取稀释剂 10ml 按相应控制菌检查法检查,作为阴性对照。阴性对照应无菌生长。

1. 大肠埃希菌（Escherichia coli）

（1）增菌培养:取均匀供试液 10ml（相当于供试品 1g、1ml、10cm^2）,直接或处理后接至 100ml 的胆盐乳糖培养基中,培养 18~24 小时,必要时可延长至 48 小时。

（2）检查方法:取上述培养物 0.2ml,接种至含 5ml 4-甲基伞形酮葡糖苷酸（MUG）培养基的试管内,培养,于 5 小时、24 小时在 366nm 紫外光灯下观察,同时用未接种的MUG 培养基作本底对照。若管内培养物呈现荧光,为 MUG 阳性;不呈现荧光,为 MUG阴性。观察后,沿培养管的管壁加入数滴靛基质试液,液面呈玫瑰红色,为靛基质阳性;呈试剂本色,为靛基质阴性。本底对照应为 MUG 阴性和靛基质阴性。

（3）结果判断:若 MUG 阳性、靛基质阳性,判定供试品检出大肠埃希菌;如 MUG 阴性、靛基质阴性,判定供试品未检出大肠埃希菌;如 MUG 阳性、靛基质阴性,或 MUG 阴性、靛基质阳性,则应取胆盐乳糖培养基的培养物划线接种于曙红亚甲蓝琼脂培养基或麦康凯琼脂培养基的平板上,培养 18~24 小时。若平板上无菌落生长、或生长的菌落与表 5-3 所列的菌落形态特征不符,则判定供试品未检出大肠埃希菌。若平板上生长的菌落与表 5-3 所列的菌落形态特征相符或疑似,应对可疑菌落进行分离、纯化、进行革兰染色镜检和适宜的鉴定试验,以确认是否为大肠埃希菌。完全符合以下结果时,判定为检出大肠杆菌:染色镜检是革兰阴性无芽孢杆菌;发酵乳糖产酸产气,或产酸不产气;IMVC 实验(I 指吲哚试验,M 指甲基红试验,V 指 V-P 试验,C 指柠檬酸试验)反应为 + + － －或 － + － －。

表5-3　大肠埃希菌菌落形态特征

培养基类型	菌落形态
麦康凯琼脂	鲜桃红色或微红色,菌落中心呈深桃红色,圆形,扁平,边缘整齐,表面光滑,湿润
曙红亚甲蓝琼脂	呈紫黑色、浅紫色、蓝紫色或粉红色,菌落中心呈深紫色或无明显暗色中心;圆形,稍凸起,边缘整齐,表面光滑,湿润,常有金属光泽

2. 大肠菌群(*Coliform*)

(1)取含适量(不少于 10ml)的乳糖胆盐发酵培养基管 3 支,分别加入 1∶10 的供试液 1ml(含供试品 0.1g 或 0.1ml)、1∶100 的供试液 1ml(含供试品 0.01g 或 0.01ml)、1∶1000 的供试液 1ml(含供试品 0.001g 或 0.001ml),另取 1 支乳糖胆盐发酵培养基管加入稀释剂 1ml 作为阴性对照管。培养 18～24 小时。

(2)乳糖胆盐发酵管若无菌生长、或有菌生长但不产酸产气,判定该管未检出大肠菌群;若产酸产气,应将该管中的培养物分别划线接种于曙红亚甲蓝琼脂培养基或麦康凯琼脂培养基的平板上,培养 18～24 小时。

(3)若平板上无菌落生长,或生长的菌落与表5-4 所列的菌落形态特征不符或为非革兰阴性无芽孢杆菌,判定该管未检出大肠菌群;如若平板上生长的菌落与表5-4 所列的菌落形态特征相符或疑似,且为革兰阴性无芽孢杆菌,应进行确证试验。

表5-4　大肠菌群菌落形态特征

培养基类型	菌落形态
麦康凯琼脂	鲜桃红色或粉红色;圆形,扁平或稍凸起,边缘整齐;表面光滑,湿润
曙红亚甲蓝琼脂	紫黑色、紫红色、红色或粉红色;圆形,扁平或稍凸起,边缘整齐;表面光滑,湿润

(4)从上述分离平板上挑选 4～5 个疑似菌落,分别接种于乳糖胆盐发酵管中,培养 24～48 小时。若产酸产气,判定该乳糖胆盐发酵管检出大肠菌群,否则判定未检出大肠菌群。

(5)根据大肠菌群的检出管数,按表5-5 报告 1g 或 1ml 供试品中的大肠菌群数。

表5-5　可能的大肠菌群数

各供试品量的检出结果			可能的大肠菌群数 N(个/g 或 ml)
0.1g 或 0.1ml	0.01g 或 0.01ml	0.001g 或 0.001ml	
+	+	+	$>10^3$
+	+	－	$10^2 < N < 10^3$
+	－	－	$10 < N < 10^2$
－	－	－	<10

注:+代表检出大肠菌群;－代表未检出大肠菌群。

3. 沙门菌(*Salmonella*)

(1)取供试品 10g 或 10ml,直接或处理后接种适量(不少于 200ml)的营养肉汤培养基中,用匀浆仪或其他适宜方法混匀,培养 18 ~ 24 小时。

(2)取上述培养物 1ml,接种于 10ml 四硫磺酸钠亮绿培养基中,培养 18 ~ 24 小时后,分别划线接种于胆盐硫乳琼脂(或沙门、志贺菌属琼脂)培养基和麦康凯琼脂(或曙红亚甲蓝琼脂)培养基的平板上,培养 18 ~ 24 小时(必要时延长至 40 ~ 48 小时)。若平板上无菌落生长,或生长的菌落不同于表 5-6 所列特征,判定供试品未检出沙门菌。

表 5-6　沙门菌菌落形态特征

培养基类型	菌落形态
胆盐硫乳琼脂	无色至浅橙色,半透明,菌落中心带黑色或全部黑色或无黑色
沙门、志贺菌属琼脂	无色至淡红色,半透明或不透明,菌落中心有时带黑褐色
曙红亚甲蓝琼脂	无色至浅橙色,透明或半透明,圆形,光滑,湿润
麦康凯琼脂	无色至浅橙色,透明或半透明,菌落中心有时为暗色

(3)若平板上生长的菌落与表 5-6 所列的菌落形态特征相符或疑似,用接种针挑选 2 ~ 3 个菌落分别于三糖铁琼脂培养基高层斜面上进行斜面和高层穿刺接种,培养 18 ~ 24 小时,如斜面未见红色、底层未见黄色;或斜面黄色、底层无黑色,判定供试品未检出沙门菌。否则,应取三糖铁琼脂培养基斜面的培养物进行适宜的鉴定试验,确认是否为沙门菌。

4. 铜绿假单胞菌(*Pseudomonas aeruginosa*)

(1)取供试液 10ml(相当于供试品 1g、1ml、10cm^2)直接或处理后接种至适量(不少于 100ml)的乳糖胆盐培养基中,培养 18 ~ 24 小时。取上述培养物,划线接种于溴化十六烷基三甲铵琼脂培养基的平板上,培养 18 ~ 24 小时。铜绿假单胞菌典型菌落呈扁平无定形,灰白色,表面湿润,周围时有蓝绿色素扩散。

(2)如平板上无菌落生长或生长的菌落与上述菌落特征不符,判定供试品未检出铜绿假单胞菌。如平板生长的菌落特征与上述菌落特征相符或疑似,应挑选 2 ~ 3 个菌落,分别接种于营养琼脂培养基斜面上,培养 18 ~ 24 小时。取斜面培养物进行革兰染色镜检及氧化酶试验。

(3)氧化酶试验:取洁净滤纸片置于平皿内,用无菌玻璃棒取斜面培养物涂于滤纸片上,滴加新配制的 1% 二盐酸二甲基对苯二胺试液,在 30 秒内若培养物呈粉红色并逐渐变为紫红色,为氧化酶试验阳性,否则为阴性。

(4)若斜面培养物为非革兰阴性无芽孢杆菌或氧化酶试验阴性,均判定供试品未检出铜绿假单胞菌。否则,应进行绿脓菌素(Pyocyanin)试验。方法是:取斜面培养物接种于绿脓菌素专用 PDP 琼脂培养基斜面上,培养 24 小时,加三氯甲烷 3 ~ 5ml 至培养管中,搅碎培养基并充分振摇。静置片刻,将三氯甲烷相移至另一试管中,加入 1mol/L 盐酸试液约 1ml,振摇后,静置片刻,观察。若盐酸溶液呈粉红色,为绿脓菌素试验阳性,否则为阴性。同时用未接种的 PDP 琼脂培养基斜面同法作阴性对照,阴性对照试验应呈阴性。

（5）若上述疑似菌为革兰阴性无芽孢杆菌，氧化酶试验阳性及绿脓菌素试验阳性，判定供试品检出铜绿假单胞菌。若上述疑似菌为革兰阴性杆菌，氧化酶试验阳性，但绿脓菌素试验阴性，应进行适宜的鉴定试验，确认是否为铜绿假单胞菌。

5. 金黄色葡萄球菌（*Staphylococcus aureus*）

（1）取供试液 10ml（相当于供试品 1g、1ml、10cm²）直接或处理后接种至适量（不少于 100ml）的亚碲酸钠（钾）肉汤（或营养肉汤）培养基中，培养 18～24 小时，必要时可延长至 48 小时。取上述培养物，划线接种于甘露醇氯化钠琼脂培养基或卵黄氯化钠琼脂培养基的平板上，培养 24～72 小时。若平板上无菌落生长或生长的菌落不同于表 5-7 所列特征，判定供试品未检出金黄色葡萄球菌。

表 5-7　金黄色葡萄球菌菌落形态特征

培养基类型	菌落形态
甘露醇氯化钠琼脂	金黄色，圆形凸起，边缘整齐，外周有黄色环；菌落直径 0.7～1mm
卵黄氯化钠琼脂	金黄色，圆形凸起，边缘整齐，外周有白色沉淀圈；菌落直径 1～2mm

（2）若平板上生长的菌落与表 5-7 所列的菌落特征相符或疑似，应挑选 2～3 个菌落，分别接种于营养琼脂培养基斜面上，培养 18～24 小时。取营养琼脂培养基的培养物进行革兰染色，并接种于营养肉汤培养基中，培养 18～24 小时，进行血浆凝固酶试验。

（3）血浆凝固酶试验：取灭菌小试管 3 支，各加入血浆和无菌水混合液（1:1）0.5ml，再分别加入可疑菌株的营养肉汤培养物（或由营养琼脂培养基斜面培养物制备的浓菌悬液）0.5ml、金黄色葡萄球菌营养肉汤培养液（或由营养琼脂培养基斜面培养物制备的浓菌悬液）0.5ml、营养肉汤或 0.9% 无菌氯化钠溶液 0.5ml，即为试验管、阳性对照管和阴性对照管。将 3 管同时培养，3 小时后开始观察，直至 24 小时。当阴性对照管的血浆流动自如，阳性对照管血浆凝固时，试验管血浆凝固者为血浆凝固酶试验阳性，否则为阴性；如阳性对照管或阴性对照管不符合规定时，应另制备血浆，重新试验。

（4）若上述疑似菌为非革兰阳性球菌、血浆凝固酶试验阴性，判供试品未检出金黄色葡萄球菌。

6. 梭菌（*Clostridium*）

（1）取供试液 10ml（相当于供试品 1g、1ml）2 份，其中一份置 80℃ 保温 10 分钟后迅速冷却，上述 2 份供试液直接或处理后分别接种于 100ml 梭菌增菌培养基中。置厌氧条件下培养 48 小时。取上述每一培养物 0.2ml，分别涂抹接种于含庆大霉素的哥伦比亚琼脂培养基平板上，置厌氧条件下培养 48～72 小时。若平板上无菌落生长，判定供试品未检出梭菌；若有菌落生长，应挑选平板上的 2～3 个菌落进行革兰染色和过氧化氢酶试验。

（2）过氧化氢酶试验：取上述平板上的菌落，置洁净玻片上，滴加 3% 过氧化氢溶液，若菌落表面有气泡产生，为过氧化氢酶试验阳性，否则为阴性。

（3）若上述可疑菌落为革兰阳性梭菌，有或无卵圆形或球形的芽孢，过氧化氢阴性，判定供试品检出梭菌，否则，判定供试品未检出梭菌。

7. 白色念珠菌(*Candida albicans*)

（1）取供试液 10ml（相当于供试品 1g、1ml、10cm²）直接或处理后接种至适量（不少于 100ml）的沙氏葡萄糖液体培养基中，培养 48~72 小时。取上述培养物划线接种于沙氏葡萄糖琼脂培养基平板上，培养 24~48 小时（必要时延长至 72 小时）。若平板上无菌落生长或生长的菌落不同于表 5-8 所列特征，判定供试品未检出白色念珠菌。

表5-8 白色念珠菌菌落形态特征

培养基类型	菌落形态
沙氏葡萄糖琼脂	呈乳白色，偶见淡黄色，表面光滑有浓酵母气味，培养时间稍久则菌落增大，颜色变深、质地变硬或有皱褶
念珠菌显色培养基	绿色或翠绿色的菌落生长

（2）若平板上生长的菌落与上述菌落形态特征相符或疑似，应挑选 2~3 个菌落分别接种至念珠菌显色培养基平板上，培养 24~48 小时（必要时延长至 72 小时）。若平板上无绿色或翠绿色的菌落生长，判定供试品未检出白色念珠菌。

（3）若平板上生长的菌落为绿色或翠绿色，挑取相符或疑似的菌落接种于 1% 聚山梨酯 80-玉米琼脂培养基上，培养 24~48 小时。取培养物进行染色、镜检及芽管试验。

（4）芽管试验的方法为挑取 1% 聚山梨酯 80-玉米琼脂培养基上的培养物，接种于加有一滴血清的载玻片上，盖上盖玻片，置湿润的平皿内，于 35~37℃培养 1~3 小时，置显微镜下观察孢子上有否长出短小芽管。

若上述疑似菌为非革兰阳性菌，显微镜下未见厚膜孢子、假菌丝和芽管，判定供试品未检出白色念珠菌。

（四）结果判断

1. 供试品检出控制菌或其他致病菌时，按一次检出结果为准，不再复试。

2. 供试品的细菌数、霉菌和酵母菌数其中任何一项不符合该品种项下的规定，应从同一批样品中随机抽样，单独复试两次，以 3 次结果的平均值报告菌数。

3. 供试品的细菌数、霉菌和酵母菌数、控制菌三项检验结果均符合该品种项下的规定，判定供试品符合规定。若其中一项不符合该品种项下的归定，判定供试品不符合规定。

四、微生物限度标准

非无菌药品的微生物限度标准是基于药品的给药途径和对患者健康潜在的危害以及中药的特殊性而制订的。药品的生产、贮存、销售过程中的检验，中药提取物及辅料的检验，新药标准的制订，进口药品标准的复核、考察药品质量及仲裁等，除另有规定外，其微生物限度均以现行《中国药典》标准为依据。

1. 制剂通则、品种项下要求无菌的制剂及标示无菌的制剂，应符合无菌检查法规定。

2. 口服给药制剂不得检出大肠埃希菌，其具体微生物限度要求见表 5-9。

表 5-9　口服给药制剂的微生物限度要求

口服给药制剂	细菌数	霉菌和酵母菌数	大肠菌群
不含药材原粉的制剂	每 1g 不得过 1000cfu	每 1g 或 1ml 不得过 100 cfu	—
含药材原粉的制剂	每 1g 不得过 10 000cfu（丸剂每 1g 不得过 30 000cfu）；每 1ml 不得过 500cfu	每 1g 或 1ml 不得过 100 cfu	每 1g 应小于 100 个；每 1ml 应小于 10 个
含豆豉、神曲等发酵成分的制剂	每 1g 不得过 100 000cfu；每 1ml 不得过 1000cfu	每 1g 不得过 500cfu；每 1ml 不得过 100cfu	每 1g 应小于 100 个；每 1ml 应小于 10 个

注:"—"表示不含药材原粉的口服制剂不要求检查该控制菌。

3. 用于手术、烧伤及严重创伤的局部给药制剂,应符合无菌检查法规定。其余类型的局部给药制剂的细菌数、霉菌和酵母菌数应符合表 5-10 的要求。表 5-10 中所列制剂均不得检出控制菌金黄色葡萄球菌和铜绿假单胞菌,鼻及呼吸道吸入给药制剂还不得检出大肠埃希菌,此外阴道、尿道给药制剂还不得检出梭菌和白色念珠菌。

表 5-10　局部给药制剂的微生物限度标准

局部给药制剂类型	细菌数	霉菌和酵母菌数
用于表皮或黏膜完整的含药材原粉的局部给药制剂	每 1g 或 10cm² 不得过 10 000cfu；每 1ml 不得过 100cfu	每 1g、1ml 或 10cm² 不得过 100cfu
用于表皮或黏膜不完整的含药材原粉的局部给药制剂	每 1g 或 10cm² 不得过 1000cfu；每 1ml 不得过 100cfu	每 1g、1ml 或 10cm² 不得过 100cfu
耳、鼻及呼吸道吸入给药制剂	每 1g、1ml 或 10cm² 不得过 100cfu	每 1g、1ml 或 10cm² 不得过 10cfu
阴道、尿道给药制剂	每 1g 或 1ml 不得过 100cfu	每 1g 或 1ml 应小于 10cfu
直肠给药制剂	每 1g 或 1ml 不得过 1000cfu	每 1g 或 1ml 不得过 100cfu
其他局部给药制剂	每 1g、1ml 或 10cm² 不得过 100cfu	每 1g 或 1ml 不得过 100cfu

4. 含动物组织（包括脏器提取物）及动物类原药材粉（蜂蜜、王浆、动物角、阿胶除外）的口服给药制剂,每 10g 或 10ml 不得检出沙门菌。如牡蛎、珍珠等贝类,海蜇等水产品,冬虫夏草、人工牛黄等。

5. 有兼用途径的制剂,应符合各给药途径的标准。

6. 霉变、长螨者,以不合格论。其中,螨为节肢动物门蛛形纲蜱螨目,其种类多,分布广。药品染螨后,可在短期内发霉变质,某些螨类可引起皮炎、肺螨、肠螨等疾病,危害人体健康。因此药典规定,长螨的药品以不合格论。螨的体形小,多在 1mm 以下,肉眼可察见,但需用放大镜或显微镜才能鉴别。螨的形态因种类而异,如图 5-2 所示。

7. 中药提取物及辅料,参照相应制剂的微生物限度标准执行。

图5-2　螨的形态
1. 粉螨(腹面观);2. 粉螨(背面观);3. 肉食螨;4. 噬甜螨

点 滴 积 累

1. 各种非规定灭菌制剂应进行微生物限度检查,对无菌制剂应依法进行无菌检查,静脉滴注用注射剂应进行无菌、热原及细菌内毒素检查,并应符合标准规定。

2. 微生物限度检查包括细菌、霉菌及酵母菌计数以及控制菌检查。

3. 控制菌主要为大肠埃希菌、大肠菌群、铜绿假单胞菌、沙门菌、金黄色葡萄球菌、梭菌以及白色念珠菌七种。

第二节　无菌检查法

无菌检查法系用于检查药典要求无菌的药品、医疗器具、原料、辅料及其他品种是否无菌的一种方法。凡直接进入人体血液循环系统、肌肉、皮下组织或接触创伤、溃疡等部位而发生作用的制品或要求无菌的材料、灭菌器具等都要进行无菌检查,具体包括各类注射剂、吸入粉雾剂、眼用制剂、可吸收的止血剂、用于手术、烧伤及严重创伤的局部给药制剂等应符合无菌检查法的要求。若供试品符合无菌检查法的规定,仅表明供试品在该检验条件下未发现微生物污染。

一、无菌检查的人员与环境

无菌检查需由具备微生物专业知识,并经无菌技术培训的专业人员在操作环境和培养基都符合规定的情况下进行。具体要求为无菌检查人员在环境洁净度为 10 000 级下的局部洁净度 100 级的单向流空气区域内或隔离系统中进行,其全过程应严格遵守无菌操作,防止微生物污染,防止污染的措施不得影响供试品中微生物的检出。日常检验还需对试验环境进行监控。

 知 识 链 接

无菌操作室技术要求

1. 无菌操作室应为单向流空气区域,附近应无污染源。室内墙壁、天花板和地板应光滑平整,无缝隙;表面可贴磁砖或用光滑的硬漆涂刷。室内必须安装严密的门窗;必须装有供空气消毒的紫外线灯,对紫外线的消毒效果应定期检查,及时更换失效的灯管;定期用乳酸蒸熏,彻底消毒。室外应设缓冲间,其结构同无菌室。

2. 无菌操作室内环境洁净度应达到 10 000 级,操作台面的洁净度应达到 100 级。室内温度应控制在 25℃ ±2℃,湿度应控制在 45% ~60%。其单向流空气区域、工作台面及室内环境应定期按《医药工业洁净室(区)悬浮粒子、浮游菌和沉降菌的测试方法》的现行国家标准进行洁净度试验。

3. 工作人员进入无菌室应换专用并经消毒的鞋、衣、帽、口罩,并定期消毒。

二、培养基的制备与检查

1. 培养基的种类及制备　无菌检查用培养基主要有硫乙醇酸盐流体培养基、改良马丁培养基、选择性培养基、营养肉汤培养基、营养琼脂培养基、0.5%葡萄糖肉汤培养基和改良马丁琼脂培养基。其制备的处方、方法按药典规定执行。制备好的培养基应保存在 2 ~25℃、避光的环境。培养基若保存于非密闭容器中,一般在三周内使用;若保存于密闭容器中,一般可在一年内使用。

2. 培养基的适用性检查　无论是市售的脱水培养基或配制的培养基,其无菌性检查及灵敏度检查应符合药典规定。

三、稀释液、冲洗液及其制备

常用的稀释液、冲洗液有 0.1% 蛋白胨水溶液、pH 7.0 氯化钠-蛋白胨缓冲溶液,其制备方法按药典规定执行。稀释液、冲洗液配制后应采用验证合格的灭菌程序灭菌。根据供试品的特性,可选用其他经验证过的适宜的溶液作为稀释液、冲洗液。如需要,可在上述稀释液或冲洗液的灭菌前或灭菌后加入表面活性剂或中和剂等。

四、方法验证

无菌检查法主要包括直接接种法和薄膜滤过法两种方法。

当建立产品的无菌检查法时,应进行方法的验证,以证明所采用的方法适合于该产品的无菌检查。若该产品的组分或原检验条件发生改变时,检查方法应重新验证。验证时,按"供试品的无菌检查"的规定及下列要求进行操作。对每一试验菌应逐一进行验证。方法验证试验也可与供试品的无菌检查同时进行。

五、供试品的无菌检查

1. 检验数量　检验数量是指一次试验所用供试品最小包装容器的数量。除另有规定外,出厂产品按表 5-11 规定;上市产品监督检验按表 5-12、表 5-13 规定。表中最少检验数量不包括阳性对照试验的供试品用量。一般情况下,供试品无菌检查若采用薄膜滤过法,应增加 1/2 的最小检验数量作为阳性对照用;若采用直接接种法,应增加供试品无菌检查时每个培养基容器接种的样品量作阳性对照用。

表 5-11　批出厂产品最少检验数量

供试品	批产量 N(个)	每种培养基最少检验数量
注射剂	$N \leqslant 100$	10% 或 4 个(取较多者)
	$100 < N \leqslant 500$	10 个
	$N > 500$	2% 或 20 个(取较多者)
大体积注射剂(>100ml)		2% 或 20 个(取较多者)
眼用及其他注射剂产品	$N \leqslant 200$	5% 或 2 个(取较多者)
	$N > 200$	10 个
桶装固体原料	$N \leqslant 4$	每个容器
	$4 < N \leqslant 50$	20% 或 4 个容器(取较大者)
	$N > 50$	2% 或 10 个容器(取较大者)

注:若每个容器中的装量不足接种两种培养基,那么表中的检验数量应加倍。

表 5-12　上市抽验样品(液体制剂)的最少检验量

供试品装量 V(ml)	每支样品接入每管最少检验数量	供试品最少检验数量(瓶或支)
$V \leqslant 1$	全量	10[①]
$1 < V < 5$	半量	10
$5 \leqslant V < 20$	2ml	10
$20 \leqslant V < 50$	5ml	10
$50 \leqslant V < 100$	10ml	10
$50 \leqslant V < 100$(静脉给药)	半量	10
$100 \leqslant V \leqslant 500$	半量	6
$V > 500$	500ml	6[①]

注:①若每个容器中的装量不足接种两种培养基,那么表中的检验数量应加倍。

表 5-13　上市抽验样品(固体制剂)的最少检验量

供试品装量 M	每支供试品接入每管培养基的最少量	供试品最少检验量
$M < 50$mg	全量	10[①]
50mg$\leqslant M < 300$mg	半量	10
300mg$\leqslant M < 5$g	150mg	10
$M \geqslant 5$g	500mg	10[②]

注:①若每个容器中的装量不足接种两种培养基,那么表中的检验数量应加倍;②桶装固体原料的最少检验数量为 4 个包装。

2. 检验量　是指一次试验所用的供试品总量(g 或 ml)。除另有规定外,每份培养基接种的供试品量按表5-12、表5-13 规定。若每支(瓶)供试品的装量按规定足够接种两份培养基,则应分别接种硫乙醇酸盐流体培养基和改良马丁培养基。采用薄膜滤过法时,检验量应不少于直接接种法的供试品总接种量,只要供试品特性允许,应将所有容器内的全部内容物滤过。

3. 阳性对照　应根据供试品特性选择阳性对照菌,选择方法可以参照表5-14。

表5-14　不同特性供试品对应的阳性对照菌

不同特性的供试品	阳性对照菌
无抑菌作用及抗革兰阳性菌为主	金黄色葡萄球菌
抗革兰阴性菌为主	大肠埃希菌
抗厌氧菌的供试品	生孢梭菌
抗真菌的供试品	白色念珠菌

阳性对照试验的菌液制备同方法验证试验,加菌量小于 100cfu,供试品用量同无菌检查每份培养基接种的样品量。阳性对照管培养48～72 小时应生长良好。

4. 阴性对照　供试品无菌检查时,应取相应溶剂和稀释剂,冲洗液同法操作,作为阴性对照。阴性对照不得有菌生长。无菌试验过程中,若需使用表面活性剂、灭活剂、中和剂等试剂,应证明其有效性,且对微生物无毒性。《中国药典》的"无菌检查法"有直接接种法和薄膜滤过法两种。只要供试品性状允许,应采用薄膜滤过法。进行供试品无菌检查时,所采用的检查方法和检验条件应与验证的方法相同。操作时,用适宜的消毒液对供试品容器表面进行彻底消毒。如果容器内有一定的真空度,可用适宜的无菌器材(如带有除菌滤过器的针头),向供试品容器内导入无菌空气,再按无菌操作启开容器取出内容物。

5. 供试品处理及接种培养基

(1)薄膜滤过法:如供试品有抗菌作用,用薄膜滤过法检查。检查时取规定量的供试品,直接滤过,或混合至含适量稀释液的无菌容器内,混合后,通过装有孔径不大于 $0.45\mu m$ 的薄膜滤过器。再用0.9%无菌氯化钠溶液或其他溶剂冲洗滤膜至阳性对照菌正常生长,如用封闭式滤过器,分别将 100ml 硫乙醇酸盐流体培养基、改良马丁培养基以及加至滤筒内。如用一般滤过器,取出滤膜分成 3 等份,分别置于含50ml 上述培养基中,其中一份做阳性对照用,阳性对照管应加入相应的对照菌液1ml。

(2)直接接种法:直接接种法适用于无抗菌作用的供试品。检查时按《中国药典》规定的最少检验数量取样后,按照每个容器中培养基的用量应满足接种的供试品体积不得大于培养基体积的10%的原则,分别将供试品接种于含不少于15ml 的硫乙醇酸盐流体培养基和含不少于10ml 的改良马丁培养基的容器中。每种培养基的接种管数同供试品的检验数量。轻轻摇动,使供试品与培养基混合。

6. 培养及观察　硫乙醇酸盐流体培养基管置 30～35℃,改良马丁培养基置23～28℃,培养14 日。培养期间应逐日观察并记录是否有菌生长。如在加入供试品后、或在培养过程中,培养基出现浑浊,培养14 天后,不能从外观上判断有无微生物生长,可取该培养基液适量转种至同种新鲜培养基中,细菌培养2 天、真菌培养3 天,观察接种的同种新鲜培养基是否再出现浑浊或斜面是否有菌生长;或取培养液涂片,染色,镜检,判断是否有菌。

六、无菌结果判断

阳性对照管生长良好,阴性对照管不得有菌生长。否则,实验无效。若供试品均澄清,或虽显浑浊但经确证无菌生长,判定供试品符合规定;若供试品管中任何一管显浑浊并确证有菌生长,判定供试品不符合规定,除非能充分证明试验结果无效,即生长的微生物非供试品所含。当符合下列至少一个条件时,方可判定试验结果无效:

(1)无菌检查试验所用的设备及环境的微生物监控结果不符合无菌检查法的要求;

(2)回顾无菌试验过程,发现有可能引起微生物污染的因素;

(3)阴性对照管有菌生长;

(4)供试品管中生长的微生物经鉴定后,确证是因无菌试验中所使用的物品和(或)无菌操作技术不当引起的。

试验若经确认无效,应重试。重试时,重新取同量供试品,依法检查,若无菌生长,判定供试品符合规定;若有菌生长,判定供试品不符合规定。

点滴积累

1. 无菌检查法有直接接种法和薄膜滤过法两种方法。

2. 凡直接进入人体血液循环系统、肌肉、皮下组织或接触创伤、溃疡等部位而发生作用的制品或要求无菌的材料、灭菌器具等都要进行无菌检查。

第三节 热原检查法

热原(pyrogen)系指药品中含有的能引起体温升高的杂质,主要为细菌性热原。注射剂虽经严格灭菌,但仍不能排除热原反应的发生。因此,《中国药典》规定,供静脉滴注用的注射剂以及容易感染热原的品种,都需采用家兔法检查热原。即将一定剂量的供试品,静脉注入家兔体内,在规定时间内,观察家兔体温升高的情况,以判定供试品中所含热原的限量是否符合规定。

一、供试用家兔

供试验用的家兔必须符合有关的要求并按规定作好实验前的准备。供试用的家兔应健康合格,体重1.7kg以上,雌兔应无孕。预测体温前7日即应用同一饲料饲养,在此期间内,体重应不减轻,精神、食欲、排泄等不得有异常现象。未经使用于热原检查的家兔;或供试品判定为符合规定,但组内升温达0.6℃的家兔;或三周内未曾使用的家兔,均应在检查供试品前3~7日内预测体温,进行挑选。挑选试验的条件与检查供试品时相同,仅不注射药液,每隔0.5小时测量体温1次,共测8次,8次体温均在38.0~39.6℃的范围内,且最高与最低体温相差不超过0.4℃的家兔,方可供热原检查用。用于热原检查后的家兔,如供试品判定为符合规定,至少应休息48小时方可再供热原检查用。如供试品判定为不符合规定,则组内全部家兔不再使用。每一家兔的使用次数,用于一般药品的检查,不应超过10次。

二、试验前的准备

在热原检查前 1~2 日,供试用家兔应尽可能处于同一温度的环境中,实验室和饲养室的温度相差不得大于 5℃,实验室的温度应在 17~25℃,在试验全部过程中,应注意室温变化不得大于 3℃,防止动物骚动并避免噪音干扰。家兔在试验前至少 1 小时开始停止给食并置于适宜的装置中,直至试验完毕。测量家兔体温应使用精密度为 ± 0.1℃的测温装置。测温探头或肛温计插入肛门的深度和时间各兔应相同,深度一般约 6cm,时间不得少于 1.5 分钟,每隔 30 分钟测量体温 1 次,一般测量 2 次,两次体温之差不得超过 0.2℃,以此两次体温的平均值作为该兔的正常体温。当日使用的家兔,正常体温应在 38.0~39.6℃的范围内,且各兔间正常体温之差不得超过 1℃。

试验用的注射器、针头及一切和供试品溶液接触的器皿,应置烘箱中用 250℃加热 30 分钟,也可用其他适宜的方法除去热原。

三、检查方法

取适用的家兔 3 只,测定其正常体温后 15 分钟以内,自耳静脉缓缓注入规定剂量并温热至约 38℃的供试品溶液,然后每隔 0.5 小时按前法测量其体温 1 次,共测 6 次,以 6 次体温中最高的一次减去正常体温,即为该兔体温的升高温度(℃)。如 3 只家兔中有 1 只体温升高 0.6℃或 0.6℃以上,或 3 只家兔体温升高均低于 0.6℃,但体温升高的总和达 1.3℃或 1.3℃以上,应另取 5 只家兔复试,检查方法同上。

四、结果判断

在初试的 3 只家兔中,体温升高均低于 0.6℃,并且 3 只家兔体温升高总和低于 1.3℃;或在复试的 5 只家兔中,体温升高 0.6℃或 0.6℃以上的兔数不超过 1 只,并且初试、复试合并 8 只家兔的体温升高总和为 3.5℃或 3.5℃以下,均判定为供试品的热原检查符合规定。

在初试的 3 只家兔中,体温升高 0.6℃或 0.6℃以上的家兔超过 1 只;或在复试的 5 只家兔中,体温升高 0.6℃或 0.6℃以上的家兔超过 1 只;或在初试、复试合并 8 只家兔的体温升高总和超过 3.5℃,均判定为供试品的热原检查不符合规定。当家兔升温为负值时,均以 0℃计。

点 滴 积 累

1. 供静脉滴注用的注射剂以及容易感染热原的品种,都需检查热原。
2. 《中国药典》规定采用"家兔法"检查热原。

第四节　细菌内毒素检查法

细菌内毒素(Endotoxin)是革兰阴性菌的细胞壁成分,由脂多糖组成。当细菌死亡或自溶后便会释放出内毒素。内毒素为外源性致热源,可激活中性粒细胞等,使之释放出一种内源性热原质,作用于体温调节中枢引起发热、白细胞减少等。内毒素通过消化道进入人体时并不产生危害,但内毒素通过注射等方式进入血液时则会引起不同的疾病。内毒素小量入血后被肝脏灭活,不造成机体损害。内毒素大量进入血液就会引起发热反应——"热原反应"。因此,生物制品类、注射用药剂、化学药品类、放射性药物、抗生素类、疫苗类、透析液等制剂以及医疗器材类(如一次性注射器,植入性生物材料)必须经过细菌内毒素检测试验合格后才能使用。

细菌内毒素检查法主要有凝胶法和光度测定法两种方法。前者利用鲎试剂与细菌内毒素产生凝集反应的原理来定性检测或半定量内毒素;后者包括浊度法和显色基质法,系分别利用鲎试剂与内毒素反应过程中的浊度变化及产生的凝固酶使特定底物释放出呈色团的多少来定量测定内毒素。

凝胶法是《中国药典》的"仲裁"方法。本节重点介绍该法。

一、仪器和试剂

(一)仪器和试剂

37℃±1℃恒温水浴或适宜的恒温器具、超净工作台、漩涡混合器、加样器、10mm×75mm试管、试管架、吸耳球、封口膜、剪刀砂轮、内毒素工作标准品、鲎试剂、鲎试验用水、pH调节剂等。

(二)仪器和试剂的相关要求

1. 器具要求　凡与供试品或试剂直接接触的器具必须经处理,以去除可能存在的外源性内毒素。耐热器皿常用干热灭菌法(250℃、30分钟以上)去除,也可采用其他确证不干扰细菌内毒素检查的适宜方法。若使用塑料器械,如微孔板和与微量加样器配套的吸头等,应选用标明无内毒素并且对试验无干扰的器械,现多为无热原的一次性用品。

2. 内毒素工作标准品　细菌内毒素国家标准品系自大肠埃希菌提取精制而成,用于标定、复核、仲裁鲎试剂灵敏度和标定细菌内毒素工作标准品的效价。内毒素工作标准品系以细菌内毒素国家标准品为基准标定其效价,用于试验中的鲎试剂灵敏度复核、干扰试验及各种阳性对照。

3. 细菌内毒素检查用水　系指内毒素含量小于0.015EU/ml(用于凝胶法)或0.005EU/ml(用于光度测定法)且对内毒素试验无干扰作用的灭菌注射用水。

二、检查方法

进行细菌内毒素检查时,若使用新批号的鲎试剂或试验条件发生了任何可能影响检验结果的改变时,应先进行鲎试剂灵敏度复核试验。供试品溶液按药典规定方法制备后进行干扰试验,排除干扰。经过干扰试验的验证后,方可进行检品的内毒素检查。下面以凝胶限度试验为例,介绍操作方法。

1. 溶液制备　按表5-15制备溶液A、B、C、D,用细菌内毒素检查用水将供试品配成对应的最大有效稀释倍数(MVD)的浓度作为供试品溶液A。用被测供试品溶液A将细菌内毒素工作标准品制成2λ浓度的内毒素溶液作为供试品阳性对照液B。用细菌内毒素检查用水将细菌内毒素工作标准品制成2λ浓度的内毒素溶液阳性对照液C。用细菌内毒素检查用水作为阴性对照液D。

表 5-15　凝胶限度实验溶液的制备

编号	内毒素浓度/被加入内毒素的溶液	平行管数
A	无/供试品溶液	2
B	2λ/供试品溶液	2
C	2λ/检查用水	2
D	无/检查用水	2

A 为供试品溶液;B 为供试品阳性对照;C 为阳性对照;D 为阴性对照。λ 为在凝胶法中鲎试剂的标示灵敏度(EU/ml)。

2. 加样反应　取装有 0.1ml 鲎试剂溶液的 10mm×75mm 试管 8 支,其中 2 支加入 0.1ml 供试品溶液作为供试品管,2 支加入 0.1ml 供试品阳性对照液作为供试品阳性对照管。2 支加入 0.1ml 阳性对照液作为阳性对照管,2 支加入 0.1ml 阴性对照液作为阴性对照管。将试管轻轻混匀后,封闭管口,垂直放入 37℃±1℃ 的恒温器中,保温 60 分钟±2 分钟后,将试管取出,缓缓倒转 180°,若管内凝胶不变形,不从管壁脱落为阳性(+),凝胶不能保持完整并从管壁脱落为阴性(-)。

3. 结果判断　观察结果时,若 2 支供试品阳性对照管和 2 支阳性对照管均为(+),2 支阴性对照管均为(-),试验有效,否则试验无效。若 2 支供试品管均为(-),判定供试品符合规定;若均为(+),判定供试品不符合规定;若 2 支供试品管中 1 支为(+),1 支为(-),则另取 4 支复试,4 支中有 1 支为(+)即认为不合格。

三、注意事项

1. 防止鲎试验用水被污染。

2. 开启内毒素标准品和鲎试剂时,要将黏附在安瓿瓶上的粉末尽可能弹落下去。用砂轮划过安瓿后,要用酒精棉(最好能用沾异丙醇的无纺布,以避免产生假阳性结果)擦拭,防止开启时玻璃屑落入安瓿内。开启内毒素标准品时,要在安瓿曲颈上部,并尽可能保留较长的安瓿颈,准确加入 1.0ml 鲎试验用水复溶。

3. 细菌内毒素要充分混合均匀,内毒素工作标准品溶解后要在漩涡混合器混合 15 分钟,以后的每一步稀释前至少混合 30 秒。

4. 保温和拿取试管过程中应避免受到振动造成假阴性结果。

点　滴　积　累

1. 细菌内毒素检查法系指利用鲎试剂来检测或量化由革兰阴性菌产生的细菌内毒素,以判断供试品中细菌内毒素的限量是否符合规定的一种方法。

2. 细菌内毒素检查包括两种方法,即凝胶法和光度测定法。

目 标 检 测

一、选择题

(一) 单项选择题

1.《中国药典》规定,各种非灭菌中药制剂均应依法进行(　　　)

A. 无菌检查　　　　　　　　　　B. 微生物限度检查

C. 热原检查　　　　　　　　　　D. 黄曲霉素检查

2. 除另有规定外,真菌、酵母菌的培养温度为(　　　)

A. 25~28℃　　　　　　　　　　B. 23~28℃

C. 30~37℃　　　　　　　　　　D. 22~30℃

3. 除另有规定外,控制菌的培养温度为(　　　)

A. 30~35℃　　　　　　　　　　B. 23~28℃

C. 36℃±1℃　　　　　　　　　　D. 36℃±1℃

4. 无菌室操作台面的洁净度应达到(　　　)

A. 50 级　　　　　　　　　　　　B. 100 级

C. 500 级　　　　　　　　　　　　D. 10000 级

5. 某检品在 10^{-1}、10^{-2} 和 10^{-3} 三种稀释倍数测得的平均菌落数分别为 0.8、0 和 0,按细菌总数报告原则,该检品的细菌总数应报告为(　　　)

A. 8 个(g/ml)　　　　　　　　　　B. <10 个(g/ml)

C. 0 个(g/ml)　　　　　　　　　　D. 4 个(g/ml)

6. 在制备供试液过程中,必要时叮适当加温,但不应超过(　　　)

A. 60℃　　　　　　　　　　　　　B. 45℃

C. 37℃　　　　　　　　　　　　　D. 80℃

7. 固体和半固体制剂检验量为(　　　)

A. 10g　　　　　　　　　　　　　B. 5g

C. 15g　　　　　　　　　　　　　D. 20g

8. 供试品中培养物为 G^+ 球菌,血浆凝固酶试验阳性,报告检出(　　　)

A. 白色念珠菌　　　　　　B. 沙门菌　　　　　　C. 大肠杆菌

D. 铜绿假单胞杆菌　　　　E. 金黄色葡萄球菌

(二)多项选择题

1. 中药制剂极易遭受微生物污染的环节有(　　　)

A. 制剂原料　　　　　　B. 包装材料　　　　　　C. 制剂辅料

D. 制备过程　　　　　　E. 贮运过程

2. 下列对供试品抽样描述正确的是(　　　)

A. 按批号随机抽样

B. 所有剂型的检验量必须取自 2 个以上的最小包装单位

C. 供试品的抽样量应为检查用量的 3 倍量

D. 抽样后应作冷藏或冷冻处理

E. 机械损伤、明显破裂的包装,可直接判定为不合格

3. 控制菌检查项目有(　　　)

A. 大肠埃希菌　　　　　　B. 沙门菌　　　　　　C. 金黄色葡萄球菌

D. 铜绿假单胞菌　　　　　E. 白色念珠菌

4. 判定检出大肠杆菌的特征有(　　　)

A. 革兰染色镜检为 G^- 无芽孢杆菌　　　　　　B. 发酵乳糖产酸产气

C. 甲基红试验阳性　　　D. V-P 试验阴性　　　E. 枸橼酸盐利用试验阴性

5. 国家规定的各种控制菌的标准菌株是（　　　　　　）
   A. 大肠埃希菌〔CMCC（B）44102〕　　　　B. 金黄色葡萄球菌〔CMCC（B）26003〕
   C. 霉菌与酵母菌　　　　　　　　　　　D. 枯草芽孢杆菌〔CMCC（B）63501〕
   E. 沙门菌〔CMCC（B）50094〕
6. 2010 年版《中国药典》规定无菌检查验证试验用菌种为（　　　　　　）
   A. 大肠埃希菌〔CMCC（B）44102〕　　　　B. 金黄色葡萄球菌〔CMCC（B）26003〕
   C. 霉菌与酵母菌　　　　　　　　　　　D. 枯草芽孢杆菌〔CMCC（B）63501〕
   E. 铜绿假单胞杆菌
7. 无菌检查的方法有（　　　　　　）
   A. 直接接种法　　　　　　B. 薄膜滤过法　　　　　　C. 离心法
   D. 中和法　　　　　　　　E. 稀释法
8. 静脉滴注用注射剂应依法进行下列卫生学检查（　　　　　　）
   A. 无菌检查　　　　　　　B. 热原检查　　　　　　　C. 细菌内毒素检查
   D. 微生物限度检查　　　　E. 活螨检查

二、简答题

1. 如何对含蜂蜜及蜂王浆的液体制剂进行霉菌及酵母菌计数？
2. 简述阳性菌对照液的制备方法。
3. 供试品细菌数、霉菌及酵母菌数中任何一项一次检验不合格,应怎样做检验报告？

实训十七　中药制剂的微生物限度检查

【实训目的】
1. 熟练掌握中药制剂中细菌、霉菌和酵母菌总数的测定方法。
2. 学会中药制剂中控制菌的检查方法。
【实训内容】
（一）实训用品
1. 仪器、玻璃器皿及用具　超净工作台、恒温培养箱（30～35℃）、生化培养箱（23～28℃）、电子天平、菌落计数器、恒温水浴锅、无菌吸管、无菌锥形瓶、无菌平皿（直径 90mm）、无菌称量纸、无菌移液管、洗耳球、无菌药匙等。
2. 培养基　营养琼脂培养基、玫瑰红钠琼脂培养基、胆盐乳糖培养基、4-甲基伞形酮葡糖苷酸（MUG）培养基。
3. 试液、稀释剂和试剂　0.9% 无菌氯化钠、pH 7.0 无菌氯化钠-蛋白胨缓冲液、靛基质试液。
4. 材料　板蓝根颗粒。
（二）实训方法
1. 板蓝根颗粒为不含药材原粉的口服制剂。按药典规定,每 1g 供试品中,细菌数不得过 1000 个,霉菌和酵母菌数不得过 100 个,并不得检出大肠埃希菌。
2. 采用平板菌落计数法,测定每克板蓝根颗粒中的细菌总数和霉菌总数,以判定供试品是否符合药品标准规定;将板蓝根供试液用 BL 培养基增菌培养后接种到 MUG 培养基培养,必要时加入靛基质试液数滴,观察结果,判断是否有大肠埃希菌。

(三) 实训步骤

1. 细菌、霉菌和酵母菌总数的测定

(1)供试液制备:以无菌操作称取板蓝根颗粒 10g,加 pH 7.0 无菌氯化钠-蛋白胨缓冲液 100ml,充分振摇,使其完全溶解成 1:10 均匀稀释液。取 3~4 支灭菌试管,分别加入 9ml pH 7.0 无菌氯化钠-蛋白胨缓冲液,立即塞上试管塞。另取 1 支 1ml 灭菌吸管吸 1:10 均匀供试液 1ml,加入装有 9ml pH 7.0 无菌氯化钠-蛋白胨缓冲液的试管中,混匀,即 1:10^2 供试液。以此类推,根据供试品污染程度,可稀释至 1:10^3、1:10^4 等适宜稀释级。

(2)供试液注皿:在上述进行 10 倍递增稀释的同时,以该稀释级吸管,吸取该稀释级供试液各 1ml 至每个灭菌平皿中,每一稀释级培养基至少注 2~3 个平皿,注皿时,将 1ml 供试液慢慢全部注入平皿中,管内无残留液体,防止反流到吸管尖端部。一般取适宜的连续 2~3 个稀释级的供试液进行细菌、霉菌和酵母菌数测定。

(3)阴性对照:待各级稀释液注皿完毕后,用 1 支 1ml 吸管吸取稀释剂(pH 7.0 无菌氯化钠-蛋白胨缓冲液)各 1ml,分别注入 4 个平皿中。其中 2 个作细菌数阴性对照;另 2 个作霉菌、酵母菌数阴性对照。

(4)倾注培养基:将预先配制好的细菌计数用的营养琼脂培养基;霉菌、酵母菌计数用的玫瑰红钠琼脂培养基溶化,冷至约 45℃ 时,倾注 15~20ml 相应的培养基至上述各个平皿,以顺时针或逆时针方向快速旋转平皿,使供试液与培养基混匀,置操作台上待凝。在旋转平皿时切勿将培养基溅到皿边及皿盖上。

(5)培养:一般细菌计数平板倒置于 30~35℃ 培养箱中培养 3 天;霉菌、酵母菌计数平板倒置于 23~28℃ 培养箱中培养 5 天。

(6)菌落计数:一般将平板置菌落计数器上或从平板的背面直接以肉眼点计,以透射光衬以暗色背景,仔细观察。

(7)菌数报告:宜选取细菌、酵母菌平均菌落数小于 300cfu、霉菌平均菌落数小于 100cfu 的稀释级,作为菌数报告(取两位有效数字)的依据。以最高的平均菌落数乘以稀释倍数的值报告 1g 供试品中所含的菌数。如各稀释级的平板均无菌落生长,或仅最低稀释级的平板有菌落生长,但平均菌落数小于 1 时,以 <1 乘以最低稀释倍数的值报告菌数。

2. 大肠埃希菌的检查　供试品的控制菌检查应按已验证的方法进行,增菌培养基的实际用量同控制菌检查方法的验证。供试品进行控制菌检查时,应做阳性对照试验。阳性对照试验的加菌量为 10~100cfu,方法同供试品的控制菌检查。阳性对照试验应检出相应的控制菌。取稀释剂 10ml 按相应控制菌检查法检查,作为阴性对照。阴性对照应无菌生长。

(1)取均匀供试液 10ml(相当于供试品 1g),直接或处理后接种至 100ml 的乳糖胆盐培养基中,培养 18~24 小时,必要时可延长至 48 小时。

(2)取上述培养物 0.2ml,接种至含 5ml 4-甲基伞形酮葡糖苷酸(MUG)培养基的试管内,培养,于 5 小时、24 小时在 366nm 紫外光灯下观察,同时用未接种的 MUG 培养基作本底对照。若管内培养物呈现荧光,为 MUG 阳性;不呈现荧光,为 MUG 阴性。观察后,沿培养管的管壁加入数滴靛基质试液,液面呈玫瑰红色,为靛基质阳性;呈试剂本色,为靛基质阴性。本底对照应为 MUG 阴性和靛基质阴性。

（3）如 MUG 阳性、靛基质阳性,判定供试品检出大肠埃希菌;如 MUG 阴性、靛基质阴性,判定供试品未检出大肠埃希菌;如 MUG 阳性、靛基质阴性,或 MUG 阴性、靛基质阳性,则应取胆盐乳糖培养基的培养物划线接种于曙红亚甲蓝琼脂培养基或麦康凯琼脂培养基的平板上,培养 18～24 小时。观察平板上无菌落生长、或分辨生长的菌落的形态特征,必要时可对可疑菌落进行分离、纯化、染色镜检和适宜的生化试验,判定供试品是否检出大肠埃希菌。

【实训提示】

1. 所有器具必须经严格灭菌,使用过程中不得与外界未消毒物品接触,一旦接触应立即换用。切忌长时间暴露于空气中。

2. 进行细菌检验的整个过程均须在无菌室、超净工作台或接种罩内进行操作(特殊情况例外)。

3. 灭菌的试管及玻璃瓶每次打开和关闭时,口部均应在火焰上通过 1～2 次,以杀灭可能从空气中落入的杂菌。接种环或接种针每次使用前后,均应在火焰上彻底烧灼灭菌,金属棒或玻璃棒亦须转动着通过火焰三次。

4. 皮肤表面及口腔内常存在有大量杂菌,故在检验时切忌用手接触标本及已灭菌的器材内部,也勿用口吸、吹。吸管上端应塞以棉花,以防其他杂菌混入培养物中。

5. 采用脱水培养基,应按说明配制,应对灭菌后的培养基 pH 进行校验;若为自配培养基,原料应挑选,琼脂凝固力应测定,以确定配制时琼脂用量;试剂规格应为化学纯以上;配制的培养基不应有沉淀;如有沉淀,应于溶化后趁热滤过,灭菌后使用;培养基的分装量不得超过容器的 2/3,以免灭菌时溢出;灭菌后的培养基应保存在 2～25℃,防止被污染,可在三周内用毕;保存于密闭容器中,可在一年内使用;用水浴或微波炉加热溶化琼脂培养基,勿用电炉直接溶化琼脂培养基,以免营养成分过度受热而破坏;已溶化的培养基应一次用完,剩余培养基不宜再用;培养基不能反复加热溶化。

6. 供试液从制备至加入检验用培养基,不得超过 1 小时。否则,可能导致微生物繁殖或死亡而影响计数结果。供试液稀释及注皿时应振摇后取均匀的供试液,以免造成实验误差。

7. 细菌菌落的形态及色泽因细菌种类的不同而异,应注意观察鉴别。

【实训检测】

1. 颗粒剂的微生物限度标准是什么?

2. 大肠埃希菌菌落形态特征是什么?

【实训报告】

记录检查结果,并将其与药品标准相比较,判断供试品是否符合规定。

中药制剂的微生物限度检查实训记录

供试品名称_____供试品来源_____供试品编号_____

检验稀释度	1:10	1:100	1:1000
细菌菌落数			
霉菌菌落数			
实训结果	细菌总数_____个/g;霉菌总数_____个/g;大肠埃希菌_____		
检验结论	本品按《中国药典》××××年版微生物限度检查法检验,结果符合或不符合规定		

【实训测试】

实训评价表（100 分）

序号	考核内容	技能要求	分值	实得分
1	试验前的准备	正确按要求对无菌室进行灭菌	5	
		按无菌操作要求将所需已灭菌或消毒的用品移至无菌操作室	5	
		按要求正确穿戴无菌服,进入无菌操作室	5	
		正确对供试品外包装进行消毒后启封,检查并作出初步判定	5	
2	供试液制备	正确进行供试液的配制	5	
3	细菌、霉菌与酵母菌总数测定	正确准备试剂	5	
		正确制备 1:10 的供试液	8	
		按 10 倍递增稀释法正确稀释供试液	8	
		按要求正确吸取供试液	8	
		正确倾注培养基	8	
		用平板菌落计数法正确计数	8	
		按菌数报告规则正确报告结果	10	
4	控制菌检查	正确培养与判定大肠埃希菌	10	
5	实训报告	数据真实,资料完整,书写清晰	10	
	合计		100	

（甘淋玲）

第六章　中药制剂的含量测定技术

中药制剂的含量测定是指用适当的化学方法或仪器分析方法对制剂中某种或某几种有效成分或特征性成分进行定量分析,并以测定结果是否符合药品标准的规定,来判断药品质量的优劣,是控制和评价药品质量的重要指标。用于中药制剂含量测定的方法主要有化学分析法和仪器分析法两大类。由于中药制剂组成复杂,所以在含量测定中仪器分析法更为常用。

 知 识 链 接

化学分析法:以物质的化学反应为基础的分析方法。主要有重量分析法和滴定分析法。该方法的选择性差,需要将中药制剂除去干扰物之后进行测定。

仪器分析法:以物质的物理或物理化学性质为基础的分析方法。由于这类分析方法需要特殊的仪器,所以又称为仪器分析法。

第一节　紫外-可见分光光度法

紫外-可见分光光度法(Ultraviolet and Visible Spectrophotometry,UV)系指通过测定被测物质在紫外-可见光区(200~760nm)对光的吸光度或发光强度,进行物质定性定量分析的方法。具有设备简单、操作简便、灵敏度和准确度较高等优点,是中药制剂定性鉴别、杂质检查及含量测定的常用方法。

一、仪器工作原理

(一)仪器构造
紫外-可见分光光度计的工作波长范围一般为190~900nm,类型很多,但其基本结构均由光源、单色器、吸收池、检测器和数据处理系统等五大部分组成。

1. 光源(辐射源)　仪器的光源应在工作的光谱区域内发射连续的电磁辐射,有足够的辐射强度和良好的稳定性,而且辐射能量随波长的变换应尽可能小。分光光度计中常用的光源有热辐射光源和气体放电光源两类。前者用于可见光区,如钨灯、卤钨灯等,后者用于紫外光区,如氢灯和氙灯等。

(1)可见光光源:最常用的是钨丝灯(白炽灯),它可发射波长为325~2500nm的连续光谱,其中最适宜的使用范围是320~1000nm。而卤钨灯的发光效率比钨灯要高,寿命也长。钨灯和碘钨灯可使用的波长范围为340~2500nm。这类光源的辐射能量与施加的外加电压有关,在可见光区,辐射的能量与工作电压的 4 次方成正比,光电流也与灯丝电压的 n 次方(n>1)成正比。因此,使用时必须严格控制灯丝电压,必要时须配备稳压装置,以保证光源的稳定。

(2)紫外光源:多为气体放电光源,如氢、氘、氙放电灯及汞灯等。其中以氢灯和氘灯应用最广泛。氢灯和氘灯可使用的波长范围为 160～375nm,由于受石英窗吸收的限制,通常紫外光区波长的有效范围一般为 200～375nm。灯内氢气压力为 10^2Pa,用稳压电源供电,放电十分稳定,光强度恒定;氘灯的灯管内充有氢的同位素氘,其光谱分布与氢灯类似,但光强度比同功率的氢灯大 3～5 倍,是紫外光区应用最广泛的一种光源。

2. 单色器 是能从光源的复合光中分出测量所需单色光的光学装置。其主要功能是产生光谱纯度高、色散率高且波长在紫外-可见光区域内任意可调的单色光。单色器的性能直接影响入射光的单色性,从而也影响到测定的灵敏度、选择性及校准曲线的线性关系等。单色器一般由入射狭缝、准光器(透镜或凹面反射镜是入射光成平行光)、色散原件、聚焦元件和出射狭缝等级部分组成,其核心部分为起分光作用的色谱元件。

(1)棱镜单色器:有玻璃和石英两种材料。色散原理是依据光的折射率不同,将其分成不同波长的单色光。由于玻璃可吸收紫外光,所以玻璃棱镜只适用于色散波长范围为 350～3200nm 的光。石英棱镜适用于色散波长范围为 185～4000nm 的光,适用的波长范围较宽,可用于紫外、可见、红外三个光谱区域。

(2)光栅单色器:是利用光的衍射和干涉作用制成的。它可用于紫外、可见和近红外光谱区域,而且在整个波长区域中具有良好的、几乎均匀一致的色散率,且具有适用波长范围宽、分辨本领高、成本低、便于保存和易于制作等优点,所以是目前用的最多的色散元件。缺点是各级光谱会重叠而产生干扰。

3. 吸收池 又叫比色皿,是用于盛放分析试液并提供一定吸光厚度的器皿。常用的有石英和玻璃材料两种,石英池适用于可见光区及紫外光区,玻璃吸收池只能用于可见光区。为减少光的反射损失,吸收池的光学面必须严格垂直于光束方向。因为吸收池材料的本身吸光特征以及吸收池的光程长度等对分析结果都有影响,在高精度的分析测定中(紫外区尤其重要),用于盛装参比溶液和供试品溶液的一组吸收池必须具有相同的厚度与透光性。一台分光光度计配有几组厚度不同的吸收池,吸收池的大小规格从几毫米到几厘米不等,最常用的是 1cm 厚的吸收池。

4. 检测器 是一种光电转换元件,其功能是将通过吸收池的透过光的光通量转变成电信号,其电信号大小与透过光的强度成正比。检测器应在测量的光谱范围内具有高的灵敏度;线性关系好、线性范围宽;对不同波长的辐射响应性能相同且可靠;有好的稳定性和低的噪音水平等特点。常用的光电转换元件是光电池、光电管及光电倍增管等。

(1)光电池:常用的光电池为硒电池。硒电池的灵敏度光区为 310～800nm,其中以 500～600nm 最为灵敏,而最高灵敏峰约为 530nm。其特点是不必经放大就能产生可直接推动微安表或检流计的光电流。但由于它容易出现"疲劳效应"、寿命较短而只能用于低档的分光光度计中。

(2)光电管:光电管在紫外-可见分光光度计上应用很广泛。它以一弯成半圆柱且内表面涂上一层光敏材料的镍片作为阴极,而置于圆柱形中心的一金属丝作为阳极,密封于高真空的玻璃或石英中构成的。当光照到阴极的光敏材料时,阴极发射出电子,被阳极收集而产生光电流。结构如图6-1所示。

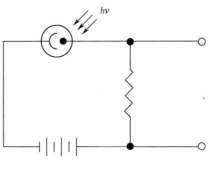

阴极光敏材料不同,灵敏的波长范围也不同。可分为蓝敏和红敏两种光电管,前者是阴极表面上沉积锑和铯,可用于检测波长为210~625nm的光;后者是阴极表面上沉积银和氧化铯,可用检测波长为625~1000nm的光。与光电池比较,光电管具有灵敏度高、光敏范围宽、不易疲劳等优点。

图6-1 真空光电二极管

(3)光电倍增管:光电倍增管是一种加上多级倍增电极的光电管,其结构外壳由玻璃或石英制成,阴极表面涂上光敏物质,在阴极 C 和阳极 A 之间装有一系列次级电子发射极,即电子倍增极 D_1、D_2……等。阴极 C 和阳极 A 之间加直流高压(约1000V),当辐射光子撞击阴极时发射光电子,该电子被电场加速并撞击第一倍增极 D_1,撞出更多的二次电子,依此不断进行,最后阳极收集到的电子数将是阴极发射电子的 10^5~10^6 倍。与光电管不同,光电倍增管的输出电流随外加电压的增加而增加,且极为敏感,因此,光电倍增管的外加电压必须严格控制。光电倍增管的暗电流愈小,质量愈好。光电倍增管灵敏度高,是检测微弱光最常见的光电元件,可以用较窄的单色器狭缝,从而对光谱的精细结构有较好的分辨能力。如图6-2所示。

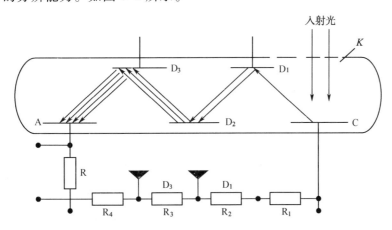

图6-2 光电倍增管工作原理图

5. 信号指示系统 其功能是把检测到的信号以适当的方式显示或记录下来。常用的信号指示装置有直读检流计、电位调节指零装置以及数字显示或自动记录装置等。常用的显示方式有数字显示、荧光屏显示、曲线扫描及结果打印等多种。高性能的仪器还带有数据站,既可对分光光度计进行操作控制,又可进行数据处理。

(二)工作原理

不同类型的紫外-可见分光光度计的工作原理不同。根据光路及波长数目不同将其分为单光束分光光度计和双光束分光光度计及单波长分光光度计和双波长分光光度计。

1. 单光束分光光度计的工作原理 由光源发出的光,经单色器获得一定波长的单色光(平行光),单色光作为入射光轮流照射参比溶液和供试品溶液,分别测得参比溶液和供试品溶液的吸光度并计算含量的方法。

单光束仪器具有结构简单、操作简便、维修容易等优点,适用于常规分析。由于该仪器对光源强度的稳定性要求较高,使测定结果受光源强度波动的影响较大,因而给定量分析结果带来较大误差。国产 722 型、751 型、724 型、英国 SP500 型以及 Backman DU-8 型等均属于此类光度计。其光学系统工作原理如图6-3所示。

图6-3　紫外-可见分光光度计基本结构示意图

2. 单波长双光束分光光度计的工作原理　从光源中发出的光经单色器分光后经反射镜(ML)(或切光器)分解为强度相等的两束光,一束通过参比溶液,另一束通过供试品溶液,检测器在不同的瞬间接受和处理参比信号和供试品信号,并自动比较两束光的强度,其信号差经对数转换系统处理后由显示器显示出透光率、吸光度、浓度或进行波长扫描,绘制吸收光谱,进行定性、定量的方法。由于两束光同时分别通过参比池和供试品池,双光束分光光度计不仅可以自动扫描绘制供试品的吸收光谱,而且还能自动消除光源强度变化所引起的误差。这类仪器有国产 710 型、730 型、740 型等。工作原理如图6-4所示。

图6-4　单波长双光束分光光度计原理图

3. 双波长分光光度计的工作原理　双波长分光光度计是具有两个并列单色器的仪器,其基本光路如图6-5所示。由同一光源发出的光被分成两束,分别经过两个单色器,得到两束不同波长(λ_1 和 λ_2)的单色光;利用切光器使两束光以一定的频率交替照射同一吸收池,然后经过光电倍增管和电子控制系统,最后由显示器显示出两个波长处的吸光度差值 $\Delta A(\Delta A = A_{\lambda_1} - A_{\lambda_2})$。该方法不用参比液池,仅用一个吸收池,消除了吸收池及参比池所引起的测量误差,提高了测量的准确度。

对于分析多组分混合物、混浊试样(如生物组织液)及存在背景干扰或共存组分吸收干扰的供试品,利用双波长分光光度法,往往能提高方法的灵敏度和选择性,并能获得导数光谱。如果能在 λ_1 和 λ_2 处分别记录吸光度随时间变化的曲线,还能进行化学反应动力学研究。

图 6-5　双波长分光光度计光路示意图

双波长分光光度计的类型有:紫外分光光度计(200～400nm)、可见分光光度计(400～800nm)和紫外-可见分光光度计(200～1000nm,现在多用)。

二、仪器操作通法

紫外-可见分光光度计的类型有很多,操作方法不尽相同,现以 751 型紫外分光光度计为例介绍仪器操作通法。

(一)操作通法

1. 仪器接通电源,预热。

2. 根据测定波长,选择相应光源,继续预热(各型号仪器在操作顺序上略有区别)。

3. 将灵敏度钮置 1 挡。

4. 将盛有供试品溶液及空白(参比)溶液的吸收池放入吸收池架,使空白(参比)溶液置光路位置,盖好供试品池盖。

5. 量程选择钮置 T 位置。

6. 断开光路调节仪器零点,使显示为 0;打开光路调节仪器透光率,使显示为100%。

7. 量程选择钮置 A 位置。

8. 将供试品置于光路中,读取供试品的吸光度值。

9. 仪器使用完毕,取出吸收池,关机,登记。

10. 不同型号的紫外分光光度计其操作方法和要求亦有所不同,使用前应详细阅读使用说明书。

(二)注意事项

1. 所用的量瓶、移液管及吸收池均应经洗净、校正后使用。

2. 吸收池的校正:供试品溶液的体积占吸收池体积的4/5 为度;如供试品溶液具有挥发性,测试时应加盖。在石英吸收池中装入同一溶剂,用相同波长的光(电磁辐射测定吸收池的透光率,如透光率之差在0.3% 以下者可配对使用)。注意每次放入方向均应相同。

3. 吸收池的清洗:①使用前的清洗:用洗涤普通玻璃仪器的方法洗涤,如吸收池不易洗净时,可用硫酸-发烟硝酸(3∶1,V/V)混合液或铬酸钾清洁液稍加浸泡后,洗净备用;如用铬酸钾清洁液进行清洗时,吸收池不宜在清洁液中长时间浸泡,并应充分用水冲洗,以防铬酸钾吸附于吸收池表面,否则清洁液中的铬酸钾结晶会损坏吸收池的光学表面;②取用吸收池时,手指要拿毛玻璃面的外侧,如有溶液污染了吸收池的透光面,要用擦镜纸由上而下擦拭干净;如因溶剂挥发而使溶质残留在透光面上,可先用蘸有空白溶剂的擦镜纸擦拭,然后再用干擦镜纸拭净;③使用后用溶剂及水冲洗干净,晾干防尘保存。

4. 狭缝宽度的选择:仪器的狭缝谱带宽度应小于供试品吸收峰半高宽的10% ,否则测得的吸光度值会偏低,或以减小狭缝宽度时供试品溶液的吸光度不再增加为准。

对于《中国药典》紫外-可见分光光度法测定的大部分品种,可以使用 2mm 缝宽,但当吸收峰的半高宽小于 20mm 时,则应使用较窄的狭缝,例如青霉素钾及钠的吸光度检查需用 1mm 缝宽或更窄,否则其 264nm 处的吸光度会偏低。

5. 测定时除另有规定外,应在规定的吸收峰 ±2nm 处,再测几个不同浓度的吸光度,以核对供试品的吸收峰位置是否正确,并以吸光度最大的波长作为测定波长。除另有规定外,吸光度最大波长应在该品种项下规定的波长 ±2nm 以内,否则应考虑试样的同一性、纯度以及仪器波长的准确度。

6. 测定制剂含量时,如 pH 对光(电磁辐射)的吸收有影响,应使供试液与对照液的具有相同 pH。

三、含量测定

UV 法的定量方法有吸收系数法、对照品法、标准曲线法。

(一) 基本原理

UV 法的定量分析依据是朗伯-比尔定律。其物理意义是:当一束平行的单色光通过均匀的非散射体系的低浓度溶液时,在单色光强度、溶液温度等条件不改变的情况下,吸光度与液层的厚度(光路长度)和吸光物质浓度的乘积成正比。其数学表达式为:

$$A = KCL \qquad\qquad (式 6-1)$$

式中,A 为吸光度;K 为吸收系数;C 为溶液浓度;L 为液层厚度。吸收系数是指吸光物质在单位浓度及单位厚度时的吸光度。

吸收系数 K 在给定条件下(单色光波长、溶剂、温度等)是物质的特征常数,可作为定性依据。在吸光度与浓度之间的直线关系中,吸收系数 K 是斜率,是定量的重要参数,其数值越大则测定的灵敏度越高。

由于溶液浓度表示单位不同,吸收系数可分为百分吸收系数和摩尔吸收系数两种。百分吸收系数又称为比吸收系数,是指在一定波长下,溶液浓度为 1%(g/ml),液层厚度为 1cm 时的吸光度,用 $E_{1cm}^{1\%}$ 表示;摩尔吸收系数是指在一定波长下,溶液浓度为 1mol/L,液层厚度为 1cm 时的吸光度,用 ε 表示。

两种吸收系数之间的关系是: $\qquad \varepsilon = \dfrac{M}{10} E_{1cm}^{1\%} \qquad\qquad (式 6-2)$

式中,M 为待测物质的摩尔质量。吸收系数不能直接测定,需配制准确浓度的纯品稀溶液测定其吸光度,再进行换算求得。《中国药典》采用百分吸收系数。

(二) 操作步骤

1. 对照品溶液与供试品溶液的制备　按各药品标准规定的方法配制对照品溶液与供试品溶液。中药制剂化学成分复杂,且被测成分往往含量较低,因此需按药品标准规定的方法对供试品进行处理,提出被测成分,除去杂质,将被测成分定量转移富集到供试品溶液中,制备成相应浓度的供试品溶液。量取物品时,应严格按《中国药典》规定进行。配制溶液时,转移稀释所取溶液的体积应不少于 5ml,而且稀释转移次数应尽可能少。除各药品标准已有注明者外,供试品溶液及对照品溶液的浓度的吸光度应在 0.3~0.7 之间及所用仪器吸光度的线性范围内。

2. 紫外-可见分光光度计的校正　由于温度变化对仪器机械部分的影响,会使仪器的准确度降低,为了保证测量的准确性,使用前应对波长、吸光度和杂散光等进行校正和检查。

(1)波长准确度的校正:可用汞灯中的较强谱线237.83nm、253.65nm、275.28nm、296.73nm、313.16nm、334.15nm、365.02nm、404.66nm、435.83nm、546.07nm 与576.96nm,或用仪器中氘灯的486.02nm 与656.10nm 谱线进行校正;钬玻璃在波长279.4nm、287.5nm、333.7nm、360.9nm、418.5nm、460.0nm、484.5nm、536.2nm 与637.5nm 处有尖锐吸收峰也可作波长校正用,但因来源不同或随着时间的推移会有微小的变化。

(2)吸光度的校正:取在120℃干燥至恒重的基准物质重铬酸钾约60mg,精密称定,用0.005mol/L 硫酸溶液溶解并稀释至1000ml,用配对的1cm 石英吸收池,以0.005mol/L 硫酸溶液为空白,在规定的波长处测定吸光度,换算成 $E_{1cm}^{1\%}$,吸收系数的数值应符合表6-1的规定。

表6-1　吸光度准确度的标准范围

波长(nm)	吸收强度	吸收系数 $E_{1cm}^{1\%}$	相对偏差范围
235	最小	124.5	123.0～126.0
257	最大	144.0	142.5～146.0
313	最小	48.62	47.0～50.3
350	最大	106.6	105.5～108.5

也可用 K_2CrO_4 标准溶液来校正吸光度标度。将 0.0400 g K_2CrO_4 溶解于1L 的0.05mol/L KOH 溶液中,在1cm 光程的吸收池中,在25℃时用不同波长测得的吸光度值列于表6-2。

表6-2　铬酸钾溶液的吸光度

λ/nm	吸光度 A	λ/nm	吸光度 A	λ/nm	吸光度 A	λ/nm	吸光度 A
220	0.4559	300	0.1518	380	0.9281	460	0.0173
230	0.1675	310	0.0458	390	0.6841	470	0.0083
240	0.2933	320	0.0620	400	0.3872	480	0.0035
250	0.4962	330	0.1457	410	0.1972	490	0.0009
260	0.6345	340	0.3143	420	0.1261	500	0.0000
270	0.7447	350	0.5528	430	0.0841		
280	0.7235	360	0.8297	440	0.5350		
290	0.4295	370	0.9914	450	0.0325		

(3)杂散光的检查:按表6-3所列的试剂和浓度,配成水溶液,置1cm 石英吸收池中,在规定的波长处测定透光率,应符合表中规定。

表6-3 杂散光的检查

试剂名称	试剂浓度(g/100ml)	测定用波长(nm)	透光率(%)
碘化钠	1.00	220	<0.8
亚硝酸钠	5.00	340	<0.8

3. 选择测量条件　测量时,要根据待测供试品的的组分、性质及仪器的性能选择适宜的测量条件,包括显色反应的条件、消除干扰物质的方法、测量波长、参比溶液、吸光度范围及仪器光源狭缝宽度的选择。

4. 进样测试　将配制好的参比溶液及供试品溶液,按各品种项下规定的条件测定供试品的含量。

5. 含量计算　根据测试结果,依据计算公式,计算出中药制剂中某个组分或某些组分的含量。

(三) 含量测定的方法

1. 单组分样品的定量分析

(1) 吸收系数法:按药品标准规定的方法配制供试品溶液,在规定的波长处测定其吸光度(A),根据 $A = KCL$ 与药品标准规定的被测物质的吸收系数 $E_{1cm}^{1\%}$,计算供试品溶液的浓度 $C_{供}$(g/100ml)。

当 $L = 1cm$ 时,$C_{供} = A_{供} / E_{1cm}^{1\%}$

再根据供试品溶液的稀释倍数($D_{供}$)、供试品溶液容积($V_{样}$)和供试品取样量($W_{供}$),计算出被测物质的含量。

$$含量(W/W\%) = (C_{供} \times D_{供} \times V_{样}) / (100 \times W_{供}) \qquad (式6-3)$$

本法测定时无需对照品,方法简便。《中国药典》驻车丸中总生物碱的含量测定、前列舒丸中牡丹皮的含量测定等采用本法。

在根据测定结果计算含量时,可以先计算出供试品溶液中被测成分的浓度($C_{供}$),再计算出药品中被测成分的含量($W/W\%$)。其中含量计算公式要根据结果的表达方式和数据来建立,如:

①含量(mg/丸) = $[C_{供}(mg/ml) \times D_{供} \times V_{样}(ml) \times 平均丸重(g/丸)] / W_{样}(g)$

②含量(标示量%) = $[C_{供}(mg/ml) \times D_{供} \times V_{样}(ml) \times 平均丸重(g/丸)] / [W_{样}(g) \times 标示含量(mg/丸)] \times 100\%$

计算过程中应先将相关数据的单位写出,计算时再将相同单位约去,若等号两侧单位相同,则说明公式建立正确。

(2) 对照品比较法:按药品标准的规定,分别配制供试品溶液和对照品溶液,在相同条件下,在规定波长处分别测定供试品溶液和对照品溶液的吸光度,按下式计算供试品溶液中待测组分的浓度。

$$C_X = \frac{A_X}{A_R} \times C_R \qquad (式6-4)$$

式中,A_R 为对照品溶液的吸光度;A_X 为供试品溶液的吸光度;C_R 为对照品溶液的浓度;C_X 为供试品溶液的浓度。

《中国药典》华山参片中生物碱的含量测定、黄杨宁片中环维黄杨星 D 的含量测定和灯盏细辛注射液中总咖啡酸酯的含量测定均采用本法。此法操作简便,但要求供试品溶液与对照品溶液的浓度相近,即对照品溶液中被测成分的量应为供试品溶液中被测成分标示量的 100% ±10%,且在标准曲线的线性范围之内,才可获得准确的测量结果。

(3) 标准曲线法(工作曲线法):配制一系列不同浓度的对照品溶液,选择合适的参比溶液,在相同条件下分别测定各标准溶液的吸光度。以吸光度为纵坐标,浓度为横坐标绘制 A-C 曲线,称为标准曲线或工作曲线(图 6-6)。然后在完全相同的条件下测定样品溶液的吸光度,从标准曲线(或回归直线)上查出样品溶液的对应浓度,或代入回归方程,求出样品溶液的浓度。在做精密测量时,用对照品溶液的浓度与相应的吸光度进行线性回归,求出回归直线方程(相关系数 $r \geq 0.999$),绘出回归直线代替标准曲线,以尽量消除偶然误差。

亦可利用计算器将一系列对照品溶液的浓度与相应的吸光度进行一元线性回归,求出回归方程($r \geq 0.9990$),将供试品溶液的吸光度代入回归方程,算出供试品溶液的浓度。

回归方程:$A = a + bC$　　　(式 6-5)

式中,A 为被测溶液吸光度;C 为被测溶液浓度(g/ml);a 为截距;b 为斜率。

标准曲线法多用于可见分光光度法,由于显色时影响颜色深浅的因素较多,有的仪器单色光纯度较差,故测定时应用对照品同时操作。本法适用于批量供试品的分析,当仪器和测定条件固定时,标准曲线可多次使用。

图 6-6　标准曲线

《中国药典》槐米中芦丁及青黛中靛蓝的含量测定,复方皂矾丸中的硫酸亚铁,独一味胶囊、益心酮片、消咳喘糖浆和排石颗粒中的总黄酮,桂林西瓜霜中的总生物碱的含量测定等均使用该法。

2. 混合物的测定方法　在待测组分彼此不发生化学反应,每一组分的浓度与吸收度在一定波长范围内符合比尔定律时,根据吸收定律的加和性,利用紫外-可见分光光度法,不需化学分离,可同时测定样品中两种或多种组分的含量,方法简便可靠。当溶液中同时存在两组分 a 和 b 时,它们的吸收峰相互重叠的程度有三种情况,如图 6-7 所示。

(1)

(2)

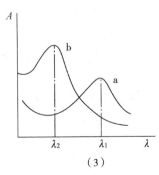
(3)

图 6-7　混合组分吸收光谱重叠示意图

(1)两组分在在最大吸收峰处互不重叠:如图 6-7(1)所示,可分别在 λ_1 和 λ_2 处用单组分样品的测定方法,先后测定组分 a 和 b 的浓度。

(2)两组分在在最大吸收峰处部分重叠:如图 6-7(2)所示,在 λ_1 处,组分 b 无吸收,在λ_2处,组分a和b均有吸收。则可先在λ_1处用单组分样品的测量方法,测定样品溶液中组分a的浓度;然后在λ_2处测定样品溶液的吸光度A_2^{a+b},根据吸光度的加和性原理,计算组分b的浓度。

(3)两组分在最大吸收峰处相互重叠:如图6-7(3)所示,常采用解线性方程组法。该法是混合物测定的经典方法。选择两个测定波长λ_1和λ_2,首先测定两组分在两波长处的吸收系数的值,然后在两波长处测定样品溶液的吸光度,最后用解线性方程组的方法求出两组分的浓度。

(4)等吸收双波长测定法:对于图6-7(3)所示的情况,还可利用等吸收双波长测定法对其中一种组分或两种组分同时进行测定。

1)原理:先把一种组分的吸收设法消去,测定另一组分的浓度,如图6-8所示。测定b组分时,选择b组分的最大吸收波长作测定波长λ_1,由b的峰顶λ_1向横坐标作垂线与a吸收曲线的一侧相交,从相交点作横坐标的平行线与a吸收曲线的另一侧相交,交点所对应的波长为参比波长λ_2。在λ_1和λ_2处分别测定吸光度A_1^{a+b}与A_2^{a+b},然后相减求ΔA^{a+b}。在两波长处a组分的吸光度相等$\Delta A^a =0$,b组分的吸光度差值ΔA^b与b组分的浓度呈正比。测组分a时,可用相同的方法选择b组分具有等吸收的两个波长,消去b的干扰,测定a组分的浓度。本法不仅适用于干扰组分有等吸收点的测定,还适用于浑浊溶液的测定。

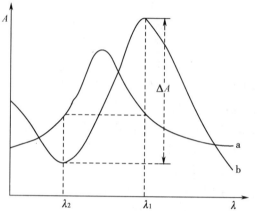

图6-8　等吸收双波长测定法示意图

2)操作步骤:①选择参比与测定波长:用混合物中两组分的对照品,分别配成一定浓度的对照品溶液,测出各自的吸收光谱,按波长选择原则,每个组分选出合适的两个波长λ_1和λ_2。②绘制标准曲线:配制一系列不同浓度的待测组分对照品混合液,在各组分的选定波长处测定吸光度差值ΔA,用ΔA对C作标准曲线,或求出一元回归方程。③含量测定:在各组分的选定波长处测定样品混合物溶液的吸光度差值ΔA,根据标准曲线或一元回归方程,求出各组分的相应浓度。

(5)导数光谱法:又称微分光谱法,也是一种消除光谱干扰的方法。以吸光度A对波长λ的吸收光谱称为零阶光谱,对吸收光谱进行一级微分,即可得到$(dA/d\lambda)$-λ曲线,称为一阶导数光谱,以同样方法可得到二阶导数光谱$(d^2A/d\lambda^2)$-λ曲线,三阶导数光谱$(d^3A/d\lambda^3)$-λ曲线,四阶导数光谱$(d^4A/d\lambda^4)$-λ曲线(图6-9)。

1)原理:在导数光谱中,导数信号与浓度成正比,即:$dA/d\lambda \propto C$,$d^2A/d\lambda^2 \propto C$,$d^3A/d\lambda^3 \propto C$,$d^4A/d\lambda^4 \propto C$。信号对浓度的灵敏度取决于吸收系数在特定波长下的变化率,即:$d\varepsilon/d\lambda$,$d^2\varepsilon/d\lambda^2$,$d^3\varepsilon/d\lambda^3$,$d^4\varepsilon/d\lambda^4$,导数光谱的测量法有几何法和代数法。在几何法中,导数光谱的定量参数是振幅。

导数光谱的微分阶数n越大,峰形越尖锐、分辨率越强,但信噪比将降低,通常不超过四阶。导数光谱的波长间隔$\Delta\lambda$越大,灵敏度越高,但分辨率降低。一般选$1\sim2nm$

为宜。导数光谱的中间波长 λ_m 的选择原则是:干扰组分在此波长处的导数值最好为零,而且通过选择适宜的波长和求导条件,可消除背景吸收、杂质和共存物的干扰。

2)操作步骤:①干扰情况考察:按处方配比,分别测定各味原药模拟液的各阶导数光谱图,确定干扰组分和干扰程度。②选择测定条件:光谱扫描波长、微分阶数、波长间隔、中间波长。③绘制标准曲线:配制一系列不同浓度的待测组分对照品混合液,在待测组分的选定条件下测定相应的导数光谱,然后测其峰-谷振幅值 D,用 D 对 C 作标准曲线,或求出一元回归方程。④样品测定:取样品适量,按标准曲线下操作,测峰-谷振幅值 D,根据标准曲线或一元回归方程,求出各组分的相应浓度。

(6)差示光谱法(ΔA)法:先提供一个近似理想的参比溶液,然后使待测组分发生特征光谱变化,而其他共存组分却不引起光谱变化,由此消除其干扰。如取两份相等的供试液,在一份中加酸或加碱,形成不同的酸碱介质环境;或加入能与待测组分发生反应的试剂,使待测组分以不同的形式存在,吸收光谱发生显著变化,将两份供试液稀释至同样浓度,分别置于样品池与参比池中,于选定波长处测其吸光度差值 ΔA,在一定浓度范围内, ΔA 与待测组分浓度 C 呈线性关系,可作为物质定量分析的依据。

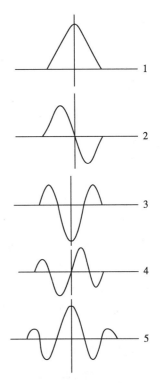

图6-9　各阶导数光谱的基本曲线图
1. 零阶;2. 一阶;3. 二阶;
4. 三阶;5. 四阶

四、应用实例

(一)六味地黄颗粒中牡丹皮的含量测定

取本品约2g,精密称定,用水蒸气蒸馏,收集馏出液约450ml,置500ml量瓶中,加水稀释至刻度。照紫外-分光光度法,在274nm波长处测定吸光度,按丹皮酚($C_9H_{10}O_3$)的吸收系数为862计算,即得。本品每袋含牡丹皮按丹皮酚($C_9H_{10}O_3$)计,不得少于6.0mg。

(二)独一味胶囊总黄酮的含量测定

本品为独一味经加工制成的胶囊。《中国药典》以芦丁为对照品,制备标准曲线测定其总黄酮的含量。

1. 对照品溶液的制备　精密称取经120℃干燥至恒重的芦丁对照品0.2g,置100ml量瓶中,加70%乙醇70ml,置水浴上微热使溶解,放冷,加70%乙醇稀释至刻度,摇匀。精密量取10ml,置100ml量瓶中,用水稀释至刻度,摇匀,即得(每1ml含无水芦丁0.2mg)。

2. 标准曲线(回归方程)的制备　精密量取对照品溶液1.0ml、2.0ml、3.0ml、4.0ml、5.0ml、6.0ml,分别置25ml量瓶中,各加水至6ml,加5%亚硝酸钠溶液1ml,使混匀,放置6分钟。加10%硝酸铝溶液1ml,摇匀,放置6分钟。加氢氧化钠试液10ml,再加水至刻度,摇匀,放置15分钟。以相应的溶液为空白,照紫外-可见分光光度法(《中国药典》附录ⅤA），在 500nm 为波长处测定吸光度（表 6-4），以吸光度为纵坐标，浓度为横坐标，绘制标准曲线（回归方程）。

回归方程：　　　　　　$A = -0.00045 + 10.8696C (r = 0.9998)$

浓度计算公式：　　　　$C = 0.092A + 0.0000413$。

表 6-4　各份对照品溶液的浓度和相应的吸光度

份号	1	2	3	4	5	6
C(mg/ml)	0.008	0.016	0.024	0.032	0.040	0.048
A	0.102	0.202	0.305	0.406	0.510	0.627

3. 供试品溶液的制备　取装量差异项下的本品，精密称定，研成细粉，取约 0.6g，精密称定，置 100ml 量瓶中，加 70% 乙醇 70ml，置水浴上微热并时时振摇 30 分钟，放冷，加 70% 乙醇稀释至刻度，摇匀，放置 4 小时，精密量取上清液 1ml，置 25ml 量瓶中，自"加水至 6ml"起，制备供试品溶液。

4. 测定　照标准曲线制备项下的方法，依法测定吸光度，$A_供 = 0.362$。

5. 计算　根据供试品的吸收度，从标准曲线上得出供试品溶液中芦丁的浓度。也可通过回归方程计算供试品溶液中芦丁的浓度 $C_供$（mg/ml）。

（1）计算供试品溶液中芦丁的浓度 $C_供$（mg/ml）

$$C_供(\text{mg/ml}) = 0.092 \times 0.362 + 0.000413 = 0.03335$$

已知供试品量 $W_供$ 为 0.6115g，平均装量为 0.2910g/粒。

（2）计算药品中总黄酮的含量（mg/粒）

含量（mg/片）$= [C_供(\text{mg/ml}) \times D_供 \times V_样(\text{ml}) \times 平均装量(\text{g/粒})] / W_样(\text{g})$

$= (0.03335\text{mg/ml} \times 25\text{ml} \times 100\text{ml} \times 0.2910\text{g/粒}) / (1\text{ml} \times 0.6115\text{g}) = 40$

《中国药典》规定本品每粒含黄酮以无水芦丁（$C_{27}H_{30}O_{16}$）计，不得少于 26mg。

（三）黄杨宁片中黄杨宁的含量测定

本品为黄杨宁经加工制成的片剂。每片含环维黄杨星 D 0.5mg 或 1mg。《中国药典》采用对照品比较法测其含量。

1. 对照品溶液的制备　精密称取经 105℃ 干燥至恒重的环维黄杨星 D 对照品 25mg，置 250ml 量瓶中，加甲醇 70ml 使溶解，用 0.05mol/L 磷酸二氢钠缓冲液稀释至刻度，摇匀，精密量取 10ml，置 100ml 量瓶中，用 0.05mol/L 磷酸二氢钠缓冲液稀释至刻度，摇匀，即得（每 1ml 含环维黄杨星 D 10μg）。

2. 供试品溶液的制备　取本品 20 片，精密称定，研细，精密称取适量（约相当于黄杨宁 0.5mg），置 50ml 量瓶中，加 0.05mol/L 磷酸二氢钠缓冲液至近刻度，80℃ 水浴恒温 1.5 小时后取出，冷却至室温，加 0.05mol/L 磷酸二氢钠缓冲液至刻度，摇匀，离心 6 分钟（3000 转/分），取上清液，即可。

3. 测定　精密量取对照品溶液与供试品溶液各 5ml，分别置分液漏斗中，各精密加入溴麝香草酚蓝溶液（取溴麝香草酚蓝 18mg，置 250ml 量瓶中，加甲醇 5ml 使溶解，加 0.05mol/L 磷酸二氢钠缓冲液至刻度，摇匀，即得）5ml，摇匀，立即分别精密加入三氯甲烷 10ml，振摇 2 分钟，静置 1.5 小时，分取三氯甲烷层，置含 0.5g 无水硫酸钠的具塞试管中，振摇，静置，取上清液，照紫外-可见分光光度法（《中国药典》附录ⅤA）在 410nm

处分别测定吸光度,计算,即得。药品标准规定每片含黄杨宁以环维黄杨星 D($C_{26}H_{46}N_{20}$)计算,应为标示量的 90.0% ~110.0%。

环维黄杨星 D 为甾体类生物碱,结构中无共轭体系,本身无紫外-可见吸收。故本法采用酸性染料比色法测定,即在一定条件下,使生物碱与酸性染料溴麝香草酚蓝定量生成有色络合物,在可见光区某一波长处具有最大吸收供分光光度法测定。

4. 含量计算

(1)计算供试品溶液中环维黄杨星 D 的浓度 $C_{供}$(μg/ml)

$$C_{供}(\mu g/ml) = (A_{供}/A_{对}) \times C_{对}(\mu g/ml)$$

(2)计算药品中环维黄杨星 D 的含量(标示含量%)

$$含量(标示含量\%) = [C_{供}(mg/ml) \times 10^{-3} \times V_{供}(ml) \times 平均片重(mg/片)]/[W_{样}(mg) \times 标示含量(mg/片)] \times 100\%$$

5. 结果判断　将测定结果与药品标准比较,若在规定的范围内则判定本品符合规定。

点 滴 积 累

1. 紫外-可见分光光度计的基本结构均由光源、单色器、吸收池、检测器和数据处理系统等五大部分组成。

2. 常见的紫外分光光度计的类型有:单光束分光光度计、单波长双光束分光光度计、双波长分光光度计。

3. 紫外-可见分光光度法测定含量的方法有:吸收系数法、对照品比较法、标准曲线法、等吸收双波长测定法、导数光谱法、差示光谱法(ΔA)法。

第二节　薄层扫描法

本法是供试品经薄层分离后,用一束波长、强度一定的紫外线或可见光对薄层板进行扫描,通过测定薄层板上的斑点对光的吸收强度或斑点经激发后所产生的荧光强度,将扫描得到的图谱及积分数据进行定量的方法。

本法具有设备简单、操作方便、分离快速、灵敏度及分辨率高、显色剂选择范围广、适用于多组分及微量组分定量等优点,在中药制剂检测中得到广泛的应用。如六味地黄丸制剂中山茱萸、山楂化滞丸制剂中山楂的含量测定等均采用双波长扫描法,导赤丸中黄连、黄柏的含量测定采用的是薄层荧光扫描法。

一、仪器工作原理

(一)薄层扫描法的基本原理

薄层扫描法的测定原理是用长宽可以调整的一束波长、强度固定的光,对薄层板上的斑点进行扫描,通过测量斑点或被斑点反射的光束的强度变化,求出待测组分含量。薄层扫描法可分为吸收薄层扫描法和薄层荧光扫描法。

1. 吸收薄层扫描法　吸收薄层扫描法是用可见-紫外光的单色光对薄层板上色谱斑点进行扫描,根据扫描获得的吸光度随展开距离变化的图谱及积分数据进行定量的方法。根据测光的方式不同,吸收扫描测定法又分为透射法和反射法两种(图 6-10、图 6-11),透射法是测定光透过供试品斑点后的吸收情况进行的定量方法;反射法是测定供试品斑点对光的反射情况进行的定量方法,其中以反射法应用最为普遍。

图 6-10　透射法扫描　　　　　　　　　　　图 6-11　反射法扫描
L- 光源;MC- 单色器;P- 薄层板;S- 斑点;　　　L- 光源;MC- 单色器;P- 薄层板;S- 斑点;
PD- 检测器　　　　　　　　　　　　　　PD- 检测器

由于光的吸收定律要求光通过的供试品是均匀、无散射的介质,而薄层板是由许多细小的吸附剂的颗粒组成的半透明物体,当光照射到薄层板表面时,光除被吸收以外,还会产生透射、反射及散射等现象,使供试品的吸光度与物质的浓度及液层厚度间不呈线性关系,给定量分析工作带来了困难,为此可采用以下三种方法解决。

(1)选择曲线中的直线部分进行定量分析:可利用在低浓度范围内,薄层板上斑点的供试品量与测得值之间成线性的关系进行定量分析。但线性范围较窄,应用上受到一定限制。此法简便,是没有线性化功能的仪器最常使用的方法。

(2)采用 Kubelka-Munk 方程:Kubelka 及 Munk 对光照到薄层板上的行为进行分析实验,从理论上推导出简化的方程式,应用到扫描仪上。当光照射到薄层板上的斑点时,光除了被供试品吸收、反射、散射、透射外,还被空白薄层板(吸附剂、黏合剂、玻璃板等)吸收、反射、散射、透射。在实际测量时,为了消除空白薄层板对测定结果的影响,通常先对空白薄层板进行扫描,将空白薄层板的影响值作为基准,测定斑点的相对透光率或相对反射率,计算薄层板上斑点的吸收度及含量。

在一些仪器中有线性化器,可根据 Kubelka-munk 方程式将曲线校正为直线,用校正后的直线定量。

(3)利用非线性方程定量:利用计算机先求出非线性方程,然后将供试品的测定值输入计算机,由此方程求出供试品的浓度。

2. 薄层荧光扫描法　薄层荧光扫描法是通过仪器对供试品吸收可见- 紫外光后发射的荧光强度扫描得到的吸收光谱及积分数据,求出供试品含量的方法(图 6-12)。其灵敏度比薄层吸收扫描法高 1～3 个数量级,但适用范围较窄,可通过荧光衍生化反应扩大应用范围。

在薄层荧光扫描法中,当点加的样品量很少时,斑点中组分的浓度与荧光强度呈线性关系,可按下述公式计算:

$$F = 2.3K'I_oECL \quad 或 \quad F = KC$$

（式6-6）

式中，F 为荧光物质的荧光强度；I_o 为入射光强度；C 为待测组分的浓度；E 为吸收系数；K' 为常数（与荧光效率有关）；L 为薄层厚度；K 为 $2.3K'I_oEL$ 之积。

在薄层荧光扫描法中，常用用斑点荧光强度的积分值（色谱峰面积）代替公式中的 F，斑点中组分的含量代替公式中的 C 进行计算。

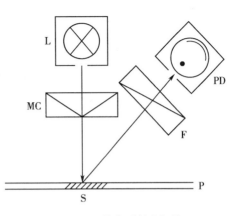

图6-12　荧光反射法扫描
L-光源；MC-单色器；P-薄层板；S-斑点；
F-滤光片；PD-检测器

（二）薄层扫描仪的构造

用于定量的薄层色谱仪称为薄层扫描仪（TLC Scanner）或薄层色谱光密度计（TLC Densitiometer），虽然薄层扫描仪的生产厂家、型号不同，仪器的外形、光路系统及某些功能有些差异，但基本结构及主要功能是相同的，薄层扫描仪主要由主机（光源、单色器、供试品室、薄层板台架、检测器）及工作站组成。

1. 光源　光源室能提供稳定的、具有一定强度的所需波长范围内的连续光源。包括紫外光源氘灯（200～370nm）；可见光源钨灯（370～700nm）；荧光光源氙灯或汞灯（200～700nm），其中汞灯为线光源，可提供特征辐射光谱。

2. 单色光器　单色光器可以将光源发出的连续光分解为单色光。其主要由入射狭缝、出射狭缝、色散元件、平行光装置（准直镜）等部分构成。薄层扫描仪多采用光栅为色散元件。

3. 薄层板台　包括薄层板台架及驱动装置。扫描时薄层板固定于薄层板台架上，薄板台架可进行横向、纵向移动，使薄层板作 X 轴和 Y 轴方向移动，完成对供试品斑点的透射光、反射光及发出荧光的扫描工作。

4. 检测器　能检测和放大由供试品斑点透射、反射或发出荧光强度的装置。

薄层扫描仪的检测器多为光电倍增管。主要有检测入射光强度的参比光电倍增管、检测荧光用的光电倍增管、检测反射光用的光电倍增管及检测透射光用的光电倍增管。光电倍增管是通过将光信号转变为电信号后，再检测光的强度。

检测反射光时，光被分成两束强度相等的光，一束光由石英窗板反射到检测用光电管；另一束光照射到供试品斑点上，其中照射到供试品斑点上的光一部分被供试品吸收，另一部分被散射，散射光被反射用光电倍增管所接收。检测用光电管与反射用光电管输出信号之比，经对数转换器转换后作为吸收度信号。

检测透射光时，由透射光电管代替反射光电管，它的输出信号与检测光电倍增管的输出信号之比，经对数转换后得到透射测定的吸收度信号。

5. 工作站　具有设定仪器参数、控制仪器工作条件和信号采集、处理计算和打印输出等功能。

（三）仪器性能的检定

1. 波长准确度的检查　波长准确度的检查有两种方法。一是利用汞灯的特征光谱线对仪器的波长进行准确度检查。用汞灯以荧光方式对空白硅胶 G 板进行扫描,获得波长范围为 220~700nm 的扫描吸收光谱,将扫描吸收光谱中的峰位波长与汞灯的谱线中的相应波长进行比较,扫描吸收光谱中的峰位波长与汞灯的谱线中相应波长的差即为仪器波长准确度。已知汞灯谱线的波长为 253.6nm、313.0nm、334.2nm、365.0nm、404.7nm、435.8nm、546.1nm、578.0nm。其二也可配制浓度约为 10mg/ml 的磷酸氯喹水溶液,在硅胶 G 的薄层板上点样,用氘灯以反射方式对供试品斑点做光谱扫描(220~360nm),扫描的图谱在 257nm ± 10nm 和 343nm ± 10nm 处有最大吸收峰,则波长的准确度符合要求。

在 CAMAG 等仪器的工作站中有专用的仪器检定软件,按要求操作即可自动进行仪器波长准确度等的检查。其结果应符合仪器相应的规定。

2. 重复性测定　系指同一薄层板上、同一供试品溶液相同浓度的数个斑点,扫描结果的相对标准偏差。相对标准偏差越大,重复性越差;反之,则越好。具体方法是:取脱水穿心莲内酯对照品适量,加无水乙醇配制成 1mg/ml 的溶液,取 1μl 点在硅胶 GF_{254} 薄层板上,用三氯甲烷-乙酸乙酯-甲醇(4:3:0.4)混合溶剂展开,取出,晾干。按双波长薄层扫描法,扫描 10 次,扫描波长分别为 $\lambda_s = 263nm$、$\lambda_R = 370nm$,以峰面积的积分值计算相对标准偏差。锯齿扫描的相对标准偏差应≤1.5%,线性扫描的相对标准偏差应≤2.0%。

(四) 薄层扫描仪的工作流程

1. 吸收薄层扫描法的薄层扫描仪工作原理　以 CS-9301PC 型双波长扫描仪为例介绍吸收薄层扫描法的薄层扫描仪工作原理,CS-9301PC 型双波长扫描仪的光学系统如图 6-13 所示。

图 6-13　CS-9301PC 型双波长扫描仪的光学系统

W-钨灯;D-氘灯;G-光栅;S_{ENT}-入口狭缝;S_{EXIT}-出口狭缝;M_1-光源转换镜;M_2-分光器准直镜;

M_3-凹面镜;M_4-平面镜;F-截止滤波器;QP-石英平板;PM_M-监测用光电倍增管;PM_R-反射测量

用光电倍增管;PM_T-透射测量用光电倍增管

(1)反射法测定的仪器工作流程:由光源发出的光,经光源转换镜 M_1 反射后进入入射狭缝 S_{ENT} 中,经光栅 G 色散,再经准直镜 M_2 反射到出光狭缝 S_{EXIT},经过出射狭缝后得到的单色光,经凹透镜 M_3 和平镜 M_4 反射,在经石英窗板 QP 照射到供试品 TLC 板上,其余反射到反射测定光电倍增管 PM_R 上,部分光透射到透射测定光电倍增管 PM_T 上。经石英窗板 Q_P 部分反射的光为光源能量监测光电倍增管 PM_M 所吸收。将 PM_R 与 PM_M 两检测器所得信号之比经对数转换器转换后,可得反射吸收测定信号。

(2)透射法测定的仪器工作流程:同上,用 PM_T 代替 PM_R,即将 PM_T 与 PM_R 两检测器得到的信号之比,经对数转换后,可得透射吸收测定信号。

在测量时仪器先自动调到设定波长 λ_R(参比波长)扫描,将测得数据储存起来,再自动转到波长 λ_S(供试品波长),然后自动算出 $\lambda_R - \lambda_S$ 的吸光度差值(由峰高或峰面积表示)。

2. 薄层荧光扫描法的薄层扫描仪工作流程　以岛津 CS-9000 型双飞点扫描仪介绍薄层荧光扫描法的薄层扫描仪工作原理,岛津 CS-9000 型双飞点扫描仪的光学系统如图 6-14 所示。

图 6-14　CS-9000 型双飞点扫描仪的光学系统

W-钨灯;D_2-氘灯;G-光栅;S_{ENT}-入口狭缝;S_{FIX}-固定出口狭缝;S_R-转动出射狭缝;M_1-光源选择镜;M_2-分光器准直镜;M_3-凹面镜;M_4-平面镜;F-高次滤波器;QP-石英平板;PM_M-测用光电倍增管;PM_R-反射、荧光测量用光电倍增管;PM_T-透射测量用光电倍增管

(1)反射法、荧光法测定的仪器工作原理:经过准直镜 M_2 选择光源,光源发出的光经 M_1 反射进入入射狭缝 S_{ENT} 中,再经准直镜 M_2 反射到光栅 G,经光栅色散,穿过出光狭缝后经凹透镜 M_3 和平镜 M_4 反射,在经石英窗板 QP 照射到供试品 TLC 板的斑点上,其中部分光被反射到反射、荧光测定光电倍增管 PM_R 上,部分光透射到透射测定光电倍增管 PM_T 上。经石英窗板 QP 部分反射的光为光源能量监测光电倍增管 PM_M 所吸收。将 PM_R 与 PM_M 两检测器所得信号之比经对数转换器转换后,可得反射、荧光吸收测定信号。

(2)透射法测定的仪器工作原理:同上,用 PM_T 代替 PM_R,即将 PM_T 与 PM_R 两检测器得到的信号之比,经对数转换后,可得透射吸收测定信号。

二、含量测定

（一）概述

1. 原理　　薄层扫描法含量测定有外标法和内标法两种方法，《中国药典》仅采用外标法。外标法系将一定量的供试品溶液和对照品溶液分别点加在同一块薄层板上，展开，显色，定位，扫描待测组分和对照品斑点，测得相应的吸收度或荧光强度积分值，根据定量关系，计算出被测成分的含量。

2. 类型　　根据对照品标准曲线性质的不同，外标法分为外标一点法和外标两点法。若标准曲线通过原点，采用外标一点法。若标准曲线不通过原点，采用外标两点法。实际药检工作中，不需要做标准曲线，按照药品标准规定执行即可。

（二）操作步骤和方法

1. 测试溶液的制备　　将对照品及供试品按《中国药典》标准中各项下的规定进行配制，一般应取 2 份溶液进行平行操作。外标一点法只需一种浓度的对照品及供试品溶液，外标两点法可配制一种或两种浓度对照品溶液。

2. 薄层色谱操作　　按《中国药品检验标准操作规范》进行操作，保证薄层色谱质量，对照品的相对平均偏差不应大于 5%。外表一点法和外标二点法的点样操作如下：

（1）外标一点法：用点样器分别将一种浓度的供试品溶液与对照品溶液交叉点于同一薄层板上，原点直径约 2mm 左右，供试品与对照品的斑点数目不得少于 4 个，每个斑点的点样量要相同。

（2）外标两点法：用点样器分别将一种浓度的供试品溶液与两种浓度或质量的对照品溶液交叉点于同一薄层板上，原点直径 2mm 左右，供试品的斑点不得少于 4 个，同一浓度或质量的对照品斑点不得少于 2 个，供试品每个斑点的点样量要相同，同一浓度对照品的点样量要相同。（图 6-15）

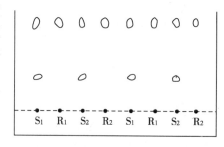

图6-15　外标二点法的点样操作

3. 展开　　除另有规定外，按各品种项下的具体规定进行展开操作。

4. 系统适用性实验　　按各品种项下要求进行，包括检测灵敏度（用于限量检查）、分离度和重复性，应符合规定。

（1）灵敏度的检测：灵敏度系指限量检查时，被测组分能被检查出的最低量。一般采用对照品溶液与稀释若干倍的对照品溶液在规定色谱条件下，在同一薄层板上点样、展开后进行检视，显清晰的斑点的最低浓度溶液的点样量即为灵敏度。

（2）分离度：用于鉴别时，对照品溶液与供试品溶液色谱中相应的主斑点，均应显示两个清晰分离的斑点。用于限量检查或含量测定时，要求定量峰与相邻峰之间有较好的分离度，分离度（R）的计算公式为：

$$R = 2(d_1 - d_2)/W_1 + W_2 \qquad （式6-7）$$

式中，d_1 为相邻两峰中前一峰与原点的距离；d_2 为相邻两峰中后一峰与原点的距离；W_1、W_2 为相邻两峰各自的峰宽。除另有规定外，分离度应大于 1.0。

（3）重复性：系指同一薄层板上同一供试品溶液相同浓度的数个斑点，扫描结果的偏差。如薄层板展开后直接扫描，同一薄层板上平行点样的待测组分斑点（不少于4个点）的峰面积测量值的相对标准偏差不应大于3.0%；如需显色后扫描，其相对标准偏差不应大于5.0%。

5. 上机扫描　除另有规定外，测定时按各品种项下的规定，首先根据扫描仪的结构特点及使用说明，结合供试品的具体情况，正确选择仪器参数进行扫描。

（1）检测方法选择：检测方法有薄层吸收扫描法和薄层荧光扫描法。在紫外或可见光区有吸收的组分可选用吸收扫描法；有荧光或经适当处理后可形成荧光的组分可选择荧光扫描法。

（2）测定方式选择：薄层吸收扫描法的测光方式有反射法和透射法。反射法是将光束照射到薄层板上，测量反射光的强度；透射法是测量透射光的强度。由于薄层材料多为白色固体，对光的通透性不好，测定结果的误差大，另外，玻璃板对小于330nm波长的紫外光有吸收，所以不能用透射法测定对330nm波长以下有吸收的物质。由于反射法测量的是反射光，玻璃板及薄层厚度的微小变化对测定结果影响不大，所以在定量分析中多采用反射法。

 知 识 链 接

透射反射法与荧光淬灭法

透射反射法：是指同时测定供试品的反射光及透射光的强度，将测得的两种信号相加。这种测量方式可以部分补偿由于薄层厚度不均产生的测量误差。具有基线平稳、测量误差小、灵敏度相加的优点，但仪器构造较复杂。

荧光淬灭法：含有荧光剂的薄层板，在紫外光的照射下，薄层产生荧光，对紫外光有吸收的化合物斑点处，由于一部分光被吸收，照射到薄层板上的紫外光强度减弱，故产生荧光也较弱，化合物呈暗色斑点。在测定中，扫描到斑点时，即可由荧光减弱程度测出斑点中化合物的含量。由于荧光剂很难与吸附剂混匀，因此误差大。

（3）扫描波长选择：薄层色谱扫描可使用单波长和双波长进行测定。

1）单波长扫描法：是用一种波长的光线对薄层进行扫描，一般选择 λ_{max} 为照射波长，根据扫描时光的形式不同，又分成单光束及双光束两种形式。

①单波长、单光束扫描：单波长、单光束扫描对于薄层板厚度不均匀、显色不均匀或其他因素造成的背景不均匀等影响无法消除。因此对薄层板的要求较高，适用于扫描基线平稳、无背景干扰的薄层的测定。（图6-16）

②单波长、双光束扫描：光源发出的光经单色器及棱镜系统分成两条均等的光束，一条光束照在薄层板上供试品斑点的部位，另一条光束照在相邻的空白薄层上作为对照，记录的是两条光束扫描的吸光度之差，由于测定值减去了相邻薄层空白部位的吸收，可消除薄层背景不均匀的影响。但消除的只是相邻部位的空白值，不一定等于斑点部位的空白值，所以不一定能抵消薄层板背景不均匀的影响。（图6-17）

2）双波长扫描法：是采用两束不同波长的单色光，先后扫描所要测定的斑点，以斑点对两束不同光的吸收度差值进行定量。可分为双波长、双光束扫描法和双波长、单光束扫描法。一般选择被扫描斑点的最大吸收波长为测定波长(λ_S),用该斑点无吸收或最小吸收的波长为参比波长(λ_R),此法可消除背景干扰,减少分离度欠佳的两个斑点之间的相互干扰,扫描基线较为平稳,测定精密度得到改善。适用于背景不均匀的层板的扫描。

3)薄层荧光扫描:由于薄层荧光扫描中,斑点的荧光积分值与组分的含量呈线性关系,因此,应关闭线性化器。薄层荧光扫描时选用单波长激发荧光,一般是选择荧光激发光谱中的最大激发波长作为激发波长。

图6-16　单波长、单光束扫描仪光路图

L. 光源;SL. 狭缝;MC. 单色器;P. 薄层板;FF. 二级滤光片(荧光扫描
法用);PM. 光电检测器

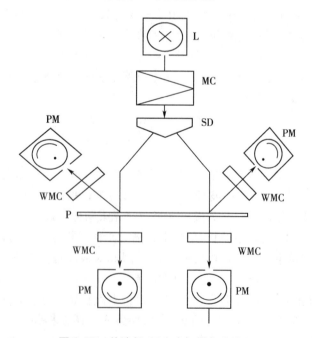

图6-17　单波长、双光束扫描仪光路图

L. 光源;SD. 光路切分器;MC. 单色器;P. 薄层板;
R. 比例调节器;PM. 光电检测器;WMC. 楔形补偿器

(4)扫描方式的选择:根据薄层扫描时光束的轨迹不同,扫描方式有线性扫描、锯齿扫描、圆形扫描、倾斜扫描及多通道自动扫描。一般采用锯齿扫描。扫描时,应自下而上扫描,不可横向扫描。扫描光束(点)的形状和大小,可通过调整狭缝的高度和宽度实现。

1)直式扫描(线性扫描):直式扫描是以一定波长和宽度的光束照在薄层板的一端,薄层板相对于光束做等速直线移动至另一端(图6-18),若斑点形状不规则时,不能使用直式扫描法。对于外形规则的圆形斑点、条状斑点及荧光扫描法的斑点,采用直式扫描比较简单,进行直式扫描时,光束应略宽于斑点的直径,将整个斑点包括在内,并使斑点在光束的中心,由于斑点中的组分分布不均匀,中心浓度大,边缘浓度小,所以扫描得到的是光束在各个部分的吸光度之和。该方法具有扫描速度快,装置简单的特点。

图6-18　线性扫描图

1. 原点;2. 带状光束截面;3. 斑点;4. 前沿;5. 薄层板;6. 扫描谱

2)锯齿扫描(飞点扫描):用一定大小的正方形截面积的光束照射斑点的前端,将薄层板做 X 轴的等速直线移动的同时做 Y 轴的等幅摆动,使光束的运动轨迹呈锯齿状或矩形,在做锯齿扫描时,由于光束来回通过斑点,因此,斑点的吸光度积分值比直式扫描大、重现性好,能消除分布误差,适用于外形不规则的斑点的扫描,一般锯齿扫描的光点高 1.25mm、宽 1.25mm,若为高效薄层扫描,可调至高 0.6mm、宽 0.6mm。(图6-19)

3)圆形扫描:用于圆心式或向心式展开后所得的圆形色谱的扫描测定,方法为光束由圆心向圆周方向的径向扫描和光束沿一定半径的圆周方向移动,光束长轴可与圆周一致(也可与圆周垂直)的圆周扫描。

4)倾斜扫描:当展开通道发生倾斜时,扫描就应沿着倾斜后的通道进行。

5)多通道自动扫描:仪器提供的程序方式,可完成多通道自动扫描。需要设定七种参数,即波长 λ_S 及 λ_R,扫描通道的 X 位置,通道 Y 方向的起点位置与终点位置,通道间距离以及一次自动扫描的通道数目。一次最多可扫描 30 个通道,每扫描完一个通道,就可打印出最多 10 个色谱峰的峰面积。

6. 含量计算　吸收扫描法测定含量时,待测组分的量与吸光强度不成直线关系,但在较狭窄的范围内,曲线近似为一条直线,可以采用外标一点法或外标二点法测定。如在测定范围内工作曲线回归线性关系较差,可根据不同仪器采用不同的方法校正。在岛津 CS 系列薄层扫描仪上,有线性补偿性器(Linarizer),它根据 Kubelka—Munk 方程,用电路系统将弯曲的曲线校正为直线后用于定量。另外,在实验时应根据薄层板及供试品性质正确选择 SX 值,防止校正不足或校正太过,影响薄层扫描结果。CAMAG 等薄层扫描仪则可使用二次方程曲线表达供试品量与反射光强度之间的关系,分析时可先采用多个浓度对照品测定回归线性关系,计算出二次方程工作曲线,然后根据此工作曲线计算供试品含量。常用的薄层扫描定量方法有外标法、内标法、内加法及回归曲线

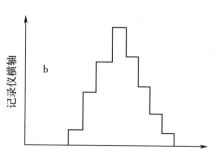

A.锯齿扫描之一
a. 扫描轨迹; b. 锯齿图
①斑点; ②齿距（ΔY）1.25mm;
③1.25mm × 1.25mm;
④摆动行程30mm;
⑤正方形光束

B. 锯齿扫描之二
a. 矩形扫描轨迹; b. 轮廓图

图 6-19　锯齿扫描图

法,主要介绍外标法。

（1）外标一点法:当标准曲线通过原点及截距为零时,用外标一点法定量。

计算公式:
$$C = F_1 \cdot A \qquad\qquad （式 6-8）$$

式中,C 为被测组分的浓度或质量;A 为被测组分的峰面积;F_1 为直线的斜率或比例常数。

首先通过对照品溶液的浓度或质量与对照品的峰面积求出 F_1,再根据供试品的峰面积和 F_1(直线的斜率或比例常数)求出供试品的浓度或质量。

（2）外标两点法(随行标准法):当标准曲线不通过原点时,用外标两点法定量。

计算公式:
$$C = F_1 \cdot A + F_2 \qquad\qquad （式 6-9）$$

式中,C 为被测组分的浓度或质量;A 为被测组分的峰面积;F_1 为直线的斜率或比例常数;F_2 为直线与纵坐标或横坐标的截距。

首先根据对照品的两种浓度(C_1、C_2)的溶液及其吸收峰的峰面积(A_1、A_2)求出 F_1 和 F_2,然后利用公式(式 6-9),根据供试品的峰面积求出供试品溶液的浓度或质量。

即:

由
$$C_1 = F_1 \cdot A_1 + F_2 \qquad C_2 = F_1 \cdot A_2 + F_2$$

得:
$$F_1 = \frac{C_1 - C_1}{A_1 - A_2} \qquad\qquad （式 6-10）$$

$$F_2 = \frac{1}{2}(C_1 + C_2) - \frac{1}{2}(A_1 + A_2) \qquad\qquad （式 6-11）$$

7. 结果判断　将测定结果与《中国药典》中的各品种项下标准进行对比,符合标准即为合格。

8. 注意事项

(1)除另有规定外,薄层色谱扫描法含量测定应使用市售薄层板。

(2)薄层色谱分析的各个步骤如点样、展开等,均会影响薄层扫描结果的准确性与重现性,因此在实验的各个步骤应规范操作。

(3)扫描时应沿展开方向自下而上进行扫描,不能横向扫描。

(4)测定记录中应包含薄层色谱扫描图、峰面积积分值、工作曲线、回归方程和相关系数及测定结果计算等。

(5)根据实际情况,可调整供试品溶液及对照品溶液的点样量,便于测定。

(6)为保证测定结果的准确性,采用外标一点法测定时,供试品斑点应与对照品斑点的峰面积的值接近;采用外标二点法测定时,供试品斑点的峰面积应在两个对照品斑点的峰面积值之间。

三、应用实例

灵宝护心丹的含量测定:《中国药典》中,灵宝护心丹的含量测定方法如下:取本品适量,研细,取约 0.5g,精密称定,置具塞锥形瓶中,加石油醚(60~90℃)4ml,浸泡 1 小时,滤过,滤渣及滤纸挥去溶剂,放回锥形瓶中,精密加入冰醋酸无水乙醇溶液(1→10)15ml,摇匀,密塞,称定重量,浸泡 12 小时,再称定重量,取续滤液作为供试品溶液。另取胆酸对照品适量,精密称定,加冰醋酸无水乙醇溶液(1→10)制成每 1ml 含 1mg 的溶液,作为对照品溶液。照薄层色谱法(附录ⅣB)试验,精密吸取供试品溶液 10μl、对照品溶液 2μl 与 4μl,分别交叉点于同一硅胶 G 薄层板上,以正己烷-乙酸乙酯-醋酸-甲酸(6:32:1:1)为展开剂,展开,取出,晾干,喷以 10% 磷钼酸无水乙醇溶液,在 105℃加热至斑点显色清晰,放冷,在薄层板上覆盖同样大小的玻璃板,周围用胶布固定,照薄层色谱法(附录ⅣB 薄层扫描法)进行扫描,波长 λ_S =620nm,测量供试品吸光度积分值与对照品吸光度积分值,计算,即得。

本品每 1g 含牛黄以胆酸($C_{24}H_{40}O_5$)计,不得少于 2.5mg。

点 滴 积 累

1. 薄层色谱扫描法的测定原理是用长宽可以调整的一束波长、强度固定的光,对薄层板上的斑点进行扫描,通过测量斑点或被斑点反射的光束的强度变化,求出待测组分含量。薄层扫描法可分为吸收薄层扫描法和薄层荧光扫描法。

2. 薄层扫描仪主要由主机(光源、单色器、供试品室、薄层板台架、检测器)及工作站组成。

第三节　高效液相色谱法

本法是采用高压输液泵将流动相泵入装有填充剂的色谱柱进行分离并测定含量的方法。具有分离效能高、选择性好、灵敏度高、分析速度快、适用范围广(供试品不需气化,只需制成溶液即可)、流动相选择性大、流出组分易收集、色谱柱可反复使用等特点,对于挥发性低、热稳定性差、分子量大、离子型化合物尤为适宜。随着科学技术在高效液相色谱法中的应用,为 HPLC 法控制中药及中药制剂的质量提供了科学基础和广阔的前景,已成为中药及中药制剂含量测定最常用的分析方法。

一、仪器工作原理

(一)仪器的构造

高效液相色谱仪一般由高压输液系统、进样系统、色谱分离系统、检测系统和数据处理系统组成。(图 6-20)

图 6-20　高效液相色谱仪的构造

1. 贮液罐;2. 脱气装置;3. 梯度洗脱;4. 高压输液泵;5. 流动相流量显示;6. 柱前压力表;
7. 输液泵头;8. 过滤器;9. 阻尼器;10. 进样装置;
11. 色谱柱;12. 检测器;13. 数据处理系统;14. 废液贮罐

1. 高压输液系统　由贮液罐、脱气装置、高压输液泵、过滤器、梯度洗脱装置等组成。

(1)贮液罐:由玻璃、不锈钢或氟塑料等化学惰性、耐腐蚀材料制成,有无色及棕色两种贮液罐。贮液罐的位置应高于泵体,以保持流动相的静压差。为了防止因溶剂蒸发而引起流动相组成的改变和气体进入贮液罐,在使用过程中应密闭。

(2)脱气装置:贮液瓶配有抽真空及吹入惰性气体的脱气装置。脱气装置能除去流动相液体中的气泡。如果流动相中含有气泡,在分离的过程中,气泡在高压下会自溶剂中逸出,影响高压泵的正常工作和检测器的灵敏度。脱气的方法有加热回流法、抽真空脱气、吹惰性气体脱气、超声脱气和在线真空脱气法等。

1)超声波振动脱气:将流动相置于超声波提取器中,用超声波振荡 10 ~ 30 分钟即可脱气。

2)抽真空脱气:用微型真空泵,减压至 0.05 ~ 0.07mPa 可除去溶解的气体,如用水泵连接抽滤瓶和 G_4 微孔玻璃漏斗可同时除去固体杂质和液体中的气体,在使用抽真空脱气时,会使混合溶剂的组成发生变化,因此,应先将各溶剂进行脱气后再混合成多元溶剂。

3)加热回流脱气:将流动相装入加热冷凝装置,先经加热变成气体再冷凝成液体,达到脱气的目的,该法具有较好脱气效果,但不适用于混合流动相。

4)吹氦脱气:将氦气在 0.1mPa 压力下,以 60ml/min 的速度缓慢地通过流动相 10 ~ 15 分钟,除去溶解在溶剂中的气体,此法的特点是适用范围广、脱气效果好、价格昂贵。

5）真空在线脱气:把真空脱气装置连接到贮液系统中,实现流动相通过膜过滤器后的连续真空脱气。

（3）高压输液泵:是高效液相色谱仪的关键部件之一,用以完成流动相的输送任务。对泵的要求是:耐腐蚀、耐高压、无脉冲、输出流量范围宽、流速恒定,且泵体易于清洗和维修。高压输液泵可分为恒压泵和恒流泵两类,常使用恒流泵（其压力随系统阻力改变而流量不变）。

双泵串联补偿法是将两个柱塞往复泵（图 6-21）按图 6-22 所示连接。泵 1 的缸体容量是泵 2 的缸体容量的两倍,泵 1 和泵 2 的柱塞按相反方向运动。当泵 1 吸取溶液时,泵 2 排出溶液;当泵 1 排液时,泵 2 吸取泵 1 缸体容量的一半。如此往复运动,泵 2 补充了在泵 1 吸液时的压力下降,减少了输液脉冲,使流动相流出量相同。

图 6-21　柱塞往复泵示意图

图 6-22　两种连接方式的柱塞往复泵

（4）过滤器:在流动相进入色谱柱之前,用于除去流动相中的固体颗粒杂质的直径为 0.45μm 滤膜装置。

（5）梯度洗脱系统:梯度洗脱系统是指按一定程序改变混合流动相的组成,使流动相强度（极性、pH 或离子强度等）进行程序性改变的装置。按加压的方式和溶剂混合顺序的不同,可分为高压与低压两种梯度洗脱装置。（图 6-23）

高压梯度洗脱系统是按预先设计的梯度程序,通过控制溶剂贮器阀驱动器的开闭时间,使高压泵按比例将不同贮器中的溶剂输入混合器,在混合器中混合成流动相后进入色谱柱。低压梯度洗脱系统是在常压下用比例阀将多种溶剂按比例混合后,再用泵

图 6-23 三元高压梯度洗脱系统示意图

1、2、3. 阀门驱动器;4、5、6. 比例阀;7、8、9. 溶剂贮罐;
10. 溶剂比例控制器;11. 梯度洗脱程序;12. 高压泵;13. 溶剂混合器

增压后送入色谱柱。低压梯度洗脱系统价格便宜,较易实现多元梯度洗脱,目前多采用低压梯度洗脱系统。

2. 进样系统 进样系统的作用是将试样引入色谱柱,要求进样系统具有使用方便、重复性好、进样量可变范围大不影响柱分离效能的能力。常用的进样器有高压进样阀、六通手动进样阀及自动进样器等装置。

(1)高压进样阀:高压进样阀有流动相和进样两个标识,当将高压进样阀的阀门切至流动相位置时,高压进样阀将流动相引入柱中,此时,可用微量注射器将供试品注入供试品环管,环管通常被充满到供试品已经溢出的程度。当供试品环管被注满后,将阀口切至进样位置,流动相进入供试品管将供试品冲洗入柱中。供试品环管应仔细校准使其容纳固定体积(一般为 $10\mu l \sim 2ml$),如需改变进样体积,可更换能容纳适当体积的供试品环管。

(2)六通阀进样器:用六通阀进样器进样时,先将进样器手柄置于采样位置(LOAD),此时进样系统与定量环接通,处于常压状态,用微量注射器(体积应大于定量环体积)注入供试品溶液,供试品停留在定量环中。然后转动手柄至进样位置(INJECT),使定量环与输液管路接通,高压流动相进入定量环将供试品带入色谱柱中。(图 6-24)

图 6-24 六通进样阀

阀位置 1:取样;阀位置 2:进样

A、D. 定量管;B. 泵;C. 进入色谱柱;E、F. 排液口

（3）自动进样装置：自动进样装置是通过微机处理控制进样阀采样、进样和清洗等操作。把装有不同浓度的供试品小瓶按一定顺序放到供试品架上（转盘式或排式），输入进样次数、分析周期等程序后，仪器将自动运行。（图 6-25）

图 6-25　自动进样器

1. 冲洗液管；2. 冲洗泵；3. 电磁阀；4. 单向阀；5. 注射器；6. 三通阀；7. 六通阀；8. 冲洗液；
9. 空气间隙；10. 样品；11. 采样针头；12. 空气；13. 供试品瓶；14. 冲洗瓶

3. **色谱分离系统**　色谱分离系统由保护柱、色谱柱、恒温装置和连接阀等组成。

（1）保护柱：装在进样器与色谱柱之间的消耗性柱，具有防止供试品和进样阀垫圈中的固体颗粒进入分析柱作用。保护柱的填料与分析柱的填充剂相同，柱长为 5cm 左右，在分析 50 ~ 100 个供试品之后需要更换保护柱芯。

（2）色谱柱：色谱柱是高效液相色谱仪的重要部件，由柱管、接头和过滤片组成。（图 6-26）

1）柱管：由柱管和填充剂组成。柱管多为内部抛光的不锈钢管，能承受高压，具有化学惰性。柱内的填充剂有两种类型，一是全多孔大颗粒无定形硅胶或氧化铝填料；二是化学键合相，化学键合相中有十八烷基硅烷键合硅胶（又称 ODS 柱或 C_{18} 柱）、辛烷基硅烷键合硅胶（C_8 柱）、氨基或氰基键合相硅胶等。一般色谱柱的内径为

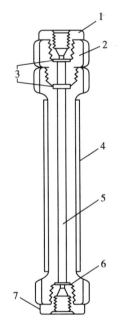

图 6-26　带保护柱的 PEEK 色谱柱

1. 柱接头；2. PEEK 保护柱；3、6. 0.5μm 钛金属过滤片；4. 电解铝外壳；5. PEEK 色谱分析柱；7. 柱接头

1～1.5mm,柱长为10～20cm;毛细管柱内径为0.05～1mm,柱长为3～10cm;实验室用制备型柱内径为20～40mm,柱长为10～30cm。

填充剂的性能(载体的形状、表面积、粒径、孔径、键合基团表面的覆盖度、含碳量和键合类型等)以及色谱柱的填充情况,直接影响分离效果和待测组分的保留行为。一般来说,孔径在15nm以下的填充剂,适合分离分子量小于2000的化合物,孔径在30nm以上的填充剂,适合分离分子量大于2000的化合物。在中药制剂的定量分析中,多使用ODS为填充剂的色谱柱、极性溶剂为流动相的反相色谱法。

2)接头:柱接头是指连接流动相管路与色谱柱过滤片之间的连接管。柱接头相当于液流分配器,具有耐高压的特点和保护固定相的填充形状不发生改变及使流动相匀速平稳进入分析柱的功能。柱接头的死体积是指流动相管路、柱接头和过滤片连接处的空体积。该体积不能超过色谱柱体积的1%,否则会使色谱峰变宽、分离度变小,影响分离效果。目前,大多数色谱柱已经采用内接式柱头连接。(图6-27、图6-28)

图6-27　柱接头的液流分配功能

图6-28　内接式柱结构

1. 毛细连接管;2. 压紧螺丝;3,7. 密封圈;4. 过滤片;
5. 柱头螺帽;6. 锁紧螺帽;8. 柱管

3)过滤片:过滤片是指色谱柱顶端的一块多孔性的金属烧结隔膜片或多孔聚四氟乙烯片,用以阻止填充物逸出或从进样系统进入固体颗粒杂质。

(3)恒温装置:恒温装置(恒温箱)精确控制色谱柱温度的装置,具有调节温度的功能。

(4)色谱柱柱效的评价:在使用新柱时需对色谱柱性能进行检验,常用检验色谱柱柱效的条件如下:①硅胶柱:供试品为苯、奈、联苯及菲(用己烷配制);流动相为无水己烷。②反相色谱法的色谱柱(ODS柱等):供试品为尿嘧啶(测死时间)、硝基苯、萘及芴(或甲醇配制的硅胶柱供试品);流动相为甲醇-水(85:15,V/V)或乙腈-水(60:40,V/V)。③正相色谱法的色谱柱(氰基或氨基柱):供试品为四氯乙烯(测死时间)、邻苯二甲酸二甲酯、邻苯二甲酸二正丁酯及肉桂醇;流动相为正庚烷。

按上述条件测各组分的 $W_{1/2}$ 及 t_R,计算理论板数 n 及相邻组分的分离度 $R(\geqslant 1.5)$。

4. 检测系统　高效液相色谱检测器通常分为两类:通用性检测器和选择性检测器。

(1)通用性检测器:是对色谱柱流出的所有组分均能进行检测,给出所有流出组分的色谱峰。蒸发光散射检测器、示差折光检测器属于这类。

(2)选择性检测器:是根据某一待测组分的性质专门设计的,只能给出待测组分的色谱峰。检测器的响应值与溶液的浓度、化合物的结构有关。可见-紫外检测器、二极管阵列检测器、荧光检测器、电化学检测器及质谱检测器等,为选择性检测器。

理想的高效液相色谱法检测系统应具有使用范围广、死体积小、灵敏度高、响应快、重现性好、线性范围宽、无破坏性、对流动相流速和温度波动不敏感等特性。

(1)紫外检测器:是高效液相色谱法中使用最广泛的选择性检测器。可分为固定波长、可变波长和二极管阵列检测器三种类型,以可变波长紫外检测器应用最广泛。检测器由光源、流通池和记录器组成,其工作原理是进入检测器的组分对特定波长的紫外光能产生选择性吸收,其吸收度与浓度的关系符合光吸收定律。具有噪音低、灵敏度高、重现性好、线性范围宽、无破坏性、对流动相流速和温度波动不敏感等有点及特性使用范围窄、流动相选择受限制等缺点。适用于梯度洗脱及制备色谱。

1)固定波长检测器:检测器以低压汞灯为光源,能发出90%的254nm波长的光(其他波长的光为313nm、365nm、405nm、436nm、546nm和579nm),因为得到的是固定波长的光,故不需要单色光器,具有单色性好、光强度大,灵敏度高,适合于大多数芳香族、芳杂环、稠芳杂环以及芳香氨基酸、核酸等的检测,但使用范围窄。

2)可变波长检测器:检测器的光路系统类似分光光度计,使用的是一个连续的光源及光栅。一般采用氘灯或卤灯等作光源,光束经单色器分光后可"停流扫描",选择组分最大的吸收波长为检测波长,可提高检测灵敏度,可用于检查峰的纯度。

3)二极管阵列检测器:是在晶体硅上紧密排列一系列光电二极管,每一个二极管相当于一个单色器的出口狭缝,二极管越多分辨率越高,一般是一个二极管对应接受光谱上一个纳米带宽的单色光器。工作原理:复色光通过供试品池被组分选择性吸收后再进入单色器,照射在二极管阵列装置上,使每个纳米波长的光强度转变为相应的电信号强度,获得组分的吸收光谱,从而获得待测组分的结构信息。许多色谱工作站可将两张图谱绘在一张三维坐标上可获得三维光谱-色谱图。进行峰纯度检查时,用峰纯度值说明某个色谱峰的纯度,数值越高,色谱峰为单峰的可能性大;数值越低,色谱峰为重叠峰的可能性大,用于指导色谱分离条件的摸索。

(2)荧光检测器(FD):依据光的吸收定律,通过测定待测组分吸收一定波长的光后发出的荧光的强度,求出待测组分的含量的方法。该方法用于检测能产生荧光的物质和能进行荧光衍生化的物质,如氨基酸、多环芳烃、维生素、甾体化合物及酶的检测,是微量组分和体内药物分析常用的检测仪器。具有灵敏度高、选择性好的优点以及受溶剂的纯度、pH、供试品浓度、检测温度等波动影响较大的缺点。

(3)电化学检测器(ECD):是测量物质电信号变化的检测器,适用于具有氧化还原性质的化合物,如含硝基、氨基等有机化合物及无机阴、阳离子等物质的检测。具有灵敏度高、适用于测定痕量组分等优点以及干扰多、对温度、流动相流速、流动相中氧气的变化比较敏感等缺点。该类检测器主要有极谱、库伦、安培和电导检测器等类型,其中极谱、库伦、安培为伏安检测器,用于检测有氧化还原性的化合物;电导检测器可用于检测离子型的化合物。电导检测器在两电极之间施加一恒定电位,当电活性组分经过电极表面发生氧化还原反应(电极反应)时产生了电位差,电位差的大小与待测组分的浓度或质量有关,通过检测电位差的大小给出待测组分的色谱峰,进行含量测定。

(4)蒸发光散射检测器(ELSD):蒸发光散射检测器工作流程是:先将色谱洗脱液引入雾化器,在雾化器中与匀速流动的高纯度氢或空气混匀成微小液滴,然后进入加热的恒温漂移管中,在漂移管中流动相被蒸发除去,待测组分形成气溶胶(不挥发的微小颗粒)进入检测室,此颗粒在强光或激光照射下产生光散射(丁达尔效应),用光电二极管检测散射光的强度,将光强度放大后转变为电信号,色谱工作站依据散射光的对数响应值与组分质量的对数呈线性的关系,绘制出色谱曲线及分析结果。该检测器为通用性质量检测器,可以用来检测挥发性低于流动相的各种固体物质。检测限一般为 $8 \sim 10mg$,但需要流动相具有挥发性,而且对有紫外吸收组分的检测灵敏度较低。ELSD 可用于梯度洗脱,除可作 HPLC 检测器外,还可用作超临界流体色谱的检测器,特别适用于无紫外吸收的供试品,如糖类、高级脂肪酸、磷脂、维生素、氨基酸、甘油三酯、皂苷及甾体等化合物,是一种有发展前景的检测器。

(5)示差折光检测器(RID):利用响应信号与仪器常数、待测组分的浓度及待测组分与流动相的折光率之差成正比的关系,通过示差检测器,将产生的折射光的强度放大后转变成电信号进行含量测定。RID 检测器属于通用性浓度监测器,只要组分和流动相的折光率有足够的差别,就能用 RID 检测器检测相应信号的强度。主要适用于无紫外吸收化合物的分析,如糖类、磷脂、维生素、氨基酸、甘油三酯、皂苷等化合物的分析。

(6)质谱检测器(MSD):将质谱仪连接在高效液相色谱仪的分离系统之后,经色谱仪分离的组分流出后进入质谱检测器(质谱仪),在检测期中,组分在一定条件下离子化后,在质量分析器中,按离子的质荷比将离子分离,采用选择离子监测(SIW)模式可得到某种质荷比的碎片粒子的色谱图,根据色谱图的信息进行定量。WSD 适用于测定组分的结构、药物代谢分析和及微量痕量组分的定量分析。具有灵敏度高、选择性好,能同时给出组分的结构信息的优点,但响应信号受组分的离子化效率的影响,而且仪器价格昂贵,需要专人使用和维护。

5. 数据记录与处理系统　数据记录与处理系统是将色谱系统的检测信号进行记录和处理成分析结果的装置,现在多用色谱工作站记录和处理色谱分析的数据,色谱工作站是由一台微型计算机控制色谱仪器,并进行数据采集和处理的一个系统,具有色谱峰识别,基线校正,重叠峰和畸形峰的解析,计算保留时间、峰高、峰面积、半峰宽等峰参数,定量计算组分含量的功能。

6. 仪器性能　高效液相色谱仪主要由分离和检测两部分系统组成,仪器的性能与这两部分系统有关。衡量仪器性能的指标包括仪器的重复性、噪音、基线漂移、敏感度、线性、波长精度等。

（二）仪器工作原理

典型的高效液相色谱仪流程如图 6-20 所示,溶剂贮存器 1 中(可用梯度洗脱系统 3)的流动相被泵 2 吸入后输出,经压力和流量测量 4 后输入进样器 5,供试品溶液由进样器注入,并随流动相通过保护柱 6、分离柱 7,经分离柱分离后的单一组分进入检测器

8,检测信号用色谱工作站 10 进行数据处理,给出色谱峰面积、色谱峰参数、色谱图及组分含量。基本方法是用高压泵将具有一定极性的单一溶剂或不同比例的混合溶剂泵入装有填充剂的色谱柱,经进样阀注入的供试品被流动相带入色谱柱内进行分离后依次进入检测器,由记录仪、积分仪或数据处理系统记录色谱信号或进行数据处理而得到分析结果。

高效液相色谱仪应按国家技术监督管局国家计量检定规程汇编中"实验室液相色谱仪检定规程(JJG705—90)"的规定进行定期检定,应符合规定。

二、仪器操作通法

(一)泵的操作

1. 用流动相冲洗滤器,再把滤器浸入流动相中,启动泵。

2. 打开泵的排放阀,用专用注射器从阀口抽出流动相约 20ml,设置高流速(如 9ml/min)或用冲洗键(PURGE)进行泵排气,观察出口处流动相呈连续液流后,将流速逐步回零或停止冲洗,关闭排放阀。

3. 将流速调节至分析用流速,对色谱柱进行平衡,同时观察压力指示应稳定,用干燥滤纸片的边缘检查柱管各连接处应无渗漏。初始平衡时间一般需约 30 分钟。如为梯度洗脱,应在程序器上设置梯度状态,用初始比例的流动相对色谱柱进行平衡。

(二)紫外-可见检测器和色谱数据处理机的操作

1. 开启检测器电源开关,选择光源(钨灯或氘灯),选定检测波长,待稳定后,测试参比和供试品光路的信号应符合要求,设置吸收度方式和检测响应时间(一般不大于 1 秒),设置满刻度吸收值(适用于记录仪)。

2. 开启色谱处理机,设定处理方法,初步设定衰减、纸速、记录时间、最小峰面积等参数,或设定记录仪的纸速或衰减。

3. 进行检测器回零操作,检查处理机的电平(LEVEL),应符合要求,或检查记录仪的笔应处在设定的起始位置,如有变动,可继续回零操作直至符合要求。

4. 记录基线,待稳定后,进行处理机斜率测试,符合要求后方能进行操作。

(三)进样操作

1. 六通阀式进样器

(1)进样手柄置采样位置(LOAD)。

(2)用供试品溶液清洗配套的注射器,再抽取适量,如用定量环(LOOP)载样,则注射器抽取量应不少于定量环容积的 5 倍,用微量注射器定容进样时,进样量不得多于环容积的 50%。在排除气泡后方能向进样器中注入供试品溶液。

(3)把注射器的平头针直插至进样器底部,注入供试溶液,除另有规定外,注射器不应取下。

(4)将手柄转至进样位置(INJECT),供试品被流动相带入色谱柱。

2. 自动进样器 在程序控制器或微机控制下,可进行自动取样、进样、清洗等一系列操作,常见的自动进样装置有:圆盘式自动进样器、链式自动进样器、坐标式自动进样器等,操作者需要按仪器说明将供试品装入贮样室内即可。

(1)将供试品溶液用 0.45μm 滤膜滤过,取续滤液至进样瓶中,盖上带有垫片的瓶盖,顺时针方向旋紧。为避免堵塞进样以及损伤进样器,一般应选择与自动进样器型号相配套的进样瓶。

（2）将进样瓶依次放入贮样室内，记录瓶位置号（VIAL）。如果自动进样器有控温装置，根据实验要求和供试品性质，设置温度参数。

（3）对自动进样器进行检查校正，使自动进样器为默认位置、进样针冲洗系统正常、管路内无气泡、具有足够的冲洗液和流动相。

（4）设定自动进样参数。即设定供试品溶液自动进样的起始位置、进样体积、稀释倍数、数据文件名等，用 START 进样。

（四）色谱数据的收集和处理

1. 注样同时启动数据处理机，开始采集和处理色谱信息，如系记录仪，则注样同时按一下记号键作起始记号。

2. 最后一峰出完后应继续走一段基线，确认再无组分流出后方能结束记录。

3. 根据第一张预试的色谱图，适当调整衰减、纸速、记录时间等参数，使色谱峰信号在色谱图上有一定强度。定量测定中，一般峰顶不超过记录满量程。再按 3(1)~4(1) 正式分析操作。如果要用处理机进行运算，还可按第一张图的色谱参数，参照说明书，对参与运算的色谱峰进行鉴别操作，然后进行正式分析操作。

4. 含量测定的对照品溶液和供试品溶液每份至少进样 2 次，由全部进样结果（$n \geqslant 4$）求得平均值，相对标准偏差（RSD）不应大于 1.5%。

5. 系统适用性试验应符合药典规定。

（五）清洗和关机

1. 分析完毕，先关检测器和数据处理机，再用经滤过和脱气的适当溶剂清洗色谱系统，正相柱用正己烷，反相柱如使用过含盐流动相，则先用水，然后用甲醇-水冲洗，冲洗前先按上述操作通法项下 1(1)、1(2) 操作，再用分析流速冲洗，各种冲洗剂一般冲洗 15~30 分钟，特殊情况可延长冲洗时间，尤其是用过含盐流动相的柱子，有时需冲洗数小时甚至更长时间。

2. 冲洗完毕后逐步降低流速至 0，关泵。进样器也应用相应溶剂冲洗，可用进样阀所附专用冲洗接头。

3. 关闭电源，作好使用登记，内容包括日期、检品、色谱柱、柱压、使用时间（小时）及仪器使用前后的状态等。

（六）注意事项

1. 为避免试样扩散，影响分离，色谱柱与进样器及其出口端与检测器之间应为无死体积连接。

2. 在用溶剂冲洗新柱或被污染的色谱柱时，应将出口端与检测器分开，避免污染。

3. 所用的流动相应与仪器系统原保存的溶剂互溶，否则，应先取下上次的色谱柱，用异丙醇溶液过滤，进样器和检测器的流通池也注入异丙醇进行过滤，过滤完后，接上相应的色谱柱，换上本次使用的流动相。在以十八烷基硅烷键合硅胶为固定相的反相色谱中，由于 C_{18} 链在水相环境中不易保持伸展状态，要求所用有机溶剂的比例不应低于 5%，以免由于 C_{18} 链的随机卷曲造成色谱系统不稳定。

4. 压力表无压力显示或压力波动时不能进行分析，应检查泵中气泡是否排尽。各连接处有无漏液，排除故障后方可进行操作。如压力升高，甚至自动停泵，应检查柱端有无污染堵塞，可小心卸开柱的进口端螺帽，挖出被污染填充剂后，填入同类填充剂，仔细安装好,再进行操作。

5. 发现记录基线波动,出现毛刺现象,首先应考虑检测器流通池中是否有气泡或污染,如不是流通池引起,可等待氘灯稳定,同时检查仪器的接地是否良好,必要时,换上新的氘灯,待仪器稳定后方能进行操作。

6. 进样前,色谱柱应用流动相充分冲洗平衡,如系统适用性不符合规定,或填充剂已损坏,则应更换新的同类色谱柱进行分析,由于同类填充剂的化学键合相的键合度及性能等存在一定差异,往往依法操作达不到预期的效果时,可更换另一牌号的同类色谱柱进行试验。

7. 以硅胶作载体的化学键合相填充剂的稳定性受流动相 pH 的影响,使用时,应详细参阅色谱柱说明书,在规定的 pH 范围内选用流动相,一般 pH 范围为 2.5~7.5,使用高 pH 流动相时,可在泵与进样器之间连接一硅胶短柱,以饱和流动相,保护分析柱,并尽可能缩短在高 pH 下的使用时间,用后立即冲洗。

8. 色谱流路系统,从泵、进样器、色谱柱到检测器流通池,在分析完毕后,均应充分冲洗,特别是用过含盐流动相的,更应注意先用水,再用甲醇-水充分冲洗。如发现泵漏液等较严重的情况,应请有经验的维修人员进行检查和维修。

9. 各色谱柱的使用应予登记,包括本次测试药品及柱中的保存溶剂。

10. 上述操作方法为通用方法,各液相色谱仪的具体操作要求,详见说明。

三、含量测定

HPLC 定量方法有外标法、内标法、内加法及校正因子法,主要介绍外标法。

(一) 原理(外标法)

利用色谱峰的峰面积或峰高与待测组分的浓度或质量成正比的原理,用待测组分的标准品作对照品,分别用高效液相色谱仪测得待测组分和对照品的色谱峰的峰面积或峰高,将对照品和待测组分的色谱峰的峰面积或峰高相比较进行定量的方法称为外标法。外标法可分为工作曲线法、外标一点法、外标两点法。

1. **标准曲线法**　标准曲线法是配制一系列不同浓度对照品的标准溶液,测得不同浓度标准品溶液的峰面积或峰高,以浓度为横坐标、峰面积或峰高为纵坐标绘制标准曲线。再按相同的方法测得供试品溶液的峰面积或峰高,根据对照品的峰面积或峰高从标准曲线上查出供试品中被测组分的浓度。

2. **外标一点法**　当供试品中待测组分的标准曲线通过原点时,用一种浓度的对照品溶液,与供试品溶液在相同条件下多次进样,测得峰面积或峰高的平均值,按下面公式计算供试品中待测组分的含量。

$$C_{供} = C_{对} \times \frac{A_{供}}{A_{对}} \qquad (式 6\text{-}12)$$

3. **峰面积归一化法**　按药品标准有关项下进行峰面积归一化法求组分的含量,按下式计算

$$(C\%) = \left[\frac{\sum A_i}{\sum A}\right] \times 100\% \qquad (式 6\text{-}13)$$

式中,$\sum A_i$ 为待测组分峰面积;$\sum A$ 为参与计算的全部峰面积(溶剂峰和其他干扰峰除外)之和。

采用本法时应注意：①最小组分和最大组分的检测响应是否在线性范围内；②在所检测波长下各组分相应的差别。

4. 杂质检查法　按药品规定的方法测定杂质含量或限量时，如杂质对照品已经建立，则按规定，用上述外标法进行测定；如杂质对照品没有建立，无法获得，或杂质未知，则按下法测定。若供试品溶液的溶剂干扰供试品溶液的测定时，将等体积溶剂注入色谱仪中，求出溶剂的干扰值，并将溶剂的干扰值从供试品溶液的测定结果中消除。

（1）加校正因子的主成分自身对照法：测定杂质含量时，如在检测波长下，杂质色谱峰位置与主成分色谱峰位置不同时，可将主成分作为内标物加到杂质的对照品溶液中，求出杂质相对于主成分的校正因子，然后根据供试品中主成分色谱峰和杂质色谱峰的面积，采用内标法计算杂质的含量。测定相对校正因子时，按各品种项下规定，精密称量一定量的杂质对照品和待测组分对照品，混合后配制成溶液，进样，记录色谱图，按内标法以主成分为内标物计算杂质的校正因子，此校正因子可直接载入各品种正文中。

在实际测量中，如果没有杂质对照品，不能确定色谱图上杂质峰的位置时，可在测定相对校正因子时，将杂质峰与主成分峰进行比较，求出杂质峰相对于主成分峰的相对保留时间，通过相对保留时间确定供试品色谱图中杂质峰的位置。用来测定杂质相对保留时间的方法，须为经过重复性考察的稳定方法。重复性考察的具体操作是：分别在3根以上不同品牌的色谱柱上，用相同方法测定杂质的相对保留时间，如果三个色谱柱的相对保留时间的相对标准偏差（RSD）小于 5.0%，则该方法为稳定的方法。

（2）不加校正因子的主成分自身对照法：在杂质未知或未建立杂质对照品时，可采用不加校正因子的主成分自身对照法测定杂质的含量或限量。测定杂质含量时，按各品种项下规定的杂质限度，将供试品稀释成与杂质限度相当的溶液作为对照溶液，进样，调节检测灵敏度（以噪音水平可接受为限）或进样量（以柱子不过载为限），使对照溶液中的主成分色谱峰高达约满量程的 10%～25% 或其峰面积能准确积分（一般含量低于 0.5% 的杂质，峰面积的 RSD 应小于 10%；含量低于 0.5%～2% 的杂质，峰面积的 RSD 应小于 5%；含量大于 2% 的杂质，峰面积的 RSD 应小于 2%）。然后，取供试品溶液和对照溶液适量，分别进样，记录色谱峰。除另有规定外，供试品的保留时间，应为主成分保留时间的 2～3 倍，根据所得的供试品溶液中各杂质峰面积及其总和，按规定的方法计算杂质的含量或限量。

（二）操作步骤和方法

在对供试品进行测试之前，要对仪器各部件进行检测。具体要求是：仪器的管路是否为无死体积连接，流路中是否堵塞或漏液，在设定的检测器灵敏度条件下，色谱基线噪音和漂移应能满足分析要求，检查色谱柱是否适用于本次实验，色谱柱进出口位置是否与流动相的流向一致，原保存溶剂与现用流动相能否互溶，流动相的 pH 与该色谱柱是否适应，仪器是否完好，仪器的各开关是否处于关的位置。要用高纯度的试剂配制流动相，必要时照紫外-可见分光光度法进行溶剂检查，应符合要求；水应为新鲜制备的高纯水，水可用超纯水器制得或用重蒸馏水。对规定 pH 的流动相，应使用精密 pH 计进行调节。配制好的流动相应用 0.45μm 滤膜过滤，用前脱气。应配制足量的流动相及时待用。

1. 溶液的制备　定量时，按各品种项下规定配制对照品溶液和供试品溶液。

2. 系统适应性试验　在测定供试品之前，要用规定的对照品对仪器进行试验，以检查色谱条件是否符合药典各品种项下的规定,如果不符合药典规定的条件,要对色谱条件进行重新调整,直到达到药典规定的条件为止。系统适用性试验的内容包括理论板数、分离度、重复性和拖尾因子等数值的测试。其中,分离度和重复性是系统适用性试验中具有实际意义的参数。

(1)色谱柱的理论板数(n):在规定的条件下,注入供试品溶液或各品种项下规定的内标物溶液,记录色谱图,通过供试品主成分或内标物峰的保留时间 t_R(以分钟或长度计,下同,但应取相同单位)和半峰宽 $W_{1/2}$,按下式计算:

$$n = 5.54\left(\frac{t_R}{W_{1/2}}\right)^2 \qquad (式6\text{-}14)$$

若测得的理论板数低于标准规定的最小理论板数,可通过改变某些条件(如柱长、载体性能、色谱柱充填的优劣等)使理论板数达到要求。

(2)分离度(R):无论是定性鉴别还是定量分析,均要求待测峰与其他峰、内标物峰或特定的杂质对照峰之间有较好的分离度,分离度的计算公式为:

$$R = \frac{2(t_{R_2} - t_{R_1})}{W_1 + W_2} \qquad (式6\text{-}15)$$

式中,t_{R_2} 为相邻两峰中后一峰的保留时间;t_{R_1} 为相邻两峰中前一峰的保留时间;W_1、W_2 为相邻两峰的峰宽。除另有规定外,分离度应大于1.5。

(3)重复性:取各品种项下的对照品溶液,连续进样5次,除另有规定外,其峰面积测量值的相对标准偏差应不大于2.0%。也可按各品种校正因子测定项下的标准,配制相当于80%、100%和120%的对照品溶液,加入规定量的内标溶液,配成3种不同浓度的溶液,分别至少进样3次,计算平均校正因子,其相对标准偏差不大于2.0%。

(4)拖尾因子(T):为保证分离效果和测量精度,应检查待测组分的吸收峰的拖尾因子(T)是否符合各品种项下的规定,拖尾因子可按下式计算:

$$T = \frac{W_{0.05h}}{2d_1} \qquad (式6\text{-}16)$$

式中,$W_{0.05h}$ 为0.05峰高处的峰宽;d_1 为峰极大至峰前沿之间的距离。

除另有规定外,T 应在0.95~1.05之间。

(5)色谱图及其参数:主要有:①保留时间 t_R:从进样开始到某组分色谱峰峰顶的时间间隔;②峰高 h:顶到基线的距离;③半峰宽 $W_{1/2}$:高一半处的宽度;④峰宽 W:色谱峰两侧拐点作切线与基线相交部分;⑤峰面积 A:色谱峰与基线之间所包括的面积,常用来定量。(图6-29)

3. 进样测试　将配制好的对照品溶液及供试品溶液,按各品种项下规定的色谱条件进样,测定供试品的含量。

4. 含量计算　高效液相色谱法定量的依据是测试组分的含量(质量)与其峰面积(或峰高)成正比。定量计算时可根据供试品具体情况采用峰面积法或峰高法。测定杂质含量时应采用峰面积法。

外标法:按各种药品测定方法的规定,精密称(量)取对照品和供试品,配成溶液,分别取一定量注入仪器,记录色谱图,测量对照品及供试品待测组分的峰面积(或峰高),按下式计算含量:

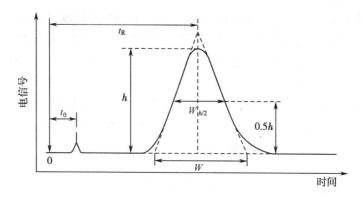

图 6-29　色谱图及其参数

$$C_{供} = C_{对} \times \frac{A_{供}}{A_{对}} \qquad （式 6-17）$$

在高效液相色谱法中,外标法是中药制剂定量分析的主要方法。如药典中一清颗粒、牛黄解毒丸等制剂中黄芩苷的测定;藿香正气水、香砂养胃丸等制剂中厚朴酚的测定;桂龙咳喘宁胶囊、桂枝茯苓等制剂中肉桂酸的测定等均使用外标法。

5. 结果判断　将测定结果与药品标准比较,若在规定范围之内,则判断为符合规定,否则不符合规定。

四、应用实例

1. 固本咳喘片中补骨脂素和异补骨脂素的含量测定　本品是由党参、白术(麸炒)、茯苓、麦冬、补骨脂(盐炒)、炙甘草等加工制成的片剂。

(1)色谱条件与系统适用性试验:以十八烷基硅烷键和硅胶为填充剂;以甲醇-0.1mol/L 磷酸氢二钠溶液(用 30% 磷酸溶液调节 pH 至 7.0)(45:55)为流动相;检测波长为 246nm。理论板数按补骨脂素峰计算应不低于 2000。

(2)对照品溶液的制备:取补骨脂素对照品和异补骨脂素对照品适量,精密称定,加甲醇制成每 1ml 含补骨脂素 10μg 和异补骨脂素 14μg 的混合溶液,即得。

(3)供试品溶液的制备:取本品 10 片,精密称定,研细,取约 0.4g,精密称定,置具塞锥形瓶中,精密加入甲醇 20ml,密塞,称定重量,超声处理(功率 300W,频率 50kHz)40 分钟,放冷,再称定重量,用甲醇补足减失的重量,摇匀,滤过,取续滤液,即得。

(4)测定与结果判断:分别精密吸取对照品溶液与供试品溶液各 10μl 注入液相色谱仪,测定,即得。本品每片含补骨脂以补骨脂素($C_{11}H_6O_3$)和异补骨脂素($C_{11}H_6O_3$)的总量计,不得少于 0.30mg。

2. 胃舒宁颗粒中甘草酸含量的测定　本品是由甘草、海螵蛸、白芍、白术、延胡索等加工制成的颗粒剂。照高效液相色谱法(《中国药典》附录ⅥD)测定。

(1)色谱条件与系统适用性试验:以十八烷基硅烷键合硅胶为填充剂;以乙腈-0.017mol/L 磷酸溶液(35:65)为流动相;检测波长为 250nm。理论板数按甘草酸峰计应不低于 3000。

(2)对照品溶液的制备:取甘草酸单铵盐对照品适量,精密称定,加 60% 甲醇制成每1ml含0.1g的溶液(相当于每1ml含甘草酸97.95μg),即得。

（3）供试品溶液的制备：取装量差异下的本品,混匀,取适量,研细,取约0.3g或0.18g,精密称定,置具塞锥形瓶中,精密加入甲醇-0.017mol/L磷酸溶液(13:7)的混合溶液25ml,密塞,称定重量,浸泡1小时,超声处理(功率160W,频率50kHz)30分钟,放冷,再称定重量,用上述混合溶液补足减失的重量,摇匀,滤过,取续滤液,即得。

（4）测定与结果判断：分别精密吸取对照品与供试品溶液各10μl注入液相色谱仪,测定,即得。本品每袋含甘草以甘草酸($C_{42}H_{62}O_{16}$)计不得少于20mg。

 知 识 链 接

胃舒宁颗粒为什么要测定甘草酸含量?

胃舒宁颗粒中甘草为主药,因此选用甘草中的甘草酸的含量作为控制该制剂的质量标准。甘草酸(甘草皂苷)为三萜类化合物的苷类,分子中含有三个羧基,可以形成甘草酸单铵盐。甘草酸易溶于热水,可溶于热稀乙醇,在冷水中溶解度较小,几乎不溶于无水乙醇或乙醚。

供试品溶液的制备和流动相中,加磷酸可使甘草酸由盐转变为游离的形式,溶于甲醇溶液中,制备成供试品溶液。

点 滴 积 累

1. 高效液相色谱法是采用高压输液泵将流动相泵入装有填充剂的色谱柱进行分离并测定含量的方法。具有分离效能高、选择性好、灵敏度高、分析速度快、适用范围广(供试品不需气化,只需制成溶液即可)、流动相选择性大、流出组分易收集、色谱柱可反复使用等特点,对于挥发性低、热稳定性差、分子量大、离子型化合物尤为适宜。

2. 高效液相色谱仪一般由高压输液系统、进样系统、色谱分离系统、检测系统和数据处理系统组成。

第四节 气相色谱法

以气体为流动相(称载气)流经色谱柱,进行分离定量的色谱分析法称气相色谱法(GC)。气相色谱法是在加温的状态下使供试品气化,由载气带入色谱柱,由于各组分在固定相与载气间作用不同,在色谱柱中移动速度不同而得到分离,再依次被载气带入检测器,将各组分的浓度或质量转换成电信号变化并记录成色谱图,根据色谱峰高或峰面积进行定量。在中药制剂分析中主要用于含挥发油及其他挥发性组分的含量测定,还可用于中药及其制剂中含水量、含醇量的测定。

由于气相色谱法具有分离效能高、选择性好、灵敏度高、分析速度快等特点,只要化合物有适当的挥发性,且在操作温度下具有良好的稳定性,就可以用气相色谱法测定其含量。但本法也存在一定局限性,它对挥发性差、遇热易分解破坏及不具挥发性的物质难以分析。

一、仪器工作原理

(一)仪器的组成

气相色谱仪由气流控制系统、进样系统、柱分离系统、检测系统、温度控制系统及信号记录处理系统组成。(图6-30)

图6-30 气相色谱仪

1. 载气钢瓶(N_2);2. 氢气钢瓶;3. 空气钢瓶;4. 减压阀;5. 干燥器;6. 稳压器;7. 压力表;8. 针形阀;9. 转子流量计;10. 进样器及气化室;11. 色谱柱(虚线表示恒温室);12. 氢火焰离子化检测器(虚线表示恒温室);13. 微电流放大器;14. 记录器

1. **气流控制系统** 包括气源、气体净化装置、气体流速控制和测量装置。气相色谱仪的载气系统是一个连续运行的密闭管路系统,载气由高压阀出来后经减压阀、压力表、净化器、气体流量调节阀、转子流量计、气化室、色谱柱、检测器,然后放空。

(1)气源及净化:气源(载气)是气相色谱仪载气和辅助气的来源,可以是高压气钢瓶、氢气发生器以及空气压缩机。常用氮、氦、氢、氩等作载气,空气作辅助气。热导检测器多用氦气或氢气;氢离子火焰检测器多用氢气、氦气或氮气;电子捕集检测器多用氮气或混有5%甲烷气体的氩气。一般在药物分析中主要使用氮气为载气(含量为99.9%的纯氮或99.99%的高纯氮),如果缺乏氮气,可用氢气代替。目前氮气和氢气气源主要有高压气瓶和气体发生器两种,高压气瓶的气体纯度高,质量好,但是更换不方便,如气瓶压力低于$20kg/cm^2$时应停止使用。气体发生器使用较方便。空气可以用空气压缩机或高压空气钢瓶。由于空气压缩机是以实验室空气为气体来源的,可能将油带入气体,所以有机杂质含量高、纯度低,因此,使用空气压缩机要及时更换净化装置。

(2)减压阀:是连接在高压钢瓶和气体流路之间的减压装置,将由高压钢瓶供给的气体压力降至$0.2 \sim 0.5mPa$。用于氢气的减压阀俗称氢气表,用于氮气和氦气的减压阀叫氧气表。如果采用高压钢瓶作气源,在安装气瓶减压阀时,应先将瓶口连接处的灰尘擦干净,将瓶口向外,旋转阀门开关放气数次,吹出灰尘,将减压阀用扳手拧紧,再用连接管将减压阀出口连接到气相色谱仪。用检漏液(表面活性剂溶液)检查连接处气密性。

（3）稳压阀：又称压力调节器，其结构如图 6-31 所示。为后面的针形阀提供稳定的气压，或为后面的稳流阀提供恒定的参考压力。旋转调节手柄，即可通过弹簧将针阀 2 旋到一定的开度，当压力达到一定值时就处于平衡状态，当气体进口压力 P_1 稍有增加时，P_2 处的压力也增加，波纹管就向右移动，并带动三根连动阀杆（图中只画出一根）也向右移动，使阀开度变小，使出口压力 P3 维持不变，反之亦然。

图 6-31　稳压阀示意图

P_1 进口压力；P_2 阀内压力；P_3 出口压力

（4）压力表：压力显示器，指示和监测载气流量的仪器，气体的流速是以单位时间内通过色谱柱或检测器的体积大小来表示（ml/min），现代仪器有电子流量监测器和电子压力控制器，可编程控制柱头压力和载气流量。

（5）净化装置：连接在气源与仪器之间的净化载气中的杂质和水分所用载气的装置，一般为装有 5A 或 13X 分子筛的金属或塑料管［内径为（20 ~ 25）cm × 4cm］。气体中的杂质主要是一些永久性气体、低分子有机化合物和水蒸气，分子筛中的过滤器可以吸附有机杂质，变色硅胶可以除去水蒸气。大部分 GC 仪器本身有气体净化器，但要定期更换净化装置中的填料。分子筛可以重新活化后使用，活化方法是将分子筛从过滤装置中取出，置于坩埚中，在马福炉内加热到 400 ~ 600℃，活化 4 ~ 6 小时。硅胶颜色变红时也要进行活化，方法是在烘箱中 140℃左右加热 2 小时即可。

（6）气体流量调节阀（稳流阀）：为调节载气流量、稳定气体压力的装置，其结构如图 6-32 所示。程序升温用气相色谱仪通常还配有稳流阀，以维持柱升降温时气流的稳定。其工作原理是针阀在输入压力保持不变的情况下旋到一定的开度，使流量维持不变。当进口压力 P_1 稳定，针阀两端的压力差 $\triangle P = P_1 - P_2$，当 $\triangle P$ 等于弹簧压力时，膜片两边达到平衡。当柱温升高时，气体阻力增加，出口压力 P_4 增加，流量降低。因为 P_1 是恒定的，所以 $P_1 - P_2$ 小于弹簧压力，这时弹簧向上压动膜片，球阀开度增大，出口压力 P_4 增大，流量增加，P_2 也相应下降，直至 $P_1 - P_2$ 等于弹簧压力时，膜片又处与平衡，使气体流量维持不变。

可在色谱柱的温度改变时，保持气体流速的稳定。为保证分析结果的准确性，要求载气流速保持恒定，其变化小于 1%。一般使用减压阀、稳压阀等控制。在控制其流速时，输入的压力应符合说明书规定。

（7）转子流量计：测定显示载气流速的仪器，载气流速对色谱柱的分离效能和检测器的灵敏度均有很大影响，是色谱分析的一个重要操作条件之一。

图 6-32　稳流阀示意图

2. 进样系统　GC 进样系统包括供试品引入装置(进样器)、气化室(进样系统)和温度控制装置组成。进样量的大小、进样时间的长短,直接影响到柱的分离和最终定量结果。

3. 分离系统　是气相色谱仪的心脏部分,包括色谱柱、柱室和柱温箱。

(1)色谱柱:色谱柱按柱内径的大小和长度,可分为填充柱和毛细管柱,前者的内径在 2~4mm,长度为 1~10m 左右;后者内径在 0.2~0.5mm,长度为 25~100m。柱形有螺旋形、U 形。

1)填充柱:填充柱管的材质为不锈钢或玻璃。不锈钢柱管坚固耐用,但不适宜不稳定化合物分离,玻璃柱管无以上缺点,但易碎,柱长一般为 2~3m。柱内径一般为 2~4mm,细柱径比粗柱径分离效果好。柱形有螺旋形、U 形,U 形柱的柱效高。

2)色谱柱填料:色谱柱内填料分为吸附剂类、高分子多孔微球和涂布固定液的硅藻土类载体。在药物分析检验中,主要使用经酸洗并硅烷化处理的硅藻土(即白色载体)或高分子多孔微球作载体。

3)固定液:要求固定液在操作范围内具备蒸气压低、热稳定性好、对供试品各组分有足够的溶解能力、选择性高、不与供试品发生化学反应等性质。如果组分的结构、性质及极性与固定液相似,组分在固定液中的溶解度就大,保留时间长,有利于相互分离;反之,则溶解度小,保留时间短,不利于分离。常用固定液有甲基聚硅氧烷(如 SE-30、OV-17 等)、聚乙二醇(如 PEG-20W 等)。固定液涂布浓度一般为 5%~25%。

4)毛细管柱:毛细管柱的材质为玻璃或石英,内壁或载体经涂渍或交联固定相,内径一般为 0.20mm、0.32mm 和 0.53mm,柱长 5~60m,固定液膜厚 0.1~5.0μm,常用的固定液有甲基聚硅氧烷、不同比例组成的苯基甲基聚硅氧烷、聚乙二醇等,新填充柱和毛细管柱在使用前需老化以除去残留溶剂及低分子量的聚合物,色谱柱如长期未用,使用前应进行老化处理,使基线稳定。

(2)柱室:是指色谱柱内没有被固定相填充的空间。

(3)柱温箱:设置、控制、测量色谱柱温度的装置。正确选择和精密控制的温度是顺利完成分析任务的重要条件。特别是柱温控制精度应在 ±1℃,且波动小于每小时 0.1℃。温度控制系统分为恒温控制和程序升温两种,前者用于单组分分析,后者用于复杂多组分分析。

4. 检测系统　气相色谱检测系统由检测器微电流放大器等部件组成,是指示和测量载气中被测组分及其量变化的一种装置。

（1）检测器：是将流出色谱柱的载气中被测组分的浓度（或质量）变化转化为电信号变化的装置。检测器按流出曲线的形状不同可分为积分型检测器和微分型检测器；按检测性能不同分为浓度型检测器和质量型检测器。

1）积分型检测器：这类指示显示的信号是组分积分随时间的积分量，可直接得出组分的含量，通常用来测定色谱柱后流出物的总量。

2）微分型检测器：这类检测器显示的信号是组分随时间的瞬时量的变化，曲线上的各点表示该瞬间某组分的量，整个峰面积才表明某组分的总量。

3）浓度型检测器：浓度型检测器输出的信号的大小与载气中组分的浓度有关，当载气的流量不同，组分的进样量一定时，色谱峰高在一定范围内变化很小，色谱峰随载气流量增大而减小。此类检测器有热导检测器及电子捕获检测器。

4）热导检测器（TCD）：是利用待测组分与载气的热导率不同监测组分浓度的变化。具有结构简单、线性范围宽、测定范围广、热稳定性好、供试品不易被破坏等优点。缺点是灵敏度低、噪音大。

5）质量型检测器：质量型检测器输出的信号的大小与组分在单位时间内进入检测器的量有关，与浓度关系不大。当载气的流量不同，进样量一定时，色谱峰的面积在一定范围内不变，色谱峰峰高随载气流量增大而变大。此类检测器有氢火焰离子化检测器（FID）和火焰光度检测器（FPD）等。

 知 识 链 接

氢火焰离子化检测器（FID）

　　氢火焰离子化检测器（FID）：简称氢焰检测器（FID），是利用有机物在氢气燃烧的高温火焰的作用下电离成正负离子，并在外加电场的作用下定向移动形成电子流，其电流的强度与单位时间内进入检测器离子室的待测组分含碳原子的数目有关，所以它适用于含碳有机物的测定。该检测器具有灵敏度高、响应快、线性范围宽、噪音小等优点及适应范围窄的缺点。

（2）温度控制系统：设置、控制、测量检测器温度的装置。

5. 数据处理系统　由放大器、记录仪、积分仪、数据处理系统组成。数据处理机或色谱工作站接收处理经放大的供试品浓度或质量的信号（色谱图信息），打印出操作条件，由积分仪给出定性和定量分析结果。由于微电子技术的不断发展，特别是计算机的出现，现代色谱仪采用计算机（色谱工作站）进行数据采集和处理，同时也对色谱仪的自动进样器、柱温、检测器、载气流速和压力等色谱参数进行设定和控制，为气相色谱分析自动化的软件，具有数据处理及控制色谱试验条件等功能。色谱柱、检测器和数据处理系统是色谱仪的重要组成部分，也是不断发展、创新的重要部分。

（二）仪器的工作流程

　　首先由高压瓶提供载气，经压力调节器调压后，进入净化干燥装置除去载气中的杂质及水分，再由稳压阀调制适宜的流量和流速后进入色谱柱。供试品用微量注射器或进样阀由进样器注入,如果供试品为液体,进样后在高温气化时瞬间气化为气体,随后被载气带入色谱柱。各组分在色谱柱内经分离后依次流出色谱柱进入检测器,检测器将各组分的浓度或质量变化信号转变成电压变化,经放大器放大后记录在记录仪上,得到色谱图,利用色谱峰的面积或峰高加以校正进行定量分析,供试品经检测器后放空。

二、仪器操作通法

(一) 开机前的准备

1. 检查仪器上电器开关,均处于"关"位置。

2. 选择好合适的色谱柱,柱的两端应有盲堵。

3. 取下盲堵,分清入口与出口端,套好石墨密封圈及固定螺母,装于仪器上,拧紧固定螺丝,但也勿过紧,以不漏气为度。换下的色谱柱,应堵上盲堵保存。

4. 开启载气钢瓶上总阀调节减压阀至规定压力。注意:如果采用氮气发生器作为载气气源,则应提前2~3小时打开氮气发生器进行平衡。要注意经常更换载气净化器中的填料,另外,采用 ECD 为检测器时,不适宜使用氮气发生器作为载气气源,应采用高纯度氮气钢瓶作为气源。

5. 用表面活性剂检查柱连接处是否漏气,如有漏气应检查柱两端的石墨密封圈或再略加紧固定螺母。

6. 如果仪器有恒流和恒压阀调节气流量,换柱后可不再调节,若有疑点可用皂膜流量计检查和调节流量。

(二) 开机

1. 打开各部分电路开关及色谱站,设置进样系统、气化室、柱温箱及检测器温度和载气流量等色谱参数,并开始加热。

2. 待各部分温度恒定后,打开氢气钢瓶及空气压缩机总阀,同载气操作。

3. 按下点火按钮(FID 检测器)(有些仪器在检测器温度达到一定温度后有自动点火功能),应有"噗"的点火声,用玻璃片置氢火焰离子化检测器(FID)气体出口处,检视玻璃片上如有水雾,表示已点着火,同时记录器有响应。注意:对于有自动点火功能的仪器来说,有时工作站已显示点火成功,但实际上没有点火,所以每次试验均应用玻璃片检视。

4. 调节仪器的放大器灵敏度等,走基线,待基线稳定度达到可接受范围内,即可进样分析。

(三) 测定

1. 仪器系统适用性试验　应符合药品标准各品种项下的要求。

2. 预试验　初次测定该品种时,可先经预试验以确定仪器参数,根据预试验情况,可适当调节柱温、载气流速、进样量等,使色谱峰的保留时间、分离度、峰面积或峰高的测量能符合要求。如果用积分仪作峰面积积分时,对含量测定的色谱峰面积不得小于 $10000\mu V \cdot s$,否则应调节进样量,也可调节 FID 的灵敏度,但应注意信噪比是否达到。

3. 正式进样测定　正式测定时,每份校正因子测定溶液(或对照品溶液)及供试品溶液各进样 2 次,2 份共 4 个校正因子及 4 个供试品数据结果平均值的相对标准偏差(RSD)不得大于 2.0%。用外标法测定同上,相对标准偏差不得大于 2.5%,如超过应重新测定。多份供试品测定时,每隔 5 批应再进对照品 2 次,核对一下仪器有无改变。

在用微量注射器手动进样时,进样操作的好坏影响测定结果的精密度,因此,在进样时要注意以下几点:

(1)要根据进样量选用的注射器:如果进样量不少于1μl,选用10μl微量注射器;进样量在1μl以下时,选用5μl或1μl的微量注射器。用5μl或1μl的微量注射器吸取液体供试品时,要反复推拉针芯,防止气泡进入注射器内,而且供试品应抽在针头内。

(2)取样前要先洗涤注射器:即先用供试品溶剂抽到针管的三分之二处,排出,如此反复三次后,再用供试品溶液洗涤三次。

(3)进样的速度快:进样速度慢会使供试品气化时间变长,进入色谱柱供试品的谱带变宽,影响分离效果。正确的进样方法是:取样后,一手持注射器,另一手护住针头,小心将针头刺穿过隔垫,在将注射器插到底的同时,供试品也要迅速推进气化室(注意针尖不要弯曲),并立即抽出注射器。

(四)关机

分析完毕后,待各组分流出后,先关闭氢气和空气,再进行降温操作,将进样系统、柱温箱、检测器以及顶空进样器的温度均设为40℃或更低,待各组件的温度降至40℃以下时,依次关闭载气工作站、气相色谱仪并断电。若要取下色谱柱,则应将柱两端用盲堵堵上,放在盒内,妥善保管。

三、含量测定

气相色谱法的定量方法有归一化法、外标法、内标法、内加法及校正因子法,主要介绍内标法。

(一)原理

利用色谱峰的峰面积或峰高与待测组分的浓度或质量成正比的原理,选用与检测器相对应的纯物质作标准物质(内标物),将内标物加到供试品中,用气相色谱仪测得待测组分和内标物的峰面积或峰高,将待测组分和内标物的峰面积或峰高相比较进行定量的方法称为内标法。内标法可分为内标一点法、校正因子法、工作曲线法。

1. **峰面积的计算公式** 峰面积测量的准确度,直接影响定量结果的准确度。对于不同峰型的色谱峰,在计算峰面积时采用不同的公式。

(1)对称峰的峰面积计算公式:$A = 1.065h \times W_{1/2}$ （式6-18）
式中,A为峰面积;h为峰高;$W_{1/2}$为半峰宽。

(2)不对称峰的峰面积计算公式:$A = 1.065h \dfrac{(W_{0.15} + W_{0.85})}{2}$ （式6-19）
式中,A为峰面积;h为峰高;$W_{0.15}$和$W_{0.85}$分别为0.15及0.85峰高处的峰宽。

(3)用数字积分以计算峰面积:数字积分仪具有测量精密度高、线性范围宽、操作简便等优点。色谱专用微机处理机能自动记录、储存色谱峰高、面积等数据,并能进行定量运算,给出测量结果及打印报告等。

2. **定量校正因子** 定量分析是利用待测组分的浓度或质量与峰面积或峰高成正比的关系,由于同一种物质在不同类型检测器上的响应信号灵敏度不同;不同物质在同一检测器上的响应灵敏度也不同,使相同质量的不同物质的峰面积(峰高或峰宽)不同,为使峰面积或峰高与其浓度或质量相对应,因此必须引入校正因子。校正因子分为绝对校正因子和相对校正因子。

（1）绝对校正因子：
$$W_i = f_i \times A_i \qquad \text{（式 6-20）}$$
$$W_i = A_i / S_i \qquad \text{（式 6-21）}$$

式中，f_i 为比例常数，称为绝对校正因子，为单位峰面积或峰高代表的 i 组分的量；W_i 为待测组分 i 的质量；A_i 为待测组分 i 的峰面积或峰高；S_i 为单位待测组分 i 的峰面积或峰高，简称响应值；f_i、S_i 为绝对定量校正因子，单位相同时二者为倒数：

$$f_i = 1/S_i \qquad \text{（式 6-22）}$$

f_i、S_i 为峰面积的校正因子，如用峰高定量时，要求出峰高校正因子，将上述公式中的峰面积换成峰高即可。

绝对定量校正因子与仪器及色谱条件有关，缺乏通用性。在实际工作中，常用相对校正因子代替绝对校正因子。

（2）相对校正因子：相对校正因子是指某组分 i 与内标物 s 绝对校正因子的比值。待测组分 i 与内标物 s 不是相同的物质，一般是根据检测器的种类选择内标物。在文献手册的记载中，热导检测器常用苯做内标物，氢焰检测器中常用正庚烷做内标物。一般选用面积相对质量校正因子，面积相对质量校正因子又称质量校正因子或相对校正因子：

$$f_m = \frac{f_i}{f_s} = \frac{W_i / A_i}{W_s / A_s} = \frac{A_s W_i}{A_i W_s} \qquad \text{（式 6-23）}$$

式中，f_m 为相对校正因子；f_i 为待测组分 i 的绝对校正因子；f_s 为内标物的绝对校正因子；A_i、A_s 和 W_i、W_s 分别代表待测组分 i 的纯品和内标物 s 的峰面积和质量。

热导与氢焰检测器的质量相对校正因子可从手册中查得，手册中的校正因子是常数，其数值与检测器的类型有关，而与检测器的操作条件无关。氢焰检测器的校正因子与载气性质种类无关；热导检测器用氢气、氦气作载气时，质量校正因子变化不大，误差不超过 3%，氢气、氦气可以通用，用氮气作载气时，质量校正因子变化较大，氢气、氦气与氮气不能通用。

（3）相对校正因子的测定与计算：准确称量待测组分 i 的纯品与内标物 s，配制成溶液，取一定体积的溶液进样，得到两个色谱峰面积 A_i、A_s，按公式（式 6-23）计算相对校正因子。

3. 定量分析方法　当供试品中所有组分不能都流出色谱柱、检测器不能检测出所有的组分或只需测定供试品中几个组分的含量时，可采用内标法。

将一定量的内标物加到供试品中，再经色谱分离后，获得待测组分 i 与内标物 s 的峰面积 A_i、A_s，根据待测组分 i 与内标物 s 的质量，就可求出待测组分 i 的质量 W_i。

计算公式：
$$\frac{W_i}{W_s} = \frac{A_i f_i}{A_s f_s} \qquad \text{（式 6-24）}$$

$$W_i = \frac{A_i f_i W_s}{A_s f_s} \qquad \text{（式 6-25）}$$

$$C_i \% = \frac{W_i}{W} \times 100 = \frac{A_i f_i W_s}{A_s f_s W} \times 100 \qquad \text{（式 6-26）}$$

内标物物质应具备的条件：内标物为纯物质；内标物为供试品中不存在的组分；内标物的保留时间与待测组分的保留时间接近但不相同。

只要求出待测组分与内标物的峰面积或峰高比，就能求出待测组分的含量，因此，内标法更适合测定药物或复方制剂中某些有效成分及杂质的含量。由于杂质的含量较低,产生的峰面积或峰高数值较小,难以测定杂质的含量,或测得的误差较大,这时可加入与杂质相当量的内标物,加大进样量,增大杂质峰的面积,测定杂质峰与内标物峰面积比,求出杂质的含量。

(1)工作曲线法:在待测组分的各种浓度的对照品溶液中加入相同量的内标物,测得对照品与内标物的峰面积或峰高,用峰高比$\dfrac{A_i}{A_s}$对浓度$(C_i)_s$绘制标准曲线或求出回归方程。

将供试品按上述方法配成溶液,将与上述相同量的内标物加到在供试品溶液中,用相同的方法求得供试品中待测组分与内标物的峰面积或峰高比,然后用两者的峰面积或峰高比,在标准曲线上查出供试品中待测组分的含量,或用回归方程计算出供试品中待测组分的含量。

(2)校正因子法:在已知内标物与待测组分的相对校正因子的前提下,用校正因子求含量的方法。精密称取供试品W_i克,加一定量精密称取的内标物W_s克,由两者的峰面积或峰高之比,用内标校正因子计算含量。

由公式:
$$f_m = \frac{f_i}{f_s} = \frac{W_i/A_i}{W_s/A_s} = \frac{A_s W_i}{A_i W_s}得\quad m_i = \frac{f_m A_i W_s}{A_s} \qquad (式6-27)$$

(3)内标法加校正因子法(内标对比法):在校正因子未知的情况下,采用内标对比法测定待测组分的含量。精密称(量)取对照品、供试品和内标物质,分别配成溶液。将精密量取相同量的内标物溶液分别加到对照品及供试品溶液中,配成测定校正因子用的对照品溶液及测试用的供试品溶液。先取一定量对照品溶液注入仪器,记录色谱图,测量对照品和内标物的峰面积或峰高,按下式计算校正因子f:
$$f = \frac{A_s/C_s}{A_R/C_R} \qquad (式6-28)$$

式中,A_s为内标物质的峰面积(或峰高);A_R为对照品的峰面积(或峰高);C_s为内标物质的浓度;C_R为对照品的浓度。

再取含内标物质的供试品溶液,注入仪器,记录色谱图,测量供试品中待测组分和内标物质的峰面积(或峰高),按下式计算供试品中待测组分的量:
$$C_X = f \times \frac{A_X \times C'_s}{A'_s} \qquad (式6-29)$$

式中,C_X为供试品中待测组分的浓度;A_X为供试品峰面积(或峰高);C'_s为供试品中内标物质的浓度;A'_s为相应内标物质的峰面积。

如果供试品溶液的浓度为C,则供试品中被测组分的百分含量用下式计算:
$$被测组分i\% = \frac{C_X}{C} \times 100\% = \frac{f \times A_X \times C'_s}{A'_s \times C} \times 100\% \qquad (式6-30)$$

内标法是一种相对测量法,由于内标物与待测物同时进样,在相同条件下记录色谱图,可抵消由仪器不稳定或进样量不准确等原因带来的定量分析误差。

(二)操作步骤和方法

1. 测试溶液的制备

(1)对照品溶液的配制:按各品种项下的规定,精密称(量)取待测组分i的对照品和内标物质,分别配制成溶液,精密量取各溶液,配成测定校正因子用的对照品溶液。

（2）供试品溶液的配制：按各品种项下的规定，精密称（量）取供试品和内标物质，分别配制成溶液，精密量取各溶液，配成测定用的供试品溶液。

2. 系统适应性试验 除另有规定外，气相色谱法的系统适应性试验，按高效液相色谱法中的测定。

3. 进样测试 按各品种项下的规定，分别量取对照品溶液及供试品溶液进样测试。一般测定3次以上。

4. 相对校正因子的测定与计算 准确称量待测组分 i 的纯品与内标物 s，按各品种项下要求配制成溶液，取一定体积的溶液进样，得到两个色谱峰面积 A_i、A_w，按下式计算相对校正因子。

$$f_m = \frac{f_i}{f_s} = \frac{W_i/A_i}{W_s/A_s} = \frac{A_s W_i}{A_i W_s} \quad \text{或} \quad f = \frac{A_s/C_s}{A_R/C_R} \qquad （式6-31）$$

5. 含量计算 由于气相色谱法进样量小，且进样量不易准确控制，故外标法较少用，主要采用内标法。在中药制剂分析中，校正因子多数情况下是未知的，因此采用内标对比法测定待测组分的含量。

内标法：按各品种项下的规定，精密量取对照品溶液和供试品溶液，分别取一定量注入仪器，记录色谱图，先计算校正因子，然后按测量对照品及供试品待测组分的峰面积（或峰高），进行计算。

计算公式：
$$f = \frac{A_s/C_s}{A_R/C_R} \quad C_X = f \times \frac{A_X \times C'_s}{A'_s} \qquad （式6-32）$$

如供试品溶液的浓度为 C，则供试品中被测组分的百分含量可用下式计算：

被测组分
$$i\% = \frac{C_X}{C} \times 100\% = \frac{f \times A_X \times C'_s}{A'_s \times C} \times 100\% \qquad （式6-33）$$

6. 结果判断 将测定结果与药品标准比较，若在规定的范围之内，则判断本品合格，否则为不合格。

四、应用实例

（一）复方鲜竹沥液

1. 处方 鲜竹沥400ml、鱼腥草150g、生半夏25g、生姜25g、枇杷叶150g、桔梗75g、薄荷素油1ml。

2. 含量测定 薄荷素油［照气相色谱法（《中国药典》附录Ⅵ E）测定］。

（1）色谱条件与系统适用性试验：聚合-交联聚乙二醇-20W 毛细管柱（柱长30m，内径0.32mm，膜厚度0.25μm）；柱温为程序升温，初始温度为100℃，以每分钟5℃的速率升温至150℃，再以每分钟30℃的速率升温至200℃；分离进样，分流比为3∶1。理论板数按薄荷脑峰计应不低于50000。

（2）校正因子测定：取正十八烷适量，精密称定，加环己烷制成每1ml含1mg的溶液，作为内标溶液。另取薄荷脑对照品适量，精密称定，加环己烷制成每1ml含0.2mg的溶液，作为对照品溶液。精密量取对照品溶液5ml及内标溶液1ml，置10ml量瓶中，加环己烷至刻度，摇匀，吸取2μl，注入气相色谱仪，测定，计算校正因子。

（3）测定法：精密量取本品50ml，置圆底烧瓶中，加水50ml，照挥发油测定法（《中国药典》附录ⅩD）测定，自测定器上端加水使充满刻度部分，并溢流入烧瓶中为止，再加环己烷 2ml,加热至沸并保持微沸 2 小时,放冷,分取环己烷液,转移至 10ml 量瓶中,用环己烷约 3ml 洗涤提取器刻度管,洗液并入同一量瓶中,精密加入内标溶液 1ml,加环己烷至刻度,摇匀,吸取 2μl,注入气相色谱仪,测定,即得。

(4)结果判断:本品每 ml 含薄荷素油以薄荷脑($C_{10}H_{20}O$)计,不得少于 10μg。

(二)保妇康栓

1. 处方　莪术油 82g、冰片 75g。

2. 含量测定　莪术油[照气相色谱法(《中国药典》附录Ⅵ E)测定]。

(1)色谱条件与系统适用性试验:聚乙二醇(PEG)-20W 毛细管柱(柱长 10m,内径 0.53mm,膜厚度 0.1μm);柱温为程序升温,初始温度为 150℃,保持 10 分钟,以每分钟 2℃的速率升温至 180℃,再以每分钟 10℃的速率升温至 200℃,保持 5 分钟。理论板数按莪术醇峰计应不低于 10000。

(2)对照品溶液的制备:取莪术醇对照品适量,精密称定,加乙酸乙酯制成每 1ml 含 2.4mg 的溶液,即得。

(3)供试品溶液的制备:取重量差异下的本品 5 粒,置 1000ml 圆底烧瓶中,加水 300ml 与玻璃球数粒,照挥发油测定法(《中国药典》附录Ⅹ D)测定,自测定器上端加水使充满刻度部分,并溢流入烧瓶中为止,再加乙酸乙酯 3ml,加热至沸并保持微沸 5 小时,放冷,分取乙酸乙酯层,测定器再用乙酸乙酯洗涤 3 次,每次 5ml,合并乙酸乙酯液,通过铺有无水硫酸钠的漏斗,转移至 25ml 量瓶中,用少量乙酸乙酯洗涤漏斗,洗液并入同一量瓶中,加乙酸乙酯至刻度,摇匀,即得。

(4)测定法:分别精密吸取对照品溶液与供试品溶液各 1μl,注入气相色谱仪,测定,即得。

(5)结果判断:本品每粒含莪术油以莪术醇($C_{15}H_{24}O_2$)计,不得少于 10.0mg。

▰▰ 点 滴 积 累 ▰▰

1. 气相色谱法是在加温的状态下使样品气化,由载气带入色谱柱,由于各组分在固定相与载气间作用不同,在色谱柱中移动速度不同而得到分离,再依次被载气带入检测器,将各组分的浓度或质量转换成电信号并记录成色谱图,根据色谱峰高或峰面积进行定量。在中药制剂分析中主要用于含挥发油及其他挥发性组分的含量测定,还可用于中药及其制剂中含水量、含醇量的测定。

2. 由于气相色谱法具有分离效能高、选择性好、灵敏度高、分析速度快等特点,只要化合物有适当的挥发性,且在操作温度下具有良好的稳定性,就可以用气相色谱法测定其含量。但本法也存在一定局限性,它对挥发性差、遇热易分解破坏及不具挥发性的物质难以分析。

第五节　浸出物测定法

本法是以药材浸出物含量作为其质量标准的测定,适用于有效成分尚不明确、待测成分含量太低(低于万分之一)或尚无确切定量测定方法的中药制剂。可依据制剂中已知成分的溶解性能,选择水、乙醇、乙醚、三氯甲烷等适当的溶剂,测定浸出物的含量,以此控制中药制剂的质量。《中国药典》收载有三种测定方法:水溶性浸出物测定法、醇溶性浸出物测定法和挥发性醚浸出物测定法。除另有规定外,供试品需粉碎,通过二号筛,并混合均匀。《中国药典》中成药浸出物测定品种及其限量见表6-5。

表6-5　《中国药典》中成药浸出物测定品种及其限度

类别	品种	溶剂	方法	限度(%)
醇溶性浸出物测定法	七厘散	乙醇	热浸法	≥60.0
	刺五加浸膏	甲醇	热浸法	≥60.0
	刺五加片	甲醇	热浸法	≥80mg/片
	儿康宁糖浆	正丁醇		≥3.0
	独一味胶囊	正丁醇		≥8.0
	鼻窦炎口服液	正丁醇		≥1.2
挥发性醚浸出物测定法	安中片	乙醚		≥0.35
	沉香化气丸	乙醚		≥0.40
	九味羌活丸	乙醚		≥0.30
	龟龄集	乙醚		≥0.25
水溶性浸出物测定法	暑症片	水	冷浸法	≥25.0
	刺五加浸膏	水	热浸法	≥45.0

一、水溶性浸出物测定法

本法系以水为溶剂,对制剂中水溶性成分进行提取,并计算其在制剂中的含量,适用于水溶性成分较多的制剂。有冷浸法和热浸法两种测定方法。热浸法适用于不含或少含淀粉、黏液质等成分的药品。

（一）冷浸法

取供试品约4g,精密称定,置250～300ml锥形瓶中,精密加水100ml,密塞,冷浸,前6小时内时时振摇,再静置18小时,用干燥滤器迅速滤过,精密量取滤液20ml,置已干燥至恒重的蒸发皿中,在水浴上蒸干后,于105℃干燥3小时,置干燥器中冷却30分钟,迅速精密称定重量,除另有规定外,以干燥品计算供试品中水溶性浸出物的含量($W/W\%$)。

（二）热浸法

取供试品约2～4g,精密称定,置100～250ml锥形瓶中,精密加水50～100ml,密塞,称定重量,静置1小时后,连接回流冷凝管,加热至沸腾,并保持微沸1小时。放冷后,取下锥形瓶,密塞,再称定重量,用水补足减失的重量,摇匀,用干燥滤器滤过。精密量取滤液25ml,置已干燥至恒重的蒸发皿中,在水浴上蒸干后,于105℃干燥3小时,置干燥器中冷却30分钟,迅速精密称定重量,除另有规定外,以干燥品计算供试品中水溶性浸出物的含量($W/W\%$)。

（三）注意事项

仪器应干净、干燥。干燥时可参考水分测定法中烘干法的有关内容。

（四）含量计算

$$冷浸物含量(W/W\%) = \frac{浸出物重量(g) \times 100ml}{取样量(g) \times (1-含水量) \times 20ml} \times 100\% \quad （式6-34）$$

$$热浸物含量(W/W\%) = \frac{浸出物重量(g) \times 精密加水量(ml)}{取样量(g) \times (1-含水量) \times 25ml} \times 100\% \quad （式6-35）$$

（五）结果判断

将测定结果与药品标准比较,若等于或高于限度则符合规定;否则不符合规定。

（六）应用实例

1. 暑症片水溶性浸出物测定（冷浸法）　本品为猪牙皂、细辛、薄荷、广藿香等十五味中药,加工制成的片剂。

取 20 片,研细,称取细粉约 4g,置 250ml 锥形瓶中,精密加入水 100ml,塞紧,冷浸,前 6 小时内时时振摇,再静置 18 小时,用干燥滤器迅速滤过,弃去初滤液,精密量取滤液 20ml,置已干燥至恒重的蒸发皿中,水浴蒸干后,于105℃干燥 3 小时,移置干燥器中,冷却 30 分钟,迅速精密称定重量,除另有规定外,以干燥品计算供试品中水溶性浸出物的含量。《中国药典》规定,其含量不得少于 25.0%。

2. 刺五加浸膏（水浸膏）水溶性浸出物测定（冷浸法）　本品为五加科植物刺五加 *Acanthopanax senticosus*（Rupr. et Maxim.）Harms 的干燥根及根茎或茎用水或乙醇提取加工制成的浸膏。《中国药典》规定,水浸膏应测定水溶性浸出物的含量;醇浸膏应测定甲醇浸出物的含量。

取本品 2.5g,精密称定,置 100ml 具塞锥形瓶中,精密加水 25ml 使溶散（必要时以玻璃棒搅拌使溶散）,再精密加水 25ml 冲洗瓶壁及玻璃棒,密塞,称定重量,超声处理 30 分钟,放冷,再称定重量,用水补足减失的重量,摇匀,滤过,精密量取续滤液 25ml,置已干燥至恒重的蒸发皿中,在水浴上蒸干,于105℃干燥 3 小时,置干燥器中冷却 30 分钟,迅速精密称定重量。以干燥品计算供试品中水溶性浸出物的含量。《中国药典》规定,其含量不得少于 90.0%。

二、醇溶性浸出物测定法

本法系以甲醇、乙醇或正丁醇为溶剂,提取药品中相应的醇溶性成分,并计算其含量,适用于含较多皂苷类成分的制剂。

（一）甲醇、乙醇浸出物的测定

照水溶性浸出物测定法测定。

（二）正丁醇浸出物的测定

按各品种项下规定的方法测定。一般说来,水溶液制剂可直接用水饱和的正丁醇提取数次,合并提取液,置已干燥至恒重的蒸发皿中,蒸干,置105℃干燥 3 小时,移置干燥皿中,冷却 30 分钟,迅速精密称定重量,计算供试品中正丁醇浸出物的含量（W/W%）。固体制剂可先加水溶解,移至分液漏斗中,用水饱和的正丁醇提取数次,合并提取液,照上述方法蒸干,干燥,称定浸出物重量,计算出制剂中正丁醇浸出物的含量（W/W%）。

（三）注意事项

1. 称定浸出物要迅速。

2. 回流提取须在水浴上加热。

3. 蒸发皿中蒸干醇提液,应在水浴上并在通风橱中进行。

4. 仪器应干净、干燥。

（四）含量计算

参照水溶性浸出物测定法的计算方法。

（五）结果判断

将测定结果与药品标准比较,若等于或高于限度则符合规定;否则不符合规定。

（六）应用实例

1. 儿康宁糖浆正丁醇浸出物的测定　本品由党参、黄芪等 12 味中药制成,含较多皂苷类成分,故测定其正丁醇浸出物的含量。

取本品 10 支(每支装 10ml)内容物,混匀,精密量取 20ml,用水饱和的正丁醇振摇提取 5 次,第一次 30ml,以后每次 20ml,合并正丁醇提取液,置已干燥至恒重的蒸发皿中,蒸干,105℃干燥 3 小时,移置干燥器中,冷却 30 分钟,迅速精密称定重量,计算浸出物的含量,并判断是否符合规定。《中国药典》规定,其含量不得少于 3.0% 。

2. 刺五加浸膏(醇浸膏)甲醇浸出物测定　取本品约 2.5g,精密称定,置 250ml 的锥形瓶中,精密加入甲醇 50ml,塞紧,称定重量,静置 1 小时后,连接回流冷凝管,水浴加热至沸腾,并保持微沸 1 小时。放冷后,取下锥形瓶,密塞,称定重量,用甲醇补足减失的重量,摇匀,用干燥滤器滤过。弃去初滤液,精密量取续滤液 25ml 置已干燥至恒重的蒸发皿中,在水浴上蒸干后,于 105℃干燥 3 小时,移置干燥器中,冷却 30 分钟,迅速精密称定重量,计算浸出物的含量。《中国药典》规定,其含量不得少于 60% 。

三、挥发性醚浸出物测定法

本法系以乙醚为溶剂对制剂中挥发性醚溶性成分进行提取,并计算其含量,适用于含挥发性成分较多的制剂。

（一）操作方法

取供试品(过四号筛)2～5g,置五氧化二磷干燥器中,干燥 12 小时,精密称定重量(m_s),置索氏提取器中,加乙醚适量,除另有规定外,加热回流提取 8 小时,取乙醚液,置干燥至恒重的蒸发皿中,放置,挥去乙醚,残渣置五氧化二磷干燥器中,干燥 18 小时,精密称定(m_1),缓缓加热至 105℃,并于 105℃干燥至恒重(m_2)。其减失重量($m_1 - m_2$)即为挥发性醚浸出物的重量,计算,即得。

（二）注意事项

1. 回流加热乙醚须在水浴上进行。

2. 蒸发皿中挥去乙醚须在室温下、通风橱中进行。

3. 加热挥去浸出物中挥发性成分时,应缓缓加热至 105℃。

（三）含量计算

$$含量(W/W\%) = \frac{m_1 - m_2}{m_s} \times 100\% \qquad (式 6\text{-}36)$$

（四）结果判断

将测定结果与药品标准比较,若高于或等于限度则符合规定;否则不符合规定。

（五）应用实例

九味羌活丸的挥发性醚浸出物测定：本品由羌活、防风、苍术、细辛、川芎、白芷等九味中药制成，其主成分为挥发油，故测定其中挥发性醚浸出物的含量。

取本品粗粉（过四号筛）2g，置五氧化二磷干燥器中，干燥 12 小时，精密称定重量，置索氏提取器中，加乙醚适量，除另有规定外，加热回流提取 8 小时，取乙醚液，置干燥至恒重的蒸发皿中，放置，挥去乙醚，残渣置五氧化二磷干燥器中，干燥 18 小时，精密称定，缓缓加热至 105℃，并于 105℃干燥至恒重。其减失重量即为挥发性醚浸出物的重量，计算，即得。《中国药典》规定，其浸出物不得少于 0.30%。

点 滴 积 累

1. 浸出物测定是主要有效成分不明确的药品重要的定量评价指标；作为总有效部位含量评价指标，是其他单个定量指标无法完全替代的。

2. 浸出物测定的具体方式和类型选择根据药品的制剂形式及主要成分的理化性质确定。

第六节　挥发油测定法

挥发油又称芳香油或精油，是广泛存在于植物中的一类可随水蒸气蒸馏，但难溶于水的油状液体的总称。挥发油大多为中药及其制剂的有效成分。因此测定挥发油含量对于控制药品质量具有重要意义。例如正骨水、牡荆油胶丸、保妇康栓、满山红油滴丸等富含挥发油的中成药，其药品标准均规定了挥发油测定项目。

一、测定原理

首先利用挥发油的挥发性，用水蒸气蒸馏法将其提取完全；再利用其较强的亲脂性与水不相溶而分层，即可读取挥发油的体积，并计算其含量。

二、测定装置

挥发油测定装置如图 6-33 所示，A 为 1000ml（或 500ml 或 2000ml）硬质圆底烧瓶，上接挥发油测定器 B，B 的上端连接回流冷凝管 C。以上各部分均用玻璃磨口连接。测定器 B 应具有 0.1ml 的刻度。全部仪器应充分洗净，并检查结合部是否严密，以防挥发油逸出。装置中挥发油测定器的支管分岔处应与基准线平行。

三、测定方法

挥发油测定有甲、乙二法。甲法适用于测定相对密度在 1.0 以下的挥发油，乙法适用于测定相对密度在 1.0 以上的挥发油。测定用的供试品，除另有规定外，须粉碎使能通过二至

图 6-33　挥发油测定器（单位：cm）

三号筛,并混合均匀。应初步了解供试品中挥发油的含量,以确保所用样品量能蒸出不少于 0.5ml 挥发油。

1. 甲法　取供试品适量(约相当于含挥发油 0.5 ~ 1.0ml),称重(准确至 0.01g),置烧瓶中,加水 300 ~ 500ml(或适量)与玻璃珠数粒,振摇混合后,连接挥发油测定器与回流冷凝管。自冷凝管上端加水使充满挥发油测定器的刻度部分,并溢流入烧瓶时为止。置电热套中或用其他适宜方法缓缓加热至沸,并保持微沸约 5 小时,至测定器中油量不再增加,停止加热,放置片刻,开启测定器下端的活塞,将水缓缓放出,至油层上端到达刻度 0 线上面 5mm 处为止。放置 1 小时以上,再开启活塞使油层下降至其上端恰与刻度 0 线平齐,读取挥发油量,并计算供试品中含挥发油的百分数。

2. 乙法　取水约 300ml 与玻璃珠数粒,置烧瓶中,连接挥发油测定器。自测定器上端加水使充满刻度部分,并溢流入烧瓶时为止,再用移液管加入二甲苯 1ml,连接回流冷凝管。将烧瓶内容物加热至沸腾,并继续蒸馏,其速度以保持冷凝管中部呈冷却状态为度。30 分钟后,停止加热,放置 15 分钟以上,读取二甲苯的容积。然后照甲法自"取供试品适量"起,依法测定,自油层中减去二甲苯量,即为挥发油量,再计算供试品中含挥发油的百分数。

课 堂 活 动

丁香油和薄荷油是常见药用挥发油,在进行含量测定时,方法选择有何不同?主要原因是什么?作为定量方法,挥发油测定法与气相色谱法测定挥发性物质在应用上有何差异?

四、含量计算

$$含量(V/W\%) = \frac{V_油}{V_样} \times 100\% \qquad (式6\text{-}37)$$

$$含量(W/W\%) = \frac{V_油 \times D}{W_样} \times 100\% \qquad (式6\text{-}38)$$

$$含量(V/V\%) = \frac{V_油}{V_样} \times 100\% \qquad (式6\text{-}39)$$

式中,$V_油$ 为测得的挥发油体积;$W_样$ 为样品重量;$V_样$ 为样品体积;D 为挥发油的相对密度。

五、应用实例

1. 正骨水中挥发油的含量测定　本品为九龙川、木香、薄荷脑等 26 味中药制成的酊剂,挥发油是其有效成分,故药典规定应依法测定挥发油含量,以控制其药品质量。精密量取本品 10ml,置分液漏斗中,加饱和氯化钠溶液 100ml,振摇 1 ~ 2 分钟,放置 1 ~ 2 小时,分取上层液,移入圆底烧瓶中,用热水洗涤分液漏斗数次,洗液并入圆底烧瓶中,照挥发油测定法(甲法)测定,含挥发油不得少于 9.5%。

2. 牡荆油胶丸挥发油的含量测定　本品为牡荆油与适量稀释剂经加工制成的胶丸,每丸含牡荆油 20mg。取本品 100 丸,加醋酸溶液(1→10)500ml,照挥发油测定法

（甲法）测定，所得油量按相对密度为 0.897 计算，即得。本品每丸含牡荆油应为标示量的 85.0% ~ 110.0%。

点 滴 积 累

　　挥发油是中草药的一大类成分。挥发油总量的测定有甲、乙二法。甲法适用于测定相对密度在 1.0 以下的挥发油，乙法适用于测定相对密度在 1.0 以上的挥发油。

第七节　容量分析法

　　容量分析法，又称滴定分析法，系将一种准确浓度的试剂溶液，从滴定管中滴加到被测物质溶液中，直到所加的滴定液与被测物质按化学计量关系定量反应完全，然后根据所用滴定液的浓度和体积求得被测组分含量的分析方法。其中已知准确浓度的试剂溶液称为标准溶液（在滴定分析法中称滴定液）；将标准溶液从滴定管滴加到样品溶液中的过程称为滴定；滴入的标准溶液与被测物质按照化学计量关系定量作用的点称为化学计量点（简称计量点）。在中药制剂检验中，滴定分析法常被用来测定生物碱的含量或某些矿物药的含量。滴定分析法一般用于测定被测成分含量在 1% 以上的试样，具有结果准确（相对误差一般在 ±0.2% 以内）、操作方便、设备简单等特点。

一、测定方法

　　滴定分析法多在水溶液中进行，当被测物质因在水中溶解度小或其他原因不能以水为溶剂时，也可采用非水溶剂为滴定介质。根据反应的类型，滴定分析法可分为下列四类：

　　1. 酸碱滴定法　又称中和法，系以酸碱中和反应为基础的一种滴定方法。可以用酸作标准溶液，测定碱及碱性物质的含量；也可以用碱作标准溶液，测定酸及酸性物质的含量。对于 $K \cdot C \geqslant 10^{-8}$ 的酸、碱组分，可在水溶液中直接确定。如《中国药典》收载的止喘灵注射液、北豆根片、颠茄酊中生物碱的含量测定。而对于 $K \cdot C < 10^{-8}$ 的弱有机酸、生物碱或水中溶解度很小的酸、碱，只能采用间接滴定或非水滴定法测定。

　　2. 沉淀滴定法　系以沉淀反应为基础的一种滴定方法。其实质是离子与离子形成难溶性的盐，可分为银量法、四苯硼钠法和亚铁氰化钾法等。在中药制剂分析中最常用的是银量法，用硝酸银标准溶液测定卤化物的含量，主要用于测定制剂中生物碱、生物碱的氢卤酸盐及含卤素的其他有机成分的含量。

　　3. 氧化-还原滴定法　系以氧化-还原反应为基础的一种滴定方法，包括碘量法、高锰酸钾法及亚硝酸钠法等。可用氧化剂作标准溶液，测定还原性物质，也可用还原剂作标准溶液，测定氧化性物质。适用于测定含酚类、糖类、Fe、As 等具有氧化还原性成分的中药制剂。

　　4. 配位滴定法　是以配位反应为基础的一种滴定方法，包括 EDTA 法和硫氰酸铵法等。适用于测定制剂中鞣质、生物碱及含 Ca^{2+}、Fe^{3+}、Hg^{2+} 等矿物药金属离子的含量。

二、含量计算

$$含量(W/W\%) = \frac{V \times T \times F}{m_s} \times 100\% \qquad (式6-40)$$

式中,V 为滴定液消耗的体积;T 为滴定度,即每 1ml 滴定液相当于被测药物的质量;F 为滴定液浓度校正因子;m_s 为供试品的取样量。

三、应用实例

(一) 生物碱的含量测定

用于生物碱含量测定的滴定分析法有水溶液中的酸碱滴定法和非水酸碱滴定法。一般用强酸或强碱为滴定液,以直接或间接方式测定。如果生物碱可溶于水或水-醇溶液中,且生物碱碱性较强($K \cdot C \geqslant 10^{-8}$),则可用强酸滴定液直接测定;如果生物碱在水中溶解度较小时,可先将其溶解在一定量过量的酸标准溶液中,再用强碱滴定液回滴剩余的酸,即用返滴定法测其含量。如北豆根片、止喘灵注射液及颠茄酊中总生物碱的含量测定均采用此法。对于某些不溶于水的生物碱或碱性比较弱($K \cdot C < 10^{-8}$)的生物碱也可采用非水酸碱滴定法测其含量。测定时可选用冰醋酸、醋酐、三氯甲烷、吡啶等非水溶剂,用高氯酸作滴定液,结晶紫等作指示剂或以电位法确定终点。本法多用于纯生物碱的含量测定。例如,颠茄酊中生物碱的含量测定(酸碱滴定法)。

处方:颠茄草。

测定:精密量取本品 100ml,置蒸发皿中,在水浴上蒸发约 10ml,如有沉淀析出,可加乙醇适量使溶解,移至分液漏斗中,蒸发皿用 0.1mol/L 硫酸溶液 10ml 分次洗涤,洗液并入分液漏斗中,用三氯甲烷分次振摇,每次 10ml,至三氯甲烷层无色,合并三氯甲烷液,用 0.1mol/L 硫酸溶液 10ml 振摇洗涤,洗液并入酸液中,加过量的浓氨试液使呈碱性,迅速用三氯甲烷分次振摇提取,至生物碱提尽。如发生乳化现象,可加乙醇数滴,每次得到的三氯甲烷液均用同一的水 10ml 洗涤,弃去洗液,合并三氯甲烷液,蒸干,加乙醇 3ml,蒸干,并在 80℃ 干燥 2 小时,残渣加三氯甲烷 2ml,必要时,微热使溶解,精密加硫酸滴定液(0.01mol/L)20ml,置水浴上加热,除去三氯甲烷,放冷,加甲基红指示液 1～2 滴,用氢氧化钠滴定液(0.02mol/L)滴定。每 1ml 硫酸滴定液(0.01mol/L)相当于 5.788mg 的莨菪碱($C_{17}H_{23}NO_3$)。本品每 1ml 含生物碱以莨菪碱($C_{17}H_{23}NO_3$)计应为 0.28～0.32mg。

(二) 矿物药的测定

矿物药包括天然矿物、生物化石、人类加工品及纯粹化学制品,其组成为无机化合物。矿物药依据其所含最主要化学组分类别,可分为砷类药(如雄黄)、汞类药(如朱砂)、铜类药(如胆矾)、铁类药(如赭石)等十种。由于其品种复杂,且砷、汞等类药物具有毒性,因此对矿物药的质量控制尤为重要。对矿物药进行定量分析前,需预先对样品进行适当的分解,将被测成分制备成溶液后方可测定。常用的分解法有溶解法和熔融法。溶解法是将样品溶解在水、酸或其他溶剂中;溶解法不能完全溶解的样品则采用熔融法,熔融法是将样品与固体熔剂(如碳酸钠、硫氢酸钾、过氧化钠、硝酸钾等)混合,在高温下加热至熔,使待测组分转化成可溶于水或酸的化合物。样品制备成溶液后,如有干扰成分存在,可用掩蔽或分离等方法除去干扰后,选择适当的滴定方法进行测定。如雄黄中砷的含量测定,可采用碘量法测其含量(属氧化还原滴定法);朱砂中汞的含量测定可采用硫氰酸铵法测其含量(属沉淀滴定法);白矾中铝的测定可采用 EDTA 法测其含量(属配位滴定法)等。例如,万氏牛黄清心丸中朱砂含量测定(硫氰酸铵法)。

处方:牛黄、朱砂、黄连、栀子。

测定:取重量差异项下的本品,剪碎,取 5g,精密称定,置 250ml 凯氏烧瓶中,加硫酸 30ml,硝酸钾 8g,加热待溶液至近无色,放冷,转入 250ml 锥形瓶中,用水 50ml 分次洗涤烧瓶,洗液并入溶液中,加 1% 高锰酸钾溶液至显粉红色且两分钟内不消失,再滴加 2% 硫酸亚铁溶液至红色消失后,加硫酸铁铵指示液 2ml,用硫氰酸铵滴定液(0.1mol/L)滴定。每 1ml 硫氰酸铵滴定液(0.1mol/L)相当于 11.63mg 硫化汞(HgS)。本品按干燥品计算,每丸含朱砂以硫化汞(HgS)计,小丸应为 69 ~ 90mg;大丸应为 138 ~ 180mg。

课堂活动

万氏牛黄清心丸为《中国药典》收载品种,由牛黄、朱砂、黄连、黄芩、栀子、郁金等组成,其中朱砂主要成分为 HgS,有毒,为此标准中对其进行含量测定,并规定了 HgS 的含量范围。取重量差异项下的本品(规格 1.5g/丸,小丸),剪碎,取 5g,精密称定为 4.9875g,实际使用硫氰酸铵滴定液浓度为 0.1013mol/L,滴定终点消耗了硫氰酸铵滴定液 20.13ml,判断本品该含量测定项是否符合标准规定?

点 滴 积 累

1. 滴定分析法,是一种准确浓度的试剂溶液,从滴定管中滴加到被测物质溶液中,直到所加的滴定液与被测物质按化学计量关系定量反应完全,然后根据所用滴定液的浓度和体积求得被测组分含量的分析方法。

2. 滴定分析法按反应的类型分为酸碱滴定法、氧化-还原滴定法、沉淀滴定法和配位滴定法。

目 标 检 测

一、选择题

(一)单项选择题

1. 标准曲线的纵坐标是(　　)
　　A. 吸光度　　　　B. 吸收系数　　　C. 吸收浓度　　　　D. 测定时间

2. 测定醇溶性浸出物所采用的提取溶剂是(　　)
　　A. 甲醇　　　　B. 乙醇　　　　C. 正丁醇　　　　D. 甲醇、乙醇或正丁醇

3. 挥发性醚浸出物的测定采用的提取溶剂是(　　)
　　A. 石油醚　　　　B. 乙醇　　　　C. 乙醚　　　　D. 甲醚

4. 对于轻于水的挥发油,《中国药典》采用何种方法测定其含量?(　　)

    A. 甲法　　　　B. 乙法　　　　C. 两者均可　　　　D. 两者都不行

5. 药品检验采用的薄层扫描仪的光束为(　　)

    A. 单波长、单光束　　　　　　　　B. 双波长、双光束

    C. 单波长、双光束　　　　　　　　D. 以上均可

6. 薄层扫描法中供试品的吸光度与物质的浓度及液层厚度间呈线性关系的方法有(　　)

    A. 透光法　　　　　　　　　　　　B. 反射法

    C. 荧光法　　　　　　　　　　　　D. 均可

7. 薄层吸收扫描法的定量关系符合(　　)

    A. 朗伯比尔定律　　　　　　　　　B. Kubelka-Munk 方程

    C. 阿基米德定律　　　　　　　　　D. 其他规律

8. 紫外-可见分光光度法中,测定时不需要对照品的是(　　)

    A. 标准曲线法　　　　　　　　　　B. 对照品比较法

    C. 吸收系数法　　　　　　　　　　D. 以上均可

9. 薄层扫描法线性扫描适用于(　　)

    A. 荧光测定法　　　　　　　　　　B. 吸收测定法

    C. 二者均可　　　　　　　　　　　D. 二者均不可

10. 对斑点进行薄层扫描的方向应为(　　)

    A. 自下而上扫描　　　　　　　　　B. 自上而下扫描

    C. 横向扫描　　　　　　　　　　　D. 均可

11. 高效液相色谱法中用以完成流动相的输送任务的系统是(　　)

    A. 减压阀　　　　　　　　　　　　B. 色谱柱

    C. 高压输液泵　　　　　　　　　　D. 均可

12. 在中成药检验中,高效液相色谱法最常使用的柱填料是(　　)

    A. 十八烷基硅烷键合硅胶　　　　　B. 硅胶

    C. 凝胶　　　　　　　　　　　　　D. 辛烷基硅烷键合硅胶

13. 在中成药检验中,气相色谱法最常使用的检测器是(　　)

    A. 热导检测器　　　　　　　　　　B. 氢火焰离子化检测器

    C. 质谱检测器　　　　　　　　　　D. 氮磷检测器

14. 高效液相色谱法测定中成药含量主要采用(　　)

    A. 峰面积归一化法　　　　　　　　B. 外标法

    C. 内标法　　　　　　　　　　　　D. 其他方法

15. 化学分析法主要适用于测定中药制剂中哪些成分分析?(　　)

    A. 含量较高的一些成分及矿物药制剂中的无机成分

    B. 微量成分

    C. 某一单体成分

    D. 生物碱类

（二）多项选择题

1. 通常分光光度计由哪些部件组成?(　　)

    A. 光源　　　　　　B. 单色器　　　　　　C. 吸收池

D. 检测器　　　　　　　E. 显示器

2. 目前《中国药典》收载的紫外-可见分光光度测定法有(　　　　　)

A. 三波长法　　　　　B. 标准曲线法　　　　　C. 吸收系数法

D. 导数分光光度法　　E. 对照品比较法

3. 高效液相色谱法系统适用性试验的项目有(　　　　　)

A. 校正因子　　　　　B. 理论板数　　　　　C. 拖尾因子

D. 重复性　　　　　　E. 分离度

4. 薄层扫描法含量测定的系统适用性试验的项目有(　　　　　)

A. 理论板数　　　　　B. 灵敏度　　　　　C. 拖尾因子

D. 分离度　　　　　　E. 重复性

5. 高效液相色谱法流动相脱气的方法有(　　　　　)

A. 抽真空脱气法　　　B. 超声脱气法　　　　　C. 吹入惰性气体脱气法

D. 在线真空脱气法　　E. 加热回流脱气法

6. 在中药制剂检验中,可用气相色谱法进行测定的有(　　　　　)

A. 甲醇量或乙醇量的测定　　　B. 挥发性组分的含量测定

C. 含水量的测定　　　　　　　D. 非挥发性组分的含量测定

E. 农药残留量的测定

二、简答题

1. 叙述浸出物测定法的原理和意义。《中国药典》收载了哪些浸出物测定法?

2. 分别写出紫外吸收系数法、对照品比较法和标准曲线法中供试液浓度($C_{供}$)的计算公式。

3. 薄层扫描仪的扫描方式有哪些?

4. 为什么在薄层吸收扫描法中多采用反射测定法?

5. 双波长薄层吸收扫描法中如何选择测定波长和参比波长?

6. 高效液相色谱法的流动相中为什么不能有气泡的存在?

7. 高效液相色谱法的保护柱的作用是什么?

8. 什么是分流歧视现象?

9. 简述容量分析法主要适用于哪类成分的含量测定,有何特点,试举例说明。

三、实例分析

1. 取牡荆油胶丸100丸,加乙酸溶液(1→10)500ml,照挥发油测定法测定,得总油量2.1ml(相对密度为0.897)。已知:供试品(100丸)重8.254g,标示含量为20mg/丸,药典规定每丸含牡荆油应为标示量的85.0%～110.0%。

请回答下列问题:①应采用甲法还是乙法测定? ②写出含量计算公式,并计算挥发油的含量(保留三位有效数字)。③含量是否符合规定? ④为什么要用乙酸溶液提取挥发油? 乙酸溶液如何配制?

2. 某中药片剂总蒽醌的含量测定方法:取样品10片,精密称定(3.150g),研细,再精密称取25mg,加混合酸溶液回流15分钟,放凉,用乙醚提取3次,合并提取液,用水洗涤2次,弃去水层,再用混合碱溶液萃取3次,合并碱液置100ml量瓶中,加混合碱液至刻度,摇匀,分取约 20ml 置 100ml 锥形瓶中,称定重量,水浴回流 15 分钟,放凉,再称重,用氨试液补足减失重量,混匀,得供试液,置分光光度计中,在 525nm 处测量吸光度($A = 0.325$)。对照液(每 1ml 含 1,8-二羟基蒽醌 10μg 的碱水液)在相同波长处测量吸光度($A = 0.520$)。计算该药品总蒽醌的含量(保留两位有效数字。药典规定,每片总蒽醌以1,8-二羟基蒽醌计不得少于 7mg)。

请回答下列问题:①本药品采用的是哪种分光光度测定法? ②为什么样品要用混合酸溶液加热回流? ③测量吸光度之前,供试液为什么还要加热回流? ④光源应选择钨灯还是氘灯? ⑤计算总蒽醌含量。

3. 黄连中盐酸小檗碱含量测定方法:取黄连粉末约 0.1g,精密称定,置 100ml 量瓶中,加入盐酸-甲醇(1:100)约 95ml,60℃水浴中加热 15 分钟,取出,超声处理 30 分钟,室温放置过夜,加甲醇至刻度,摇匀,滤过,滤液作为供试品溶液。另取盐酸小檗碱对照品适量,精密称定,加甲醇制成每 1ml 含 0.04mg 的溶液作为对照品溶液。照薄层色谱法(《中国药典》附录Ⅳ B)试验,吸取供试品溶液 1μl、对照品溶液 1μl 与 3μl,交叉点于同一硅胶 G 薄层板上,以苯-乙酸乙酯-异丙酮-甲醇-水(6:3:15:15:0.3)为展开剂,另槽加入等体积的浓氨试液,预平衡 15 分钟,展开至 8cm,取出,挥干,照薄层色谱法(《中国药典》附录Ⅳ B 薄层扫描法)进行荧光扫描,激发光波长 $\lambda = 366nm$,测量供试品与对照品荧光强度积分值,计算,即得。本品含小檗碱以盐酸小檗碱计($C_{20}H_{18}ClNO_4$)不得少于 3.6%。

请回答下列问题:①本品采用的是荧光扫描法还是吸收扫描法? ②采用的是线性扫描还是锯齿扫描? ③测光方式是透射法还是反射法? ④光源采用的是氙灯还是氘灯? ⑤本测定法是外标一点法还是外标两点法? ⑥展开槽中为什么加浓氨水?

实训十八　前列舒丸中牡丹皮的含量测定

【实训目的】

1. 掌握紫外-可见分光光度法(吸收系数法)含量测定的一般操作步骤和技能。

2. 理解吸收系数法含量测定原理。

【实训内容】

(一)实训用品

1. 仪器　紫外分光光度计、石英吸收池、500ml 量瓶、分析天平(感量 0.0001g)、蒸馏装置(标准磨口)、电热套。

2. 材料　前列舒丸。

(二)实训方法

查阅前列舒丸药品标准(《中国药典》正文部分 593 页)。

1. 处方　熟地黄、薏苡仁、冬瓜子、山茱萸、山药、牡丹皮、苍术、桃仁、泽泻、茯苓、桂枝、附子(制)、韭菜子、淫羊藿、甘草。

2. 建立质量控制指标的依据　牡丹皮是本品主要药味,故药品标准采用紫外-可见分光光度法中的吸收系数法,以丹皮酚(图 6-34)为指标测定其中牡丹皮含量。以此来控制药品质量的优劣。

$C_9H_{10}O_3$　　166.18

图 6-34　丹皮酚结构式

3. **供试品溶液的制备原理**　丹皮酚具有挥发性且在水中有一定的溶解性,所以采用水蒸气蒸馏法提取,并将馏出液制成供试品溶液。

4. **测定波长的选择**　丹皮酚在对电磁辐射的吸收情况为:λ(MeOH)(lgε):291(4.01),274(4.17),316(3.84),其中最大吸收波长 λ_{max}(MeOH)为274nm,所以选择λ_{max}(MeOH)=274nm 为测定波长。

(三)实验步骤

1. **供试品溶液的制备**　取本品水蜜丸,用研钵研碎,取 2g,用分析天平(感量0.0001g)精密称定,称量范围 1.5000~2.5000g。或取重量差异项下的大蜜丸,用小刀或剪刀切碎,混合均匀,取 2g,用分析天平(感量 0.0001g)精密称定,称量范围 1.5000~2.5000g。将样品置于蒸馏装置中,加水 500~600ml,加玻璃珠(或沸石)数粒,连接冷凝管,电热套加热至沸,缓缓蒸馏,将馏出液直接收集到 500ml 量瓶中,收集约 450ml,加水稀释至刻度,摇匀,即得。

2. **对照品溶液的制备**　精密称取丹皮酚约 0.0001g,置 100ml 烧杯中溶解后转移至500ml 容量瓶中,加蒸馏水至刻度,摇匀,即得。

3. **测定**　照紫外-可见分光光度法(《中国药典》附录 Ⅴ A)在 274nm 波长处测定吸光度并记录。

4. **计算**

(1)计算供试品溶液中丹皮酚的浓度 $C_供$(g/100ml)

当 $L=1$cm 时 $C_供 = A_供 E_{1cm}^{1\%}$　　丹皮酚 $C_9H_{10}O_3$ 吸收系数($E_{1cm}^{1\%}$)为 862 计算。

(2)计算药品中丹皮酚的含量

1)水蜜丸中的含量(mg/g):

含量(mg/g)=[$C_供$(mg/100ml)×10^{-3}×$V_样$(ml)]/[100×$W_供$(g)]

2)大蜜丸中的含量(mg/丸):

含量(mg/丸)=[$C_供$(mg/100ml)×10^{-3}×$V_样$(ml)×平均丸重(g/丸)]/[100×$W_供$(g)]

5. **结果判断**　将测定的结果与药品标准进行比较,判断是否符合规定。

《中国药典》规定:本品含牡丹皮按丹皮酚($C_9H_{10}O_3$)计,水蜜丸每 1g 不得少于0.53mg,大蜜丸每丸不得少于 3.15mg。

【实训注意】

精密称取样品可在称量瓶中采用减重法进行。本实验规定称取供试品 2g 并精密称定,即需用分析天平(感量 0.0001g)精密称定,称量范围 1.5000~2.5000g。

【实训检测】

1. 本实验应选用何种光源?为何使用电热套作为热源?为什么选择 274nm 的紫外线作为测定波长?水蒸气蒸馏时为什么要加入几粒沸石?

2. 本实验测定药品中何种药味的含量?属于哪种紫外分光光度测定方法?

3. 提取丹皮酚为什么可以采用水蒸气蒸馏法?

【实训报告】

记录测定结果,并将其与药品标准相比较,判断供试品是否符合规定。

【实训评价】

实训评价表（100 分）

序号	考核内容	技能要求	分值	实得分
1	查阅资料及设计方案	资料的查阅范围与资料整理	10	
		方案的设计	10	
2	实验用品的准备	实验用品的设计	5	
		实验用品的清洁	5	
3	实训操作	取样操作熟练规范	10	
		供试品的制备操作熟练规范	10	
		仪器的规范使用	20	
		结果计算	10	
4	实训报告	数据真实,资料完整,书写清晰	20	
合计			100	

实训十九　华山参片中总生物碱的含量测定

【实训目的】

1. 掌握紫外-可见分光光度法(对照品比较法)含量测定的一般操作步骤和技能。

2. 理解对照品比较法含量测定原理。

【实训内容】

(一)实训用品

1. 仪器　紫外分光光度计、石英吸收池、分液漏斗、量瓶(25ml)、吸量管(2ml、10ml)、干燥箱、分析天平(感量 0.0001g、0.00001g)、具塞锥形瓶、滤纸。

2. 试剂　三氯甲烷、枸橼酸-磷酸氢二钠缓冲液(pH 4.0)等。

3. 材料　华山参片、硫酸阿托品对照品。

(二)实训方法

查阅华山参浸膏片药品标准(《中国药典》正文部分 692 页)。

1. 建立质量控制指标的依据　本品有效成分为莨菪类生物碱,主要有莨菪碱、东莨菪碱、山莨菪碱和东莨菪内酯等(图 6-35)。药品标准以莨菪碱为指标,测定总生物碱的含量,以此控制药品质量的优劣。

2. 制定供试品溶液的原理　莨菪类生物碱为无色结晶,具有中强碱性,溶于酸水、甲醇、乙醇、三氯甲烷等,本实验采用枸橼酸-磷酸氢二钠缓冲液(pH 4.0)提取总生物碱,使生物碱以盐的形式被提取出来。

3. 制备对照品的原理　天然产物左旋莨菪碱不稳定,一般将其消旋化生成性质稳定的硫酸阿托品作为对照品或供药用。

4. 测定原理　莨菪碱和硫酸阿托品在 pH 4.0 的缓冲液中可与酸性染料溴甲酚绿

图 6-35 三种莨菪类生物碱的结构式

定量生成有色络合物,该络合物可转溶于三氯甲烷生成供试品溶液,并在 415nm 波长处有最大吸收,其浓度和吸光度呈正比例关系,可用紫外-可用分光光度法测定含量。这种方法又称为酸性染料比色法,常用于生物碱的含量测定。

(三)实验步骤

1. 供试品溶液的制备 取本品 40 片,除去糖衣,用分析天平(感量 0.0001g)精密称定并计算平均片重(保留 4 位有效数字),研钵研细,用分析天平(感量 0.0001g)精密称取适量(约相当于 12 片的重量,该重量 = 平均片重 × 12,称量范围 = 该重量 ± 该重量 × 10%,保留 4 位有效数字),置 50ml 具塞锥形瓶内,用吸量管精密加入枸橼酸-磷酸氢二钠缓冲液(pH 4.0)25ml,密塞振摇 5 分钟,放置过夜,用干燥滤纸滤过,取续滤液,即得。

精密量取供试品溶液 2ml,分别置分液漏斗中,各精密加入枸橼酸-磷酸氢二钠缓冲液(pH 4.0)10ml,再精密加入用上述缓冲液配制的 0.04% 溴甲酚绿溶液 2ml,摇匀,用 10ml 三氯甲烷振摇提取 5 分钟,待溶液完全分层后,分取三氯甲烷液,用三氯甲烷湿润的滤纸滤入 25ml 量瓶中,再用三氯甲烷提取 3 次,每次 5ml,依次滤入量瓶中,并用三氯甲烷洗涤滤纸,滤入量瓶中,加三氯甲烷至刻度,备用。

2. 对照品溶液的制备 精密称取在 120℃ 干燥至恒重的硫酸阿托品,加水制成每 1ml 相当于含莨菪碱 7μg 的溶液,即得。

精密量取对照品溶液各 2ml,分别置分液漏斗中,各精密加入枸橼酸-磷酸氢二钠缓冲液(pH 4.0)10ml,再精密加入用上述缓冲液配制的 0.04% 溴甲酚绿溶液 2ml,摇匀,用 10ml 三氯甲烷振摇提取 5 分钟,待溶液完全分层后,分取三氯甲烷液,用三氯甲烷湿润的滤纸滤入 25ml 量瓶中,再用三氯甲烷提取 3 次,每次 5ml,依次滤入量瓶中,并用三氯甲烷洗涤滤纸,滤入量瓶中,加三氯甲烷至刻度,备用。

3. 测定 分别取上述供试品溶液及对照品溶液,照紫外-可见分光光度法(《中国药典》附录 Ⅴ A)分别在 415nm 的波长处测定吸光度并记录。

4. 含量计算

(1)计算供试品溶液中总生物碱的浓度 $C_{供}$(μg/ml)

$$C_{供}(μg/ml) = (A_{供}/A_{对}) \times C_{对}(μg/ml)$$

(2)计算药品中总生物碱的含量(标示含量%)

含量 = $[C_{供}(mg/ml) \times 10^{-3} \times V_{供}(ml) \times$ 平均片重$(mg/片)]/[W_{样}(mg) \times$ 标示含量$(mg/片)] \times 100\%$。

5. 结果判断　本品含生物碱以莨菪碱($C_{17}H_{23}NO_3$)计,应为标示量的80.0%~120.0%。

【实训注意】

1. 硫酸阿托品对照品($C_{17}H_{23}NO_3$)$_2$·H_2SO_4分子量为676.82,其中2分子阿托品(莨菪碱)($C_{17}H_{23}NO_3$)$_2$分子量为578.74,二者的比值为1.169。因此配制每1ml相当于含莨菪碱7μg的对照品溶液时,硫酸阿托品的称取量X(mg)应按下式计算:$X = 1.169 \times 14.0$mg。

2. 两相溶液萃取时,在无严重乳化的前提下,要充分振摇和放置,待溶液完全分层后才可分液,以提高萃取效率。

3. 其他可参照本章紫外-可见分光光度法中的"注意事项"。

【实训检测】

1. 供试品为什么采用pH 4.0枸橼酸-磷酸氢二钠缓冲液提取?

2. 除了本药品外还有哪种中成药也采用了酸性染料比色法测定含量?

3. 水/三氯甲烷两相溶剂萃取时,分液漏斗下口旋转活塞能用凡士林作润滑剂吗?

4. 本法检测哪类生物碱?

5. 测定吸光度时,吸收池是否要加盖?为什么?

6. 写出本法的含量测定原理。

【实训报告】

记录实训结果,并将其与药品标准相比较,判断供试品是否符合规定。

【实训评价】

实训评价表(100分)

序号	考核内容	技能要求	分值	实得分
1	查阅资料及设计方案	资料的查阅范围与资料整理	10	
		方案的设计	10	
2	实验用品的准备	实验用品的设计	5	
		实验用品的清洁	5	
3	实训操作	取样操作熟练规范	10	
		供试品的制备操作熟练规范	10	
		仪器的规范使用	20	
		结果计算	10	
4	实训报告	数据真实,资料完整,书写清晰	20	
	合计		100	

实训二十　排石颗粒中总黄酮的含量测定

【实训目的】

1. 掌握紫外-可见分光光度法(标准曲线法)含量测定的操作步骤和技能。

2. 理解标准曲线法含量测定的原理。

3. 了解本测定法的设计思路。

【实训内容】

（一）实训用品

1. 仪器 紫外可见分光光度计、石英吸收池、量瓶（10ml、100ml、500ml）、吸量管（1ml、5ml）、干燥箱、分析天平（感量0.0001g）、具塞锥形瓶、滤纸等。

2. 试剂 甲醇、芦丁对照品、亚硝酸钠、硝酸铝、氢氧化钠等。

3. 材料 排石颗粒。

（二）实训方法

查阅排石颗粒药品标准（《中国药典》正文部分1073页）。

1. 处方 连钱草、盐车前子、木通、徐长卿、石韦、忍冬藤、滑石、瞿麦、苘麻子、甘草。

2. 测定原理 本品的指标性成分为芦丁，芦丁为黄酮类化合物，具有溶于甲醇、乙醇等溶剂的性质。本实验以无水芦丁为对照品，通过配制成不同浓度的系列溶液，加5%亚硝酸钠溶液和10%硝酸铝溶液，再加氢氧化钠试液显色，以相应的溶液为空白，照紫外-可见分光光度法（《中国药典》附录Ⅴ A）测定吸光度，以吸光度为纵坐标，浓度为横坐标，绘制标准曲线。将供试品依法处理，测定吸光度，从标准曲线上读出供试品溶液中以芦丁计总黄酮的浓度，并计算出排石颗粒中总黄酮的含量。

（三）实训步骤

1. 供试品溶液的制备 取本品装量差异项下的内容物，研钵研细，取5g或1g（无糖型），用分析天平（感量0.0001g）称定重量（保留四位有效数字），称量范围4.6000～5.4000g，或0.6000～1.4000g（无糖型），置锥形瓶中，用移液管精密加入甲醇100ml，超声处理20分钟，溶解，放凉，再称定重量，用甲醇补足减失的重量，摇匀，滤过，弃去初滤液，收集续滤液，得样品溶液。

用移液管精密量取样品溶液25ml，置50ml量瓶中，加水至刻度，摇匀，再用移液管精密量取2ml，置10ml量瓶中，加50%甲醇至刻度，摇匀，作为空白对照液。

另用移液管精密量取上述样品溶液2ml，置10ml量瓶中，加50%甲醇至5ml，用移液管加5%亚硝酸钠溶液0.3ml，摇匀，放置6分钟；加10%硝酸铝溶液0.3ml，摇匀，放置6分钟；加氢氧化钠试液4ml，再加50%甲醇至刻度，摇匀，即得供试品溶液。

2. 对照品溶液的制备 精密称取经120℃干燥至恒重的芦丁对照品20mg，置100ml量瓶中，加50%甲醇适量，振摇使溶解，超声处理使溶解，放凉，用50%甲醇稀释至刻度，摇匀，即得（每1ml含无水芦丁0.195～0.205mg）。

3. 标准曲线的制备 用移液管精密量取对照品溶液1.0ml、2.0ml、3.0ml、4.0ml、5.0ml，分别置10ml量瓶中，各加50%甲醇至5ml，用移液管加5%亚硝酸钠溶液0.3ml，摇匀，放置6分钟；加10%硝酸铝溶液0.3ml，摇匀，放置6分钟；加氢氧化钠试液4ml，再加50%甲醇至刻度，摇匀。以相应的溶液为空白。照紫外-可见分光光度法（《中国药典》附录Ⅴ A），在510nm的波长处测定吸光度，以吸光度为纵坐标，浓度为横坐标，绘制标准曲线，并计算回归方程 $A = a + bC$ 和相关系数 r。

4. 测定 分别取上述供试品溶液及对照品溶液，照紫外-可见分光光度法（《中国药典》附录Ⅴ A)测定吸光度并记录。

5. 含量计算

(1)将回归方程转变成下列浓度计算公式,再将 $A_供$ 代入即可计算出供试品溶液中总黄酮的浓度 $C_供$(mg/ml)。

$C_供$(mg/ml) = $(A_供 - a)/b$

(2)按下式计算药品中总黄酮的含量(g/袋)

含量(g/袋) = $C_供$(g/ml) × 10^{-3} × 稀释倍数 × $V_样$(ml) × 平均装量(g/袋)/$W_样$(g)。

6. 结果判断　本品每袋含总黄酮以无水芦丁($C_{27}H_{30}O_{16}$)计,不得少于0.12g。

【实训注意】

1. 实验中加亚硝酸钠溶液和硝酸铝溶液后要摇匀,并按规定时间充分放置,否则反应不完全会影响测量结果。

2. 由于供试品溶液显色后稳定性较差,故需立即上机测定。

3. 其他操作要点参照本章紫外-可见分光光度法中的"注意事项"。

【实训检测】

1. 实验中加入亚硝酸钠溶液、硝酸铝溶液和氢氧化钠溶液的目的是什么?

2. 为什么在510nm的波长处测定吸光度?

【实训报告】

记录实训结果,并将其与药品标准相比较,判断供试品是否符合规定。

【实训评价】

实训评价表(100分)

序号	考核内容	技能要求	分值	实得分
1	查阅资料及设计方案	资料的查阅范围与资料整理	10	
		方案的设计	10	
2	实验用品的准备	实验用品的设计	5	
		实验用品的清洁	5	
3	实训操作	取样操作熟练规范	10	
		供试品的制备操作熟练规范	10	
		仪器的规范使用	20	
		结果计算	10	
4	实训报告	数据真实,资料完整,书写清晰	20	
	合计		100	

实训二十一　九分散中马钱子的含量测定

【实训目的】

1. 掌握薄层扫描法的一般操作步骤和技能。

2. 理解外标一点法测定士的宁含量的原理。

3. 了解双波长薄层扫描法含量测定的设计思路。

【实训内容】

（一）实训用品

1. 仪器　薄层扫描仪、研钵、托盘天平（感量 0.1g）、具塞锥形瓶、量筒、分液漏斗、水浴锅、漏斗、蒸发皿、硅胶 GF_{254} 薄层板、展开槽、点样器（毛细玻璃管）、通风橱等。

2. 试剂　三氯甲烷、硫酸、浓氨水、甲苯、丙酮、乙醇。

（二）实训方法

查阅九分散药品标准（《中国药典》正文部分 446 页）。

1. 处方　马钱子粉 250g、麻黄 250g、乳香（制）250g、没药（制）250g。

2. 建立质量控制指标的依据　九分散中的马钱子粉中含有士的宁，是主要药效成分又是毒性成分，如果士的宁含量少于规定标准，则疗效随之降低，过量时容易引起中毒。所以，药典中以马钱子中的士的宁含量为控制九分散的质量指标。

3. 供试品溶液的制备原理

（1）士的宁生物碱的性质：士的宁，又称番木鳖碱。味极苦，毒性极强。具有一般叔胺碱的性质。难溶于水，可溶于乙醇、甲醇、苯、甲苯，易溶于三氯甲烷，极微溶于乙醚和石油醚。pK_{a_2} = 11.7。UV_{max}（乙醇）（$\log\varepsilon$）：254nm（4.10），278nm（3.63），288nm（3.53）。

（2）士的宁生物碱供试品的制备原理：加浓氨试液可将九分散制剂中的生物碱盐，转变成游离生物碱而溶解在三氯甲烷中，将生物碱从九分散中提取出来。加硫酸溶液可将生物碱转变成硫酸盐溶解在硫酸水溶液中，达到与三氯甲烷中的脂溶性成分分离的目的。加浓氨试液使溶液呈碱性，是将士的宁由硫酸盐转变为脂溶性的游离生物碱溶于三氯甲烷中，不溶于硫酸水溶液中，与硫酸溶液中的水溶性成分分离。经过上述分离过程后，可除去大部分脂溶性杂质和水溶性杂质，获得较纯的士的宁供试品溶液。

（3）薄层色谱分离的原理：由于士的宁生物碱的极性较强，所以选择吸附能力稍弱的硅胶为固定相。由于硅胶具有弱酸性，不适合分离检识生物碱，因此，在展开剂中加浓氨水是为了中和硅胶的酸性，防止拖尾现象的产生。

（4）薄层扫描波长的选择：由于处方中的马钱子和麻黄均含有生物碱，所以选择测定波长时，选择士的宁生物碱吸收最大，麻黄类生物碱无吸收的电磁辐射为光源，即士的宁吸收较大的 254nm 为照射波长，士的宁吸收较弱的 325nm 为参比波长测定士的宁的含量。

（三）实验步骤

1. 供试品溶液制备　取本品 10 包，混合研匀。精密称取 2g 置具塞锥形瓶中，精密加三氯甲烷 20ml 与浓氨试液 1ml，轻轻摇匀，称重，于室温下放置 24 小时，再称重，补足三氯甲烷减失的重量，充分振摇，滤过。精密量取续滤液 10ml，用硫酸溶液（3→300）分次提取，至生物碱提尽，合并硫酸液，置另一分液漏斗中，加浓氨试液使呈碱性，用三氯甲烷分次提取，合并三氯甲烷液，蒸干，放冷，残渣中精密加三氯甲烷 5ml 使溶解，作为供试品溶液。

2. 对照品溶液的制备　取士的宁对照品,加三氯甲烷制成每1ml含0.4mg的溶液,作为对照品溶液。

3. 测定法　照薄层色谱法(附录Ⅳ B)试验,吸取上述两种溶液各5μl,分别点于同一硅胶 GF_{254} 薄层板上,以甲苯-丙酮-乙醇-浓氨试液(16:12:1:4)的上层溶液为展开剂,展开,取出,晾干。照薄层色谱法(附录Ⅳ B 薄层色谱扫描法)进行扫描,波长: $\lambda_s = 254nm$, $\lambda_R = 325nm$,测量供试品吸光度积分值与对照品吸光度积分值,计算,即得。

4. 结果计算

(1)供试品中士的宁的含量(mg/mg)%

$$士的宁\% = \frac{C_2}{C} \times 100\% = \frac{C_1 \times \dfrac{A_2}{A_1}}{\dfrac{W \times 10^3}{20} \times \dfrac{10}{5}} \times 100\% = \frac{C_1 \times A_2}{A_1 \times W \times 100} \times 100\%$$

式中,C_1 为对照品溶液浓度(mg/ml); C_2 为供试品溶液中待测组分士的宁的浓度(mg/ml); C 为供试品溶液的浓度(mg/ml); A_1、A_2 分别为对照品和供试品吸收度积分值; W 为干燥供试品称样量。

(2)将计算出的百分含量乘以九分散的平均装量,即可求出每包九分散中所含士的宁的量。药典规定,本品按干燥品计算,每包含马钱子以士的宁($C_{21}H_{22}N_2O_2$)计,应为4.5~5.5mg。

【实训注意】

1. 分液漏斗使用前,要进行检漏,防止操作过程中漏液或堵塞。

2. 两相溶剂萃取时,要充分振摇,使混合物与两相溶剂充分接触,达到溶解平衡,如有乳化现象,应加热使乳化层消失后再分离溶液。

3. 加三氯甲烷或蒸干溶液时,要在通风橱中进行。

【实训检测】

1. 薄层色谱的展开剂中为什么加浓氨水?

2. 测定士的宁的含量的方法属于何种方法?

3. 为什么外标一点法测定含量时,供试品斑点应与对照品斑点峰面积的值接近?

4. 结合本实训,试述应如何选择扫描时的方向?

5. 如何选择测定波长与参比波长?

【实训报告】

记录实训结果,并将其与药品标准相比较,判断供试品是否符合规定。

【实训评价】

实训评价表(100分)

序号	考核内容	技能要求	分值	实得分
1	查阅资料及设计方案	资料的查阅范围与资料整理	10	
		方案的设计	10	

续表

序号	考核内容	技能要求	分值	实得分
2	实验用品的准备	实验用品的设计	5	
		实验用品的清洁	5	
3	实训操作	取样操作熟练规范	10	
		供试品的制备操作熟练规范	10	
		仪器的规范使用	20	
		结果计算	10	
4	实训报告	数据真实,资料完整,书写清晰	20	
合计			100	

实训二十二　明目地黄丸中山茱萸的含量测定

【实训目的】

1. 掌握薄层扫描法的一般操作步骤和技能。

2. 理解外标二点法测定士的宁含量的原理。

3. 了解双波长薄层扫描法含量测定的设计思路。

【实训内容】

(一)实训用品

1. 仪器　薄层扫描仪、蒸馏水、恒温干燥箱、滤纸、研钵、托盘天平(感量 0.1g)、剪刀、锥形瓶、量筒、索氏提取器、水浴锅、漏斗、蒸发皿、紫外灯、胶布、玻璃板、硅胶 G 薄层板、展开槽、点样器(毛细玻璃管)、通风橱等。

2. 试剂　三氯甲烷、环己烷、甲酸、石油醚、乙醚、醋酸乙酯、20% 硫酸。

(二)实训方法

查阅明目地黄丸药品标准(《中国药典》正文部分492页)。

1. 处方　熟地黄 160g、山茱萸(制)80g、牡丹皮 60g、山药 80g、茯苓 60g、泽泻 60g、枸杞子 60g、菊花 60g、当归 60g、白芍 60g、蒺藜 60g、石决明(煅)80g。

2. 制法　粉碎成细粉,过筛,混匀。每 100g 粉末用炼蜜 35～50g 加适量水的水泛丸,干燥,制成水蜜丸;或加炼蜜 90～110g 制成小蜜丸或大蜜丸。

3. 建立质量控制指标的依据　选用山茱萸中熊果酸、牡丹皮中的丹皮酚及白芍和牡丹皮中的芍药苷的含量,作为本品的质量控制标准。其中山茱萸中的熊果酸是采用双波长锯齿扫描进行测定,用外标两点法计算出供试品中山茱萸(按熊果酸计)的含量。

4. 供试品溶液的制备原理

(1)熊果酸的性质:熊果酸又称乌苏酸、乌索酸,为三萜类化合物。分子中含有30个碳原子和羧酸基,属于脂溶性化合物,其溶解度性质为易溶于二氧六环、吡啶,溶于甲醇、乙醇、丁醇、丁酮,微溶于苯、三氯甲烷、乙醚,不溶于水和石油醚。

（2）熊果酸供试品的制备原理：由于熊果酸为脂溶性成分，不溶于水，在供试品中加水溶散、洗涤以除去水溶性杂质。加乙醚回流提取，可将熊果酸提取出来。用石油醚（30~60℃）浸泡，脂溶性杂质溶于石油醚中被除去。加无水三氯甲烷-乙醇（2:3）可溶解熊果酸制备成供试品溶液。

（3）薄层色谱分离的原理：由于熊果酸具有酸性，为了防止产生拖尾现象，在展开剂中加入了甲酸。

（4）显色原理：在硫酸氧化剂作用下，熊果酸发生了氧化、脱水、形成双键、双键转位等过程而显色。

（5）薄层扫描波长的选择：熊果酸对紫外-可见范围内电磁辐射无吸收，选择10%硫酸乙醇溶液，在110℃加热4~5分钟显色后，对波长为540nm的可见光产生最大吸收。

（三）实验步骤

1. 供试品溶液的制备　取本品水蜜丸，研碎，取10g，精密称定；或取小蜜丸或重量差异下的大蜜丸，剪碎，混匀，取18g，精密称定。加水50ml，放置使溶散，滤过，药渣用水80ml洗涤，在室温干燥至呈松软的粉末状，于100℃烘干，残渣连同滤纸一并置索氏提取器内，加乙醚适量，加热回流提取4小时，提取液回收乙醚至干，残渣用石油醚（30~60℃）浸泡2次，每次20ml（浸泡约2分钟），倾去石油醚，残渣加无水三氯甲烷-乙醇（2:3）混合液适量，微热使溶解，转移至5ml量瓶中，加上述混合溶液至刻度，摇匀，作为供试品溶液。

2. 对照品溶液制备　另取熊果酸对照品适量，精密称定，加无水乙醇制成每1ml含0.5mg的溶液，作为对照品溶液。

3. 测定方法　照薄层色谱法（附录Ⅳ B）试验，精密吸取供试品溶液5μl或10μl、对照品溶液4μl与8μl，分别交叉点于同一硅胶G薄层板上，以环己烷-三氯甲烷-醋酸乙酯-甲酸（20:5:8:0.5）为展开剂，展开（展开温度20~28℃为宜），取出，晾干，喷以10%硫酸乙醇溶液，在110℃加热4~5分钟，至斑点显色清晰，放冷，在薄层板上覆盖同样大小的玻璃板，周围用胶布固定，置紫外灯（254nm）下定位。照薄层色谱法（附录Ⅳ B薄层色谱扫描法）进行扫描，波长：$\lambda_S = 540nm$、$\lambda_R = 700nm$，测定供试品吸光度积分值与对照品吸光度积分值，计算，即得。

4. 计算方法

$$F_1 = \frac{2C_{对}}{A_2 - A_1}, \quad F_2 = \frac{2C_{对}(A_2 - 2A_1)}{A_2 - A_1}, \quad C_{供} = F_1 A_{供} + F_2$$

山茱萸（按熊果酸计）（mg/袋）$= C_{供} \times$ 稀释倍数 $\times$ 平均袋重（g）$/W$（g）

式中，$C_{对}$ 为对照品溶液浓度（mg/ml）；A_1、A_2 分别为对照品溶液低、高两个点样量对应的吸收度积分值；$C_{供}$ 为供试品中待测组分的浓度（mg/ml）；W 为称取的供试品重量（g）。

药典规定，本品含山茱萸按熊果酸计（$C_{30}H_{48}O_3$），水蜜丸每1g不得少于90μg；小蜜丸每1g不得少于70μg；大蜜丸每丸不得少于0.63mg。

【实训注意】

1. 加三氯甲烷、乙醚、石油醚或蒸干溶液时，要在通风橱中进行。

2. 为保证测定结果的准确性，采用外标二点法测定时，供试品斑点的峰面积应在两个对照品斑点的峰面积值之间。

【实训检测】

1. 薄层色谱的展开剂中为什么加甲酸？

2. 制备供试品溶液时,除去水溶性杂质和脂溶性杂质的方法是什么？

3. 为什么外标二点法测定含量时,供试品斑点的峰面积应在两个对照品斑点的峰面积值之间。

4. 测定熊果酸的含量的方法属于何种方法？

【实训报告】

记录实训结果,并将其与药品标准相比较,判断供试品是否符合规定。

【实训评价】

实训评价表(100 分)

序号	考核内容	技能要求	分值	实得分
1	查阅资料及设计方案	资料的查阅范围与资料整理	10	
		方案的设计	10	
2	实验用品的准备	实验用品的设计	5	
		实验用品的清洁	5	
3	实训操作	取样操作熟练规范	10	
		供试品的制备操作熟练规范	10	
		仪器的规范使用	20	
		结果计算	10	
4	实训报告	数据真实,资料完整,书写清晰	20	
合计			100	

实训二十三　牛黄解毒片中黄芩苷的含量测定

【实训目的】

1. 掌握高效液相色谱法的一般操作步骤和技能。

2. 理解外标一点法测定黄芩苷含量的原理。

3. 了解高效液相色谱法测定待测组分含量的设计思路。

【实训内容】

(一)实训用品

1. 仪器　高效液相色谱仪、研钵、托盘天平(感量 0.1g)、具塞锥形瓶、量筒、漏斗、超声波提取器、微量注射器、通风橱、蒸发皿、100ml 容量瓶、10ml 容量瓶。

2. 试剂　甲醇、乙醇、磷酸。

3. 材料　黄芩苷对照品。

（二）实训方法

查阅牛黄解毒片药品标准（《中国药典》正文部分566页）。

1. 处方　人工牛黄5g、大黄200g、黄芩150g、冰片25g、石膏200g、雄黄50g、甘草50g、桔梗100g。

2. 建立质量控制指标的依据　牛黄解毒片由八味药组成，以黄芩中的黄芩苷的含量，为控制牛黄解毒片的质量指标。

3. 供试品溶液的制备原理　黄芩苷难溶于乙醇，但可溶于含水乙醇中，因此用60%乙醇可将黄芩苷从牛黄解毒片中提取出来。由于黄芩苷具有弱酸性，在流动相中加入磷酸可以抑制部分黄芩苷电离成酸根离子，使黄芩苷以分子的形式存在，防止吸收峰变宽而影响测定结果。

4. 检测波长的选择　黄芩苷的紫外吸收光谱：选择黄芩苷吸收最大，其他成分无吸收的电磁辐射为光源，即以315nm为检测黄芩苷的照射波长。

（三）实验步骤

1. 供试品溶液制备　取牛黄解毒片20片（包衣片除去包衣），精密称定，研细，取约0.6g精密称定，至锥形瓶中，加70%乙醇30ml，超声处理（功率250W，频率33kHz）20分钟，放冷，滤过，滤液置100ml量瓶中，用少量70%乙醇分次洗涤容器和残渣，洗液滤于同一量瓶中，加70%乙醇至刻度，摇匀，精密量取2ml，至10ml量瓶中，加70%乙醇至刻度，摇匀，即得。

2. 对照品溶液的制备　取黄芩苷对照品适量，精密称定，加甲醇制成每1ml中含30μg的对照品溶液。

3. 含量测定　照高效液相色谱法（附录Ⅵ D）测定。

（1）色谱条件与系统适用性实验：以用十八烷基硅烷键合硅胶为填充剂；甲醇-水-磷酸（45：55：0.2）为流动相；检测波长为315nm；理论板数按黄芩苷峰计算应不低于3000。

（2）测定法：分别精密吸取对照品溶液5μl与供试品溶液各10μl，注入色谱仪，测定，即得。

（3）计算

$$黄芩苷(mg/片) = \frac{C_{对} \times A_{供} \times 50.0 \times 平均片重(g)}{A_{对} \times 供试品重量(g)} \times 100\%$$

式中，$C_{对}$为对照品的浓度，μg/ml。药典规定，本品每片中以黄芩苷（$C_{21}H_{18}O_{11}$）计，小片不得少于3.0mg；大片不得少于4.5mg。

【实训注意】

1. 各色谱柱的使用应予登记，包括本次测试药品及柱中的保存溶剂。

2. 参照本章高效液相色谱法中的注意事项。

【实训检测】

1. 高效液相色谱检测黄芩苷的流动相中为什么加磷酸？

2. 高效液相色谱法为什么要进行色谱条件与系统适用性实验？

3. 测定黄芩苷含量的方法属于何种方法？

4. 含量测定的对照品溶液和供试品溶液每份至少进样几次？

5. 分析结束后,为什么用经滤过和脱气的适当溶剂清洗分离系统?

6. 结合本实训,试述进样前为什么用流动相对色谱柱进行平衡处理。

【实训报告】

记录实训结果,并将其与药品标准相比较,判断供试品是否符合规定。

【实训评价】

实训评价表(100分)

序号	考核内容	技能要求	分值	实得分
1	查阅资料及设计方案	资料的查阅范围与资料整理	10	
		方案的设计	10	
2	实验用品的准备	实验用品的设计	5	
		实验用品的清洁	5	
3	实训操作	取样操作熟练规范	10	
		供试品的制备操作熟练规范	10	
		仪器的规范使用	20	
		结果计算	10	
4	实训报告	数据真实,资料完整,书写清晰	20	
合计			100	

实训二十四　十滴水软胶囊中樟脑的含量测定

【实训目的】

1. 掌握气相色谱法的一般操作步骤和技能。

2. 理解外标一点法测定黄芩苷含量的原理。

3. 了解气相色谱法测定待测组分含量的设计思路。

【实训内容】

(一)实训用品

1. 仪器　气相色谱仪、分析天平(感量 0.1mg)、具塞试管、量筒、漏斗、25ml 容量瓶、10ml 容量瓶。

2. 试剂　无水乙醇、樟脑。

3. 材料　薄荷脑对照品。

(二)实训方法

查阅十滴水软胶囊药品标准。

1. 处方　樟脑 62.5g、干姜 62.5g、大黄 50g、小茴香 25g、肉桂 25g、辣椒 12.5g、桉油 31.25ml。

2. 建立质量控制指标的依据 十滴水软胶囊中,樟脑为主药,因此,以樟脑的含量为控制十滴水软胶囊的质量指标。

3. 供试品溶液的制备原理 樟脑为双环单萜类化合物,分子中含有羰基。常温下为菱面结晶,具有挥发性和升华性。微溶于水,易溶于三氯甲烷、苯、乙醚及乙醇。薄荷脑又称薄荷醇为单环单萜类化合物,分子中含有醇羟基,极性较樟脑强。具有挥发性和升华性。略溶于水,易溶于乙醇、三氯甲烷、乙醚、石油醚和冰醋酸。由于樟脑易溶于无水乙醇中,因此,选用无水乙醇为溶剂从十滴水制剂中提取樟脑,选用无水乙醇配制对照品溶液及供试品溶液。

4. 分离原理 由于薄荷脑的极性强于樟脑,在气相色谱图中,二者的色谱峰不会重叠,所以测定樟脑含量时,选用薄荷脑为内标物。

（三）实验步骤

1. 色谱条件与系统适用性试验 以聚乙二醇(PEG)-20W 为固定相,涂布浓度为10%,柱温150℃。理论板数按樟脑峰计算应不低于2000,樟脑峰与内标物质峰的分离度应大于2。

2. 校正因子测定 精密称取樟脑对照品50mg,置10ml 量瓶中,精密加入薄荷脑(内标物质)50mg,加无水乙醇至刻度,摇匀,精密量取 1～2μl,注入气相色谱仪,计算校正因子。

3. 供试品溶液的制备 取装量差异项下的内容物,混匀,取 0.8g,精密称定,置具塞试管中,用无水乙醇提取 5 次,每次 4ml,分取乙醇提取液,合并,转移至 25ml 量瓶中,精密加入薄荷脑 125mg,使溶解,加无水乙醇稀释至刻度,摇匀,为供试品溶液。

4. 含量测定 照气相色谱法(附录Ⅵ E)测定。精密量取对照品及供试品溶液各 1～2μl,注入气相色谱仪,测定,计算,即得。

计算：
$$樟脑(mg/粒) = \frac{f \times A_{供} \times m'_{内} \times 平均片重(g)}{A_{内} \times 供试品重量(g)}$$

式中,f 为校正因子可通过试验求得;$m'_{内}$ 为测试供试品时加入的内标物的重量(mg)。药典规定,本品每粒含樟脑($C_{10}H_{16}O$)不得少于53mg。

【实训注意】

使用气相色谱仪时,要认真阅读说明书,根据各液相色谱仪的具体操作要求进行操作。其他可参照本章气相色谱法中的"注意事项"。

【实训检测】

1. 为什么要计算校正因子？该方法中采用何种控温方式？测定樟脑的含量方法属于何种方法？含量测定的对照品溶液和供试品溶液每份至少进样几次？分析结束后,为什么先降温后关机？

2. 结合本实训,试述预试验情况,如何调节柱温、载气流速、进样量等参数。

【实训报告】

记录实训结果,并将其与药品标准相比较,判断供试品是否符合规定。

【实训评价】

实训评价表(100 分)

序号	考核内容	技能要求	分值	实得分
1	查阅资料及设计方案	资料的查阅范围与资料整理	10	
		方案的设计	10	
2	实验用品的准备	实验用品的设计	5	
		实验用品的清洁	5	
3	实训操作	取样操作熟练规范	10	
		供试品的制备操作熟练规范	10	
		仪器的规范使用	20	
		结果计算	10	
4	实训报告	数据真实,资料完整,书写清晰	20	
合计			100	

(高晓波:第一至四节及其实训;纪从兰:第五至七节及其实训)

第七章 中药制剂检测新技术

第一节 毛细管电泳法

一、概述

毛细管电泳(capillary electrophoresis,CE)又称高效毛细管电泳(high performance capillary electrophoresis,HPCE),系指以弹性石英毛细管为分离通道,以高压直流电场为驱动力,依据供试品中各组分的淌度(单位电场强度下的迁移速度)和分配行为的差异而实现各组分分离的一种分析方法。

毛细管电泳是20世纪80年代发展起来的一类高效快速的分离分析方法,是经典电泳技术和现代微柱分离相结合的产物。它有多种分离模式,可以采用液相色谱中的各种检测方法,既可以分离带电荷的溶质,也可以通过毛细管胶束电动色谱等分离模式分析中性溶质,具有分离效率高、检测灵敏度高、样品用量极少等特点,在生物医药样品的分析中显示出突出的优越性。

(一)基本原理

当熔融石英毛细管内充满缓冲液时,管内壁上的硅羟基解离释放氢离子至溶液中,使管壁带负电荷并容易形成双电层(ξ电位)。当毛细管两端加上直流电压时将使带正电的溶液整体地移向负极端,这种在电场作用下溶液的整体移动称为电渗流(EOF)(图7-1)。内壁硅羟基的解离度与缓冲液pH和添加的改性剂有关。降低溶液的pH会降低解离度,减小电渗流;增高溶液pH提高解离度,增加电渗流。有机添加剂的加入有时会抑制内壁硅羟基的解离,减小电渗流。在操作缓冲液中带电粒子在电场作用下以不同速度向极性相反的方向移动,形成电泳。在操作缓冲液中带电粒子运动速度等于其电泳速度和电渗速度的矢量和。电渗速度大于电泳速度,因此电泳时各组分即使是阴离子也会从毛细管阳极端流向阴极端。为了减小或消除电渗流,除了降低操作缓冲液pH之外,还可以采用内壁聚合物涂层的毛细管。这种涂层毛细管可以减小大分子在管壁上的吸附。

图7-1 电渗流

知 识 链 接

电泳、电泳淌度与电渗流

1. 电泳是在电场作用下,带电离子在缓冲溶液中作的定向移动,也称电迁移。

2. 电泳淌度指单位场强下离子的平均迁移速度,毛细管电泳分离就是由于各组分的淌度不同而导致在毛细管中的电泳速度不同,从而达到彼此分离。

3. 电渗流指管内溶液在外力电场作用下整体朝一个方向运动的现象。当在毛细管两端加电压时,双电层中的阳离子向阴极移动,由于离子是溶剂化的,所以带动了毛细管中整体溶液向阴极移动,此种液体相对于固体表面移动的现象也称为电渗。

(二) 特点

与传统电泳技术相比,毛细管电泳采用毛细管为分离通道,克服了焦耳热(高电场强度引起介质本身的发热)引起的区带展宽和样品扩散等问题,采用高电场驱动,大大提高了分离效率。与高效液相色谱比较,该法无论从效率、速度,还是用量和成本上来说,都显示出一定的优势。其主要特点可以概括为"高效、低耗、快速、广谱"。

1. 高效　理论板数可达 $10^5 \sim 10^6 \text{m}^{-1}$,这主要是由于在毛细管电泳中无固定相,不存在传质差异,而且流型又是扁平的,即整个流体就像塞子以均匀的速度向前流动(图7-2)。

图 7-2　HPCE 和 HPLC 柱中溶液流型的比较

知 识 链 接

HPCE 比 HPLC 分离效率高的原因

在 HPCE 中,其液体具平流型,前进速度均衡;在 HPLC 中液体则是呈抛物线状的层流,中心速度为平均速度的 2 倍。一般平流型不会引起区带展宽,因此,HPCE 的分离效率高于 HPLC。

2. 高速　几十秒至十几分钟即可完成一个试样的分析。

3. 微量　进样所需体积可小到 $1\mu l$,体积消耗在 $1 \sim 50\mu l$ 之间。

4. 成本低　只需少量(几毫升)流动相和价格低廉的毛细管,不需高压泵输液。

5. 应用范围广　小到无机离子,大到蛋白质和高分子聚合物,甚至整个细胞、病毒离子、荷电离子、中性分子等都可以进行分离。通过改变操作模式和缓冲溶液的成分,毛细管电泳有很大的选择性,可以对性质不同的各种分离对象进行有效的分离。

(三)毛细管电泳常见的分离模式

毛细管电泳的分离模式有以下几种:

1. 毛细管区带电泳(CZE) CZE 又称为自由溶液区带电泳,系毛细管电泳中最简单、最基本、应用最广的一种操作模式,即将分析溶液引入毛细管进样一端,施加直流电压后,各组分按各自的电泳流和电渗流的矢量和流向毛细管出口端,按阳离子、中性离子和阴离子及其电荷大小的顺序通过检测器,中性组分彼此不能分离,均随电渗流(EOF)一起迁移。出峰时间称为迁移时间(t_m),相当于高效液相色谱(HPLC)和气相色谱(GC)中的保留时间。CZE 中由于电渗流的存在,阴阳离子可以同时分离,中性溶质电泳迁移为零,与电渗流同时流出,不存在迁移速度的差异,故中性分子不能实现分离。

毛细管区带电泳的特点是操作简单,快速,分离效率高,应用范围广。可分析的成分小至有机离子、大至生物大分子如蛋白质、核酸等。可用于分析多种体液样本如血清或血浆、尿、脑脊液及唾液等。

2. 毛细管凝胶电泳法(CGE) 毛细管凝胶电泳是用凝胶物质作为支持物进行的区带电泳,是在 20 世纪 80 年代后期发展起来的毛细管电泳的重要分离模式之一。它是将多孔性凝胶物质与毛细管壁共价键合后作为电泳的支持体,溶质的分离依赖于溶质的净电荷性质和分子大小两个因素,不同体积的溶质分子在起"分子筛"作用的凝胶中得以分离。从理论上讲,凝胶是毛细管电泳的理想介质,其黏度大,抗对流,能减少溶质的扩散,从而可以限制谱带的展宽,所得的峰形尖锐,柱效高。

毛细管凝胶电泳常用于分析蛋白质、多肽、寡核酸、DNA 等生物大分子。另外还可利用聚合物溶液,如葡聚糖等的筛分作用进行分析,称为毛细管无胶筛分。有时将它们统称为毛细管筛分电泳,下分为凝胶电泳和无胶筛分两类。

3. 毛细管等速电泳(CITP) 毛细管等速电泳是一种"移动界面"的电泳技术,它采用前导电解质和尾随电解质,在毛细管中充入前导电解质后,进样,电极槽中换用尾随电解质进行电泳分析,使溶质按其电泳淌度不同得以分离。

一次 CITP 实验可以同时分离正、负离子,且有溶质浓缩作用,常用于 CZE、MEKC、CGE 的预浓缩,但是困难在于寻找同时含有前导离子和后随离子而且又能形成所需 pH 的缓冲溶液体系。

4. 毛细管等电聚焦电泳(CIEF) 等电聚焦是一种根据等电点差别分离多肽或蛋白质的高分辨电泳技术,等电聚焦电泳在毛细管中进行,就是毛细管等电聚焦电泳(CIEF)。毛细管等电聚焦电泳是根据等电点差别进行的对蛋白质或多肽分离的高分辨电泳技术(图7-3)。它是先将毛细管内壁涂覆聚合物以减小电渗流,再将样品和两性电解质混合进样;然后进行聚焦,两个电极槽中分别加入酸液和碱液,施加电压后,带正电荷的溶质流向阴极,使阳极的 pH 降低,并达到稳定,这一过程在毛细管中的电解质溶液逐渐形成 pH 梯度,各溶质在毛细管中迁移至各自等电点(pI)时变为中性,形成聚焦的区带,聚焦完成;而后是迁移,用压力或改变检测器末端电极槽储液的 pH 的办法使溶质通过检测器。毛细管等电聚焦过程是在毛细管内实现的,具有极高的分辨率,可以分离 pI 值差异小于 0.005pH 的两种蛋白质。

图 7-3　毛细管等电聚焦分离示意图

5. 胶束电动毛细管色谱(MEKC 或 MECC)　以胶束为假固定相的一种电动色谱,可视为电泳技术与色谱技术的结合,因在毛细管中进行,亦称为胶束电动毛细管色谱。胶束电动毛细管色谱集电泳、电渗和分配为一体,克服了 CZE 不能分离中性物质的弱点,扩大了电泳的应用范围。

在 MEKC 中,通常是将离子型表面活性剂加到缓冲溶液中,当操作缓冲液加入大于其临界胶束浓度的离子型表面活性剂如十二烷基硫酸钠(SDS)或十六烷基三甲基溴化胺(CTAB)、胆酸等,这时表面活性剂就聚集形成胶束(假固定相),其亲水端朝外,疏水非极性核朝内,溶质则在水和胶束两相间分配,各溶质因分配系数存在差别而被分离。对于常用的阴离子表面活性剂十二烷基硫酸钠(SDS),进样后极强亲水性组分不能进入 SDS 胶束,随操作缓冲液流过检测器(容量因子 $k' = 0$);极强疏水性组分则进入 SDS 胶束的核中不再回到水相,最后到达检测器($k' = \infty$)。其分离原理如图 7-4 所示。

　⌇ = 阴离子表面活性剂　　⇨ = EOF
　▬ = 溶质　　　　　　　　⬅ = 电泳

图 7-4　MECC 的分离原理示意图

该分离模式适合于中性物质的分离。因不同的溶质在胶束中的分配系数不同,其迁移速度存在差异而实现分离。MECC 弥补了 CZE 不能分离中性物质的不足,进一步拓宽了毛细管电泳的应用范围,鉴于中药多数为离子型和中性物质的混合体,因此MECC 更适合于中药分析。

6. 毛细管电色谱(CEC)　CEC 是在毛细管电泳技术不断发展和液相色谱理论日益完善的基础上逐渐兴起的。它是将细粒径固定相填充到毛细管中或在毛细管内壁涂覆固定相,以样品与固定相之间的相互作用为分离机制,以电渗流驱动操作缓冲液(有时再加辅助压力)进行分离的,是毛细管电泳与色谱法相结合的产物,其中以色谱为主,但对荷电溶质兼有电泳作用。

CEC 被认为是最有前途的新分析方法。该分离模式克服了 CE 选择性差和分离中性物质困难的缺点,同时提高了液相色谱的分离效率,形成其独特的高效、微量、快捷的特点,开辟了高效微柱分离技术的新途径。

以上分离模式以毛细管区带电泳和毛细管等电聚焦电泳使用较多,毛细管电色谱分离机制以色谱为主,但对荷电溶质则兼有电泳作用。

二、仪器设备

（一）毛细管电泳仪的基本结构

毛细管电泳仪的基本结构如图7-5所示。主要由毛细管柱、高压电源、进样系统、检测系统和数据处理系统等组成。工作时,毛细管和电极槽内充有相同组分和相同浓度的背景缓冲溶液,样品从毛细管的一端导入。当毛细管的两端加上一定的电压后,荷电溶质便朝与其电荷极性相反的电极方向移动,按其淌度大小顺序,依次到达检测器被检出,得到按时间分布的电泳谱图。

图7-5　高效毛细管电泳仪的基本结构
1. 电极槽和进样系统;2. 清洗系统;3. 毛细管;4. 检测器
5. 铂电极;6. 电极槽;7. 恒温系统;8. 记录和数据处理

（二）毛细管电泳仪的主要部件及其性能

1. 毛细管　使用弹性石英毛细管,内径50μm和75μm两种使用较多(毛细管电色谱有时用内径更大些的毛细管)。细内径分离效果好,且焦耳热小,允许施加较高电压;但若采用柱上检测,则因光程较短,其检测限比粗内径管要差。毛细管长度称为总长度,根据分离度的要求,可选用20~100cm长度;进样端至检测器间的长度称为有效长度。毛细管常盘放在管架上控制在一定温度下操作,以控制焦耳热,操作缓冲液的黏度和电导度,对测定的重复性很重要。

2. 直流高压电源　采用0~30kV(或相近)可调节直流电源,可供应约300μA电流,具有稳压和稳流两种方式可供选择。

3. 电极和电极槽　两个电极槽里放入操作缓冲液,分别插入毛细管的进口端与出口端以及铂电极;铂电极连接至直流高压电源,正负极可切换。多种型号的仪器将供试品瓶同时用做电极槽。

4. 冲洗进样系统　每次进样之前毛细管要用不同溶液冲洗,选用自动冲洗进样仪器较为方便。进样方法有压力(加压)进样、负压(减压)进样、虹吸进样和电动(电迁移)进样等。进样时通过控制压力或电压及时间来控制进样量。

5. 检测系统　紫外-可见分光光度检测器、激光诱导荧光检测器、电化学检测器和质谱检测器均可用作毛细管电泳的检测器。其中以紫外-可见分光光度检测器应用最广,包括单波长、程序波长和二极管阵列检测器。将毛细管接近出口端的外层聚合物剥去约2mm一段,使石英管壁裸露,毛细管两侧各放置一个石英聚光球,使光源聚焦在毛细管上,透过毛细管到达光电池。对无光吸收(或荧光)的溶质的检测,还可采用间接测定法,即在操作缓冲液中加入对光有吸收(或荧光)的添加剂,在溶质到达检测窗口时出现反方向的峰。

6. 数据处理系统 与一般色谱数据处理系统基本相同。

 知 识 链 接

高效毛细管电泳法

高效毛细管电泳法是电化学、色谱学、光谱学及其他多学科交叉的产物,它使分析化学得以从微升水平进入纳升水平,并使单细胞分析,乃至单分子分析成为可能。作为一种新的检测分析方法,具有众多优势,除表现在分析性能指标方面的优势外,其经济、环保的优势也尤为突出。其分离效果主要与电压、温度及支持缓冲液类型有关。作为色谱方法与先进波谱法的结合有广阔前景,如与质谱联用。

三、基本操作

1. 按照仪器操作手册开机,预热,输入各项参数,如毛细管温度、操作电压、检测波长、冲洗程序等。操作缓冲液须过滤和脱气。冲洗液、缓冲液等放置于样品瓶中,依次放入进样器。

2. 毛细管处理好坏对测定结果影响很大。未涂层新毛细管要用较浓碱液在较高温度(例如 1mol/L 氢氧化钠溶液在 60℃)冲洗,使毛细管内壁生成硅羟基,再依次用 0.1mol/L 氢氧化钠、水、操作缓冲液冲洗数分钟。两次进样中间可仅用缓冲液冲洗,但若发现分离性能改变,则开始用 0.1mol/L 氢氧化钠冲洗,甚至要用浓氢氧化钠液升温冲洗。凝胶毛细管、涂层毛细管、填充毛细管的冲洗则应按照所附说明操作。冲洗时将盛溶液样品瓶依次置于进样器,设定程序和时间进行。

3. 操作缓冲液的种类、pH 和浓度,以及添加剂(用以增加溶质的溶解度,控制溶质的解离度,手性拆分等)的选定对测定结果的影响也很大,应照各品种项下的规定配制,根据初试的结果调整、优化。

4. 将待测样品溶液瓶置于进样器中,设定操作参数,如进样压力(电动进样电压)、进样时间、正极端或负极端进样、操作电压或电流、检测器参数等,开始分析。根据初试的电泳谱图调整仪器和操作缓冲液以获得优化结果。而后用优化条件正式分析。

5. 计算的方法、公式、均可参照《中国药典》高效液相色谱法的有关规定,将保留时间(t_R)改为迁移时间(t_m)即可。

6. 分析完成后用水冲洗毛细管,注意将毛细管两端浸入水中保存,如果长久不用应将毛细管用氮吹干,最后关机。

7. 由于进样方法的限制,目前毛细管电泳的精密度比用定量阀进样的高效液相色谱法要差,故定量测定以采用内标法为宜。用加压或减压法进样时,样品溶液黏度会影响进样体积,应注意保持试样溶液和对照品溶液黏度一致;用电动法进样时,被测组分因电荷不同的电歧视现象和溶液离子强度会影响待测组分的迁移量,也要注意其影响。

四、系统适用性试验

为考察所配置的毛细管分析系统和设定参数是否适用,系统适用性测试项目和方法与高效液相色谱法或气相色谱法相同,相关计算和要求也相同;如重复性(相对标准偏差,RSD)、容量因子(k')、毛细管理论板数(n)、分离度(R)、拖尾因子(T)、线性范围、最低检验限(LOD)和最低定量限(LOQ)等,可参照测定。具体指标应符合品种项下的规定,特别是进样精度和不同荷电溶质迁移速度的差异对分析精密度的影响。

五、应用实例

HPCE 技术在生命科学、生化药物和化学药物研究方面,已较为成熟,可选择多种模式,适用于从无机离子到中性物质,从各类小分子、有机化合物、手性分子到天然大分子的分离分析,应用范围广泛,特别适用于含复杂成分的大量样品的快速分析,其分离效率高于 HPLC 数十倍。在中药及其制剂分析方面应用也越来越多,即可结合质谱分析技术建立复方药物指纹图谱,又可进行多种有效成分或指标成分定量,还可用于体内药物分析,开展有效成分研究,将成为用于中药复方制剂分析的有力工具。

山茱萸及六味地黄丸中没食子酸的含量测定:没食子酸为中药山茱萸的有效成分,山茱萸为六味地黄丸药味之一。没食子酸在碱水中可电离成阴离子,故本法采用毛细管区带电泳法(CZE),肉桂酸为内标物,测定二者中没食子酸的含量,以控制其质量。

1. 仪器与试剂　Unimicro 毛细管电泳仪;毛细管 60cm(有效长度 45cm) × 75μm;没食子酸对照品、肉桂酸对照品、95% 乙醇、硼砂(分析纯)、去离子水、市售山茱萸、六味地黄丸(水蜜丸)。

2. 实验条件　操作缓冲溶液为 20mmol/L 硼砂溶液,检测波长 271nm,重力进样(10cm × 5s),工作电压 20kV,电泳温度 20℃,每次运行前依次用 0.1mol/L 氢氧化钠溶液、去离子水、操作缓冲溶液冲洗 3 分钟。

3. 溶液的制备

(1)对照品溶液的制备:精密称取没食子酸对照品 19.5mg 于 25ml 量瓶中,用 95% 乙醇溶解并稀释至刻度,作为对照品溶液;称取肉桂酸对照品 9.6mg,用 95% 乙醇溶解并稀释至 25ml,作为内标溶液。

(2)山茱萸供试品溶液的制备:将山茱萸药材剪碎,称取 5g,加 95% 乙醇 50ml,浸泡 12 小时,加热回流提取 2 小时,过滤,滤渣重复提取 2 次,合并提取液,减压浓缩至 10ml,移至 50ml 量瓶中,加 95% 乙醇稀释至刻度,摇匀,精密量取 2ml 并加入内标溶液 1ml,95% 乙醇稀释定容至 5ml,摇匀,即得。

(3)六味地黄丸供试品溶液的制备　取六味地黄丸粉碎后,称取 5g,提取方法同山茱萸药材,减压浓缩至 10ml,以下操作同山茱萸供试品溶液的制备,即得。

4. 系统适用性试验

在山茱萸的测定中,没食子酸的理论板数 $n = 179820$,在六味地黄丸的测定中,没食子酸的理论板数 $n = 167388$,没食子酸与周围组分分离良好,无干扰组分存在。图 7-6 为山茱萸、六味地黄丸样品和对照品的电泳图谱。

图 7-6 山茱萸(A)、六味地黄丸(B)和对照品
(C)的电泳图谱
1. 肉桂酸;2. 没食子酸

5. 方法学考察

(1)线性范围:精密量取没食子酸对照品溶液 0.1ml、0.2ml、0.4ml、0.6ml、0.8ml、1.0ml、2.0ml 于 5ml 量瓶中,各加入肉桂酸内标液 1ml,95% 乙醇定容至刻度,以没食子酸对照品峰面积与内标物峰面积的比值对其质量浓度作图,其线性回归方程为 Y = 0.0167X + 0.1333,相关系数 r = 0.9993(n = 7)。

(2)精密度与准确度:山茱萸和六味地黄丸峰面积的 RSD 分别为 2.9% 和 2.1%(n = 5),加样回收率分别为 97.4% ~ 98.6% 和 99.3% ~ 102.4%。

6. 样品中没食子酸的含量测定 取山茱萸供试品溶液和六味地黄丸供试品溶液分别测定,山茱萸中没食子酸含量为 0.225%;六味地黄丸中没食子酸的含量为 0.055%。

■ 点 滴 积 累 ■

1. 毛细管电泳法系指以弹性石英毛细管为分离通道,以高压直流电场为驱动力,依据供试品中各组分的淌度和(或)分配行为的差异而实现各组分分离的一种分析方法。

2. 毛细管电泳法和高效液相色谱法比较,其最大的特点是"低耗、广谱"。在中药及其制剂分析方面应用也越来越多,即可结合质谱分析技术建立复方药物指纹图谱,又可进行多种有效成分或指标成分定量,还可用于体内药物分析,开展有效成分研究,将成为用于中药复方制剂分析的有力工具。

第二节 中药指纹图谱

中药指纹图谱(fingerprints of traditional Chinese medicine)是指中药材、饮片及其制剂经适当处理后,采用一定的分析方法与技术所建立的能够标识其化学特征的色谱图或光谱图。

指纹概念起源于法医学,其强调的是个体的绝对唯一性。近代已发展延伸到 DNA 指纹分析,而且应用范围已从犯罪学扩大到医学和生命科学领域。生物样品的 DNA 指纹图谱分析,既强调个体的唯一性,也可侧重于整个物种的唯一性。将这一概念引入中药分析,利用指纹图谱来评价中药品质。中药指纹图谱大多数是依据其后天代谢的化学产物,其具有遗传特性,也同时受生长环境、采收时间等影响。因而所建立的中药指纹图谱具有物种唯一性和个体相似性的特征,它强调的是同一药材群体的相似性,即物种群体内的唯一性(共有特征性)。

中药指纹图谱是以光学分析、分离分析、生物学分析及其他分析方法与技术为依托所建立的质量控制模式之一,是一种综合的、可量化的鉴定手段。主要用于评价中药(药材、饮片、制剂及其半成品)质量的真实性、稳定性和一致性。它的基本属性是整体性和模糊性。其与常规中药质量控制模式的主要区别就是,它强调的是多个成分以相对稳定的比例及位置顺序的完整性特征。以及在共同特征的基础上个体之间又互有差异的模糊性特征。因此,中药指纹图谱分析强调准确的辨认,而不是精密的计算,比较图谱强调的是相似,而不是相同。

中药及其制剂均为多组分复杂体系,因此评价其质量应采用与之相适应的,能提供丰富鉴别信息的检测方法,但现行的显微鉴别、理化鉴别和含量测定等方法都不足以解决这一问题,建立中药指纹图谱将能较为全面地反映中药及其制剂中所含化学成分的种类与数量,进而对药品质量进行整体描述和评价。这也正好符合中医药的整体学说。在此基础上,如果进一步开展谱效学研究,可使中药质量与其药效真正结合起来,有助于阐明中药作用机制。总之,中药指纹图谱的研究和建立,对于提高中药质量,促进中药现代化具有重要意义。

一、指纹图谱的分类

1. 按研究与应用对象分类 可分为中药材指纹图谱、中药原料(包括饮片、中药提取物)指纹图谱、中间体(工艺生产过程中的中间产物)指纹图谱以及中药制剂指纹图谱。

2. 按研究方法、手段分类 可分为中药化学指纹图谱和中药生物学指纹图谱两类。

(1)中药化学指纹图谱:系指采用各种化学的、物理的或物理化学的分析方法所建立的、用以表征其所含化学成分特征的指纹图谱。主要分析方法有薄层色谱(TLC)、气相色谱(GC)、高效液相色谱(HPLC)、高效毛细管电泳(HPCE)、高速逆流色谱(HSC-CC)、超临界流体色谱(SFC)、紫外-可见光谱(UV/VIS)、红外光谱(IR)、荧光光谱(FS)、近红外光谱(NIR)、拉曼光谱(FT-Raman)、核磁共振波谱(NMR)、质谱(MS)、X射线衍射(XRD)等,各种联用技术如气质联用(GC-MS)、液质联用(LC-MS)、超临界流体色谱质谱联用(SFC-MS)、高效毛细管电泳质谱联用(HPCE-MS)、气红联用(FC-IR)等方法获得的指纹图谱。此外还有电化学指纹图谱、常规电泳(EP)指纹图谱、差热分析(DTA)指纹图谱、圆二色谱(CD)指纹图谱、微量元素指纹图谱、X射线荧光光谱(XRF)指纹图谱等,其中以色谱法应用最为广泛。

(2)中药生物学指纹图谱:包括中药DNA指纹图谱、中药基因组学指纹图谱、中药蛋白质组学指纹图谱以及扫描电镜(SEM)指纹图谱等。

二、中药指纹图谱建立的原则和研究思路

(一)中药指纹图谱建立的原则

中药指纹图谱的建立,应以系统的化学成分研究和药理学研究为依托,体现系统性、特征性和稳定性三个基本原则。唯此,才能保证指纹图谱的标准化、规范化、客观化,从而便于推广和应用。

1. 系统性 是指指纹图谱中反映的化学成分应包括该中药有效部位所含大部分成分,或指标性成分的全部,如中药两头尖中抗肿瘤的有效成分为皂苷类化合物,则其指纹图谱应尽可能地反映其中的皂苷类成分;银杏叶的有效成分是黄酮类和银杏内酯类,则其指纹图谱可采用两种方法,针对这两类成分分别分析,达到系统全面的目的。

2. 特征性 是指指纹图谱中反映的化学信息(如保留时间)应具有较强的选择性,这些信息的综合结果,将能特征性地区分中药的真伪与优劣,成为中药自身的"化学条码"。如北五味子的HPLC指纹图谱和TLC指纹图谱,不仅包括多种的五味子木脂素类成分,而且具有许多未知类成分,这些成分的峰位顺序、比值在一定范围内是固定的,并且随药材品种不同而产生差异,依此可以很好地区别其来源、产地,判别药材的真伪优劣。

3. 稳定性 是指所建立的指纹图谱在规定的方法、条件下的耐用程度,即不同操作者、不同实验室所重复做出的指纹图谱应在所允许的误差范围内,以体现其通用性和实用性。因而要求包括样品制备、分析方法、实验过程、数据采集、处理、分析等全过程都要规范化操作,同时,还应建立相应的评价机构,对其进行客观评价。

(二)中药指纹图谱研究思路

中药指纹图谱构建的一般程序包括:设计方案、样品采集、方法建立、数据分析、样品评价、方法检验和建立标准指纹图谱及其技术参数。

1. 研究对象的确定 当研究某个注射剂品种的指纹图谱时,首先必须调研相关的文献、新药申报资料(质量部分和工艺部分)及其他研究结果,尽可能详尽地了解药材、中间体及成品中所含化学成分的种类及其理化性质,经综合分析后找出成品中的药效成分或有效成分,作为成品或中间体指纹图谱的研究对象,即分析检测目标。

例如,黄芪含黄酮、皂苷及多糖;黄芪多糖注射液是以黄芪中的多糖为原料,因此对黄芪多糖注射液进行指纹图谱研究时应以多糖作为研究对象;研究其中间体时也应以多糖为研究对象;研究原药材的指纹图谱时应把黄酮、皂苷及多糖作为研究对象。

2. 方法建立　选择光谱学和色谱学方法。主要采用色谱法。各种色谱法是互补的,应根据研究对象的实际需要和可能以及按照不同色谱技术的特点和优势而定,目的是保证方法的重现性和确能反映产品质量的主要化学成分。研究方法应根据研究对象的物理化学性质来选择。大多数化合物可采用 HPLC,如黄芪中的黄酮、多糖等。挥发性成分应采用 GC,如鱼腥草中的鱼腥草素、土木香中的土木香内酯、异土木香内酯和二氢土木香内酯等。某些有机酸经甲酯化后亦可用 GC 分析。采用上述方法难以分离检测的成分,可考虑使用 TLC 和 HPCE。

3. 研究内容　根据国家药监局《中药注射剂指纹图谱研究的技术要求》(暂行)的规定,主要研究内容有原药材、中间体、注射剂成品的指纹图谱,涉及样品名称、来源、制备、测定方法、指纹图谱及技术参数等。中药指纹图谱构建思路如图 7-7 所示。

图 7-7　中药指纹图谱构建思路示意图

中药指纹图谱的建立可针对不同用途,选用不同的分析方法。如对于药品进行质量控制,应考虑生产企业和药检部门常规配备的仪器,方法耐用,一般以光谱法、气相色谱法和高效液相色谱法为主。若用于配伍理论或新药研究,特别是化学成分与药理、药效相关性研究,可考虑联用技术。方法检验室是在方法确立后的一段时间内对更多未知样品进行检验分析,进一步考察方法的可行性和耐用性。

三、中药指纹图谱建立的方法与技术要求

（一）样品的收集

由于中药来源广泛,所含化学成分的种类及数量常会受到产地、采收等环节的影响,因此,为了确保指纹图谱的系统性,必须广泛收集具有代表性的样品,尤其是不同产地、不同采收加工方式的样品,只有保证样品的代表性,才能保证建立的指纹图谱的有效性。一般要求不少于10批样品的收集数量(药材的批次是指不同产地、不同渠道或不同时间获取的独立样品,与成品的批次不同,要注意区分),每批供试品中取样量应不少于三次检验量,同时要有详实记录。

供试品收集是研究指纹图谱最初也是最关键的步骤,由于不可能对一个药材的所有样本进行试验,而且生长环境条件对药材代谢产物有影响,所以要收集有代表性的供试品。

1. 原料药材及饮片原料药材的指纹图谱主要是反映其自然状态的内在质量情况,研究其指纹图谱是以此作为选择原药材投料或混批提取的依据,同时作为研究注射剂成品指纹图谱相关性的基础。由于自然条件的变化,药材个体之间指纹图谱的差异是正常的,在品种鉴定无误的基础上,力争药材有较为稳定的来源。

(1)药材样品首先要品种鉴定,中药材及其饮片或炮制品,应符合国家药品标准及饮片炮制规范,最好选择传统产地收集或是资源丰富的产地收集,或者来自GAP基地供应的药材。

(2)动植物类药材样品均应固定品种、药用部位、产地、采收期、加工和炮制方法;矿物类药材应固定产地及炮制加工方法;对于多来源的中药材,必须固定单一品种。对于多药用部位的中药材,必须固定单一药用部位;但同时进行不同来源或不同药用部位的代表性样品指纹图谱分析比较,找出其共性与特性,并以共性指纹标定该中药材的质量,还要考察和固定最佳采收期。

(3)记录要求:①药材名称(包括药材及基原)。②样品来源:详细记录样品来自何处(如是来自GAP基地供应;还是产地购买、市场购买或委托购买,以便于生产原料的采购选择和测试数据的可追溯)。③收集时间(购买时间)及收集人。④货源情况调查(货源是否充足和稳定)。⑤基原鉴定及鉴定人:产地或GAP基地收集的药材结合植物形态鉴定品种。如缺原植物,由熟练的专业人员凭性状或显微特征鉴别。如近缘品种、难以区分的野生品种(如白花蛇舌草、蒲公英),应在指纹图谱研究中仔细比较,如获得的指纹图谱相似度很高,也可应用,但须明确记录,并在今后实施GAP时确定一个品种;如指纹图谱相似度很低,则必须确定品种,改为栽培品使用。对于商品混乱的品种(如陈皮),其产区的选择应缩小范围,并结合资源选用药典收载品种中的一种。复方制剂中的君药及处方中量大的药材必须重点注意品种的鉴定,以避免今后执行指纹图谱过程中出现难以预料的问题。⑥质量评估:为了便于对色谱的正确分析,减少试验结果的判断误差,首先药材需符合药典或部颁标准规定,并详细记录。所有药材均须编号,必要时附药材外形照片。

(4)样品的留样、贮藏和标签:由于指纹图谱研究周期较长,供试品必须在干燥、低温、避光处贮藏,标签必须有编号,收集供试品的编号应与贮藏样品、试验样品的编号一致。留样数量应不少于试验实际用量的3倍,以保证试验结果有异议时的可追溯。

2. 半成品(提取物、中间体)和成品(各类制剂相关的产品)药材所含成分的个体差异是难以避免的,指纹图谱研究用的半成品应来自生产车间通过药材混批调整及规范的生

产工艺生产的实际样品。对产品批号、生产单位、成品批号与半成品(中间体、提取物)批号的相关性均须有明确的记录,以保证试验数据的可追溯。各批供试样品须有留样。

(二)供试品溶液的制备

供试品制备的每一步骤均必须标准化操作,以保证样品分析具有良好的精密度、重现性、准确性及样品间的可比性,主要操作过程及数据应详细记录。

1. 取样 依药典规定的方法取样。供试品取样应注意代表性和均匀性,以保持实验室取样与实际生产应用药材一致。例如地上部分的药材,取样量约为 0.5~1kg,要按茎、叶、花、果的大致比例取样别称量茎、叶、花、果的大致比例并做记录;果实类药材,生产时去除种子的,供试品也应除去种子,并做记录;如果药材表观质量不均匀(如大小不一、肥瘦不等、粗细不匀等),也要分取各代表部分。将选取的供试品适当粉碎混合均匀,按规定取样,一般量取供试品与样品的比例为 1:10,如称取 1g 供试品,应在混合均匀的 10g 样品中称取。称取供试品的精度一般要求取 3 位有效数字。

2. 供试品溶液的制备 供试品溶液的制备,可选用适宜的溶剂和提取方法,定量操作进行,尽量使药材中的成分较多地在色谱图中反映出来,并达到较好的分离。再应用适宜的溶剂制成标示浓度的供试品溶液(g/ml 或 mg/ml)。标签上须注明编号或批号(应与取样的药材编号一致,或有明确的关联,以保证数据的可追溯)。一般要求供试品溶液尽量新鲜配制,如需要连续试验,供试品溶液应在避光、低温、密闭容器条件下短期放置,一般不超过两周,溶液不稳定的,一般不超过 48 小时。

(三)参照物的制备

构建指纹图谱应设立参照物或参照峰,以考察其稳定性和重现性,并有助于色谱的辨认。一般可选取样品中容易获取的一个以上的主要活性成分或指标成分的对照品作为参照物(必须注明其来源和纯度)。如果没有对照品,也可选择适宜的内标物作为参照物。指纹图谱一般比较复杂,内标物不易选择,因此应慎重考虑选用内标物质的必要性和可能性。如果无参照物也可选指纹图谱中的稳定的色谱峰作为参照峰,说明其色谱行为和有关数据。参照物应精密称定,用适宜的溶剂配成标示浓度的参照物溶液(g/ml或 mg/ml)。如图 7-8 三七药材的指纹图谱中以三七皂苷 R_1 为参照物。

图 7-8 三七原药材指纹图谱

1. 三七皂苷 R_1(S);2. 人参皂苷 Rg_1;3. 人参皂苷 Re;4. 人参皂苷 Rb_1;

5. 人参皂苷 Rc;6. 人参皂苷 Rb_2;7. 人参皂苷 Rd

（四）实验方法和条件的选择

中药指纹图谱的建立与应用关键在于分析方法,包括测定方法、仪器、试剂、测定条件等,应根据分析试样中所含化学成分的理化性质,选择适宜的测定方法。以色谱法最常用,一般首选 HPLC 法,对于易挥发性成分选用 GC 法,对于生物大分子可采用凝胶色谱法、CE 或 HPLC-MS;对于成分复杂的试样,必要时可以考虑采用多种测定方法,建立多个指纹图谱。

试验条件应能满足指纹图谱的需要,故应进行试验条件的优选,目的是通过比较试验,从中选取相对简单易行的方法和条件,获取足以代表样品特征的指纹图谱,以满足指纹图谱的专属性、重现性和普遍适用性的要求。方法和条件须经过严格的方法学验证。

1. 高效液相色谱法　色谱条件包括:色谱柱、流动相、检测器等。色谱柱一般选用 $5 \sim 10 \mu m$ C_{18} 填料,以 4.6mm×250mm 柱较合适,也可根据测定的对象选择氨基柱、氰基柱等。一般选三根以上不同厂家生产的柱子进行比较优选。流动相至少用三种不同组成的溶剂进行比较,并从中选取最合适的色谱条件。如需梯度洗脱时,应尽量采用线性梯度。并应报告仪器梯度滞后时间(测定梯度滞后时间,可用一零死体积连接器代替色谱柱,以甲醇为溶剂 A,含 0.1% 丙酮的甲醇为溶剂 B,检测波长为 260nm,运行 0 ~ 100%B 的线性梯度,梯度时间 20 分钟,流速 1.0ml/min,记录梯度图形,测定梯度曲线中间点的时间,减去 10 分钟,即得)。由于不同的仪器梯度滞后时间的不同,可能会影响方法的重现性,常可通过调整进样和梯度起始时间减少这种影响。检测器最常见的是紫外-可见光检测器;条件许可的可使用光电二极管阵列检测器,获取不同波长处得到的色谱图,从中汲取更多的信息。对在紫外区无吸收的化合物,也可选择其他类型的检测器,如示差折光检测器或蒸发光散射检测器等,质谱联用技术亦可以使用。

试验条件筛选的目的是通过比较实验,从中选取相对简单易行的方法和条件,获取足以代表品种特征的指纹图谱,以满足指纹图谱的专属性、重现性和普通适用性的要求(图7-9 ~ 图7-11)。方法和条件须经过严格的方法学验证。例如稳定性试验、精密度试验、重现性试验等。

图7-9　淫羊藿提取物初始条件下的色谱图

梯度洗脱条件:0 ~ 55 分钟:水-乙腈(100:0→20:80);

55 ~ 60 分钟:水-乙腈(20:80→0:100)

图 7-10　淫羊藿提取物第 1 次优化后的指纹图谱
梯度洗脱条件:0 ~ 40 分钟:水 - 乙腈
(100:0→70:30);40 ~ 60 分钟;水 - 乙腈(70:30→60:40)

图 7-11　淫羊藿提取物第 2 次优化后的指纹图谱
梯度洗脱条件:0 ~ 40 分钟:水 - 乙腈(80:20→60:40);
40 ~ 60 分钟:水 - 乙腈(60:40→50:50)

　　2. 气相色谱法　气相色谱通常使用毛细管柱,如填充柱得到的色谱虽然简单,但确能表达该品种的指纹特征,也可采用。一般极性与非极性固定相均需比较,以确定选用合适的固定相。同时,对柱长、内径、老化条件、载气、流速、柱温、柱头压力、进样方式、进样口温度、检测器等均需进行考察。色谱运行时间能保证供试品中的成分均能流出色谱柱。仪器和柱效都应定期校验。如需要将相对保留时间作为固定的常数(保留指数),也可根据实际需要和可能选取内标物质计算。如需程序升温宜采用线性升温,尽量避免复杂的多阶程序。气相色谱法应首选氢焰离子化检测器(FID)检测。

　　3. 薄层色谱法　薄层色谱法为离线操作,常用的固定相有硅胶 G、硅胶 GF$_{254}$、硅胶 H、硅胶 HF$_{254}$等。薄层色谱一般采用常规硅胶预制板或高效硅胶预制板,必要时也可选用聚酰胺薄膜板或纤维素薄层板等。薄层板为一次性器材,不存在重复使用问题,但不同厂家的商品预制薄层板质量可能不一致,手工自制的薄层板只能供筛选试验条件使用,用确定的条件制作指纹图谱(图像)时必须用有质量保证的商品预制薄层板(如 Silicagel 60,Merck 等)。展开用溶剂系统的选择至少需作三种不同展开系统的比较;另外,还应注意观察温度和相对湿度对色谱行为的影响,注意样品制备时尽量除去干扰组分的影响。薄层色谱指纹图谱宜在同板将"对照用提取物"或相应参照物与供试品平行比较,即每一薄层板必须有"随行对照用提取物"或相应的参照物。显色剂分通用型显色剂和专属型显色剂,结合使用可在一个色谱条件下得到的指纹图谱获取成分类别或化学成分功能团的信息。如生物碱、黄酮类、三萜类、甾体类、香豆素类等,专用的显色剂可以直观地显示各自的特征。图谱摄像时如用数码摄像机,像素应在 2 000 000 像素以上;荧光色谱须在薄层色谱专用的紫外光灯箱下加滤光片拍摄。如有相应的积分软件,可立即生成轮廓扫描图以及积分数据;也可用常规的薄层色谱扫描仪进行积分和绘制轮廓图谱。薄层扫描仪的机械部分、电子部分及光源需定期校验。

(五)中药指纹图谱的方法验证

考察和证明采用的指纹图谱测定方法是否具有可靠性重复性和耐用性。

1. **精密度试验** 主要考察仪器的精密度。取同一供试品,连续进样 5 次以上,考察色谱峰的相对保留时间、峰面积比值的一致性。采用高效液相色谱和气相色谱制定指纹图谱,在指纹图谱中规定共有峰面积比值的各色谱峰,其峰面积比值的相对标准偏差 RSD 不得大于 3%,其他方法不得大于 5%。采用光谱方法检测的供试品,参照色谱方法进行相应考察,相对标准偏差 RSD 不得大于 3%。

2. **重现性试验** 主要考察实验方法的重现性。取同一批号的供试品 5 份以上,按照供试品的制备和检测方法制备供试品并进行检测,考察色谱峰的相对保留时间、峰面积比值的一致性。采用高效液相色谱和气相色谱制定指纹图谱,在指纹图谱中规定共有峰面积比值的各色谱峰,其峰面积比值的相对标准偏差 RSD 不得大于 3%,其他方法不得大于 5%。采用光谱方法检测的供试品,参照色谱方法进行相应考察,相对标准偏差 RSD 不得大于 3%。

3. **稳定性试验** 主要考察供试品的稳定性。取同一供试品,分别在不同时间(0、1、2、4、8、12、24、48 小时)检测,考察色谱峰的相对保留时间、峰面积比值的一致性,确定检测时间。

(六)指纹图谱的建立和辨认

试验条件确立后,将获得的所有样品的指纹图谱逐一研究比较,首先找出药材色谱具有指纹意义的各个峰,给以编号,将药材、半成品和成品之间的图谱比较,如有缺峰,则缺号,要保持峰的编号不变,便于清楚地考察相互之间的相关性。半成品(提取物)的指纹图谱与原药材的指纹图谱应有一定的相关性,即半成品(提取物)指纹图谱的特征应在原药材的指纹图谱中可以追溯,而原药材中的某些特征在提取物指纹图谱中允许因生产工艺关系而有规律的丢失。半成品(提取物)指纹图谱与成品(注射剂)的指纹图谱应有较高的相关性。

指纹图谱的辨认应注意指纹特征的整体性。一个品种的指纹图谱是由各个具有指纹意义的峰组成的完整图谱构成,各个有指纹意义的峰(或薄层色谱的斑点)其位置(保留时间或比移值)、大小或高低(积分面积或峰高)、各峰之间相对的比例是指纹图谱的综合参数,辨认和比较时从整体的角度综合考虑,注意各有指纹意义的峰相互的依存关系。指纹图谱的评价指标是供试品指纹图谱与该品种对照用指纹图谱(共有模式)及供试品之间指纹图谱的相似性。指纹图谱的相似性从两个方面考虑,一是色谱的整体"面貌",即有指纹意义的峰的数目、峰的位置和顺序、各峰之间的大致比例(薄层色谱还有斑点的颜色)等是否相似,以判断样品的真实性。二是供试品与对照样品或"对照用指纹图谱"之间及不同批次样品指纹图谱之间总积分值作量化比较。如总积分面积相差较大(如 ±20%),则说明同样量的样品含有的内在物质有较明显的"量"的差异,这种差异是否允许,应视具体品种,具体工艺的实际情况,并结合含量测定项目综合判断。这种比较应在同一台仪器平行进行测定。相似性比较可以用"相似度"表达,相似度可以借助药典会推荐的"中药指纹图谱计算机辅助相似度评价软件"计算,除个别品种视具体情况而定外,一般成品指纹图谱相似度计算结果在0.9~1.0(或以90~100表示)作为符合要求。

(七) 指纹图谱的校验与复核

应对所建立的指纹图谱按有关规定要求进行实验条件、方法及结果的校验与复核。

(八) 指纹图谱的分析与评价

根据指纹图谱所获取的信息,建立指纹图谱分析比较的重要参数(共有峰、重叠率、N强峰、特征指纹等),计算特征指纹的相似度,进行指纹图谱的评价。

1. 指纹图谱参数的建立　根据供试品的检测结果,建立指纹图谱。采用阿拉伯数字标示共有峰,其中参照物的峰用"s"标示。采用 HPLC 法和 GC 法制定指纹图谱,其记录时间一般为1小时;应提供2小时的记录图,以考察1小时以后的色谱峰情况。采用TLCS法,必须提供从原点至溶剂前沿的图谱;采用光谱法制定指纹图谱,必须按各种光谱的相应的规定提供全谱,对于化学成分复杂的中药注射剂、有效部位和中间体,特别是中药复方注射剂,必要时可建立多张指纹图谱。

(1)共有指纹峰的标定:根据10次以上供试品的检测结果,标定共有指纹峰。色谱法采用相对保留时间标定指纹峰,光谱法采用波长或波数等相关值标定指纹峰。

共有指纹峰的化学归属,可采用对照品加入法或 HPLC/DAD/MS 联用技术进行鉴别,后者可在无对照品的情况下使用(图7-12~图7-14)。

图7-12　10批虫草提取物指纹图谱横向叠加图

图7-13　10批虫草提取物指纹图谱纵向叠加图

图 7-14　天然虫草指纹图谱

例如复方丹参注射液指纹图谱应有 9 个特征峰［相对保留时间（峰序号）］，即：0. 145（1）；0. 186（2）；0. 298（3）；0. 378（4）；0. 425（5）；0. 499（6）；0. 594（7）；1. 000（8s 原儿茶醛）；1. 145（9）。

峰面积比值：0. 059（1）；0. 064（2）；0. 036（3）；0. 112 ±30%（4）；0. 054（5）；0. 297 ±25%（6）；0. 055（7）；1. 000（8s 原儿茶醛）；0. 040（9）。

（2）共有指纹峰面积的比值：以对照品作为参照物的指纹图谱，以参照物峰面积作为 1，计算各共有指纹峰面积与参照物峰面积的比值；以内标物作为参照物的指纹图谱，则以共有指纹峰中其中一个峰（要求峰面积相对较大，较稳定的共有峰）的峰面积作为 1，计算其他各共有峰面积的比值。各共有指纹峰的面积比值必须相对固定，并允许有一定的幅度范围。中药材的供试品图谱中各共有峰面积的比值与指纹图谱各共有峰面积的比值比较，单峰面积占总峰面积大于或等于 20% 的共有峰，其差值不得大于 ±20%；单峰面积占总峰面积大于或等于 10%，而小于 20% 的共有峰，其差值不得大于 ±25%；单峰面积占总峰面积小于 10% 的共有峰，峰面积比值不作要求，但必须标定相对保留时间。未达基线分离的共有峰，应计算该组峰的总峰面积作为峰面积，同时标定该组各峰的相对保留时间。

（3）非共有峰面积：供试品图谱与指纹图谱比较，相对保留值不同的（共有指纹峰以外的峰）即为非共有峰，中药材供试品的图谱与指纹图谱比较，非共有峰总面积不得大于总峰面积的 10%。中间体供试品图谱与指纹图谱比较，非共有峰总面积不得大于总峰面积的 5%。

（4）N 强峰：按峰面积的大小，选择列前的 n 个色谱峰为强峰，其总峰面积占整个总峰面积的 70% 以上。n 值的大小取决于出峰数的多少，一般占总峰数的 1/5 ~ 1/3，同时还要考虑 n 个强峰总峰面积的大小。另外还要注意 N 强峰中各谱峰在供试品中出现的频次和所列的次序。N 强峰用量的角度来描述两个被比较分析样品间的异同；反映了药材中各主要成分的相对含量，是评价其质量重要的信息和依据。

（5）特征指纹：指一系列特征指纹峰所组成的固定峰群，指全部样品所共有（或者 90%）峰，是从多组分角度来反映中药内在的特征。

特征指纹检出率 = 待鉴药材中的特征指纹峰数/特征指纹峰总数

重叠率 =（共有峰数 ×2）/（对照药材峰数 + 待鉴药材）×100%

（6）中药材、有效部位、中间体和注射剂指纹图谱之间的相关性：应根据中药材、有效部位、中间体和注射剂的指纹图谱,标定各指纹图谱之间的相关性。必要时可采用加入某一中药材、有效部位或中间体的供试品或制备某一中药材、有效部位或中间体阴性供试品的方法标定各指纹图谱之间的相关性,提供相关性研究的指纹图谱。

2. 指纹图谱相似度评价　指纹图谱的评价指标是以供试品指纹图谱与该品种对照用指纹图谱(共有模式)之间的相似性来衡量的,这种相似性比较可以用"相似度"表达。相似度是供试品指纹图谱与对照指纹图谱共有模式的相似性的量度。指纹图谱相似性计算就是通过量化比较各张指纹图谱上互相对应谱峰的差异,计算出各指纹图谱间的相似度。包括两个步骤:一是指纹图谱信息的数字化(峰面积、峰高等);二是计算指纹图谱间相似度。

指纹图谱相似度一般采用指纹图谱上所有峰进行计算。根据国家食品药品监督管理局颁布的《中药注射剂指纹图谱实验研究技术指南》规定:指纹图谱相似度可以借助国家药典委员会推荐的"中药计算机辅助相似度评价软件"计算。即"中药指纹图谱鉴别分析系统"与"计算机辅助相似性评价系统"。这两个相似度计算软件均采用了模糊信息分析法,相似度的计算采用夹角余弦法,把每一个色谱指纹图谱都看作一组对应保留时间下的峰面积或谱图数据点的数值,将这组数值作为多维空间中的向量,使两个指纹图谱间相似性的问题转化为多维空间的两个向量的相似性问题,利用 $\cos\theta$ 值来定量表征指纹图谱间的相似性。一般情况下当成品相似度计算结果在 0.9~1.0(90%~100%)视为符合要求。

课堂活动

请分析指纹图谱技术与传统的定性及定量分析方法有何显著差异。分析色谱及光谱技术在指纹图谱研究中地位差异。作为指纹图谱原始数据的获取来源,紫外光谱法存在哪些优劣方面?

四、应用实例

(一)桂枝茯苓胶囊

本品是由桂枝 240g、茯苓 240g、牡丹皮 240g、桃仁 240g、白芍 240g 加工而成的胶囊剂。以上五味,取茯苓 192g,粉碎成细粉;牡丹皮用水蒸气蒸馏,收集蒸馏液,分取挥发性成分,备用;药渣与桂枝、白芍、桃仁及剩余的茯苓用 90% 乙醇提取二次,合并提取液,回收乙醇至无醇味,减压浓缩至适量;药渣再加水煎煮二次,滤过,合并滤液,减压浓缩至适量,与上述浓缩液合并,与茯苓细粉混匀,干燥,粉碎,加入适量的糊精,制颗粒,干燥,加入牡丹皮挥发性成分,混匀,装入胶囊,制成 1000 粒,即得。

照高效液相色谱法(附录Ⅵ D)测定。

1. 色谱条件与系统适用性试验　以十八烷基硅烷键合硅胶为填充剂;以含 0.1% 磷酸及 50% 乙腈的水溶液为流动相 A,以含 0.1% 磷酸及 5% 乙腈的水溶液为流动相 B,梯度洗脱;流速为 1ml/min;检测波长为 230nm。理论板数按参照物(芍药苷)峰计算,应不低于 6000。

时间(分钟)	流动相 A(%)	流动相 B(%)
0 ~ 70	0→100	100→0

2. 参照物溶液的制备　取芍药苷对照品适量,精密称定,加甲醇制成每 1ml 含 50μg 的溶液,即得。

3. 供试品溶液的制备　取本品内容物适量,混匀,研细,取约 0.25g,至具塞锥形瓶中,精密称定,精密加入甲醇 25ml,超声处理(功率 720W,频率 50kHz)30 分钟,滤过,取续滤液,即得。

4. 测定法　分别精密吸取参照物溶液与供试品溶液各 10μl,注入液相色谱仪,测定,记录色谱图,即得。按中药色谱指纹图谱相似性评价系统计算,供试品指纹图谱与对照品指纹图谱相似度不得低于 0.85。

5. 色谱条件　仪器 Agilent 1100 型液相色谱仪;色谱柱 Alltima C_{18},4.6mm × 250mm,5μm。

6. 指纹图谱　见《中国药典》正文部分 985 页。

(二) 天舒胶囊

本品是由川芎、天麻加工而成的胶囊剂。以上二味,粉碎,混合,用 90% 乙醇回流提取二次,合并提取液,滤过,滤液回收乙醇并浓缩得清膏;药渣加水煎煮二次,合并煎液,滤过,滤液浓缩至适量,加入糊精适量,混匀,干燥,粉碎后加入上述清膏及糊精适量,制粒,干燥,装入胶囊,制成 1000 粒,即得。

照高效液相色谱法(附录Ⅵ D)测定。

1. 色谱条件与系统适用性试验　以十八烷基硅烷键合硅胶为填充剂(Phenomenex Luna,柱长为 250mm,柱内径为 4.6mm,粒径为 5μm);以甲醇为流动相 A,以 0.1% 磷酸为流动相 B,按下表中的规定进行梯度洗脱;流速为每分钟 1ml;检测波长为 276nm;柱温为 30℃。理论板数按阿魏酸峰计算应不低于 6000。

时间(分钟)	流动相 A(%)	流动相 B(%)
0 ~ 5	15	85
5 ~ 55	15→95	85→5
55 ~ 60	95	5
60 ~ 70	15	85

2. 参照物溶液的制备　取阿魏酸对照品适量,精密称定,加 50% 甲醇制成每 1ml 含 20μg 的溶液,即得。

3. 供试品溶液的制备　取本品内容物,混匀,研细,取约 1g,精密称定,置具塞锥形瓶中,精密加入 50% 甲醇 25ml,称定重量,超声处理(功率 250W,频率 40kHz)30 分钟,放冷,再称定重量,用 50% 甲醇补足减失的重量,摇匀,滤过,取续滤液,即得。

4. 测定法　分别精密吸取参照物溶液与供试品溶液各 10μl,注入液相色谱仪,记录 60 分钟色谱图。按中药色谱指纹图谱相似度评价系统计算,屏蔽 2 号色谱峰后,供试品指纹图谱与对照指纹图谱的相似度不得低于 0.85。

5. 指纹图谱　见《中国药典》正文部分 524 页。

(三) 复方丹参滴丸

本品是由丹参、三七、冰片加工而成的滴丸剂。以上三味,冰片研细;丹参、三七加水煎煮,煎液滤过,滤液浓缩,加入乙醇,静置使沉淀,取上清液,回收乙醇,浓缩成稠膏,备用;取聚乙二醇适量,加热使熔融,加入上述稠膏和冰片细粉,混匀,滴入冷却的液体石蜡中,制成滴丸,或包薄膜衣,即得。

照高效液相色谱法(附录Ⅵ D)同时测定指纹图谱及丹参素($C_9H_{10}O_5$)含量。

1. 色谱条件与系统适用性试验　用 Waters Acquity UP-LC™ HSS T3 色谱柱(柱长为 100mm,内径为 2.1mm,粒径为 1.5μm),以含 0.02% 磷酸的 80% 乙腈溶液为流动相 A,以 0.02% 磷酸溶液为流动相 B,按下表中的规定进行梯度洗脱;流速为每分钟 0.4ml;检测波长为 280nm;柱温为 40℃。理论板数按丹参素峰计算应不低于 8000。

时间(分钟)	流动相 A(%)	流动相 B(%)
0~1.6	9→22	91→78
1.6~1.8	22→26	78→74
1.8~8.0	26→39	74→61
8.0~8.4	39→9	61→91
8.4~10.0	9	91

2. 对照品溶液的制备　取丹参素钠对照品适量,精密称定,加 75% 甲醇制成每 1ml 含 0.16mg 的溶液(相当于每 1ml 含丹参素 0.144mg),即得。

3. 供试品溶液的制备　取本品 10 丸,精密称定,置 10ml 量瓶中,加水适量,超声处理(功率 120W,频率 40kHz)150 分钟使溶解,放冷,加水至刻度,摇匀,滤过,取续滤液,即得。

4. 测定法　分别精密吸取对照品溶液与供试品溶液各 2~4μl,注入液相色谱仪,测定,即得。本品每丸含丹参以丹参素($C_9H_{10}O_5$)计,不得少于 0.10mg。

供试品色谱图中,应呈现 8 个对照指纹图谱相对应的特征峰,按中药色谱指纹图谱相似度评价系统计算,供试品指纹图谱与对照指纹图谱经相似度不得低于 0.90。

5. 指纹图谱　见《中国药典》正文部分 907 页。

点 滴 积 累

1. 建立中药色谱特征图谱应满足专属性、重现性和可操作性的要求。

2. 收集有代表性的样品(中药制剂、中间体、原料药材)各 10 批次以上,每批样品需重复三次实验,样品应均匀并具代表性;以确保建立的图谱具有特征性。

3. 制备供试品溶液时应选择合适的溶剂进行提取分离,尽可能保证能够充分反映供试样品的基本特性。测定方法的选择应能确保图谱具有特征性,使制剂中的成分较多地在特征图谱中反映出来,并达到较好的分离。

4. 特征图谱中具有特殊意义的峰应予以编号,对供试品中的色谱峰应尽可能进行峰的成分确认。对色谱峰多的样品,参照物最好能有 2~3 个,以便与对照图定位。

5. 为确保特征图谱具有足够的信息量,必要时中药复方制剂可使用 2 张以上对照图谱。

第三节　电感耦合等离子体质谱法

电感耦合等离子体质谱法(ICP-MS)是将被测物质用电感耦合等离子体离子化后,按离子的质荷比分离,用于元素和同位素分析以及元素价态分析的一种新方法。与其他原子光谱法相比,具有更低的检出限(0.02~0.1ng/ml)、线性范围宽(8~9个数量级)、谱线简单,干扰少,精密度高、分析速度快及多元素同时定性、定量分析等特点。可分析地球上几乎所有的元素。《中国药典》一部收载了本法,主要用于中药中重金属和有害元素的检查。

一、仪器组成及其工作原理

电感耦合等离子体质谱仪一般由进样系统、电器耦合等离子体(ICP)离子源、接口、离子光学系统、质量分析器和检测器等部分组成。

(一) 进样系统

进样系统是由蠕动泵、进样管、雾化室等组成。目前常用的是同心型或直角型气动雾化器。样品溶液由蠕动泵送入雾化器,并在雾化室形成气溶胶,再由载气带入ICP离子源。进样管分为样品管和内存管,进样量大约为1ml/min。雾化室的温度应相对稳定。

对于一些难以分解或者溶解的样品,如矿石、合金也可以利用激光烧蚀法进样。

(二) 电感耦合等离子体(ICP)离子源

ICP离子源的作用是产生等离子体焰炬并使样品离子化,由等离子高频发生器和感应线圈、炬管等组成,与原子发射光谱仪所用的ICP相同。等离子炬管为三层同心石英管,从内到外分别通载气、辅助气和冷却气(均为氩气),试样由载气从中心管带入炬管;辅助气用来维持等离子流,流量约为1L/min;冷却气以切线方向引入外管,流量为10~15L/min,产生螺旋形气流,使负载线圈处外管的内壁得到冷却,以保护石英管不被烧熔。其作用是产生等离子体焰炬并使样品离子化。

ICP的工作原理是:由高频电源耦合供电,负载线圈产生变磁场,使通过高频装置的氩气电离,则氩离子和电子在电场作用下又会使其他氩原子碰撞,产生更多的离子和电子,形成涡流,并产生高温,瞬间使氩气形成温度可达10 000K的等离子焰炬。由载气带入的样品即在此蒸发、分解、激发和电离。

该离子化方式的试样转换效率高,在常压下引入样品,更换方便;其中大多数元素都能有效地转化为单电荷离子,在所采用的气体温度条件下,样品的解离完全,几乎不存在任何分子碎片;灵敏度高,光谱信息丰富,所以ICP是较为理想的离子源。

(三) 接口及离子光学系统

接口及离子光学系统的作用是从离子源中提取离子送入质量分析器,并使工作系统由常压状态过渡到真空状态,是ICP和MS联用的关键部件。

接口包括采样锥和分离锥。两锥体同轴,由镍或铂制成,顶端均有一小孔(直径约为0.75~1mm),采样锥与ICP炬管口为1cm左右,中心对准炬管中心通道。炽热的等离子气体由此进入第一个真空区域(10^{-2}Pa),并被冷却。继而部分气体通过分离锥小孔,进入下一个真空室(10^{-4}Pa),在此正离子与电子、分子等分离且被加速。之后还需经过离子光学系统,用离子镜聚焦,使之形成一个方向的离子束,以便被质量分析器过滤和传递。

(四) 质量分析器和检测器

质量分析器的作用是将不同质荷比的离子分开,常用的质量分析器有四极杆质量分析器(已有六极和八极),也可使用双聚焦型质量分析器、离子阱质量分析器等。四极杆质量分析器的一般分离度在 0.3～0.7amu。离子的检测器多采用电子倍增管,产生的电脉冲信号直接输入到多道脉冲分析器中,得到每一种质荷比的离子计数,以此为纵坐标,质荷比(m/z)为横坐标即得 MS 图。

二、仪器与试剂

电感耦合等离子体质谱仪:由进样系统、电感耦合等离子源、真空系统、冷却水系统、四极杆质谱仪组成。

微波消解仪:内罐为聚四氟乙烯材料制成,具有适宜的耐压密封装置和过压安全保护装置;具有程序控制、功率可调的微波发生装置;可采用适宜的方式监控反应罐内的温度和压力。

洗瓶及量瓶,尽可能使用耐腐蚀的塑料器具,以聚四氟乙烯材料制成的为好。

铅、镉、砷、汞、铜单元素标准溶液,购于国家标准物质研究中心,用于制备标准曲线。

金单元素标准溶液,购于国家标准物质研究中心,作为稳定剂。

锗、铟、铋单元素标准溶液,购于国家标准物质研究中心,用于配制内标溶液。

硝酸应采用高纯试剂,使用前应检查试剂中的相关金属元素含量符合测定。

三、操作方法

《中国药典》采用标准曲线法测定中药及其制剂中有害元素铅、镉、砷、汞、铜的含量。其操作步骤和方法如下。

1. 标准品储备液的制备　分别精密量取铅、砷、镉、汞、铜单元素标准溶液适量,用 10% 硝酸溶液稀释制成每 1ml 分别含铅、砷、镉、汞、铜为 1μg、0.5μg、1μg、1μg、10μg 的溶液,即得。

2. 标准品溶液的制备　精密量取铅、砷、镉、铜标准品储备液适量,用 10% 硝酸溶液稀释制成每 1ml 含铅、砷 0ng、1ng、5ng、10ng、20ng,含镉 0ng、0.5ng、2.5ng、5ng、10ng,含铜 0ng、50ng、100ng、200ng、500ng 的系列浓度混合溶液。另精密量取汞标准品储备液适量,用 10% 硝酸溶液稀释制成每 1ml 分别含汞 0ng、0.2ng、0.5ng、1ng、2ng、5ng 的溶液,本液应临用配制。

3. 内标溶液的制备　精密量取锗、铟、铋单元素标准溶液适量,用水稀释制成每 1ml 各含 1μg 的混合溶液,即得。

4. 供试品溶液的制备　取供试品于 60℃ 干燥 2 小时,粉碎成粗粉,取约 0.5g,精密称定,置耐压耐高温微波消解罐中,加硝酸 5～10ml(如果反应剧烈,放置至反应停止)。密闭并按各微波消解仪的相应要求及一定的消解程序进行消解。消解完全后,冷却消解液低于 60℃,取出消解罐,放凉,将消解液转入 50ml 量瓶中,用少量水洗涤消解罐 3 次,洗液合并于量瓶中,加入金单元素标准溶液(1μg/ml)200μl,用水稀释至刻度,摇匀,即得(如有少量沉淀,必要时可离心分取上清液)。

除不加金单元素标准溶液外,其余同法制备试剂空白溶液。

5. 测定法　测定时选取的同位素为^{63}Cu、^{75}As、^{114}Cd、^{202}Hg 和^{208}Pb,其中^{63}Cu、^{75}As 以^{72}Ge 作为内标,^{114}Cd 以^{115}In 作为内标,^{202}Hg、^{208}Pb 以^{209}Bi 作为内标,并根据不同仪器的要求选用适宜校正方程对测定的元素进行校正。

仪器的内标进样管在仪器分析工作过程中始终插入内标溶液中,依次将仪器的样品管插入各个浓度的标准品溶液中进行测定(浓度依次递增),以测量值(3 次读数的平均值)为纵坐标,浓度为横坐标,绘制标准曲线。将仪器的样品管插入供试品溶液中,测定,取 3 次读数的平均值,从标准曲线上计算得相应的浓度,扣除相应的空白溶液的浓度,计算各元素的含量,即得。

6. 注意事项

(1)每次测定均须做标准曲线。由于无机元素易被污染,应尽量减少操作步骤和中间环节。标准曲线制备一般取 2~3 个浓度即可。

(2)测定样品前须对仪器进行调谐。将样品管放入超纯水中,内标管放入 1μg/ml 的内标溶液中,开机调节时观察^{45}Se、^{115}In、^{209}Bi 的读数,调整调谐窗口下的参数来调整机器的灵敏度的大小,读数的 RSD 必须≤5%,则仪器工作状态为基本正常。

(3)测定中可能存在多种干扰,其中由多原子离子引起的复合离子的干扰最为严重。对于由不同原因引起的干扰,可用不同方法加以消除,如由信号波动引起的干扰可采用内标法、同位素稀释法加以克服;由接口效应及基体效应引起的干扰可用稀释法加以克服;而对于谱线干扰则可利用选线克服或内标法加以克服。

(4)本法灵敏度很高,极易受到容器、试剂、实验室环境等的污染,因此每次测定必须随行空白试验。样品测定结果应扣除空白值后再进行计算。若空白值过高,则测定结果可信性差。除另有规定外,各种测试溶液一般用纯化水(电阻率应大于 18Ω)配制。

(5)样品测定值应在标准曲线的线性范围内,若测得的样品元素浓度超出线性范围,则须将样品溶液适当稀释或将标准曲线的线性范围适当扩大后再进行测定。高浓度的汞、铅、锑、碲对仪器的记忆效应强,对仪器损耗大,应避免。

(6)几乎所有的中药样品都必须采用适当的方法如微波消解等分解有机组分,将待测元素转化成无机态再行分析。

(7)进样系统,主要是雾化器须经常清洗。进样锥在使用一段时间后须清洗。进样管一般不宜插入样品瓶底部,以防底部的沉淀吸入进样系统和堵塞流路。

(8)测定完毕应将内标管和样品管均插入水中,冲洗管路至管路中残留元素的读数足够小。

(9)若仪器调谐达不到要求,可检查管路是否连接完好,气路是否正常,或清洗样品锥瓶和其他部件。

📖 课堂活动

重金属污染是我国工业化进程中不可避免的环境危机,超量重金属摄入严重威胁人体健康。请大家探讨铅、汞等重金属污染来源及防治策略。

四、应用实例

（一）应用

1. 中药中无机元素分析　ICP-MS 是现代中药制剂分析中测定无机元素的主要手段之一。可用于中药及其制剂的无机成分的定性、定量分析，也可用于中药生产中重金属和有害元素的准确检测，以保证中药的质量。

2. 元素形态分析　微量、痕量元素存在的形态研究，对现代生命科学、医药学、营养学和环境科学都有极其重要的价值。所谓形态是指元素的存在状态，既是游离态，还是结合态；是有机态，还是无机态及其存在价态等。如 As(Ⅲ) 和 As(Ⅴ)、Cr(Ⅲ) 和 Cr(Ⅵ) 等，其化合物的毒性以及在生物体内的作用是不同的，即使同一化合物的同一价态，存在于不同分子中，其作用亦可能不同。ICP-MS 或原子光谱若能与分离技术（HPLC、GC、CE 等）联用，就可以实现元素形态分析。

（二）实例

不同生产厂家所生产中药制剂（成药）中重金属和有害元素检测。

1. 取样　取中药制剂（固体），烘干后用玛瑙研钵研磨，过 60 目筛，编号，置于干燥箱中。

2. 样品的消解　准确称取约 0.3g 的样品于聚四氟乙烯（PTFE）消解罐中，加入 5ml 浓硝酸（优级纯），静置过夜，加盖密闭后于微波溶解炉中消解 7 分钟（分 3 挡，即 5atm，1 分钟；10atm，2 分钟；15atm，2 分钟。1atm = 101 325Pa），冷却后再加入 1ml 浓过氧化氢，在 10atm 下消解 2 分钟，消解后溶液应澄清透明，用超纯水定容至 50ml，作为供试品溶液。

3. 标准品溶液的制备　分别精密量取铅、砷、镉、汞、铜单元素标准溶液适量，用 10% 硝酸（优级纯）溶液制成每 1ml 分别含铅、砷、镉、汞、铜 $1\mu g$、$0.5\mu g$、$1\mu g$、$1\mu g$、$10\mu g$ 的溶液，即为标准储备液。再分别精密量取适量，用 10% 硝酸溶液稀释成标准系列。

4. 内标溶液的制备　^{63}Cu、^{75}As 以 ^{72}Ge 作内标，^{114}Cd 以 ^{115}In 作内标，^{201}Hg、^{208}Pb 以 ^{209}Bi 作内标。精密量取 Ge、In、Bi 单元素标准溶液适量，用水制成每 1ml 含 $1\mu g$ 的混合溶液，即得。

5. 空白溶液的制备　每次测定必须随行空白对照，除不加单元素对照品溶液外，其余同法制备试剂空白溶液。

6. 样品的测定　依法进样，测定，并计算结果。结果见表 7-1。结果表明，不同厂家生产的同一中成药中重金属含量差别极大，由此看出，对中药中有害元素含量的监控是十分必要的。

表 7-1　不同厂家的同一中成药中有害元素比较（$\mu g/g$）

元素	六神丸		六味地黄丸		牛黄解毒丸	
	AT	BT	A	B	A	B
As	171	561	0.32	0.97	128	9.7
Pb	45.9	97.5	0.45	1.66	ND	ND
Cd	0.93	3.39	<DL	0.012	0.34	0.006

注：AT、BT、A、B 代表不同药品生产企业；ND 为未测定；DL 为检测限。

点 滴 积 累

1. 电感耦合等离子体质谱法是将被测物质用电感耦合等离子体离子化后,按离子的质荷比分离,用于元素和同位素分析以及元素价态分析的一种新方法。

2. 电感耦合等离子体质谱法具有极高的灵敏度,可同时准确地测定多种金属元素,故成为中药有害金属元素检测的强有力手段。

目 标 检 测

一、选择题

(一) 单项选择题

1. HPCE 与传统电泳技术相比,其优越性在于( )
   A. 不需要太高的电场驱动力　　　　　B. 散热好,克服了焦耳热
   C. 可以应用介质的范围更宽　　　　　D. 可以使组分迁移速度更快

2. HPCE 法与 HPLC 相比柱效要高 1~3 个数量级,主要原因是( )
   A. 流动相的动力学流型不同　　　　　B. 流动相的流速不同
   C. 流动相的配比不同　　　　　　　　D. 流动相的种类不同

3. HPCE 的样品消耗量一般为( )
   A. 1ml　　　　　B. 100μl　　　　　C. 10nl　　　　　D. 10μl

4. 在毛细管区带电泳中,可以使正负离子和中性分子一起朝向一个方向产生差速迁移。其驱动力为( )
   A. 电压　　　　　B. 液压　　　　　C. 电渗流　　　　　D. 电泳流

5. 在毛细管区带电泳中,与电渗流同时流出的组分是( )
   A. 阳离子　　　　　　　　　　　　　B. 阴离子
   C. 中性溶质　　　　　　　　　　　　D. 大分子物质

6. 在 MEKC 中,胶束的作用是( )
   A. 具有固定相作用　　　　　　　　　B. 具有流动相作用
   C. 调节溶液的 pH　　　　　　　　　　D. 缓冲作用

7. 在 HPCE 中,对下列物质来说,哪一类物质分离效率最高( )
   A. H_2O 分子　　　　　　　　　　　B. 葡萄糖分子
   C. 酒精分子　　　　　　　　　　　　D. DNA 分子

8. 中药指纹图谱是指( )
   A. 中药材经适当处理后测得显示其特征的光谱图
   B. 中药制剂经处理后测得的光谱图和色谱图
   C. 中药材经适当处理后测得的色谱图
   D. 中药材或中药制剂经适当处理后,测得能够表示其特性的色谱图或光谱图

9. 中药指纹图谱研究中样品采集应( )
   A. 大于 10 批　　　　B. 小于 10 批　　　　C. 大于 20 批　　　　D. 5~8 批

10. 在进行中药指纹图谱研究中,供试品溶液应用何种量器配制(　　　)
　　　A. 已标定的容量瓶　　　　　　　　　　B. 刻度烧杯
　　　C. 碘量瓶　　　　　　　　　　　　　　D. 刻度量筒

11. 用 HPLC 法研究丹参葡萄糖注射液指纹图谱时,实验中分别在 210nm 标出 2 个峰;254nm 处标出大于 9 个峰;280nm 标出 3 个峰;325nm 标出 1 个峰,应选的测定波长是(　　　)
　　　A. 325nm　　　　　B. 210nm　　　　　C. 254nm　　　　　D. 280nm

12. SFDA 明确作出规定,要求建立中药指纹图谱的中药剂型为(　　　)
　　　A. 合剂　　　　　　B. 胶囊剂　　　　　C. 注射剂　　　　　D. 颗粒剂

（二）多项选择题

1. 能够使电渗流增强的方法有(　　　　　)
　　　A. 增加电场强度　　　　　　　　　　　B. 增加离子强度
　　　C. 增加缓冲溶液的用量　　　　　　　　D. 增加石英毛细管长度
　　　E. 增加缓冲溶液的 pH

2. 影响电渗流大小的主要因素有(　　　)
　　　A. 电场强度　　　　　B. 缓冲溶液的 pH　　　　　C. 离子强度
　　　D. 温度　　　　　　　E. 进样速度

3. 在高效毛细管电泳中影响柱效的因素有(　　　　)
　　　A. 操作电压　　　　　B. 检测器的灵敏度　　　　C. 毛细管有效长度
　　　D. 组分的扩散系数　　E. 毛细管总长度

4. HPCE 法主要用于分离(　　　)
　　　A. 有机酸、碱　　　　B. 无机离子　　C. 生物大分子
　　　D. 糖类　　　　　　　E. 氨基酸

5. HPCE 法常用的检测器有(　　　　)
　　　A. 紫外检测器　　　　B. 荧光检测器　　　　　C. 电化学检测器
　　　D. 质谱检测器　　　　E. 氢焰离子化检测器

6. 目前中药指纹图谱研究的方法主要有(　　　　　)
　　　A. TLC 指纹图谱　　　B. HPLC 指纹图谱　　　C. GC 指纹图谱
　　　D. MS 指纹图谱　　　　E. DNA 指纹图谱

7. 中药注射剂指纹图谱技术要求哪些物料的指纹图谱应具有相关性?(　　　　　)
　　　A. 原药材　　　　　　B. 中间体　　　　　　　C. 有效部位
　　　D. 注射剂产品　　　　E. 注射剂辅料

8. HPCE 的主要分离模式有(　　　　)
　　　A. 醋酸纤维素膜电泳　　　　B. 琼脂凝胶电泳　　　　C. 毛细管区带电泳
　　　D. 毛细管等速电泳　　　　　E. 毛细管等电聚焦

二、简答题

1. HPCE 的分离原理是什么?
2. 简述高效毛细管电泳方法的特点。
3. 何谓中药指纹图谱? 其有何属性?

4. 目前建立中药指纹图谱的原则和步骤是什么?

5. 简述中药指纹图谱分析样品如何收集。

6. 目前现行的中药注射剂指纹图谱的技术参数有哪些?

7. 简述 ICPMS 的基本原理。

8. 简述 ICPMS 的适用性。

（纪从兰）

第八章　中药制剂各剂型的综合检测

《中国药典》共收载26种中药制剂剂型。按其物理状态不同,可分为固体剂型、半固体剂型、液体剂型和气体剂型四大类。固体剂型有丸剂、散剂、颗粒剂、片剂、胶囊剂、栓剂、膜剂、锭剂、滴丸剂等;半固体剂型有煎膏剂、软膏剂、膏药、浸膏剂、凝胶剂等;液体剂型有糖浆剂、合剂、露剂、注射剂、茶剂、洗剂、搽剂、涂膜剂、酒剂、酊剂等;气体剂型有气雾剂、喷雾剂等。《中国药典》在附录部分制剂通则项下及正文部分各有关品种项下,对中药制剂的质量要求和检验方法均作了相应的规定。

中药制剂检测程序一般为:取样→样品前处理→性状检查→鉴别→检查→含量测定→检验结论(检验报告书)。

第一节　中药丸剂与滴丸剂的检测技术

一、中药丸剂的检测

丸剂系指饮片细粉或提取物加适宜的黏合剂或其他辅料制成的球形或类球形制剂,分为蜜丸、水蜜丸、水丸、糊丸、蜡丸、浓缩丸和微丸等类型。《中国药典》一部收载的成方制剂中丸剂有322种,约占31%。

 知识链接

丸剂的类型

蜜丸系指药材细粉以蜂蜜为黏合剂制成的丸剂,如十全大补丸。其中每丸重量在0.5g(含0.5g)以上的称大蜜丸,每丸重量在0.5g以下的称小蜜丸。

水蜜丸系指药材细粉以蜂蜜和水为黏合剂制成的丸剂,如大补阴丸。

水丸系指药材细粉以水(或根据制法用黄酒、醋、稀药汁、糖液等)为黏合剂制成的丸剂,如二陈丸。

糊丸系指药材细粉以米粉、米糊或面糊等为黏合剂制成的丸剂,如健步丸。

蜡丸系指药材细粉以蜂蜡为黏合剂制成的丸剂,如妇科通经丸。

浓缩丸系指药材或部分药材经提取浓缩后,与适宜的辅料或其余药材细粉,以水、蜂蜜或蜂蜜-水为黏合剂制成的丸剂,根据所用黏合剂的不同,分为浓缩水丸、浓缩蜜丸和浓缩水蜜丸。

微丸系指直径小于2.5mm的各类丸剂,如葛根芩连微丸。

水蜜丸、水丸、糊丸、蜡丸、浓缩丸等丸剂的前处理,可直接研细或粉碎;而大蜜丸由于含有较多蜂蜜,可用小刀切成小块,加硅藻土研磨使其分散。样品的提取、分离与净化方法根据具体情况进行选择,常用的提取方法有超声提取法、浸渍法、回流提取法、连续回流提取法等;常用的净化方法有溶剂萃取法、柱色谱法等。为确保丸剂的质量,在生产与贮藏期间应对其进行质量检查。其法定检查项目如下:

1. 外观　丸剂外观应圆整均匀、色泽一致。蜜丸应细腻滋润、软硬适中;蜡丸表面应光滑无裂纹,丸内不得有蜡点和颗粒。

2. 水分　按《中国药典》一部附录水分测定法(烘干法、甲苯法、减压干燥法、气相色谱法)依法进行检验。除另有规定外,蜜丸、浓缩蜜丸中所含水分不得过 15.0%;水蜜丸、浓缩水蜜丸不得过 12.0%;水丸、糊丸和浓缩水丸不得过 9.0%;微丸按其所属丸剂类型的规定判定。

3. 重量差异　为控制每丸或每个最小包装单位重量的一致性,确保用药剂量准确,丸剂应进行重量差异检查。除另有规定外,按丸数服用的,照第一法检查;按重量服用的,照第二法检查。大蜜丸多采用第一法,小蜜丸、水蜜丸、浓缩蜜丸等多采用第二法。

(1)第一法:以供试品一次服用量最高丸数为 1 份(丸重 1.5g 及 1.5g 以上的丸剂以 1 丸为 1 份;丸重 0.015g 以上的丸剂一次服用量最高丸数超过 10 丸的,或丸重 0.015g 及 0.015g 以下的丸剂一次服用量最高丸数不足 10 丸的,以 10 丸为 1 份),共取供试品 10 份,分别称定重量,再与标示总量(称取丸数×每丸标示重量)或标示重量相比较(无标示重量的丸剂,与平均重量比较)。按表 8-1 的规定,超出重量差异限度的不得多于 2 份,并不得有 1 份超出限度一倍。

表 8-1　丸剂的重量差异限度

标示总量或标示重量(或平均重量)	重量差异限度	标示总量或标示重量(或平均重量)	重量差异限度
0.05g 及 0.05g 以下	±12%	1.5g 以上至 3g	±8%
0.05g 以上至 0.1g	±11%	3g 以上至 6g	±7%
0.1g 以上至 0.3g	±10%	6g 以上至 9g	±6%
0.3g 以上至 1.5g	±9%	9g 以上	±5%

(2)第二法:以供试品 10 丸为 1 份,共取 10 份,分别称定重量,再与每份标示重量相比较(无标示重量的丸剂,与平均重量比较)。按表 8-2 规定,超出重量差异限度的不得多于 2 份,并不得有 1 份超出限度的一倍。

表 8-2　丸剂的重量差异限度

每份标示重量或平均重量	重量差异限度	每份标示重量或平均重量	重量差异限度
0.05g 及 0.05g 以下	±12%	0.3g 以上至 1g	±8%
0.05g 以上至 0.1g	±11%	1g 以上至 2g	±7%
0.1g 以上至 0.3g	±10%	2g 以上	±6%

4. 装量差异　为控制每个最小包装单位装量的一致性,确保用药剂量准确,丸剂应进行装量差异检查。单剂量分装的丸剂,取供试品 10 袋(瓶),分别称定每袋(瓶)内容物的重量,每袋(瓶)装量与标示装量相比较,应符合表 8-3 规定。超出装量差异限度的不得多于 2 袋(瓶),并不得有 1 袋(瓶)超出限度一倍。

表8-3 丸剂的装量差异限度

标示装量	装量差异限度	标示装量	装量差异限度
0.5g 及 0.5g 以下	±12%	3g 以上至 6g	±6%
0.5g 以上至 1g	±11%	6g 以上至 9g	±5%
1g 以上至 2g	±10%	9g 以上	±4%
2g 以上至 3g	±8%		

5. 装量 按最低装量检查法(重量法)检查,应符合表8-4的规定。取供试品5个(50g 以上者3个),除去外盖和标签,容器外壁用适宜的方法清洁并干燥后,分别称定重量,除去内容物,容器用适宜的溶剂洗净并干燥,再分别称定空容器的重量,求出每个容器内容物的装量与平均装量,均应符合规定。如有一个容器装量不符合规定,应另取5个(50g 以上者3个)复试,均应符合规定。

表8-4 丸剂的最低装量限度

标示装量	平均装量	标示装量	平均装量
20g 及 20g 以下	不少于标示装量	50g 以上至 500g	不少于标示装量
20g 以上至 50g	不少于标示装量		

6. 溶散时限 用于检查丸剂在规定条件下的崩解或溶散情况,保证药品在规定时间内崩解或溶散,从而被人体吸收和利用。

检查方法:取供试品6丸,选择适当孔径筛网的吊篮(丸剂直径在2.5mm 以下的用孔径约0.42mm 的筛网;在2.5~3.5mm 之间的用孔径约1.0mm 的筛网;在3.5mm 以上的用孔径约2.0mm 的筛网),照崩解时限检查法片剂项下的方法加挡板进行检查。

除另有规定外,小蜜丸、水蜜丸和水丸应在1小时内全部溶散;浓缩丸和糊丸应在2小时内全部溶散。操作过程中如供试品黏附挡板妨碍检查时,应另取供试品6丸,不加挡板进行检查,均应在规定时间内全部通过筛网,如有细小颗粒状物未通过筛网,但已软化且无硬心者可按符合规定论。

7. 微生物限度 照微生物限度检查法检查,应符合表8-5的规定。

表8-5 丸剂的微生物限度标准

丸剂的原料组成	细菌数 (cfu/g)	霉菌、酵母菌数 (cfu/g)	大肠埃希菌 (个/g)	大肠菌群 (个/g)	沙门菌 (个/10g)
不含药材原粉	≤1000	≤100	不得检出		
含动物组织或其提取物	≤1000	≤100	不得检出		不得检出
含药材原粉	≤30000	≤100	不得检出	≤100	
含动物药材粉末(蜂蜜、王浆、角、阿胶除外)	≤30000	≤100	不得检出	≤100	不得检出
含豆豉、神曲等发酵成分	≤100000	≤500	不得检出	≤100	

二、中药滴丸剂的检测

滴丸剂系指饮片经适宜的方法提取、纯化后与适宜的基质加热熔融混匀,滴入不相混溶的冷凝介质中制成的球形或类球形制剂。滴丸常用的基质有水溶性基质,如聚乙二醇、硬脂酸钠、甘油等;水不溶性基质,如硬脂酸、蜂蜡等。基质的存在对滴丸的分析影响较大,因此,在检测前必须先将基质与被检测成分分离。为保证滴丸剂的质量,其法定检查项目如下:

 知 识 链 接

除去滴丸剂基质的方法

将滴丸与硅藻土等惰性材料混合、研匀,用适宜的溶剂回流提取,亲水性基质一般用有机溶剂提取,亲脂性基质一般用水或稀醇提取。若被检成分为生物碱,可将滴丸加三氯甲烷或其他有机溶剂溶解,置分液漏斗中,加适宜浓度的盐酸或硫酸提取,至生物碱提尽后,合并酸液,碱化后,再用有机溶剂提取。油脂性基质可加热融化,冷却滤除基质,与水溶性成分分离。

1. **外观** 滴丸应圆整均匀,色泽一致,无黏连现象,表面无冷凝液黏附。

2. **重量差异** 取供试品20丸,精密称定总重量,求得平均丸重后,再分别精密称定每丸的重量。将每丸重量与平均丸重相比较,应符合表8-6中的规定。超出限度的不得多于2丸,并不得有1丸超出限度一倍。包糖衣的滴丸应在包衣前检查丸芯的重量差异,符合规定后,方可包衣,包衣后不再检查重量差异;包薄膜衣滴丸应在包衣后检查重量差异,并应符合规定。

表8-6 滴丸剂重量差异限度

平均丸重	重量差异限度	平均丸重	重量差异限度
0.03g 及 0.03g 以下	±15%	0.1g 以上至 0.3g	±10%
0.03g 以上至 0.1g	±12%	0.3g 以上	±7.5%

3. **溶散时限** 崩解仪不锈钢丝筛网的筛孔内径应为0.425mm。除另有规定外,取供试品6粒不加挡板进行检查,应在30分钟内全部溶散,包衣滴丸应在1小时内全部溶散。以明胶为基质的滴丸,可改在人工胃液中进行。

4. **微生物限度** 按微生物限度检查法检查,每1g供试品细菌总数不得过1000cfu,霉菌和酵母菌数不得过100cfu,并不得检出大肠埃希菌。

三、应用实例

(一)补中益气丸的检测

本品系由炙黄芪、党参、炙甘草、炒白术、当归、升麻、柴胡、陈皮八味中药加工制成的小蜜丸或大蜜丸。功能补中益气,升阳举陷。用于脾胃虚弱、中气下陷所致的泄泻、脱肛、阴挺,症见体倦乏力、食少腹胀、便溏久泻、肛门下坠或脱肛、子宫脱垂。

1. **性状** 为棕褐色至黑褐色的小蜜丸或大蜜丸,味微甜、微苦、辛。

2. **鉴别**

(1)显微鉴别:取补中益气丸2~3粒,置乳钵中研成粉末,取适量,置载玻片上,滴加甘油醋酸试液、水合氯醛试液或其他适宜的试液,盖上盖玻片(必要时加热透化),置显微镜下观察:①炙黄芪:纤维成束或散离,壁厚,表面有纵裂纹,两端断裂成帚状或较平截。②炙甘草:纤维束周围薄壁细胞含草酸钙方晶,形成晶纤维。③炒白术:草酸钙针晶细小,长10~32μm,不规则地充塞于薄壁细胞中。④陈皮:草酸钙方晶成片存在于薄壁组织中。⑤党参:联结乳管直径12~15μm,含细小颗粒状物。⑥当归:薄壁细胞纺锤形,壁略厚,有极微细的斜向交错纹理。⑦升麻:木纤维成束,淡黄绿色,末端狭尖或钝圆,有的有分叉,直径14~41μm,壁稍厚,具十字形纹孔,有的胞腔中含黄棕色物。⑧柴胡:油管含淡黄色或黄棕色条状分泌物,直径8~25μm。(图2-36)

(2)甘草中甘草酸的TLC鉴别:①供试品溶液的制备:取本品9g,剪碎,加水30ml,煎煮30分钟,滤过,滤液中加稀盐酸5ml,超声处理5分钟,静置,离心,取沉淀物,加稀乙醇1ml使溶解,用10%碳酸氢钠溶液调节pH至中性,稍加热,即得。②对照品溶液的制备:取甘草酸单铵盐对照品,加稀乙醇制成每1ml含1mg的溶液,即得。③薄层色谱:吸取上述两种溶液各5μl,分别点于同一硅胶GF₂₅₄薄层板上,以正丁醇-冰醋酸-水(6:1:3)为展开剂,展开,取出,晾干,置紫外光灯(254nm)下检视。④结果判断:供试品色谱中,在与对照品色谱相应的位置上,显相同颜色的斑点。

(3)陈皮中橙皮苷的TLC鉴别:①供试品溶液的制备:取本品5g,剪碎,加硅藻土5g,研匀,加甲醇25ml,加热回流20分钟,滤过,滤液蒸干,残渣加甲醇2ml使溶解,即得。②对照品溶液的制备:取橙皮苷对照品,加甲醇制成饱和溶液,即得。③薄层色谱:吸取上述两种溶液各10μl,分别点于同一硅胶G薄层板上,以乙酸乙酯-甲醇-水(100:17:13)为展开剂,展开,取出,晾干,喷以三氯化铝试液,置紫外光灯(365nm)下检视。④结果判断:供试品色谱中,在与对照品色谱相应的位置上,显相同颜色的荧光斑点。

3. 检查

(1)水分:取补中益气丸2~5g,破碎成碎片,平铺于干燥至恒重的扁形称量瓶中,厚度不超过5mm,精密称定,打开瓶盖在100~105℃干燥5小时,将瓶盖盖好,移置干燥器中,冷却30分钟,精密称定,再在上述温度干燥1小时,冷却,称重,至连续两次称重的差异不超过5mg为止。根据减失的重量,计算补中益气丸中含水量(%),不得过15.0%。

(2)重量差异:①大蜜丸:以本品1丸为1份,取供试品10份,分别称定重量,再与标示重量相比较,超出±6%的不得多于2份,并不得有1份超出±12%。②小蜜丸:以本品10丸为1份,取10份,分别称定重量,再与每份标示重量相比较(无标示重量的,与平均重量比较),超出±6%不得多于2份,并不得有1份超出±12%。

(3)装量:取补中益气丸5个完整包装,除去外盖和标签,容器外壁用适宜的方法清洁并干燥,分别称定重量,除去内容物,容器用适宜的溶剂洗净并干燥,再分别称定空容器的重量,求出每个容器内容物的装量与平均装量,平均装量不得少于标示装量,且每个容器装量不得少于标示装量的97%。如有1个容器装量不符合规定,则另取3个复试,均应符合规定。

(4)溶散时限:取补中益气丸6丸,分别置于升降崩解仪吊篮的玻璃管中,加挡板,启动崩解仪进行检查,应在1小时内全部溶散且通过筛网。如有1丸不能完全溶散,应另取6丸复试,均应符合规定。如果供试品黏附挡板,应另取6丸,不加挡板按上述方法检查,应符合规定。

(5)微生物限度:按微生物限度检查法依法检查,应符合下列规定:①细菌数:每1g

不得过 30 000cfu。②霉菌和酵母菌数:每 1g 不得过 100cfu。③大肠埃希菌:每 1g 不得检出。④大肠菌群:每 1g 应小于 10 个。⑤霉变、长螨者以不合格论。

4. 含量测定 照高效液相色谱法(《中国药典》附录Ⅵ D)测定:①色谱条件与系统适用性试验:以十八烷基硅烷键合硅胶为填充剂;以乙腈-水(35:65)为流动相;用蒸发光散射检测器检测。理论板数按黄芪甲苷峰计算应不低于 4500。②对照品溶液的制备:取黄芪甲苷对照品 10mg,精密称定,加甲醇制成每 1ml 含 0.5mg 的溶液,即得。③供试品溶液的制备:取本品小蜜丸适量或重量差异项下的大蜜丸,剪碎,混匀,取 27.0g,加入硅藻土 13.5g,研匀,粉碎成粗粉,取 13.5g,精密称定,置索氏提取器中,加入甲醇适量,加热回流至提取液无色,提取液回收甲醇至干,残渣加水 25ml,微热使溶解,用水饱和的正丁醇振摇提取 6 次,每次 20ml,合并正丁醇提取液,用氨试液洗涤 3 次,每次 40ml,正丁醇液回收溶剂至干,残渣用甲醇溶解,转移至 10ml 量瓶中,加甲醇至刻度,摇匀,滤过,取续滤液,即得。④测定:分别精密吸取对照品溶液 5μl、10μl、15μl、20μl 与供试品溶液 20μl,注入液相色谱仪,测定,用标准曲线法对数方程计算,即得。⑤结果判断:本品含炙黄芪以黄芪甲苷($C_{41}H_{68}O_{14}$)计,小蜜丸每 1g 不得少于 0.20mg,大蜜丸每丸不得少于 1.80mg。

课堂活动

1. 大蜜丸在检测前需进行预处理,如何操作?

2. 进行溶散时限检查时,如有细小颗粒物未通过筛网,但已软化且无硬心者,是否以合格论?

(二)牛黄上清丸的检测

本品系由人工牛黄、薄荷、菊花、荆芥穗、白芷、川芎、栀子、黄连、黄柏、黄芩、大黄、连翘、赤芍、当归、地黄、桔梗、甘草、石膏、冰片等十九味中药制成的大蜜丸。或水丸。功能清热泻火,散风止痛。用于热毒内盛、风火上攻所致的头痛眩晕、目赤耳鸣、咽喉肿痛、口舌生疮、牙龈肿痛、大便燥结。

1. 性状 为红褐色至黑褐色的大蜜丸或棕黄色至深棕色的水丸;气芳香,味苦。

2. 鉴别

(1)显微鉴别:取本品 2~3 粒,置乳钵中研成粉末,取适量粉末,置载玻片上,滴加甘油醋酸试液、水合氯醛试液或其他适宜的试液(必要时加热透化),盖上盖玻片,置显微镜下观察:①黄连:纤维束鲜黄色,壁稍厚,纹孔明显。②黄芩:韧皮纤维淡黄色,梭形,壁厚,孔沟细。③甘草:纤维束周围薄壁细胞含草酸钙方晶,形成晶纤维。④连翘:内果皮纤维上下层纵横交错,纤维短梭形。⑤黄柏:石细胞鲜黄色,分枝状,壁厚,层纹明显。⑥栀子:种皮石细胞黄色或淡棕色,多破碎,完整者长多角形、长方形或不规则形,壁厚,有大的圆形纹孔,胞腔棕红色。⑦地黄:薄壁组织灰棕色至黑棕色,细胞多皱缩,内含棕色核状物。⑧大黄:草酸钙簇晶大,直径 60~140μm。⑨菊花:花粉粒类圆形,直径 24~34μm,外壁有刺,长 3~5μm,具 3 个萌发孔。⑩薄荷:腺鳞头部 8 细胞,扁球形,直径约 90μm,柄短,单细胞。⑪石膏:不规则片状结晶,无色,有平直纹理。(图 8-1)

(2)大黄的 TLC 鉴别:①供试品溶液的制备:取本品大蜜丸 3g,剪碎,或取水丸 2g,

图8-1 牛黄上清丸显微特征图

1a. 纤维束(黄连);1b. 韧皮纤维(黄芩);1c. 晶纤维(甘草);2. 内果皮纤维(连翘);
3. 分枝状石细胞(黄柏);4. 种皮石细胞(栀子);5. 薄壁组织内含核状物(地黄);
6. 纺锤形薄壁细胞(当归);7. 草酸钙簇晶(大黄);8. 花粉粒(菊花);9. 腺鳞(薄荷)

研碎,加甲醇50ml,超声处理20分钟,滤过,取滤液5ml(剩余的滤液备用),蒸干,残渣加水10ml使溶解,加盐酸1ml,置水浴上加热回流30分钟,立即冷却,用乙醚20ml分2次振摇提取,合并乙醚液,蒸干,残渣加乙酸乙酯1ml使溶解,即得。②对照药材溶液的制备:取大黄对照药材0.1g,加甲醇20ml,同法制成对照药材溶液。③薄层色谱:吸取上述两种溶液各2μl,分别点于同一以羧甲基纤维素钠为黏合剂的硅胶H薄层板上,以石油醚(30~60℃)-甲酸乙酯-甲酸(15:5:1)的上层溶液为展开剂,展开,取出,晾干,置紫外光灯(365nm)下检视。④结果判断:供试品色谱中,在与对照药材色谱相应的位置上,显相同的橙色荧光斑点;置氨蒸气中熏后,日光下检视,斑点变为红色。(图8-2)

图8-2 牛黄上清丸中大黄的TLC鉴别

1. 芦荟大黄素;2. 大黄酸;3. 大黄素;4. 大黄素甲醚;5. 大黄酚;
6. 混合对照;7. 大黄对照药材;8~15. 牛黄上清丸

(3)黄连及其所含小檗碱的TLC鉴别:①供试品溶液的制备:取"鉴别"(2)项下的备用滤液,作为供试品溶液。②对照药材溶液的制备:取黄连对照药材0.1g,加甲醇

10ml,同法制成对照药材溶液。③对照品溶液的制备:取盐酸小檗碱对照品,加甲醇制成每1ml含1mg的溶液,即得。④薄层色谱:吸取供试品溶液3～5μl、对照药材溶液及对照品溶液各1～2μl,分别点于同一硅胶G薄层板上,以苯-乙酸乙酯-异丙醇-甲醇-浓氨试液(12:6:3:3:1)为展开剂,置氨蒸气预饱和的展开缸内,展开,取出,晾干,置紫外光灯(365nm)下检视。⑤结果判断:供试品色谱中,在与对照药材色谱及对照品色谱相应的位置上,显相同的黄色荧光斑点。(图8-3)

图8-3 牛黄上清丸中黄连及其小檗碱的TLC鉴别

1～5.牛黄上清丸;6.黄连对照药材;7.小檗碱

(4)当归的TLC鉴别:①供试品溶液的制备:取大蜜丸12g,剪碎,或取水丸1g,研碎,加乙醚30ml,加热回流30分钟,滤过,滤液挥干乙醚,残渣加乙酸乙酯1ml使溶解,即得。②对照药材溶液的制备:取当归对照药材0.1g,加乙醚20ml,同法制成对照药材溶液。③薄层色谱:吸取上述两种溶液各2～10μl,分别点于同一硅胶G薄层板上,以正己烷-乙酸乙酯(9:1)为展开剂,展开,取出,晾干,置紫外光灯(365nm)下检视。④结果判断:供试品色谱中,在与对照药材色谱相应的位置上,显相同颜色的荧光斑点。

3.常规检查

(1)水分:取牛黄上清丸2～5g,破碎成碎片,平铺于干燥至恒重的扁形称量瓶中,厚度不超过5mm,精密称定,打开瓶盖在100～105℃干燥5小时,将瓶盖盖好,移置干燥器中,冷却30分钟,精密称定,再在上述温度干燥1小时,冷却,称重,至连续两次称重的差异不超过5mg为止。根据减失的重量,计算牛黄上清丸中含水量(%),不得过9.0%(水丸)或15.0%(大蜜丸)。

(2)重量差异:①大蜜丸:以本品1丸为1份,取供试品10份,分别称定重量,再与标示重量相比较(6g),超出±7%的不得多于2份,并不得有1份超出±14%。②小蜜丸:以本品10丸为1份,取10份,分别称定重量,再与每份标示重量相比较(1.875g),超出±7%不得多于2份,并不得有1份超出±14%。

（3）装量：取牛黄上清丸5个完整包装，除去外盖和标签，容器外壁用适宜的方法清洁并干燥，分别称定重量，除去内容物，容器用适宜的溶剂洗净并干燥，再分别称定空容器的重量，求出每个容器内容物的装量与平均装量，平均装量不得少于标示装量，且每个容器装量不得少于标示装量的97%。如有1个容器装量不符合规定，则另取3个复试，均应符合规定。

（4）溶散时限：取供试品6丸，分别置于升降崩解仪吊篮的玻璃管中，加挡板，启动崩解仪进行检查，应在1小时内全部溶散且通过筛网。如有1丸不能完全溶散，应另取6丸复试，均应符合规定。如果供试品黏附挡板，应另取6丸，不加挡板按上述方法检查，应符合规定。

（5）微生物限度：按微生物限度检查法依法检查，应符合下列规定：①细菌数：每1g不得过30 000cfu。②霉菌和酵母菌数：每1g不得过100cfu。③大肠埃希菌：每1g不得检出。④大肠菌群：每1g应小于100个。⑤霉变、长螨者以不合格论。

4. 含量测定　按高效液相色谱法（《中国药典》附录ⅥD）测定：①色谱条件与系统适用性试验：以十八烷基硅烷键合硅胶为填充剂；以甲醇-水-磷酸（40：60：0.2）为流动相；检测波长为280nm。理论板数按黄芩苷峰计算应不低于2500。②对照品溶液的制备：取黄芩苷对照品适量，精密称定，加甲醇制成每1ml含60μg的溶液，即得。③供试品溶液的制备：取重量差异项下的本品，大蜜丸剪碎，混匀，取约1g，精密称定，精密加入稀乙醇50ml；或取水丸适量，研细，取约1g，精密称定，精密加入稀乙醇100ml。称定重量，超声处理30分钟，加热回流3小时，放冷，称定重量，用稀乙醇补足减失的重量，静置，取上清液，即得。④测定：精密吸取对照品与供试品溶液各5μl，注入液相色谱仪，测定，即得。⑤结果判断：本品含黄芩以黄芩苷（$C_{21}H_{18}O_{11}$）计，大蜜丸每丸不得少于15mg；水丸每1g不得少于3.5mg。

（三）复方丹参滴丸的检测

本品系由丹参、三七、冰片三味中药制成的滴丸或薄膜衣滴丸。功能活血化瘀，理气止痛。用于气滞血瘀所致的胸痹，症见胸闷、心前区刺痛；冠心病心绞痛见上述证候者。

1. 性状　为棕色的滴丸或薄膜衣滴丸；除去包衣后显黄棕色至棕色；气香，味微苦。

2. 鉴别

（1）冰片的TLC鉴别：①供试品溶液的制备：取本品40丸，薄膜衣丸压破包衣，加无水乙醇10ml，超声处理10分钟，滤过，滤液作为供试品溶液。②对照品溶液的制备：取冰片对照品，加无水乙醇制成每1ml含1mg的溶液，即得。③薄层色谱：吸取上述两种溶液各5~10μl，分别点于同一硅胶G薄层板上，以环己烷-乙酸乙酯（17：3）为展开剂，展开，取出，晾干，喷以1%香草醛硫酸溶液，在105℃加热至斑点显色清晰。④结果判断：供试品色谱中，在与对照品色谱相应的位置上，显相同颜色的斑点。

（2）三七中三七皂苷R_1、人参皂苷Rb_1、人参皂苷Rg_1、人参皂苷Re的TLC鉴别：①供试品溶液的制备：取本品20丸，置离心管中，加入稀氨溶液（取浓氨溶液8ml，加水使成100ml，混匀）9ml，超声处理使溶解，离心，取上清液，通过D101型大孔吸附树脂柱（内径约0.7cm，柱高约5cm），用水15ml洗脱，弃去水洗脱液，再用甲醇洗脱，弃去初洗脱液约0.4ml，收集续洗脱液约5ml，浓缩至2ml，即得。②对照品溶液的制备：取三七对照药材0.5g，同法（超声处理时间为15分钟）制成对照药材溶液。再取三七皂苷R_1对照品、人参皂苷Rb_1对照品、人参皂苷Rg_1、人参皂苷Re对照品，加甲醇制成每1ml含三七皂苷R_1 1mg，人参皂苷Rb_1、人参皂苷Rg_1、人参皂苷Re各0.5mg的混合溶液，即得。③薄层色谱：吸取供试品溶液4~10μl、对照药材溶液和对照品溶液各2~4μl，分别点于同一高效硅胶 G 薄层板上,以三氯甲烷-甲醇-水(13:7:2)10℃以下放置的下层溶液为展开剂,展开,展距 12cm 以上,取出,晾干,喷以 10% 硫酸乙醇溶液,在 105℃ 加热至斑点显色清晰,分别在日光和紫外光灯(365nm)下检视。④结果判断:供试品色谱中,在与对照药材色谱和对照品色谱相应的位置上,日光下显相同颜色的斑点,紫外光下显相同颜色的荧光斑点。

(3)丹参中丹参素的 TLC 鉴别:①供试品溶液的制备:取本品 15 丸,置离心管中,加水 1ml 和稀盐酸 2 滴,振摇使溶解,加入乙酸乙酯 3ml,振摇 1 分钟后离心 2 分钟,取上清液作为供试品溶液。②对照品溶液的制备:取丹参素钠对照品,加 75% 甲醇制成每 1ml 含 1mg 的溶液,即得。③薄层色谱:吸取供试品溶液 10μl、对照品溶液 2μl,分别点于同一硅胶 G 薄层板上,以三氯甲烷-丙酮-甲酸(25:10:4)为展开剂,展开,取出,晾干,置氨蒸气中熏 15 分钟后,显淡黄色斑点,放置 30 分钟后置紫外光灯(365nm)下检视。④结果判断:供试品色谱中,在与对照品色谱相应的位置上,显相同颜色的荧光斑点。

3. 常规检查

(1)重量差异:取本品 20 丸,精密称定总重量,求得平均丸重后,再分别精密称定每丸的重量。每丸重量与平均丸重相比较,超过 ±15% 的不得多于 2 份,并不得有 1 丸超出 ±30%。

(2)溶散时限:取本品 6 粒,分别置于升降崩解仪吊篮的玻璃管中,不加挡板,启动崩解仪进行检查,应在 30 分钟内全部溶散,薄膜衣滴丸应在 1 小时内全部溶散。如有 1 粒不能完全溶散,应另取 6 粒复试,均应符合规定。

(3)微生物限度:按微生物限度检查法依法检查,应符合下列规定:①细菌数:每 1g 不得过 1000cfu。②霉菌和酵母菌数:每 1g 不得过 100cfu。③大肠埃希菌:每 1g 不得检出。④霉变、长螨者以不合格论。

4. 指纹图谱 "含量测定"项下的供试品色谱图中,应呈现 8 个对照指纹图谱相对应的特征峰,按中药色谱指纹图谱相似度评价系统计算,供试品指纹图谱与对照指纹图谱的相似度不得低于 0.90。指纹图谱见《中国药典》正文部分 907 页。

5. 含量测定 按高效液相色谱法(《中国药典》附录Ⅵ D)测定:①色谱条件与系统适用性试验:用 Waters Acquity UP-LC™ HSS T3 色谱柱(柱长为 100mm,内径 2.1mm,1.8μm),以含 0.02% 磷酸的 80% 乙腈溶液为流动相 A,以 0.02% 磷酸溶液为流动相 B,按表 8-7 的规定进行梯度洗脱;流速为每分钟 0.4ml;检测波长为 280nm;柱温为 40℃。理论板数按丹参素峰计算应不低于 8000。②对照品溶液的制备:取丹参素钠对照品适量,精密称定,加 75% 甲醇制成每 1ml 含 0.16mg 的溶液(相当于每 1ml 含丹参素 0.144mg),即得。③供试品溶液的制备:取本品 10 丸,精密称定,置 10ml 量瓶中,加水适量,超声处理(功率 120W,频率 40kHz)15 分钟使溶解,放冷,加水至刻度,摇匀,滤过,取续滤液,即得。④测定:分别精密吸取对照品溶液与供试品溶液 2~4μl,注入液相色谱仪,测定,即得。⑤结果判断:本品每丸含丹参以丹参素($C_9H_{10}O_5$)计,不得少于 0.10mg。

表 8-7 梯度洗脱表

时间(分钟)	流动相 A(%)	流动相 B(%)
0~1.6	9→22	91→78
1.6~1.8	22→26	78→74
1.8~8.0	26→39	74→61
8.0~8.4	39→9	61→91
8.4~10.0	9	91

点 滴 积 累

1. 中药丸剂的常规检查项目有：外观、水分、重量差异或装量差异、装量、溶散时限和微生物限度检查。中药滴丸剂的常规检查项目有：外观、重量差异、溶散时限和微生物限度检查。

2. 丸剂、滴丸剂在检测前需对样品进行前处理，以排除干扰成分，提高检测的准确性。

第二节　中药片剂的检测技术

一、中药片剂的检测

中药片剂系指提取物、提取物加饮片细粉或饮片细粉与适宜辅料混匀压制或用其他适宜方法制成的圆片状或异形片状的制剂，有浸膏片、半浸膏片和全粉片之分。

 知 识 链 接

片剂类型

片剂以口服普通片为主，另有含片、咀嚼片、泡腾片、阴道片、阴道泡腾片和肠溶片等。含片系指含于口腔中缓慢溶化产生局部或全身作用的片剂，如西瓜霜润喉片。咀嚼片系指于口腔中咀嚼后吞服的片剂，如健胃消食片。泡腾片系指含有碳酸氢钠和有机酸，遇水可产生气体而呈泡腾状的片剂。阴道片与阴道泡腾片系指置于阴道内使用的片剂，如妇必舒阴道泡腾片。肠溶片系指用肠溶性包衣材料进行包衣的片剂。

片剂中常含有一定量的赋形剂，如淀粉、糊精、糖粉等，可能对检测产生影响，因此将片剂粉碎（糖衣片除去糖衣）后，选择适宜的溶剂，采用超声提取法、浸渍法、回流提取法或连续回流提取法等，将被测成分提取出来，再用适当的方法如液-液萃取、柱色谱等进行分离、净化。为确保片剂的质量，在生产与贮藏期间应对其进行质量检查。其法定检查项目如下：

 知 识 链 接

片剂的含量测定

片剂的含量常以每片中含被测成分的重量表示。若有效成分明确、结构已知，则常采用标示量计算，以表示每片中有效成分测得的实际含量与标示量的符合程度。

$$标示量\% = \frac{样品中被测成分的实际重量 \times 平均片重量}{样品重量 \times 标示量} \times 100\%$$

1. **外观**　片剂应完整光洁,色泽均匀,有适宜的硬度,无破碎现象。

2. **重量差异**　取供试品 20 片,精密称定总重量,求得平均片重后,再分别精密称定每片的重量,每片重量与标示片重相比较(凡无标示片重的应与平均片重相比较),重量差异限度应符合表 8-8 规定。糖衣片应在包衣前检查片芯的重量差异,符合规定后,方可包衣,包衣后不再检查重量差异。除另有规定外,薄膜衣片、肠溶衣片等包衣片剂应在包衣后检查重量差异,并应符合规定。

表 8-8　片剂重量差异限度

标示片重或平均片重	重量差异限度
0.3g 以下	±7.5%
0.3g 或 0.3g 以上	±5%

3. **崩解时限**　除另有规定外,照崩解时限检查法检查,应符合规定。结果判定如下:

(1)普通片:药材原粉片各片均应在 30 分钟内全部崩解;浸膏(半浸膏)片、糖衣片各片均应在 1 小时内全部崩解。如果供试品黏附挡板,应另取 6 片,不加挡板按上述方法检查,应符合规定。

(2)薄膜衣片:按上述装置与方法检查,并可改在盐酸溶液(9→1000)中进行检查,应在 30 分钟内全部崩解。

(3)肠溶衣片:按上述装置与方法不加挡板进行检查,先在盐酸溶液(9→1000)中检查 2 小时,每片均不得有裂缝、崩解或软化现象;继将吊篮取出,用少量水洗涤后,每管各加入挡板,再按上述方法在磷酸盐缓冲液(pH 6.8)中进行检查,1 小时内应全部崩解。

(4)泡腾片:取供试品 6 片,分别置于 6 个 250ml 烧杯中,烧杯内盛有 200ml 水,水温为 15～25℃,有许多气泡放出,当片剂或碎片周围的气体停止逸出时,片剂应溶解或分散在水中,无聚集的颗粒剩留。除另有规定外,各片均应在 5 分钟内崩解。

4. **融变时限**　阴道片照融变时限检查法依法检查,应符合规定。检查法:调节水液面至上层金属圆盘的孔恰为均匀的一层水覆盖。取供试品 3 片,分别置于上面的金属圆盘上,装置上盖一玻璃板,以保证空气潮湿。除另有规定外,阴道片 3 片,均应在 30 分钟内全部融化或崩解溶散并通过开孔金属圆盘,或仅残留少量无硬芯的软性团块。如有 1 片不符合规定,应另取 3 片复试,均应符合规定。

5. **发泡量**　阴道泡腾片按下述方法检查,应符合规定。检查方法:除另有规定外,取 25ml 具塞刻度试管(内径 1.5cm)10 支,各精密加水 2ml,置 37℃ ±1℃ 水浴中 5 分钟后,各管中分别投入供试品 1 片,密塞,20 分钟内观察最大发泡量的体积,平均发泡体积应不少于 6ml,且少于 4ml 的不得超过 2 片。

6. **微生物限度**　照微生物限度检查法依法检查,应符合表 8-9 规定。

表8-9　丸剂的微生物限度标准

丸剂的原料组成	细菌数（cfu/g）	霉菌、酵母菌数（cfu/g）	大肠埃希菌（个/g）	大肠菌群（个/g）	沙门菌（个/10g）
不含药材原粉	≤1000	≤100	不得检出		
含动物组织或其提取物	≤1000	≤100	不得检出		不得检出
含药材原粉	≤30 000	≤100	不得检出	≤100	
含动物药材粉末（蜂蜜、王浆、角、阿胶除外）	≤30 000	≤100	不得检出	≤100	不得检出
含豆豉、神曲等发酵成分	≤100 000	≤500	不得检出	≤100	

二、应用实例

（一）三黄片的检测

本品系由大黄 300g、盐酸小檗碱 5g、黄芩浸膏 21g 制备而成的糖衣片或薄膜衣片。功能清热解毒，泻火通便。用于三焦热盛所致的目赤肿痛、口鼻生疮、咽喉肿痛、牙龈肿痛、心烦口渴、尿黄、便秘；亦用于急性胃肠炎，痢疾。

1. 性状　为糖衣或薄膜衣片，除去包衣后显棕色；味苦、微涩。

2. 鉴别

（1）显微鉴别：取本品，置显微镜下观察：草酸钙簇晶大，直径 60～140μm（大黄）。（图8-4）

图8-4　三黄片显微特征图（示大黄簇晶）

（2）盐酸小檗碱的TLC鉴别：①供试品溶液的制备：取本品5片，除去包衣，研细，取0.25g，加甲醇5ml，超声处理5分钟，滤过，取滤液作为供试品溶液。②对照品溶液的制备：取盐酸小檗碱对照品，加甲醇制成每1ml含0.2mg的溶液；另取黄芩苷对照品，加甲醇制成每1ml含1mg的溶液。③薄层色谱：吸取上述三种溶液各3~5μl，分别点于同一硅胶GF$_{254}$薄层板上，以乙酸乙酯-丁酮-甲酸-水（10：7：1：1）为展开剂，展开，取出，晾干，分别在紫外光灯（365nm）和紫外光灯（254nm）下检视。④结果判断：供试品色谱中，在与盐酸小檗碱对照品色谱相应的位置上，紫外光（365nm）下显相同颜色的荧光斑点。在与黄芩苷对照品色谱相应的位置上，紫外光（254nm）下显相同颜色的斑点。

（3）大黄的TLC鉴别：①供试品溶液的制备：取"鉴别"（2）项下的供试品溶液作为供试品溶液。②对照品溶液的制备：取大黄对照药材0.2g，加甲醇3ml，超声处理5分钟，取上清液，即得。③薄层色谱：吸取上述两种溶液各5μl，分别点于同一硅胶G薄层板上，以环己烷-乙酸乙酯-甲酸（12：3：0.1）为展开剂，展开，取出，晾干，置紫外光灯（365nm）下检视。④结果判断：供试品色谱中，在与对照药材色谱相应的位置上，显相同颜色的荧光斑点。

3. 检查

（1）土大黄苷：①供试品溶液的制备：取本品小片2片或大片1片，糖衣片除去糖衣，研细，加甲醇15ml，加热回流30分钟，放冷，滤过，滤液作为供试品溶液。②对照品溶液的制备：取土大黄苷对照品，加甲醇制成每1ml含0.3mg的溶液。③薄层色谱：吸取上述两种溶液各2μl，分别点于同一硅胶G薄层板上，以三氯甲烷-甲醇-甲酸-水（100：30：2：3）为展开剂，展开，取出，晾干，置紫外光灯（365nm）下检视。④结果判断：供试品色谱中，在与对照品色谱相应的位置上，不得显相同颜色的荧光斑点。

（2）重量差异：按重量差异法操作，标示片重（或平均片重）在0.3g以下的片剂，重量差异限度为±7.5%，标示片重（或平均片重）在0.3g或0.3g以上的片剂，重量差异限度为±5%；超出重量差异限度的不得多于2片，并不得有1片超出限度一倍。

（3）崩解时限：照崩解时限检查法检查，药材原粉片各片均应在30分钟内全部崩解；浸膏（半浸膏）片、糖衣片各片均应在1小时内全部崩解。

（4）微生物限度：按微生物限度检查法依法检查，应符合下列规定：①细菌数：每1g不得过1000cfu。②霉菌和酵母菌数：每1g不得过100cfu。③大肠埃希菌：每1g不得检出。④霉变、长螨者以不合格论。

4. 含量测定

（1）大黄：按高效液相色谱法（《中国药典》附录Ⅵ D）测定：①色谱条件与系统适用性试验：用十八烷基硅烷键合硅胶为填充剂；甲醇-0.1%磷酸溶液（85：15）为流动相；检测波长为254nm。理论板数按大黄素峰计算应不低于2000。②对照品溶液的制备：取大黄素对照品和大黄酚对照品适量，精密称定，加无水乙醇-乙酸乙酯（2：1）混合溶液制成每1ml含大黄素10μg、大黄酚25μg的混合溶液。③供试品溶液的制备：取本品20片，除去包衣，精密称定，研细（过三号筛），取约0.26g，精密称定，置锥形瓶中，精密加乙醇25ml，称定重量，置水浴上加热回流1小时，放冷，用乙醇补足减失的重量，摇匀，滤过，精密量取续滤液10ml，置烧瓶中，水浴蒸干，加30%乙醇-盐酸（10：1）溶液15ml，置水浴中加热水解1小时，立即冷却，用三氯甲烷强力振摇提取4次，每次15ml，合并三氯甲烷液，水浴蒸干，残渣用无水乙醇-乙酸乙酯（2：1）混合溶液溶解，移置25ml量瓶中，并稀释至刻度,摇匀,滤过,取续滤液,即得。④测定:分别精密吸取对照品溶液和供试品溶液各 10μl,注入液相色谱仪,测定,即得。⑤结果判断:本品每片含大黄以大黄素($C_{15}H_{10}O_5$)和大黄酚($C_{15}H_{10}O_4$)总量计算,小片不得少于 1.55mg,大片不得少于 3.1mg。

(2)盐酸小檗碱:按高效液相色谱法(《中国药典》附录Ⅵ D)测定:①色谱条件与系统适用性试验:用十八烷基硅烷键合硅胶为填充剂;乙腈-水(1:1)(每 1000ml 中加入磷酸二氢钾 3.4g 和十二烷基硫酸钠 1.7g)为流动相;检测波长为 265nm。理论板数按盐酸小檗碱峰计算应不低于 3000。②对照品溶液的制备:取盐酸小檗碱对照品适量,精密称定,加甲醇制成每 1ml 含 0.1mg 的溶液,即得。③供试品溶液的制备:取本品 10 片,除去包衣,精密称定,研细,取约 0.1g,精密称定,置具塞锥形瓶中,精密加甲醇-盐酸(500:1)的混合溶液 20ml,密塞,称定重量,超声处理(功率 160W,频率 40kHz)30 分钟,放冷,再称定重量,用甲醇补足减失的重量,摇匀,滤过,取续滤液,即得。④测定:分别精密吸取对照品溶液 5~10μl、供试品溶液各 10μl,注入液相色谱仪,测定,即得。⑤结果判断:本品每片含盐酸小檗碱($C_{20}H_{17}NO_4 \cdot HCl$),小片应为 4.0~5.8mg;大片应为 8.0~11.5mg。

(3)黄芩浸膏:按高效液相色谱法(《中国药典》附录Ⅵ D)测定:①色谱条件与系统适用性试验:用十八烷基硅烷键合硅胶为填充剂;甲醇-0.1% 磷酸溶液(40:60)为流动相;检测波长为 280nm。理论板数按黄芩苷峰计算应不低于 3000。②对照品溶液的制备:取黄芩苷对照品适量,精密称定,加甲醇制成每 1ml 含 25μg 的溶液,即得。③供试品溶液的制备:取本品 10 片,除去包衣,精密称定,研细,取约 0.1g,精密称定,置具塞锥形瓶中,精密加 70% 甲醇 25ml,超声处理(功率 160W,频率 50kHz)10 分钟,放冷,再称定重量,用 70% 甲醇补足减失的重量,摇匀,精密量取续滤液 1ml,置 10ml 量瓶中,加 70% 甲醇至刻度,摇匀,滤过,取续滤液,即得。④测定:分别精密吸取对照品溶液和供试品溶液各 10μl,注入液相色谱仪,测定,即得。⑤结果判断:本品每片含黄芩浸膏以黄芩苷($C_{21}H_{18}O_{11}$)计,小片不得少于 13.5mg;大片不得少于 27.0mg。

(二)元胡止痛片的检测

本品系由延胡索(醋制)445g、白芷 223g 两味中药加工制成的糖衣片或薄膜衣片。功能理气,活血,止痛。用于气滞血瘀的胃痛,胁痛,头痛及痛经。

1. 性状　本品为糖衣片或薄膜衣片,除去包衣后,显棕褐色;气香,味苦。

2. 鉴别

(1)延胡索的 TLC 鉴别:①供试品溶液的制备:取本品 10 片,除去包衣,研细,加甲醇 50ml,超声处理 30 分钟,滤过,滤液加中性氧化铝 5g,振摇数分钟,滤过,滤液蒸干,残渣加水适量使溶解,加浓氨试液调 pH 至 9~10,用乙醚振摇提取 3 次,每次 10ml,乙醚液蒸干,残渣加甲醇 1ml 使溶解,即得。②对照药材溶液的制备:取延胡索对照药材 1g,加甲醇 50ml,超声处理 30 分钟,滤过,自"滤液蒸干"起同法制成对照药材溶液。③薄层色谱:吸取上述两种溶液各 2~3μl,分别点于同一用 1% 氢氧化钠溶液制备的硅胶 G 薄层板上,以正己烷-三氯甲烷-甲醇(7.5:4:1)为展开剂,置用展开剂预饱和 15 分钟的展开缸内展开,取出,晾干,以碘蒸气熏至斑点显色清晰。④结果判断:供试品色谱中,在与对照药材色谱相应的位置上,应显相同颜色的斑点;挥尽板上吸附的碘后,置紫外光灯(365nm)下检视,应显相同颜色的荧光斑点。

(2)白芷的 TLC 鉴别:①供试品溶液的制备:取本品 10 片,除去包衣,研碎,加石油醚(60～90℃)20ml,超声处理 20 分钟,滤过,滤液挥至约 1ml,作为供试品溶液。②对照药材溶液的制备:取白芷对照药材 0.1g,加石油醚(60～90℃)1ml,浸渍 30 分钟,时时振摇,静置,取上清液,即得。③薄层色谱:吸取上述两种溶液各 5μl,分别点于同一硅胶 GF$_{254}$ 薄层板上,以石油醚(60～90℃)-乙醚(3:2)为展开剂,展开,取出,晾干。置紫外光灯(365nm)下检视。④结果判断:供试品色谱中,在与对照药材色谱相应的位置上,应显相同颜色的荧光斑点;置紫外光灯(254nm)下检视,应显相同颜色的斑点。

3. 检查

(1)重量差异:取供试品 20 片,精密称定总重量,求得平均片重后,再分别精密称定每片的重量,每片重量与标示片重相比较(凡无标示片重的应与平均片重相比较),标示片重(或平均片重)在 0.3g 以下的片剂,重量差异限度为 ±7.5%,标示片重(或平均片重)在 0.3g 或 0.3g 以上的片剂,重量差异限度为 ±5%;超出重量差异限度的不得多于 2 片,并不得有 1 片超出限度一倍。

(2)崩解时限:照崩解时限检查法检查,药材原粉片各片均应在 30 分钟内全部崩解;浸膏(半浸膏)片、糖衣片各片均应在 1 小时内全部崩解。

(3)微生物限度:按微生物限度检查法依法检查,应符合下列规定:①细菌数:每 1g 不得过 1000cfu。②霉菌和酵母菌数:每 1g 不得过 100cfu。③大肠埃希菌:每 1g 不得检出。④霉变、长螨者以不合格论。

4. 含量测定　按高效液相色谱法(《中国药典》附录Ⅵ D)测定:①色谱条件与系统适用性试验:用十八烷基硅烷键合硅胶为填充剂;以乙腈-0.1% 磷酸溶液(用三乙胺调节 pH 至 6.0)(35:65)为流动相;检测波长为 280nm。理论板数按延胡索乙素峰计算应不低于 6000。②对照品溶液的制备:取延胡索乙素对照品适量,精密称定,加甲醇制成每 1ml 含 25μg 的溶液,即得。③供试品溶液的制备:取本品 20 片,除去包衣,精密称定,研细,取适量(约相当于本品 4 片),精密称定,置具塞锥形瓶中,加甲醇 50ml,密塞,称定重量,超声处理(功率 300W,频率 40kHz)30 分钟,取出,放冷,再称定重量,用甲醇补足减失的重量,滤过,精密量取续滤液 25ml,加在中性氧化铝柱(100～200 目,5g,内径为 1cm)上,继用甲醇 10ml 洗脱,合并流出液和洗脱液,蒸干,残渣加甲醇适量使溶解,转移至 5ml 量瓶中,加甲醇至刻度,摇匀,滤过,取续滤液,即得。④测定:分别精密吸取对照品溶液和供试品溶液各 5～10μl,注入液相色谱仪,测定,即得。⑤结果判断:本品每片含醋延胡索以延胡索乙素($C_{21}H_{25}NO_4$)计,不得少于 75μg。

■点 滴 积 累■

1. 中药片剂的常规检查项目有:外观、重量差异、崩解时限、微生物限度检查。阴道片还需检查融变时限,阴道泡腾片还需检查发泡量。

2. 片剂中常含有一定量的赋形剂,对片剂的分析会产生影响,应提取分离后再进行检测。

第三节　中药胶囊剂的检测技术

一、中药胶囊剂的检测

胶囊剂系指将药材用适宜方法加工后,加入适宜辅料填充于空心胶囊或密封于软质囊材中的制剂,可分为硬胶囊、软胶囊(胶丸)和肠溶胶囊等。硬胶囊系指将药材提取物、药材提取物加药材细粉或药材细粉与适宜辅料制成的均匀粉末、细小颗粒、小丸、半固体或液体,填充于空心胶囊中的胶囊剂。软胶囊系指将药材提取物、液体药物或与适宜辅料混匀后用滴制法或压制法密封于软质囊材中的胶囊剂。肠溶胶囊剂系指不溶于胃液,但能在肠液中崩解或释放的胶囊剂。对胶囊剂进行检测时,应将药物从胶囊中全部取出。为保证胶囊剂的质量,应进行下列常规质量检查:

1. 外观　应整洁,不得有黏结、变形、渗漏或囊壳破裂现象,并应无异臭。

2. 水分　内容物为固体的硬胶囊应进行水分检查。取其内容物,按《中国药典》一部附录水分测定法(烘干法、甲苯法、减压干燥法、气相色谱法)进行检验,除另有规定外,不得过9.0%。内容物为液体或半固体的硬胶囊不检查水分。

3. 装量差异　取供试品10粒,分别精密称定重量,倾出其内容物(不得损失囊壳),硬胶囊囊壳用小刷或其他适宜的用具拭净;软胶囊或内容物为半固体或液体的硬胶囊囊壳用乙醚等易挥发性溶剂洗净,置通风处使溶剂挥尽,再分别精密称定囊壳重量,求出每粒内容物的装量。每粒装量与标示装量相比较(无标示装量的胶囊剂,与平均装量比较),装量差异限度应在标示装量(或平均装量)的±10.0%以内,超出装量差异限度的不得多于2粒,并不得有1粒超出限度一倍。

4. 崩解时限

(1)硬胶囊或软胶囊:取供试品6粒,崩解仪中加挡板进行检查,硬胶囊30分钟内全部崩解;软胶囊可改在人工胃液中进行检查,应在1小时内全部崩解。

(2)肠溶胶囊剂:取供试品6粒,先在盐酸溶液(9→1000)中不加挡板检查2小时,每粒的囊壳均不得有裂缝或崩解现象;继将吊篮取出,用少量水洗涤后,每管各加挡板1块,再在人工肠液(含有胰酶的磷酸盐缓冲液 pH 6.8)中进行检查,1小时内应全部崩解。

5. 微生物限度　按微生物限度检查法检查,应符合表8-10中的规定。

表8-10　微生物限度标准(个/g)

胶囊剂	细菌数 (cfu/g)	霉菌和酵母菌数 (cfu/g)	大肠埃希菌 (个/g)	大肠菌群 (个/g)
含药材原粉	≤10 000	≤100	不得检出	<100
不含药材原粉	≤1000	≤100	不得检出	

二、应用实例

(一)十滴水软胶囊的检测

本品系由樟脑、干姜、大黄、小茴香、肉桂、辣椒、桉油制成的软胶囊。功能健胃,祛暑。用于因中暑而引起的头晕、恶心、腹痛、胃肠不适。

1. 性状 为棕色的软胶囊,内容物为含有少量悬浮固体浸膏的黄色油状液体;气芳香,味辛辣。

2. 鉴别

(1)大黄的 TLC 鉴别:①供试品溶液的制备:取本品 2 粒的内容物,用甲醇振摇提取 2 次,每次 5ml,合并甲醇液,蒸干,残渣加水 10ml 使溶解,加盐酸 1ml,置水浴上加热 1 小时,放冷,用乙酸乙酯提取 2 次,每次 20ml,合并乙酸乙酯液,浓缩至约 1ml,即得。②对照药材溶液的制备:取大黄对照药材 0.1g,同法制成对照药材溶液。③薄层色谱:吸取对照品溶液 2μl 或 4μl、供试品溶液 5μl,分别点于同一以羧甲基纤维素钠为黏合剂的硅胶 H 薄层板上,以石油醚(30~60℃)-甲酸乙酯-甲酸(15:5:1)的上层溶液为展开剂,展开,取出,晾干,置紫外光灯(365nm)下检视。④结果判断:供试品色谱中,在与对照药材色谱相应的位置上,应显相同颜色的斑点。

(2)肉桂中桂皮醛的 TLC 鉴别:①供试品溶液的制备:取本品 2 粒的内容物,加甲醇 2ml,振摇提取,静置,取上层溶液作为供试品溶液。②对照品溶液的制备:取桂皮醛对照品,加乙醇制成每 1ml 含 1μl 的溶液,即得。③薄层色谱:吸取对照品溶液 2μl、供试品溶液 4μl,分别点于同一硅胶 G 薄层板上,以石油醚(60~90℃)-乙酸乙酯(17:3)为展开剂,展开,取出,晾干,喷以二硝基苯肼乙醇试液。④结果判断:供试品色谱中,在与对照品色谱相应的位置上,应显相同颜色的斑点。

(3)桉油的气相色谱鉴别:取"含量测定"项下的供试品溶液作为供试品溶液。另取桉油对照品,加无水乙醇制成每 1ml 含 2.4μl 的溶液,作为对照品溶液。以聚乙二醇 20000(PEG-20M)为固定相,涂布浓度为 10%,柱温为 150℃,分别吸取对照品溶液与供试品溶液各 0.2~0.4μl,注入气相色谱仪。供试品色谱中应呈现与对照品保留时间相同的色谱峰。

3. 检查

(1)装量差异:取供试品 10 粒,分别精密称定重量,倾出其内容物(不得损失囊壳),软胶囊囊壳用乙醚等易挥发性溶剂洗净,置通风处使溶剂挥尽,再分别精密称定囊壳重量,求出每粒内容物的装量。每粒装量与标示装量相比较(无标示装量的胶囊剂,与平均装量比较),装量差异限度应在标示装量(或平均装量)的 ±10.0% 以内,超出装量差异限度的不得多于 2 粒,并不得有 1 粒超出限度一倍。

(2)崩解时限:取供试品 6 粒,在人工胃液中进行检查,应在 1 小时内全部崩解。

(3)微生物限度:按微生物限度检查法检查,见表 8-10。

4. 含量测定 按气相色谱法(《中国药典》附录Ⅵ E)测定:①色谱条件与系统适用性试验:改性聚乙二醇 20000(PEG-20M)毛细管柱(柱长为 30m,内径为 0.53mm,膜厚度为 1μm),柱温为程序升温,初始温度为 65℃,以每分钟 2.5℃ 的速度升温至 102℃,再以每分钟 6℃ 的速度升温至 173℃;分流进样。理论板数按桉油精峰计算应不低于 10 000。②校正因子测定:取环己酮适量,精密称定,加无水乙醇制成每 1ml 含 12.5mg 的溶液,作为内标溶液。分别取樟脑对照品约 25mg、桉油精对照品约 10mg,精密称定,置同一 10ml 量瓶中,精密加入内标溶液 1ml,加无水乙醇至刻度,摇匀,吸取 1μl,注入气相色谱仪,计算校正因子。③测定法:取装量差异项下的内容物,混匀,取约 0.8g,精密称定,置具塞试管中,用无水乙醇提取 5 次,每次 4ml,分取乙醇提取液,转移至 25ml 量瓶中,加无水乙醇至刻度,摇匀,精密量取5ml,置10ml量瓶中,精密加入内标溶液1ml,加无水乙醇至刻度,摇匀,作为供试品溶液。精密吸取1μl,注入气相色谱仪,测定,即得。④结果判断:每粒含樟脑($C_{10}H_{16}O$)应为53.0～71.8mg;含桉油精($C_{10}H_{18}O$)不得少于15.7mg。

(二)地奥心血康胶囊的检测

1. 组成　地奥心血康为薯蓣科植物黄山药、穿龙薯蓣根茎中的提取物。

2. 性状　本品为硬胶囊剂,内容物为浅黄色或浅棕黄色的粉末;味微苦。

3. 鉴别　①供试品溶液的制备:取本品内容物0.18g,加甲醇2ml,振摇使溶解,滤过,滤液作为供试品溶液。②对照品溶液的制备:取黄山药皂苷对照提取物适量,加甲醇制成每1ml含50mg的溶液,即得。③薄层色谱:吸取上述两种溶液各5μl,分别点于同一以羧甲基纤维素钠为黏合剂的硅胶H薄层板上,以三氯甲烷-甲醇-水(75:35:4)为展开剂,展开,取出,晾干,喷以E试剂(取对二甲氨基苯甲醛1g,加甲醇75ml,摇匀后再缓缓加入盐酸25ml,摇匀),在105℃加热至斑点显色清晰。④结果判断:供试品色谱中,在与对照提取物色谱相应的位置上,显相同颜色的主斑点。

4. 检查

(1)水分:按水分检查法,不得过11.0%。

(2)装量差异:取供试品10粒,分别精密称定重量,倾出其内容物(不得损失囊壳),硬胶囊囊壳用小刷或其他适宜的用具拭净,再分别精密称定囊壳重量,求出每粒内容物的装量。每粒装量与标示装量相比较(无标示装量的胶囊剂,与平均装量比较),装量差异限度应在标示装量(或平均装量)的±10.0%以内,超出装量差异限度的不得多于2粒,并不得有1粒超出限度一倍。

(3)崩解时限:取供试品6粒,崩解仪中加挡板进行检查,30分钟内全部崩解。

(4)微生物限度:按微生物限度检查法检查,见表8-10。

5. 含量测定　取本品内容物,混合均匀,精密称取适量(约相当于甾体总皂苷元0.12g),置150ml圆底烧瓶中,加硫酸40%乙醇溶液(取60ml硫酸,缓缓注入适量的40%乙醇溶液中,放冷,加40%乙醇溶液至1000ml,摇匀)50ml,置沸水浴中回流5小时,放冷,加水100ml,摇匀,用105℃干燥至恒重的4号垂熔玻璃坩埚滤过,沉淀(为经酸水解生成的甾体皂苷元)用水洗涤至滤液不显酸性,105℃干燥至恒重,精密称定,计算,即得。本品每粒含甾体总皂苷以甾体总皂苷元计,不得少于35mg。

点 滴 积 累

中药胶囊剂的检查项目有外观、水分、装量差异、崩解时限、微生物限度检查。

第四节　中药颗粒剂的检测技术

一、中药颗粒剂的检测

颗粒剂系指提取物与适宜的辅料或饮片细粉制成具有一定粒度的颗粒状制剂,分为可溶性颗粒剂、混悬性颗粒剂和泡腾性颗粒剂。

3. 鉴别

(1)白芍中芍药苷的 TLC 鉴别:①供试品溶液的制备:取本品 15g,加乙醇 40ml,浸渍 1 小时,时时振摇,滤过,滤液蒸干,残渣加水 5ml 使溶解,用水饱和的正丁醇 30ml 提取,正丁醇液用水洗涤 3 次,每次 20ml,取正丁醇液蒸干,残渣加乙醇 1ml 使溶解,即得。②对照品溶液的制备:取芍药苷对照品,加乙醇制成每 1ml 含 2mg 的溶液,即得。③薄层色谱试验:吸取上述两种溶液各 4μl,分别点于同一硅胶 G 薄层板上,以三氯甲烷-甲醇(4:1)为展开剂,展开,取出,晾干,喷以 5% 香草醛硫酸溶液,加热至斑点显色清晰。④结果判断:供试品色谱中,在与对照品色谱相应的位置上,显相同的蓝紫色斑点。

(2)延胡索中延胡索乙素的 TLC 鉴别:①供试品溶液的制备:取本品 15g,加甲醇 50ml,超声处理 30 分钟,滤过,滤液蒸干,残渣加 2% 盐酸溶液 10ml 使溶解,用乙醚提取 2 次,每次 15ml,分取水层,用氨试液调 pH 至 9,再用乙醚提取 2 次,每次 15ml,合并乙醚液,蒸干,残渣加三氯甲烷 1ml 使溶解,即得。②对照品溶液的制备:取延胡索乙素对照品,加三氯甲烷制成每 1ml 含 1mg 的溶液,即得。③薄层色谱试验:吸取供试品溶液 10μl、对照品溶液 5μl,分别点于同一以 2% 氢氧化钠溶液制备的硅胶 G 薄层板上,以正己烷-三氯甲烷-甲醇(10:6:1)为展开剂,展开,取出,晾干,置碘蒸气中熏。④结果判断:供试品色谱中,在与对照品色谱相应的位置上,应显相同颜色的斑点。

4. 检查

(1)粒度:除另有规定外,取单剂量分装的颗粒剂 5 袋(瓶)或多剂量分装的颗粒剂 1 包(瓶),称定重量,置规定的药筛内过筛,过筛时,将药筛保持水平状态,左右往返轻轻筛动 3 分钟,不能通过一号筛与能通过五号筛的总和,不得过 15%。

(2)水分:不得过 6.0%。

(3)溶化性: 取供试品 1 袋(多剂量包装取 10g),加热水 200ml,搅拌 5 分钟,立即观察,应全部溶化或呈混悬状,不得有焦屑等异物。

(4)装量差异:单剂量包装的颗粒剂,取供试品 10 袋,分别称定每袋内容物的重量,每袋装量与标示装量相比较,按表 8-11 中的规定,超出装量差异限度的不得多于 2 袋,并不得有 1 袋超出限度 1 倍。多剂量包装的颗粒剂,须进行最低装量检查,应符合规定。

(5)微生物限度检查:取供试品 5 袋,进行微生物限度检查,细菌数不得超过 1000cfu/g,霉菌、酵母菌数不得超过 100cfu/g,不得检出大肠杆菌。

5. 含量测定　采用高效液相色谱法测定:①色谱条件与系统适用性试验:以十八烷基硅烷键合硅胶为填充剂;以甲醇-0.02mol/L 磷酸二氢钾溶液(28:72)为流动相;检测波长为 230nm。理论板数按芍药苷峰计算应不低于 4000。②对照品溶液的制备:取芍药苷对照品适量,精密称定,加乙醇制成每 1ml 含 80μg 的溶液,即得。③供试品溶液的制备:取本品,研细,取约 2g,精密称定,置具塞锥形瓶中,精密加水 50ml,密塞,称定重量,超声处理(功率 250W,频率 50kHz)60 分钟,放冷,再称定重量,用水补足减失的重量,摇匀,滤过,取续滤液,即得。④测定:分别精密吸取对照品溶液与供试品溶液各 10μl,注入液相色谱仪,测定,即得。⑤结果判断:本品每袋含白芍以芍药苷($C_{23}H_{28}O_{11}$)计,不得少于 7.5mg。

（二）口炎清颗粒的检测

1. 组成　口炎清颗粒是由天冬、麦冬、玄参、金银花、甘草等五味组成。

2. 性状　本品为棕黄色至棕褐色的颗粒；味甜或味甘（无蔗糖）、微苦。

3. 鉴别

（1）甘草的TLC鉴别：①供试品溶液的制备：取本品10g或3g（无蔗糖），加甲醇30ml，超声处理15分钟，滤过，滤液蒸干，残渣加甲醇2ml使溶解，即得。②甘草对照药材溶液的制备：取甘草对照药材0.5g，加水50ml，煎煮30分钟，放冷，滤过，滤液加1倍量无水乙醇，摇匀，离心，取上清液，蒸干，残渣加甲醇2ml使溶解，即得。③薄层色谱试验：吸取上述两种溶液各4μl，分别点于同一硅胶G薄层板上，以甲苯-甲酸乙酯-甲酸（15：8：1.5）为展开剂，展开15cm以上，取出，晾干，置紫外光灯（365nm）下检视。④结果判断：供试品色谱中，在与对照药材色谱相应的位置上，显相同颜色的荧光主斑点。

（2）金银花的TLC鉴别：①金银花对照药材溶液的制备：取金银花对照药材2g，按"鉴别1"项下甘草对照药材的制备方法，同法制成对照药材溶液。②薄层色谱试验：吸取对照药材溶液及"鉴别1"项下的供试品溶液各2μl，分别点于同一以羧甲基纤维素钠为黏合剂的硅胶G薄层板上，以乙酸丁酯-甲酸-水（7：2.5：2.5）的上层溶液为展开剂，展开，取出，晾干，置紫外光灯（365nm）下检视。③结果判断：供试品色谱中，在与对照药材色谱相应的位置上，显相同颜色的荧光斑点。

4. 检查

（1）粒度：除另有规定外，取单剂量分装的颗粒剂5袋（瓶）或多剂量分装的颗粒剂1包（瓶），称定重量，置规定的药筛内过筛，过筛时，将药筛保持水平状态，左右往返轻轻筛动3分钟，不能通过一号筛与能通过五号筛的总和，不得过15%。

（2）水分：不得过6.0%。

（3）溶化性：取供试品1袋（多剂量包装取10g），加热水200ml，搅拌5分钟，立即观察，应全部溶化或呈混悬状，不得有焦屑等异物。

（4）装量差异：单剂量包装的颗粒剂，取供试品10袋，分别称定每袋内容物的重量，每袋装量与标示装量相比较，超出装量差异限度的不得多于2袋，并不得有1袋超出限度1倍。多剂量包装的颗粒剂，须进行最低装量检查，应符合规定。

（5）微生物限度检查：取供试品5袋，进行微生物限度检查，细菌数不得超过1000cfu/g，霉菌、酵母菌数不得超过100cfu/g，不得检出大肠杆菌。

5. 含量测定　按高效液相色谱法测定：①色谱条件与系统适用性试验：以十八烷基硅烷键合硅胶为填充剂；以乙腈-0.4%磷酸溶液（13：87）为流动相；检测波长为327nm。理论板数按绿原酸峰计算应不低于1000。②对照品溶液的制备：取绿原酸对照品适量，精密称定，置棕色量瓶中，加50%甲醇制成每1ml含25mg的溶液，即得。③供试品溶液的制备：取本品，研细，取约1.5g或约0.5g（无蔗糖），精密称定，置具塞锥形瓶中，精密加入50%甲醇50ml，密塞，放置15分钟，摇匀，滤过，取续滤液，即得。④测定：分别精密吸取对照品溶液与供试品溶液各10μl，注入液相色谱仪，测定，即得。⑤结果判断：本品每袋含金银花以绿原酸（$C_{16}H_{18}O_9$）计，不得少于4.0mg。

点 滴 积 累

中药颗粒剂的检查项目有:外观、水分、粒度、溶化性、微生物限度检查。

第五节　中药合剂的检测技术

合剂系指饮片用水或其他溶剂,采用适宜方法提取制成的口服液体制剂(单剂量灌装者也可称"口服液")。中药合剂是在汤剂基础上发展起来的一种剂型,一般选用疗效可靠、应用广泛的方剂制备,所用提取溶剂大多为水,也有用乙醇渗漉提取的。中药合剂的特点是能综合浸出药材中的多种有效成分,保证制剂的综合疗效;与汤剂一样,吸收快,奏效迅速;可大量生产,免去临床煎药的麻烦,应用方便;经浓缩工艺,服用量减少,且多加入蔗糖或蜂蜜等矫味剂,口感好易为患者接受;成品中多加入适宜的防腐剂,并经灭菌处理,密封包装,质量稳定;单剂量包装者,携带、保存和服用更方便准确。

课 堂 活 动

《中国药典》收载的成方制剂和单味制剂中属于合剂的品种有哪些?除了在规定的有效期内使用外,如何在生产、贮藏期间有效保证合剂的质量?

一、常规检查项目

为保证合剂质量,在生产与贮藏期间应对下列指标进行控制和检查:

1. 性状　除另有规定外,合剂应澄清,不得有发霉、酸败、变色、异臭、异物、产生气体或其他变质现象,在贮存期内允许有少量摇之易散的沉淀。

2. 附加剂　因合剂含水、糖或其他营养物质较多,较适合微生物生长、繁殖,一旦染菌会长霉、发酵,不但严重影响其稳定性,甚至还会引起玻璃容器爆炸。因此,为抑制微生物的生长,常加入一定量的防腐剂,如苯甲酸、山梨酸、羟苯酯类等。实践证明,防腐剂在规定限量下使用时安全的,但大量摄入是有害的。因此,规定山梨酸和苯甲酸的用量不得超过 0.3%(其钾盐、钠盐的用量分别按酸计),羟苯酯类的用量不得超过0.05%。另外,若加蔗糖,除另有规定外,含蔗糖量应不高于20%(g/ml)。

3. 相对密度　合剂的相对密度往往与溶液中含有可溶性物质的总量有关,检查合剂的相对密度在一定程度上可以反映其内在质量。因此,合剂一般应进行相对密度检查,并符合规定。如儿感退热宁口服液的相对密度应不低于1.13,小建中合剂的相对密度应不低于1.10。

4. pH　合剂的 pH 与溶液的稳定性有关,并影响微生物的生长繁殖和防腐剂的抑菌能力。因此,合剂一般应进行 pH 检查,并符合规定。如大川芎口服液的 pH 应为3.5~5.0,复方大青叶合剂的 pH 应为4.0~6.0。

5. 装量　为保证服药剂量的准确性,单剂量灌装的合剂,照下述方法检查,应符合规定:取供试品 5 支,将内容物分别倒入经标化的量入式量筒内,在室温下检视,每支装量与标示装量相比较,少于标示装量的不得多于 1 支,并不得少于标示装量的 95%。多剂量灌装的合剂,照最低装量检查法检查,应符合规定。

6. 微生物限度　为保证临床用药的安全性,合剂应照微生物限度检查法进行微生物限度检查,并符合规定:每 1ml 供试品,细菌数不得过 100cfu,霉菌和酵母菌数不得过 100cfu,不得检出大肠埃希菌。

二、样品制备方法

(一) 合剂质量分析特点

合剂是由饮片经提取、浓缩而制成的内服液体制剂,因其为汤剂的改进剂型,属于水性液体制剂,因其含杂质量较大,且有一定黏度,直接分析多有困难,因此大多需经净化处理后方可进行鉴别及含量测定。常用的净化方法有液-液萃取法及固-液萃取法。液-液萃取法中还可利用被测成分的酸碱性,先将提取液调节成酸性或碱性,然后再萃取;或利用被测成分的酸碱性强弱不同,采用梯度萃取法,更易提取出被测成分。处方中药味较少的合剂,如生产工艺接近注射剂工艺,其杂质含量相对较少,可直接进行分析,如双丹口服液中丹参素的含量测定。但当药味较多,成分复杂时,则需经净化处理,方可分析。

当合剂处方中药味较少且有效成分明确时,可选择主要有效成分作为鉴别和含量测定的指标,如元胡止痛口服液中的延胡索乙素。对于药味较多的处方,则可选择一个或几个代表性成分作为鉴别和含量测定的指标,如小儿肺热咳喘口服液中的盐酸麻黄碱、绿原酸、连翘苷等。

(二) 样品制备方法

根据合剂质量分析特点,其样品溶液通常要经净化处理后得到。净化方法要既能除去干扰测定的杂质,又不损失欲测定的成分。净化方法设计主要依据欲测定成分和杂质在理化性质上的差异,同时考虑所需采用的测定方法的要求。合剂样品制备的常用方法包括:

1. 液-液萃取法　如采用适宜的溶剂直接提取欲测成分,使其与杂质分开,如玉屏风口服液中白术和 5-O-甲基维斯阿米醇苷鉴别的样品处理;利用适宜的溶剂直接提取杂质,使其与预测成分分开,如心通口服液中何首乌鉴别的样品处理;利用欲测定成分溶解度的性质,反复用互不相溶的两种溶剂进行处理,以除去水溶性或脂溶性杂质,如玉屏风口服液中黄芪甲苷鉴别和测定含量的样品处理;利用被测成分的酸、碱性,用不同 pH 的溶剂进行萃取;利用被测成分能与酸性染料或大分子酸形成离子对,并溶于有机溶剂的性质,进行萃取与杂质分离。

2. 固-液萃取法　常用的净化剂有 Al_2O_3、MgO、硅胶、硅藻土、活性炭、大孔吸附树脂、离子交换树脂等。若一种净化剂净化效果不理想,可用混合净化剂或串联柱等手段来提高净化效果。当作含量测定时,净化后要符合定量分析的要求,可通过测定回收率来考察。净化时将杂质除去,再用适当溶剂将组分洗下;也可将组分洗下而将杂质保留于柱上,如双黄连口服液中连翘苷含量测定的样品处理。

3. 沉淀法　沉淀法是基于某些试剂与被测成分或杂质生成沉淀,保留溶液或分离沉淀而得到净化。如果将被测成分生成沉淀,这种沉淀必须是可逆的或者是可以直接测定的沉淀物,再根据化学计量关系求出被测成分含量;若使杂质生成沉淀,则可以是不可逆的沉淀反应。

4. 盐析法　盐析法是在样品的水溶液中加入无机盐至一定浓度或达到饱和状态,使某些成分在水中溶解度降低而分离。常用作盐析的无机盐有 NaCl、Na_2SO_4、$MgSO_4$ 等。

三、应用实例

(一) 八正合剂

本品处方由瞿麦 118g、车前子(炒)118g、萹蓄 118g、大黄 118g、滑石 118g、川木通 118g、栀子 118g、甘草 118g、灯心草 59g 组成。以上九味,车前子用 25% 乙醇浸渍,收集浸渍液;大黄用 50% 乙醇浸渍 24 小时后进行渗漉,收集渗漉液,减压回收乙醇;其余七味加水煎煮三次,滤过后合并滤液,滤液浓缩至约 1300ml,与浸渍液、渗漉液合并,静置后滤过,滤液浓缩至近 1000ml,加入苯甲酸钠 3g,加水使成1000ml,搅匀后分装,即得。本品功能清热,利尿,通淋。用于湿热下注,小便短赤,淋沥涩痛,口燥咽干。

1. 性状　本品为棕褐色的液体;味苦、微甜。

2. 鉴别

(1) 大黄中大黄素的 TLC 鉴别:①供试品溶液的制备:取本品 10ml,加盐酸 1ml,置水浴中加热 30 分钟,立即冷却,用乙醚振摇提取 2 次,每次 15ml,合并乙醚液,蒸干,残渣加三氯甲烷 1ml 使溶解,即得;②对照药材及对照品溶液的制备:取大黄对照药材 1g,加水煎煮 30 分钟,滤过,滤液浓缩至 10ml,同法制成对照药材溶液;取大黄素对照品,加三氯甲烷制成每 1ml 含 1mg 的对照品溶液;③薄层色谱:吸取上述三种溶液各 5μl,分别点于同一以羧甲基纤维素钠为黏合剂的硅胶 H 薄层板上,以石油醚(30~60℃)-甲酸乙酯-甲酸(15:5:1)的上层溶液为展开剂,展开,取出,晾干,置氨蒸气中熏至斑点显色清晰;④结果判断:供试品色谱中,在与对照药材色谱和对照品色谱相应的位置上,应显相同颜色的斑点。

(2) 栀子中栀子苷的 TLC 鉴别:①供试品溶液的制备:取本品 20ml,加乙醇 60ml,摇匀,静置 24 小时,滤过,滤液挥去乙醇,用乙醚振摇提取 2 次,每次 15ml,弃去乙醚液,水层用乙酸乙酯振摇提取 3 次(20ml,15ml,10ml),合并提取液,蒸干,残渣加甲醇 1ml 使溶解,即得;②对照品溶液的制备:取栀子苷对照品,加甲醇制成每 1ml 含 1mg 的溶液,即得;③薄层色谱:吸取上述两种溶液各 5μl,分别点于同一硅胶 G 薄层板上,以乙酸乙酯-丙酮-甲酸-水(6:4:0.5:0.5)为展开剂,展开,取出,晾干,喷以 10% 硫酸乙醇溶液,在105℃加热至斑点显色清晰;④结果判断:供试品色谱中,在与对照品色谱相应的位置上,应显相同颜色的斑点。

3. 检查　相对密度应不低于 1.02,pH 应为 4.0~6.0,其他应符合合剂项下有关的各项规定。

4. 含量测定　照高效液相色谱法测定:①色谱条件与系统适用性试验:以十八烷基硅烷键合硅胶为填充剂,以乙腈-水(12:88)为流动相,检测波长为 238nm,理论板数按栀子苷峰计算应不低于 1500。②对照品溶液的制备:取栀子苷对照品适量,精密称定,加甲醇制成每 1ml 含 0.1mg 的溶液,即得。③供试品溶液的制备:精密量取本品 5ml,置50ml 量瓶中,加稀乙醇至刻度,摇匀,离心,取上清液,即得。④测定:分别精密吸取对照品溶液 10μl 与供试品溶液 5～10μl,注入液相色谱仪,测定,即得。⑤结果判断:本品每 1ml 含栀子以栀子苷($C_{17}H_{24}O_{10}$)计,不得少于 0.60mg。

 知 识 链 接

八 正 合 剂

　　八正合剂源于宋朝《太平惠民和剂局方》中的八正散,与其处方相同而剂型不同的中药制剂还有八正胶囊、八正颗粒、八正片等,现代临床常用于膀胱炎、尿道炎、急性前列腺炎、泌尿系结石、肾盂肾炎、术后或产后尿潴留等属湿热下注者。但孕妇及虚寒者忌用,本方多服会引起虚弱的症状,如头晕、心跳、四肢无力、胃口欠佳等。

(二)心通口服液

　　本品处方由黄芪、党参、麦冬、何首乌、淫羊藿、葛根、当归、丹参、皂角刺、海藻、昆布、牡蛎、枳实组成。以上十三味,取葛根、丹参,加 70% 乙醇加热回流二次,每次 1 小时,合并乙醇提取液;将乙醇提取后的药渣与黄芪等十一味加水煎煮二次(2 小时、1.5 小时),合并煎液,滤过,滤液浓缩至 1000ml,与乙醇提取液合并,加适量乙醇使含醇量达 65%,冷藏 24～48 小时,滤过,滤液回收乙醇并浓缩至 870ml,再冷藏 24～48 小时,滤过,加单糖浆 210g,用 20% 氢氧化钠溶液调节 pH 至 7.0,加水至 1000ml,搅匀,滤过,灌封,灭菌,即得。本品功能益气活血,化痰通络。用于气阴两虚、痰瘀痹阻所致的胸痹,症见心痛、胸闷、气短、呕恶、纳呆;冠心病心绞痛见上述证候者。

 案 例 分 析

这批心通口服液可出厂销售吗?

案例

　　某药厂生产一批心通口服液,规格为 10ml×6 支,外观为棕红色的澄清液体,瓶底有少许沉淀,但能摇之易散。本品相对密度为 1.10,pH 应为 6.5,每 1ml 含葛根素为 2.5mg,用 TLC 方法均鉴别出了本品含有葛根素、丹参素、黄芪甲苷、2,3,5,4'-四羟基二苯乙烯-2-O-β-D-葡萄糖苷、淫羊藿苷。现需出厂销售,质检部门能否出具质检合格报告?

分析

　　根据合剂的常规检查项目和心通口服液的检测指标,该批心通口服液的性状、鉴别和含量测定项是合格的,检查项下相对密度和 pH 也是合格的,但尚无装量和微生物限度检查报告,因此尚不能出具质检合格报告。

　　1. 性状　本品为棕红色的澄清液体;味甜、微苦。

　　2. 鉴别

　　(1)葛根中葛根素的 TLC 鉴别:①供试品溶液的制备:取本品 5ml,用三氯甲烷 10ml 振摇提取,弃去三氯甲烷液,水液用正丁醇 10ml 振摇提取,分取正丁醇液,蒸干,残渣加甲醇 2ml 使溶解,即得。②对照品溶液的制备:取葛根素对照品,加甲醇制成每 1ml 含

1mg 的溶液,即得。③薄层色谱:吸取上述两种溶液各 5μl,分别点于同一硅胶 G 薄层板上,以三氯甲烷-甲醇-水(7:2.5:0.25)为展开剂,展开,取出,晾干,喷以 1% 醋酸镁乙醇溶液,置紫外光灯(365nm)下检视。④结果判断:供试品色谱中,在与对照品色谱相应的位置上,应显相同颜色的荧光斑点。

(2)丹参中丹参素的 TLC 鉴别:①供试品溶液的制备:取本品 10ml,蒸干,残渣加无水乙醇 20ml,置水浴上充分搅拌,放冷,滤过,滤液蒸干,残渣加甲醇 2ml 使溶解,即得。②对照品溶液的制备:取丹参素钠对照品,加甲醇制成每 1ml 含 1mg 的溶液,即得。③薄层色谱:吸取上述两种溶液各 1μl,分别点于同一硅胶 G 薄层板上,以甲苯-乙酸乙酯-甲酸(5:5:2)为展开剂,展开,取出,晾干,喷以 1% 铁氰化钾溶液和 2% 三氯化铁溶液的等量混合液。④结果判断:供试品色谱中,在与对照品色谱相应的位置上,应显相同颜色的斑点。

(3)黄芪中黄芪甲苷的 TLC 鉴别:①供试品溶液的制备:取本品 20ml,用三氯甲烷 20ml 振摇提取,弃去三氯甲烷液,水层用水饱和的正丁醇振摇提取 2 次,每次 20ml,合并正丁醇液,用氨试液洗涤 2 次,每次 20ml,弃去洗涤液,取正丁醇液蒸干,残渣加甲醇 2ml 使溶解,加在中性氧化铝柱(100～120 目,5g,内径 1～1.5cm)上,用 40% 甲醇 100ml 洗脱,收集洗脱液,置水浴上蒸干,残渣加甲醇 0.5ml 使溶解,即得。②对照品溶液的制备:取黄芪甲苷对照品,加甲醇制成每 1ml 含 1mg 的溶液,即得。③薄层色谱:吸取上述两种溶液各 3μl,分别点于同一硅胶 G 薄层板上,以三氯甲烷-甲醇-水(13:7:2)的下层溶液为展开剂,展开,取出,晾干,喷以 10% 硫酸乙醇溶液,在 105℃ 加热约 5 分钟。④结果判断:供试品色谱中,在与对照品色谱相应的位置上,应显相同颜色的斑点。

(4)何首乌中 2,3,5,4'-四羟基二苯乙烯-2-O-β-D-葡萄糖苷的 TLC 鉴别:①供试品溶液的制备:取本品 20ml,用乙醚振摇提取 2 次,每次 20ml,弃去乙醚液,水液用水饱和的正丁醇振摇提取 2 次,每次 20ml,合并正丁醇液,蒸干,残渣加甲醇 1ml 使溶解,即得。②对照药材及对照品溶液的制备:取何首乌对照药材 0.25g,加乙醇 20ml,加热回流 1 小时,放冷,滤过,滤液浓缩至约 2ml,作为对照药材溶液;取 2,3,5,4'-四羟基二苯乙烯-2-O-β-D-葡萄糖苷对照品,加甲醇制成每 1ml 含 0.5mg 的溶液,作为对照品溶液。③薄层色谱:吸取上述三种溶液各 3μl,分别点于同一硅胶 G 薄层板上,以甲苯-乙酸乙酯-丙酮-水(7:65:55:12)为展开剂,展开,取出,晾干,喷以磷钼酸硫酸溶液,加热至斑点显色清晰。④结果判断:供试品色谱中,在与对照药材色谱和对照品色谱相应的位置上,应显相同颜色的斑点。

(5)淫羊藿中淫羊藿苷的 TLC 鉴别:①供试品溶液的制备:取本品 20ml,加乙酸乙酯振摇提取 2 次,每次 20ml,合并乙酸乙酯液,蒸干,残渣加甲醇 1ml 使溶解,即得。②对照品溶液的制备:取淫羊藿苷对照品,加甲醇制成每 1ml 含 1mg 的溶液,即得。③薄层色谱:吸取上述两种溶液各 3μl,分别点于同一硅胶 G 薄层板上使成条状,以三氯甲烷-甲醇-水(12:7:3)的下层溶液为展开剂,展开,取出,晾干,喷以三氯化铝试液,在 105℃ 加热约 2 分钟,置紫外光灯(365nm)下检视。④结果判断:供试品色谱中,在与对照品色谱相应的位置上,应显相同颜色的荧光条斑。

3. 检查　相对密度应不低于 1.08,pH 应为 5.0～7.0,其他应符合合剂项下有关的各项规定。

4. 含量测定　照高效液相色谱法测定:①色谱条件与系统适用性试验:以十八烷基硅烷键合硅胶为填充剂,以甲醇-水(21:79)为流动相,检测波长为250nm,理论板数按葛根素峰计算应不低于3000。②对照品溶液的制备:精密称取葛根素对照品11mg,置10ml量瓶中,加甲醇溶解并稀释至刻度,摇匀,精密量取1ml,置25ml量瓶中,加30%甲醇稀释至刻度,摇匀,即得(每1ml中含葛根素44μg)。③供试品溶液的制备:精密量取本品5ml,置50ml量瓶中,加丙酮稀释至刻度,摇匀,离心,精密吸取上清液5ml,置50ml量瓶中,加30%甲醇稀释至刻度,摇匀,即得。④测定:分别精密吸取对照品溶液与供试品溶液各10μl,注入液相色谱仪,测定,即得。⑤结果判断:本品每1ml含葛根以葛根素($C_{21}H_{20}O_9$)计,不得少于2.2mg。

难点释疑

汤剂与合剂的区别

汤剂是指将药物用煎煮或浸泡后去渣取汁的方法制成的液体剂型;合剂指中药复方的水煎浓缩液,或中药提取物以水为溶媒配制而成的内服液体制剂。合剂在汤剂基础上有所发展和改进,保持了汤剂用药特点,服用量较汤剂小,可以成批生产,省去临时配方和煎煮的麻烦。

点 滴 积 累

1. 合剂的常规检查和控制指标包括外观、附加剂、相对密度、pH、装量和微生物限度等。

2. 八正合剂主要通过TLC鉴别大黄中大黄素和栀子中栀子苷来判断其真伪,通过HPLC测定栀子中栀子苷的含量来反映其质量优劣。

3. 心通口服液主要通过TLC鉴别葛根中葛根素、丹参中丹参素、黄芪中黄芪甲苷、何首乌中2,3,5,4'-四羟基二苯乙烯-2-*O*-β-D-葡萄糖苷、淫羊藿中淫羊藿苷来判断其真伪,通过HPLC测定葛根中葛根素的含量来反映其质量优劣。

第六节　中药酊剂的检测技术

酊剂系指饮片用规定浓度的乙醇提取或溶解而制成的澄清液体制剂,也可用流浸膏稀释制成,多供内服,少数供外用,不加糖或蜂蜜调味和着色。除另有规定外,含有毒性药的酊剂,每100ml应相当于原饮片10g;其他酊剂,每100ml相当于原饮片20g。

课 堂 活 动

《中国药典》收载的成方制剂和单味制剂中属于酊剂的品种有哪些?除了在规定的有效期内使用外,如何在生产、贮藏期间有效保证酊剂的质量?

一、常规检查项目

为保证酊剂质量,在生产与贮藏期间应对下列指标进行控制和检查:

1. 性状　酊剂含有较高浓度的乙醇,不易发酵和酸败,常为澄清液体,但久置后可能产生沉淀,在乙醇量和有效成分含量符合各品种项下规定的情况下,可滤过除去沉淀后使用。

2. 乙醇量　由于不同浓度的乙醇对饮片中各种化学成分的溶解能力不同,酊剂中乙醇含量的高低对制剂中有效成分的含量与所含杂质的类型和数量以及制剂的稳定性等都有影响。因此,为保证酊剂的质量和稳定性,应对其进行乙醇量检查,并应符合规定。如远志酊的乙醇量规定为 50% ~ 58%,姜酊的乙醇量规定为 80% ~ 88%。

3. 甲醇量　由于酊剂以乙醇为溶剂,乙醇中或多或少含有一定量的甲醇,如甲醇的含量超过一定限度,则对人体有害。因此,酊剂必须照甲醇量检查法依法检查,除另有规定外,含甲醇量不得过 0.05%(ml/ml)。

4. 装量　照最低装量检查法检查,依据药品的不同标示装量,应符合相应规定。

5. 微生物限度　为保证临床用药的安全性,酊剂应照微生物限度检查法进行微生物限度检查,并符合规定:每 1ml 供试品,细菌数不得过 100cfu,霉菌和酵母菌数不得过 100cfu,不得检出大肠埃希菌;外用酊剂均不得检出金黄色葡萄球菌和铜绿假单胞菌。

二、样品制备方法

酊剂中含醇量较高,饮片中的蛋白质、黏液质、树胶、糖类等成分不易溶出,故酊剂澄明度较好,样品的前处理相对较简单,有的甚至可以直接进行分析。

但对于一些成分复杂的样品,仍需经净化分离后方能进行分析。常用的净化方法是将酊剂加热蒸去乙醇,然后再用适当的有机溶剂萃取。当欲测出成分为生物碱类时,可蒸去制剂中的乙醇,加碱水(氨水)碱化,再用有机溶剂萃取;当被测出成分为酸性成分时,蒸去乙醇后加酸酸化,再用有机溶剂萃取,如骨痛灵酊中鉴别雪上一枝蒿供试品溶液的制备;有时也可用固-液萃取法(如 C_{18} 柱、氧化铝柱、大孔树脂柱等)对样品进行净化分离,如骨痛灵酊中测定冰片含量供试品溶液的制备。

三、应用实例

(一)十滴水

本品处方由樟脑 25g、干姜 25g、大黄 20g、小茴香 10g、肉桂 10g、辣椒 5g、桉油 12.5ml 组成。取以上七味,除樟脑和桉油外,其余干姜等五味粉碎成粗粉,混匀,用 70% 乙醇作溶剂,浸渍 24 小时后进行渗漉,收集渗漉液约 750ml,加入樟脑及桉油,搅拌使完全溶解,再继续收集渗漉液至 1000ml,搅匀,即得。本品功能健胃,祛暑。用于因中暑而引起的头晕、恶心、腹痛、胃肠不适。

1. 性状　本品为棕红色至棕褐色的澄清液体;气芳香,味辛辣。

2. 鉴别

(1)大黄中大黄素和大黄酚的 TLC 鉴别:①供试品溶液的制备:取本品 20ml,蒸干,残渣加 30%乙醇-盐酸(10:1)的混合溶液 20ml 使溶解,置水浴中加热回流 1 小时,立即冷却,用三氯甲烷振摇提取 2 次,每次 20ml,合并三氯甲烷液,蒸干,残渣加无水乙醇-乙酸乙酯(2:1)的混合溶液 5ml 使溶解,即得。②对照药材与对照品溶液的制备:取大黄对照药材 1g,加甲醇 30ml,置水浴中加热回流提取 30 分钟,滤过,滤液蒸干,同法制成对照药材溶液;再取大黄素对照品、大黄酚对照品,加甲醇制成每 1ml 各含 0.5mg 的混合对照品溶液。③薄层色谱:吸取上述三种溶液各 3μl,分别点于同一硅胶 G 薄层板上,以石油醚(30~60℃)-甲酸乙酯-甲酸(15:5:1)的上层溶液为展开剂,展开,取出,晾干,置紫外光灯(365nm)下检视。④结果判断:供试品色谱中,在与对照药材色谱和对照品色谱相应的位置上,应显相同的橙黄色荧光斑点;置氨蒸气中熏后,在日光下检视,应显相同的红色斑点。

(2)肉桂中桂皮醛和茴香醛的 TLC 鉴别:①供试品溶液的制备:取本品 20ml,置分液漏斗中,加水 50ml,混匀,用石油醚(30~60℃)25ml 振摇提取,分取石油醚液,挥干,残渣加石油醚(30~60℃)0.5ml 使溶解,即得。②对照品溶液的制备:取桂皮醛对照品与茴香醛对照品,加乙醇制成每 1ml 各含 2μl 的混合对照品溶液,作为对照品溶液。③薄层色谱:吸取上述两种溶液各 2μl,分别点于同一硅胶 G 薄层板上,以石油醚(60~90℃)-乙酸乙酯(17:3)为展开剂,展开,取出,晾干,喷以二硝基苯肼试液。④结果判断:供试品色谱中,在与对照品色谱相应的位置上,显相同颜色的斑点。

3. 检查

(1)相对密度:应为 0.87~0.92。

(2)乙醇量:应为 60%~70%。

(3)总固体:精密量取上清液 10ml,置已干燥至恒重的蒸发皿中,置水浴上蒸干,在 105℃干燥 3 小时,置干燥器中冷却 30 分钟,迅速精密称定重量,遗留残渣不得少于 0.12g。

(4)甲醇量:照甲醇量检查法检查,本品含甲醇量不得过 0.05%(ml/ml)。

(5)其他:应符合酊剂项下有关的各项规定。

4. 含量测定 按气相色谱法测定:①色谱条件与系统适用性试验:改性聚乙二醇 20000(PEG-20M)毛细管柱(柱长为 30m,内径为 0.53mm,膜厚度为 1μm),柱温为程序升温,初始温度为 65℃,以每分钟 6℃的速率升温至 155℃,理论板数按樟脑峰计算应不低于 12000。②校正因子测定:取环己酮适量,精密称定,加 70%乙醇制成每 1ml 含 10mg 的溶液,作为内标溶液;分别取樟脑对照品 20mg、桉油精对照品 10mg,精密称定,置同一 10ml 量瓶中,精密加入内标溶液 1ml,加 70%乙醇至刻度,摇匀,吸取 1μl,注入气相色谱仪,计算校正因子。③测定:精密量取本品 1ml,置 10ml 量瓶中,精密加入内标溶液 1ml,加 70%乙醇至刻度,摇匀。吸取 1~2μl,注入气相色谱仪,测定,即得。④结果判断:本品每 1ml 含樟脑($C_{10}H_{16}O$)应为 20.0~30.0mg;含桉油以桉油精($C_{10}H_{18}O$)计,不得少于 6.3mg。

知 识 链 接

十滴水的由来

十滴水,又名急救十滴水,为乙类OTC药品,并列入2012年国家基本药物目录。其处方来源于验方,始载于《北京市中药成方选集》。与其处方相同而剂型不同的中药制剂还有十滴水软胶囊、十滴水胶丸等,现代临床除主要用于治疗中暑、伤风、头晕等症外,还用于治疗腹泻、痱子、手脚冻伤等症。使用十滴水时需忌辛辣、油腻食物,孕妇慎服。

(二)正骨水

本品处方由九龙川、木香、海风藤、土鳖虫、豆豉姜、猪牙皂、香加皮、莪术、买麻藤、过江龙、香樟、徐长卿、降香、两面针、碎骨木、羊耳菊、虎杖、五味藤、千斤拔、朱砂根、横经席、穿壁风、鹰不扑、草乌、薄荷脑、樟脑组成。取以上二十六味,除徐长卿、两面针、降香、薄荷脑、樟脑及部分五味藤外,其余九龙川等二十味及剩余的五味藤,置提取罐中,加入乙醇1000ml及水适量,密闭,加热回流提取7小时后,进行蒸馏,收集蒸馏液约1200ml。取徐长卿、两面针、降香及五味藤分别粉碎成粗粉,加入上述蒸馏液中,搅匀,浸渍48小时。取浸渍液,加入薄荷脑、樟脑,搅拌使溶解,滤过,调整总量至1000ml,即得。本品功能活血祛瘀,舒筋活络,消肿止痛。用于跌打扭伤,骨折脱位以及体育运动前后消除疲劳。

1. 性状　本品为棕红色的澄清液体;气芳香。

2. 鉴别

(1)降香的TLC鉴别:①供试品溶液的制备:取本品15ml,置分液漏斗中,加石油醚(30~60℃)25ml,振摇提取,分取下层溶液,于水浴上蒸干,残渣加75%乙醇4ml使溶解,滤过,即得。②对照药材溶液的制备:取降香对照药材1g,加75%乙醇10ml浸渍30分钟,滤过,滤液浓缩至2ml,即得。③薄层色谱:吸取上述两种溶液各3μl,分别点于同一硅胶G薄层板上,以三氯甲烷-甲醇-浓氨试液(90:9:1)为展开剂,展开,取出,晾干,置紫外光灯(365nm)下检视。④结果判断:供试品色谱中,在与对照药材色谱相应的位置上,应显相同颜色的斑点。

(2)徐长卿中丹皮酚的TLC鉴别:①供试品溶液的制备:取本品,即得。②对照品溶液的制备:取丹皮酚对照品,加60%乙醇制成每1ml含0.5mg的溶液,即得。③薄层色谱:吸取供试品溶液10μl、对照品溶液5μl,分别点于同一硅胶G薄层板上,以苯-乙酸乙酯(20:1)为展开剂,展开,取出,晾干,喷以盐酸酸性5%三氯化铁乙醇溶液,加热至斑点显色清晰。④结果判断:供试品色谱中,在与对照品色谱相应的位置上,应显相同颜色的斑点。

(3)两面针的TLC鉴别:①供试品溶液的制备:取本品15ml,蒸干,残渣加乙醇1ml使溶解,即得。②对照药材溶液的制备:取两面针对照药材1g,加乙醇15ml,超声处理30分钟,滤过,滤液蒸干,残渣加乙醇1ml使溶解,即得。③薄层色谱:吸取上述两种溶液各4μl,分别点于同一硅胶G薄层板上,以甲苯-乙酸乙酯-甲醇(25:2:0.1)为展开剂,展开,取出,晾干,置紫外光灯(365nm)下检视。④结果判断:供试品色谱中,在与对照药材色谱相应的位置上,应显相同颜色的荧光斑点。

(4)樟脑与薄荷脑的 GC 鉴别:①供试品溶液的制备:取本品 1ml 加乙醇至 50ml,即得。②对照品溶液的制备:取樟脑对照品、薄荷脑对照品,分别加乙醇制成每 1ml 各含 1mg 的溶液,即得。③气相色谱测定:柱长为 3m,以聚乙二醇 20000 (PEG-20M)为固定相,涂布浓度为 10%,柱温为 160℃,分别吸取上述三种溶液适量,注入气相色谱仪。④结果判断:供试品应呈现与对照品色谱峰保留时间相同的色谱峰。

3. 检查

(1)乙醇量:应为 56% ~66%。

(2)其他:应符合酊剂项下有关的各项规定。

难点释疑

酒剂与酊剂的区别

二者皆为含有一定量乙醇的澄清液体制剂,但酊剂的溶剂为规定浓度的乙醇,且乙醇含量较高,一般为 60% 左右,多供内服,少数供外用,不加糖或蜂蜜矫味和着色;而酒剂的溶剂为蒸馏酒,乙醇含量较酊剂低,一般为 40% ~60%,主供内服,常加糖或蜂蜜矫味和着色。

4. 含量测定

(1)挥发油:精密量取本品 10ml,置分液漏斗中,加饱和氯化钠溶液 100ml,振摇 1 ~2 分钟,放置 1~2 小时,分取上层液,移入圆底烧瓶中,用热水洗涤分液漏斗数次,洗液并入圆底烧瓶中,照挥发油测定法测定,含挥发油不得少于 9.5%。

(2)徐长卿:照高效液相色谱法测定:①色谱条件与系统适应性试验:以十八烷基硅烷键合硅胶为填充剂,以乙腈-水-三乙胺-磷酸(28:72:0.1:0.1)为流动相,检测波长为 274nm,理论板数按丹皮酚峰计算应不低于 3000。②对照品溶液的制备:取丹皮酚对照品适量,精密称定,加乙醇制成每 1ml 含 60μg 的溶液,即得。③供试品溶液的制备:精密量取本品 10ml,置 25ml 量瓶中,加乙醇稀释至刻度,摇匀,即得。④测定:分别精密吸取对照品溶液与供试品溶液各 10μl,注入液相色谱仪,测定,即得。⑤结果判断:本品每 1ml 含徐长卿以丹皮酚($C_9H_{10}O_3$)计,不得少于 0.10mg。

案例分析

十滴水不合格原因分析

案例

某省药检所按现行国家标准检验了市售十滴水共 165 批次,结果合格 135 批次,不合格为 30 批次。不合格项目有乙醇量 4 批次,桉油含量 26 批次。其中塑料瓶包装的不合格比例为 20%,而玻璃瓶包装全部合格。放置 1 年以上的十滴水中桉油含量明显偏低。乙醇量均高于 70%。

分析

桉油极易挥发,当采用不合适的包装材料,桉油的含量将随放置时间的延长而降低,因此应改进包装材料。十滴水为70%的乙醇渗漉后加入樟脑和桉油,乙醇浓度应低于或等于70%,造成不合格的原因可能与生产企业70%乙醇的配制和工艺相关,因此相关企业应加强生产管理。

点 滴 积 累

1. 酊剂的常规检查和控制指标包括外观、乙醇量、甲醇量、装量和微生物限度等。

2. 十滴水主要通过 TLC 鉴别大黄中大黄素和大黄酚、肉桂中桂皮醛和茴香醛来判断其真伪,通过 GC 测定樟脑及桉油中桉油精的含量来反映其质量优劣。

3. 正骨水主要通过 TLC 鉴别降香、徐长卿中丹皮酚、两面针、樟脑与薄荷脑来判断其真伪,通过 HPLC 测定徐长卿及挥发油的含量来反映其质量优劣。

第七节　中药酒剂的检测技术

酒剂,又名药酒,系指饮片用蒸馏酒提取制成的澄清液体制剂。多供内服,并常加糖或蜂蜜调味着色。生产酒剂所用的饮片,一般应适当粉碎;生产内服酒剂应以谷类酒为原料。

课 堂 活 动

《中国药典》收载的成方制剂和单味制剂中属于酒剂的品种有哪些? 除了在规定的有效期内使用外,如何在生产、贮藏期间有效保证酒剂的质量?

一、常规检查项目

为保证酒剂质量,在生产与贮藏期间应对下列指标进行控制和检查:

1. 性状　酒剂含有较高浓度的乙醇,不易发酵和酸败,一般为澄清液体,但在贮存期间允许有少量摇之易散的沉淀。

2. 乙醇量　由于不同浓度的乙醇对饮片中各种化学成分的溶解能力不同,酒剂中乙醇含量的高低对制剂中有效成分的含量与所含杂质的类型和数量以及制剂的稳定性等都有影响。因此,为保证酒剂的质量和稳定性,应对其进行乙醇量检查,并应符合规定。如冯了性风湿跌打药酒的乙醇量规定为35%~45%。

3. 总固体　酒剂一般应作总固体检查。含糖、蜂蜜的酒剂照第一法检查,不含糖、蜂蜜的酒剂照第二法检查。

第一法：精密量取供试品上清液50ml，置蒸发皿中，水浴上蒸至稠膏状，除另有规定外，加无水乙醇搅拌提取4次，每次10ml，滤过，合并滤液，置已干燥至恒重的蒸发皿中，蒸至近干，精密加入硅藻土1g（经105℃干燥3小时、移置干燥器中冷却30分钟），搅匀，在105℃干燥3小时，移置干燥器中，冷却30分钟，迅速精密称定重量，扣除加入的硅藻土量，遗留残渣应符合各品种项下的有关规定。如国公酒总固体不得少于0.06%。

第二法：精密量取供试品上清液50ml，置已干燥至恒重的蒸发皿中，水浴上蒸干，在105℃干燥3小时，移置干燥器中，冷却30分钟，迅速精密称定重量，遗留残渣应符合各品种项下的有关规定。如胡蜂酒总固体不得少于2.5%。

4. 甲醇量　由于酒剂以乙醇为溶剂，乙醇中或多或少含有一定量的甲醇，如甲醇的含量超过一定限度，则对人体有害。因此，酒剂必须照甲醇量检查法依法检查，除另有规定外，含甲醇量不得过0.05%（ml/ml）。

5. 装量　照最低装量检查法检查，依据药品的不同标示装量，应符合相应规定。

6. 微生物限度　为保证临床用药安全，酒剂应照微生物限度检查法进行微生物限度检查，并符合规定：每1ml供试品，细菌数不得过500cfu，霉菌和酵母菌数不得过100cfu，不得检出大肠埃希菌；外用酒剂均不得检出金黄色葡萄球菌和铜绿假单胞菌。

二、样品制备方法

酒剂与酊剂相似，因含醇量较高，饮片中的蛋白质、黏液质、树胶、糖类等成分不易溶出，故澄明度较好，样品前处理较简单，有的甚至可以直接进行分析。

对于成分复杂的酒剂，净化分离方法同酊剂。常用的净化方法是将酒剂加热蒸去乙醇，然后再用适当的有机溶剂萃取，如三两半药酒中鉴别当归供试品溶液的制备。当欲测出成分为生物碱类时，可蒸去制剂中的乙醇，加碱水（氨水）碱化，再用有机溶剂萃取；当被测出成分为酸性成分时，蒸去乙醇后加酸酸化，再用有机溶剂萃取，如三两半药酒中鉴别牛膝和黄芪供试品溶液的制备；也可用固-液萃取法（如C_{18}柱、氧化铝柱、大孔树脂柱等）对样品进行净化分离，如舒筋活络酒中鉴别甘草和测定防风含量供试品溶液的制备。

三、应用实例

（一）国公酒

本品处方由当归、羌活、牛膝、防风、独活、牡丹皮、广藿香、槟榔、麦冬、陈皮、五加皮、姜厚朴、红花、制天南星、枸杞子、白芷、白芍、紫草、盐补骨脂、醋青皮、炒白术、川芎、木瓜、栀子、麸炒苍术、麸炒枳壳、乌药、佛手、玉竹、红曲组成。取以上三十味与适量的蜂蜜和红糖用白酒回流提取三次，第一次40分钟，第二、三次每次30分钟，滤过，合并滤液，静置3~4个月，吸取上清液，滤过，灌封，即得。本品功能散风祛湿，舒筋活络。用于风寒湿邪闭阻所致的痹病，症见关节疼痛、沉重、屈伸不利、手足麻木、腰腿疼痛；也用于经络不和所致的半身不遂，口眼㖞斜、下肢痿软、行走无力。

1. 性状　本品为深红色的澄清液体；气清香，味辛、甜、微苦。

2. 鉴别

（1）陈皮与青皮中橙皮苷的TLC鉴别：①供试品溶液的制备：取本品100ml，回收乙醇并挥至无醇味,放冷,用水 15ml 分次转移至分液漏斗中,用乙醚振摇提取 3 次(15ml,10ml,10ml),弃去乙醚液,水溶液用乙酸乙酯振摇提取 3 次(15ml,10ml,10ml),水溶液备用;合并乙酸乙酯提取液,蒸干,残渣加甲醇 5ml 使溶解,即得。②对照品溶液的制备:取橙皮苷对照品,加甲醇制成每 1ml 含 1mg 的溶液,即得。③薄层色谱:吸取上述两种溶液各 2μl,分别点于同一用 0.5% 氢氧化钠溶液制备的硅胶 G 薄层板上,以乙酸乙酯-甲醇-水(100:17:13)为展开剂,展开,展距 3cm,取出,晾干;再以甲苯-乙酸乙酯-甲酸-水(20:10:1:1)的上层溶液为展开剂,展开,展距 8cm,取出,晾干,喷以 1% 三氯化铝甲醇溶液,略加热至干,置紫外光灯(365nm)下检视。④结果判断:供试品色谱中,在与对照品色谱相应的位置上,应显相同颜色的荧光斑点。

(2)枳壳中辛弗林的 TLC 鉴别:①供试品溶液的制备:取(1)项的备用水溶液,用水饱和的正丁醇振摇提取 2 次(15ml,10ml),水溶液置水浴上蒸去正丁醇,加水 10ml,混匀,通过 732 型氢型阳离子交换树脂柱,用水洗至洗脱液澄明,再用 3.5% 氨溶液 100ml 洗脱,洗脱液减压蒸干,残渣加甲醇 2ml 使溶解,即得。②对照品溶液的制备:取辛弗林对照品,加甲醇制成每 1ml 含 1mg 的溶液,即得。③薄层色谱:吸取上述两种溶液各 10μl,分别点于同一硅胶 G 薄层板上,以正丁醇-冰醋酸-水(4:1:5)的上层溶液为展开剂,展开,取出,晾干,喷以 0.5% 茚三酮乙醇溶液,在 105℃ 加热至斑点显色清晰。④结果判断:供试品色谱中,在与对照品色谱相应的位置上,应显相同颜色的斑点。

3. 检查
(1)乙醇量:应为 55% ~60%。
(2)总固体:取本品,依第一法检查,遗留残渣不得少于 0.6%。
(3)其他:应符合酒剂项下有关的各项规定。

 知 识 链 接

酒剂的由来

酒剂又名药酒,在中国已有数千年的历史。《内经·素问》载有"上古圣人作汤液醪醴","醪醴"即为指治病的药酒。酒本身有行血活络的功效,易于吸收和发散,因此酒剂通常主要用于风寒湿,具有祛风活血、止痛散瘀的功能。但小儿、孕妇、心脏病及高血压病人不宜服用。

(二)冯了性风湿跌打药酒

本品处方由丁公藤 2500g、桂枝 75g、麻黄 93.8g、羌活 7.5g、当归 7.5g、川芎 7.5g、白芷 7.5g、补骨脂 7.5g、乳香 7.5g、猪牙皂 7.5g、陈皮 33.1g、苍术 7.5g、厚朴 7.5g、香附 7.5g、木香 7.5g、枳壳 50g、白术 7.5g、山药 7.5g、黄精 20g、菟丝子 7.5g、小茴香 7.5g、苦杏仁 7.5g、泽泻 7.5g、五灵脂 7.5g、蚕沙 16.2g、牡丹皮 7.5g、没药 7.5g 组成。取以上二十七味,除乳香、五灵脂、木香、没药、麻黄、桂枝、白芷、小茴香、羌活、猪牙皂外,其余丁公藤等十七味混匀,蒸 2 小时,取出,放冷,与上述各味合并,置容器内,加入白酒 10kg,密闭浸泡 30 ~40 天,滤过,即得。本品功能祛风除湿,活血止痛。用于风寒湿痹,手足麻木,腰腿酸痛,跌仆损伤,瘀滞肿痛。

案例分析

酒剂的质量

案例

2012 年,某市食品药品监督管理局对该市流通领域的酒剂质量进行了监测,抽查产品总数为 120 批次,合格产品为 111 批次,合格率为 92.5%。不合格项目主要为酒精度和干浸出物。

分析

为了保证酒剂的质量,其乙醇量(即酒精度)和总固体量(即干浸出物)为必需检查项目。流通领域的酒剂质量主要出现在酒精度和干浸出物两个项目上,说明酒剂在生产中需要注意蒸馏酒的质量、酒剂的处方饮片质量及生产工艺,以及包装的容器和贮存的条件,并作为相关企业重点管理的项目。

1. 性状　本品为棕黄色至红棕色的液体;气香,味微苦、甘。

2. 鉴别

(1)丁公藤中东莨菪内酯的 TLC 鉴别:①供试品溶液的制备:取本品 1ml,加甲醇 9ml,混匀,即得。②对照品溶液的制备:取东莨菪内酯对照品,加甲醇制成每 1ml 含 8μg 的溶液,即得。③薄层色谱:吸取上述两种溶液各 2μl,分别点于同一硅胶 G 薄层板上,以环己烷-三氯甲烷-乙酸乙酯-甲酸(6:10:7:1.2)为展开剂,展开,取出,晾干,置紫外光灯(365nm)下检视。④结果判断:供试品色谱中,在与对照品色谱相应的位置上,应显相同颜色的荧光斑点。

(2)麻黄中麻黄碱的 TLC 鉴别:①供试品溶液的制备:取本品 30ml,蒸去乙醇,浓缩至 2ml,加乙醚 10ml 与浓氨试液 1ml,密塞,放置 2 小时,时时振摇,分取醚层,加盐酸 1 滴,挥去乙醚,加甲醇 2ml,滤过,即得。②对照品溶液的制备:取盐酸麻黄碱对照品,加甲醇制成每 1ml 含 1mg 的溶液,即得。③薄层色谱:吸取上述两种溶液各 10μl,分别点于同一硅胶 G 薄层板上,以三氯甲烷-甲醇-浓氨试液(20:3:0.5)为展开剂,展开,取出,晾干,喷以茚三酮试液,在 105℃加热约 10 分钟;④结果判断:供试品色谱中,在与对照品色谱相应的位置上,应显相同颜色的斑点。

(3)厚朴中厚朴酚与和厚朴酚的 TLC 鉴别:①供试品溶液的制备:取本品 100ml,加石油醚(30~60℃)100ml,振摇提取,石油醚液用适量无水硫酸钠脱水,滤过,滤液挥干,残渣加甲醇 2ml 使溶解,即得。②对照品溶液的制备:取厚朴酚对照品与和厚朴酚对照品,加甲醇制成每 1ml 各含 1mg 的混合溶液,即得。③薄层色谱:吸取上述两种溶液各 4μl,分别点于同一硅胶 G 薄层板上,以甲苯-乙酸乙酯(18:3)为展开剂,在相对湿度 70% 以上的环境下展开,展距 9cm,取出,晾干,喷以 1% 香草醛硫酸溶液,在 105℃加热至斑点显色清晰。④结果判断:供试品色谱中,在与对照品色谱相应的位置上,应显相同颜色的斑点。

(4)桂枝中桂皮醛的 TLC 鉴别:①供试品溶液的制备:取本品 100ml,蒸去乙醇,用石油醚(30~60℃)30ml,振摇提取,分取石油醚液,挥散至约 2ml,即得。②对照药材和对照品溶液的制备:取桂枝对照药材 0.5g,加甲醇 10ml,密塞,浸泡 20 分钟,时时振摇,滤过,滤液作为对照药材溶液;再取桂皮醛对照品,加乙醇制成每 1ml 含 1mg 的对照品溶液。③薄层色谱:吸取供试品溶液 10μl、对照药材溶液 3μl 和对照品溶液 1μl,分别点于同一硅胶 G 薄层板上,以石油醚(60～90℃)-乙酸乙酯(17:3)为展开剂,展开,取出,晾干,喷以二硝基苯肼乙醇试液。④结果判断:供试品色谱中,在与对照药材色谱和对照品色谱相应的位置上,应显相同颜色的斑点。

(5)木香中去氢木香内酯的 TLC 鉴别:①供试品溶液的制备:取本品 100ml,蒸去乙醇,用乙醚振摇提取 2 次(30ml,20ml)分取乙醚液,滤过,挥干,残渣加乙酸乙酯 1ml 使溶解,即得。②对照药材和对照品溶液的制备:取木香对照药材 0.25g,加乙醚 30ml,密塞,振摇 20 分钟,滤过,滤液挥干,残渣加乙酸乙酯 1ml 使溶解,作为对照药材溶液;再取去氢木香内酯对照品,加甲醇制成每 1ml 含 0.5mg 的对照品溶液。③薄层色谱:吸取供试品溶液 5μl、对照药材溶液和对照品溶液各 3μl,分别点于同一硅胶 G 薄层板上,以三氯甲烷-环己烷(5:1)为展开剂,展开,取出,晾干,喷以 1% 香草醛硫酸溶液,加热至斑点显色清晰。④结果判断:供试品色谱中,在与对照药材色谱和对照品色谱相应的位置上,应显相同颜色的斑点。

(6)牡丹皮中丹皮酚的 TLC 鉴别:①供试品溶液的制备:取(3)项下的供试品溶液作为供试品溶液。②对照品溶液的制备:取丹皮酚对照品,加丙酮制成每 1ml 含 2mg 的溶液,即得。③薄层色谱:吸取供试品溶液 10μl 和对照品溶液 1μl,分别点于同一硅胶 G 薄层板上,以甲苯为展开剂,展开,取出,晾干,喷以盐酸酸性 5% 三氯化铁乙醇溶液(每 100ml 溶液中加入 3 滴盐酸),加热至斑点显色清晰。④结果判断:供试品色谱中,在与对照品色谱相应的位置上,应显相同颜色的斑点。

3. 检查

(1)乙醇量:应为 35%～45%。

(2)总固体:精密量取本品 25ml,置 105℃ 干燥至恒重的蒸发皿中,蒸干,在 15℃ 干燥至恒重,遗留残渣不得少于 1.2%。

(3)其他:应符合酒剂项下有关的各项规定。

难 点 释 疑

对照品与标准品的区别

对照品系指用于鉴别、检查、含量测定的标准物质,由国务院药品监督管理部门指定的单位制备、标定和供应;标准品系指用于生物测定、抗生素或生化药品中含量或效价测定的标准物质,以国际标准品进行标定。

点 滴 积 累

1. 酒剂的常规检查和控制指标包括外观、乙醇量、总固体、甲醇量、装量和微生物限度等。

2. 国公酒主要通过 TLC 鉴别陈皮与青皮中橙皮苷、枳壳中辛弗林来判断其真伪。

3. 冯了性风湿跌打药酒主要通过 TLC 鉴别丁公藤中东莨菪内酯、麻黄中麻黄碱、厚朴中厚朴酚与和厚朴酚、桂枝中桂皮醛、木香中去氢木香内酯、牡丹皮中丹皮酚来判断其真伪。

第八节　中药糖浆剂的检测技术

糖浆剂系指含有提取物的浓蔗糖水溶液,含蔗糖量不低于45%(g/ml)。糖浆剂生产时,饮片应按规定方法提取、纯化、浓缩至一定体积,或将药物用新煮沸过的水溶解,加入单糖浆,如直接加入蔗糖配制,则需煮沸,必要时滤过,并自滤器上添加适量新煮沸过的水至处方规定量。为防止其腐败变质,延长保存期限,常需加入适量的防腐剂或乙醇。

 课 堂 活 动

《中国药典》收载的成方制剂和单味制剂中属于糖浆剂的品种有哪些? 除了在规定的有效期内使用外,如何在生产、贮藏期间有效保证糖浆剂的质量?

一、常规检查项目

为保证糖浆剂质量,在生产与贮藏期间应对下列指标进行控制和检查:

1. 性状　除另有规定外,糖浆剂应澄清,在贮存期间不得有发霉、酸败、异臭、产生气体或其他变质现象,但允许有少量摇之易散的沉淀。

2. 附加剂　如需加入防腐剂,山梨酸和苯甲酸的用量不得超过0.3%(其钾盐、钠盐的用量分别按酸计),羟苯酯类的用量不得超过0.05%;如需加入其他附加剂,其品种与用量应符合国家标准的有关规定,不影响成品的稳定性,并应避免对检验产生干扰。

3. 相对密度　由于相对密度与糖浆剂中的含糖量及可溶性物质总量有关,并在一定程度反映其质量,因此一般应进行检查,并符合规定。如芩芷鼻炎糖浆(鼻炎糖浆)的相对密度规定为不低于1.28。

4. pH　糖浆剂的pH与制剂的稳定性有关,并影响微生物的生长繁殖和防腐剂的抑菌能力,因此一般应进行检查,并符合规定。如杏仁止咳糖浆的pH规定为5.0~7.0。

5. 装量　为保证服药剂量的准确性,单剂量灌装的糖浆剂,照下述方法检查,应符合规定:取供试品5支,将内容物分别倒入经标化的量入式量筒内,在室温下检视,每支装量与标示装量相比较,少于标示装量的不得多于1支,并不得少于标示装量的95%。多剂量灌装的糖浆剂,照最低装量检查法检查,应符合规定。

6. 微生物限度　为保证临床用药的安全性,糖浆剂应照微生物限度检查法进行微生物限度检查,并符合规定:每1ml供试品,细菌数不得过100cfu,霉菌和酵母菌数不得过100cfu,不得检出大肠埃希菌。

二、样品制备方法

糖浆剂含有较多的蔗糖,溶液较为黏稠,往往给质量检测增加了困难。因此,样品常需净化后才可进行分析。

净化的方法包括液-液萃取法、固-液萃取法等。在液-液萃取法中,根据被测成分的性质,可选一种合适的溶剂进行提取,使被测成分与其他成分分离,如杏苏止咳糖浆中鉴别甘草酸供试品溶液的制备;也可将糖浆调剂至不同的pH,以利于酸碱成分的提取,如急支糖浆中鉴别四季青、金荞麦和麻黄供试品溶液的制备;当被测成分具有挥发性时,可将其蒸馏出来,如杏苏止咳糖浆中鉴别紫苏叶及川贝枇杷露中测定薄荷脑含量供试品溶液的制备;也可利用固-液萃取法使被测成分与糖分离,这样可排除糖浆剂中糖分的干扰,如肠炎宁糖浆中鉴别金毛耳草供试品溶液的制备。

三、应用实例

(一)儿康宁糖浆

本品处方由党参、黄芪、白术、茯苓、山药、薏苡仁、麦冬、制何首乌、大枣、焦山楂、炒麦芽、桑枝组成。取以上十二味,加水煎煮两次,合并煎液,滤过。滤液浓缩至适量,加入蔗糖、炼蜜适量,混匀,滤过,加枸橼酸及防腐剂适量,混匀,再加入陈皮油0.6ml,加水至1000ml,混匀,分装,即得。本品功能益气健脾,消食开胃。用于脾胃气虚所致的厌食,症见食欲不振、消化不良、面黄身瘦、大便稀溏。

1. 性状 本品为棕黄色至棕褐色的黏稠液体;气芳香,味甜。

2. 鉴别

(1)麦冬的TLC鉴别:①供试品溶液的制备:取本品10ml,加水饱和的正丁醇振摇提取2次,每次20ml,分取正丁醇液,蒸干,残渣加甲醇1ml使溶解,即得。②对照药材溶液的制备:取麦冬对照药材1g,加水饱和的正丁醇20ml,超声处理20分钟,滤过,滤液蒸干,残渣加正丁醇1ml使溶解,即得。③薄层色谱:吸取上述两种溶液各5~10μl,分别点于同一硅胶G薄层板上,以正丁醇-醋酸-水(4:1:1)的上层溶液为展开剂,展开,取出,晾干,喷以10%硫酸乙醇溶液,于105℃加热约5分钟。④结果判断:供试品色谱中,在与对照药材色谱相应的位置上,应显相同颜色的斑点。

(2)何首乌中大黄素的TLC鉴别:①供试品溶液的制备:取本品20ml,用三氯甲烷振摇提取2次,每次20ml,合并三氯甲烷液,蒸干,残渣加三氯甲烷1ml使溶解,即得。②对照品溶液的制备:取大黄素对照品,加三氯甲烷制成每1ml含1mg的溶液,即得。③薄层色谱:吸取上述供试品溶液10~20μl、对照品溶液5μl,分别点于同一硅胶G薄层板上,以甲苯-乙酸乙酯-甲酸(15:2:1)为展开剂,展开,取出,晾干,置紫外光灯(365nm)下检视。④结果判断:供试品色谱中,在与对照品色谱相应的位置上,应显相同颜色的荧光斑点;置氨蒸气中熏后,日光下检视,应显相同的红色斑点。

(3)黄芪中黄芪甲苷的TLC鉴别:①供试品溶液的制备:取本品20ml,用水饱和的正丁醇振摇提取3次,每次20ml,合并正丁醇液,用1%氢氧化钠溶液洗涤3次,每次20ml,再用正丁醇饱和的水洗涤至中性,正丁醇液蒸干,残渣加甲醇1ml使溶解,即得。②对照品溶液的制备:取黄芪甲苷对照品,加甲醇制成每1ml含1mg的溶液,即得。③薄层色谱:吸取供试品溶液10μl、对照品溶液5μl,分别点于同一硅胶G薄层板上,以三氯甲烷-乙酸乙酯-甲醇-水(10:20:11:5)10℃以下放置的下层溶液为展开剂,展开,取出,晾干,喷以10%硫酸乙醇溶液,在105℃加热至斑点显色清晰。④结果判断:供试品色谱中,在与对照品色谱相应的位置上,应显相同颜色的斑点。

3. 检查 相对密度应不低于1.24;pH应为4.0~5.0。

4. 正丁醇提取物 精密量取本品20ml,用水饱和的正丁醇振摇提取5次,第1次30ml,以后每次20ml,合并正丁醇提取液,置已干燥至恒重的蒸发皿中,蒸干,置105℃干燥3小时,移置干燥器中,冷却30分钟,迅速精密称定重量,计算,即得。本品含正丁醇提取物应不得少于3.0%。

5. 含量测定　照高效液相色谱法测定：①色谱条件与系统适用性试验：以十八烷基硅烷键合硅胶为填充剂，以乙腈-水(25:75)为流动相，检测波长为320nm，理论板数按2,3,5,4′-四羟基二苯乙烯-2-O-β-D-葡萄糖苷峰计算应不低于2000。②对照品溶液的制备：取2,3,5,4′-四羟基二苯乙烯-2-O-β-D-葡萄糖苷对照品适量，精密称定，加稀乙醇制成每1ml含20μg的溶液，即得。③供试品溶液的制备：精密量取本品5ml，置25ml棕色量瓶中，加稀乙醇至刻度，摇匀，离心，取上清液，即得。④测定：分别精密吸取对照品溶液与供试品溶液各10μl，注入液相色谱仪，测定，即得。⑤结果判断：本品每1ml含何首乌以2,3,5,4′-四羟基二苯乙烯-2-O-β-D-葡萄糖苷($C_{20}H_{22}O_9$)计，不得少于30μg。

 知 识 链 接

中药制剂通用名

中药制剂通用名是依据国家药典委员会制定的《中国药品通用名命名原则》进行规范命名的，如采用主要功能加剂型命名(儿康宁糖浆)，主要药材名加剂型命名(川贝枇杷糖浆)，主要药材名缩写加剂型命名(香连丸)，直接采用古方名(四逆汤)，主要药材名加功能加剂型命名(牛黄解毒片)等。因此，如能熟悉《中国药品通用名命名原则》，将有助于中药制剂质量的分析及名称的记忆，并利于中药新产品开发。

(二) 川贝枇杷糖浆

本品处方由川贝母流浸膏45ml、桔梗45g、枇杷叶300g、薄荷脑0.34g组成。以上四味，将桔梗和枇杷叶加水煎煮二次(2.5 小时；2 小时)，合并煎液，滤过，滤液浓缩至适量，加入蔗糖400g及防腐剂适量，煮沸使溶解，滤过，滤液与川贝母流浸膏混合，放冷，加入薄荷脑和含适量杏仁香精的乙醇溶液，加水至1000ml，搅匀，即得。本品功能清热宣肺，化痰止咳。用于风热犯肺、痰热内阻所致的咳嗽痰黄或吐痰不爽、咽喉肿痛、胸闷胀痛；感冒、支气管炎见上述证候者。

 案 例 分 析

案例

某企业生产一批三蛇胆川贝糖浆，单剂量灌装，标示量为10ml。现抽检5瓶，装量分别为10.5ml，9.5ml，10.0ml，12ml，10.8ml，质检员在作结论时有点犹豫。

分析

按《中国药典》(2010 年版)的规定，单剂量灌装的糖浆剂每支装量与标示装量相比较，少于标示装量的不得多于1支，并不得少于标示装量的95%，此批三蛇胆川贝糖浆是合格的。但有2支超过了标示装量的5%，其中1支达标示装量的120%，是否会对患者的安全性带来影响，值得商榷。建议增加"多于标示装量的不得多于1支，并不得多于标示装量的5%"，会使质量更有保证和科学。

1. 性状　本品为棕红色的黏稠液体；气香，味甜、微苦、凉。
2. 鉴别　①供试品溶液的制备：取本品20ml，加水饱和的正丁醇振摇提取3次，每次 15ml,合并正丁醇液,蒸干,残渣加水 3 ~5ml 使溶解,放冷,通过 D101 型大孔吸附树脂柱(内径 1.5cm,长 8cm),以水 50ml 洗脱,弃去水洗脱液,再用稀乙醇洗脱至洗脱液无色,收集洗脱液,蒸干,残渣加甲醇 1ml 使溶解,即得。②对照药材溶液的制备:取枇杷叶对照药材 2g,加水 100ml,煎煮 1 小时,滤过,滤液同法制成对照药材溶液。③薄层色谱:吸取上述两种溶液各 10 ~20μl,分别点于同一硅胶 G 薄层板上使成条状,以环己烷-乙酸乙酯-冰醋酸(8:4:0.1)为展开剂,展开,取出,晾干,喷以 5% 香草醛硫酸溶液,在 105℃加热至斑点显色清晰。④结果判断:供试品色谱中,在与对照药材色谱相应的位置上,应显相同颜色的主斑点。

3. 检查　相对密度应不低于 1.13。

4. 含量测定　照气相色谱法测定:①色谱条件与系统适用性试验:改性聚乙二醇毛细管柱(柱长为 30m,内径为 0.32mm,膜厚度为 0.25μm),柱温为 110℃,分流进样,分流比为 25:1,理论板数按萘峰计算应不低于 5000。②校正因子测定:精密称取萘适量,加环己烷制成每 1ml 含 15mg 的溶液,作为内标溶液,另精密称取薄荷脑对照品 75mg,置 5ml 量瓶中,用环己烷溶解并稀释至刻度,摇匀,精密量取 1ml,置 20ml 量瓶中,精密加入内标溶液 1ml,加环己烷至刻度,摇匀,吸取 1μl,注入气相色谱仪,计算校正因子。③测定:精密量取本品 50ml,加水 250ml,照挥发油测定法试验,自测定器上端加水使充满刻度部分并溢流入烧瓶时为止,加环己烷 3ml,连接回流冷凝管,加热至沸并保持微沸 4 小时,放冷,将测定器中的液体移至分液漏斗中,冷凝管及挥发油测定器内壁用环己烷少量洗涤,并入分液漏斗中,分取环己烷液,水液再用环己烷提取 2 次,每次 3ml,用铺有无水硫酸钠 0.5g 的漏斗滤过,合并环己烷液,置 20ml 量瓶中,精密加入内标溶液 1ml,加环己烷至刻度,摇匀,即得。吸取 1μl,注入气相色谱仪,测定,即得。④结果判断:本品每 1ml 含薄荷脑($C_{10}H_{20}O$)应不少于 0.20mg。

难点释疑

糖浆剂与煎膏剂的区别

糖浆剂和煎膏剂均采用饮片提取物,但前者加入浓蔗糖水溶液,形态为黏稠液体,含蔗糖量不低于 45%(g/ml),后者加入炼蜜或糖(或转化糖),形态为稠厚的半流体。为防止腐败变质,延长保存期限,糖浆剂常需加入适量的防腐剂或乙醇,而煎膏剂不需加。

点 滴 积 累

1. 糖浆剂的常规检查和控制指标包括外观、附加剂、相对密度、pH、装量和微生物限度等。

2. 儿康宁糖浆主要通过 TLC 鉴别麦冬、何首乌中大黄素和黄芪中黄芪甲苷来判断其真伪,通过 HPLC 测定何首乌中 2,3,5,4′-四羟基二苯乙烯-2-*O*-β-D-葡萄糖苷的含量及测定正丁醇提取物来反映其质量优劣。

3. 川贝枇杷糖浆主要通过 TLC 鉴别枇杷叶来判断其真伪,通过 GC 测定薄荷脑的含量来反映其质量优劣。

第九节　中药煎膏剂的检测技术

煎膏剂,又称膏滋,系指饮片用水煎煮,取煎煮液浓缩,加炼蜜或糖(或转化糖)制成的半流体制剂。煎膏剂生产时,饮片应按各品种项下规定的方法煎煮,滤过,滤液浓缩至规定的相对密度,即得清膏;如需要入药粉,除另有规定外,一般应加入细粉,且待冷却后加入,搅拌均匀;清膏按规定量加入炼蜜或糖(或转化糖)收膏,加炼蜜或糖(或转化糖)的量,一般不超过清膏量的3倍。

▥ 课 堂 活 动

《中国药典》收载的成方制剂和单味制剂中属于煎膏剂的品种有哪些? 除了在规定的有效期内使用外,如何在生产、贮藏期间有效保证煎膏剂的质量?

一、常规检查项目

为保证煎膏剂质量,在生产与贮藏期间应对下列指标进行控制和检查:

1. 性状　为带颜色的稠厚半流体,但应无焦臭、异味,无糖的结晶析出。

2. 相对密度　除另有规定外,取供试品适量,精密称定,加水约2倍,精密称定,混匀,作为供试品溶液。照相对密度测定法测定,按下式计算,应符合各品种项下的有关规定。如山东阿胶膏的相对密度规定为应不低于1.08。

$$供试品相对密度 = \frac{W_1 - W_1 \times f}{W_2 - W_1 \times f}$$

式中,W_1为比重瓶内供试品溶液的重量,g;W_2为比重瓶内水的重量,g。

$$f = \frac{加入供试品中的水重量}{供试品重量 + 加入供试品中的水重量}$$

凡加饮片细粉的煎膏剂,不检查相对密度。

3. 不溶物　取供试品5g,加热水200ml,搅拌使溶化,放置3分钟后观察,不得有焦屑等异物。加饮片细粉的煎膏剂,应在未加入药粉前检查,符合规定后方可加入药粉,加入药粉后不再检查不溶物。

4. 装量　按最低装量检查法依法检查,应符合规定。

5. 微生物限度　为保证临床用药的安全性,煎膏剂应照微生物限度检查法进行微生物限度检查,并符合规定:每1ml供试品,细菌总数不得超过100cfu,霉菌、酵母菌数不得超过100cfu,并不得检出大肠埃希菌。

二、样品制备方法

煎膏剂与糖浆剂相似,均含有较多的糖,溶液较为黏稠,故样品的分离净化方法可参照糖浆剂。可将样品加水稀释后,用与水不相混溶的有机溶剂提取待分析成分,如川贝雪梨膏、龟鹿二仙膏鉴别项下供试品溶液的制备;或者加硅藻土等稀释剂后按固体样品处理,再用溶剂提取待分析成分,如阿胶三宝膏含量测定项下供试品溶液的制备;或利用固-液萃取法,净化时先将杂质除去,再用适当溶剂将组分洗下,如胃肠复元膏芍药苷鉴别及益母草膏水苏碱含量测定供试品溶液的制备。

 知识链接

膏　滋

膏滋,即煎膏剂,为我国习用的一类膏状口服剂型。它以滋补为主,兼有缓慢的治疗作用,且因含有蔗糖、蜂蜜而味美可口,为病者所乐用。膏方已经非常悠久的应用历史,早在长沙马王堆西汉古墓出土的《五十二病方》中即有膏方应用的记载。近代名医秦伯未在《膏方大全》中指出:"膏方者,盖煎熬药汁成脂液,而所以营养五脏六腑之枯燥虚弱者也,故俗称膏滋药。"

三、应用实例

(一)枇杷叶膏

本品处方仅为枇杷叶。取枇杷叶,加水煎煮三次,煎液滤过,滤液合并,浓缩成相对密度为1.21～1.25(80℃)的清膏。每100g清膏加炼蜜200g或蔗糖200g,加热溶化,混匀,浓缩至规定的相对密度,即得。本品功能清肺润燥,止咳化痰。用于肺热燥咳,痰少咽干。

1. 性状　本品为黑褐色稠厚的半流体;味甜、微涩。

2. 检查

(1)相对密度:应为1.42～1.46。

(2)其他:应符合煎膏剂项下有关的各项规定。

案例分析

案例

一科研人员为了更好地控制煎膏剂的质量,进行了含糖量与相对密度关系的研究。结果发现,含糖量每增加10%,相对密度增加约0.04左右。于是,他认为只测相对密度而不测糖含量来控制煎膏剂的质量是不合理的。

分析

按《中国药典》,煎膏剂检查项下只检测相对密度而不检测含糖量,只要相对密度符合要求即可。但是,因含糖量直接影响相对密度,使相对密度并不能真实反映煎膏剂的质量,为防止用增加含糖量达到增大相对密度的目的,建议增加含糖量测定。

(二)益母草膏

本品处方仅为益母草。取益母草,切碎,加水煎煮二次,每次2小时,合并煎液,滤过,滤液浓缩至相对密度为1.21～1.25(80℃)的清膏。每100g清膏加红糖200g,加热溶化,混匀,浓缩至规定的相对密度,即得。本品功能活血调经。用于血瘀所致的月经不调、产后恶露不绝,症见月经量少、淋沥不净、产后出血时间过长;产后子宫复位不全见上述证候者。

1. 性状　本品为棕黑色稠厚的半流体;气微,味苦、甜。

2. 鉴别　益母草中水苏碱的 TLC 鉴别:①供试品溶液的制备:取本品 10g,加水 20ml,搅匀,加稀盐酸调节 pH 至 1～2,离心,取上清液,通过 732 钠型强酸性阳离子交换树脂柱(内径为 0.9cm,柱长为 12cm)上,以水洗至流出液近无色,弃去水液,再以 2mol/L 氨溶液 40ml 洗脱,收集洗脱液,水浴蒸干,残渣加甲醇 2ml 使溶解,即得。②对照品溶液的制备:取盐酸水苏碱对照品,加甲醇制成每 1ml 含 1mg 的对照品溶液。③薄层色谱:吸取上述两种溶液各 4μl,分别点于同一硅胶 G 薄层板上,以正丁醇-乙酸乙酯-盐酸(8∶1∶3)为展开剂,展开,取出,晾干,喷以稀碘化铋钾试液。④结果判断:供试品色谱中,在与对照品色谱相应的位置上,应显相同颜色的斑点。

3. 检查

(1)相对密度:取本品 10g,加水 20ml 稀释后,相对密度应为 1.10～1.12。

(2)其他:应符合煎膏剂项下有关的各项规定。

4. 含量测定　①供试品溶液的制备:取本品 3g,置烧杯中,精密称定,加水 10ml 使溶解,用稀盐酸调节 pH 至 1～2,通过 732 钠型强酸性阳离子交换树脂柱(内径为 2cm,柱高为 15cm),用水洗脱至洗脱液近无色,弃去洗液,再用 2mol/L 氨溶液 150ml 洗脱,收集洗脱液,蒸干,残渣用甲醇溶解并转移至 10ml 量瓶中,加甲醇至刻度,摇匀,静置,取上清液,即得。②对照品溶液的制备:取盐酸水苏碱对照品适量,精密称定,加甲醇制成每 1ml 含 2mg 的对照品溶液。③薄层色谱:精密吸取供试品溶液 8μl、对照品溶液 3μl 与 8μl,分别交叉点于同一硅胶 G 薄层板上,以正丁醇-乙酸乙酯-盐酸(8∶1∶3)为展开剂,展开,取出,晾干,在 105℃加热 15 分钟,放冷,喷以 1% 三氯化铁乙醇溶液-稀碘化铋钾试液(1∶10)混合溶液至斑点显色清晰。④薄层色谱扫描:晾干,在薄层板上覆盖同样大小的玻璃板,周围用胶布固定,进行薄层色谱扫描,波长 $\lambda_s = 510$nm,测量供试品吸光度积分值与对照品吸光度积分值,计算,即得。⑤结果判断:本品每 1g 含盐酸水苏碱($C_7H_{13}NO_2 \cdot HCl$)不得少于 3.6mg。

难点释疑

密度与相对密度的区别

密度是指物质在一定温度下单位体积的质量,以符号 ρ 表示;相对密度是指某一温度下,物质的质量与同体积、某一温度下水的质量之比,以符号 d 表示。因相对密度通常比密度更易于测量,故许多中药液体或半固体制剂的密度常用相对密度来表示。密度和相对密度的值都随温度的改变而改变,故测定时应标示物质的温度及水的温度,常以 4℃水的密度(1g/cm³)作为参考密度。

 点 滴 积 累

1. 煎膏剂的常规检查和控制指标包括外观、相对密度、不溶物、装量和微生物限度等。

2. 枇杷叶膏主要通过性状和相对密度等指标的检查来反映其质量优劣。

3. 益母草膏主要通过 TLC 鉴别益母草中水苏碱来判断其真伪,通过薄层色谱扫描法测定益母草中水苏碱的含量来反映其质量优劣。

目 标 检 测

一、选择题

(一)单项选择题

1. 大蜜丸、小蜜丸和浓缩蜜丸中水分不得超过( )
   A. 15.0%　　　　　B. 12.0%　　　　　C. 10.0%　　　　　D. 8.0%

2. 滴丸的性状要求不包括哪项？( )
   A. 大小均匀　　　　　　　　　　　B. 表面光亮
   C. 表面的冷凝液应除去　　　　　　D. 颜色均匀

3. 复方丹参滴丸中用升华法检查的是哪一成分( )
   A. 丹参素　　　　　B. 原儿茶醛　　　　　C. 人参皂苷　　　　　D. 冰片

4. 平均片重为 0.2 的牛黄解毒片剂,重量差异应在哪一范围内合格( )
   A. ±5%　　　　　B. ±7.5%　　　　　C. ±5.5%　　　　　D. ±3.5%

5. 合剂若需加蔗糖,除另有规定外,含蔗糖量应不高于( )(g/ml)。
   A. 10%　　　　　B. 20%　　　　　C. 30%　　　　　D. 40%

6. 八正合剂每 1ml 含栀子以栀子苷($C_{17}H_{24}O_{10}$)计,不得少于( )mg。
   A. 0.40　　　　　B. 0.50　　　　　C. 0.60　　　　　D. 0.70

7. 心通口服液每 1ml 含葛根以葛根素($C_{21}H_{20}O_9$)计,不得少于( )mg。
   A. 2.2　　　　　B. 3.0　　　　　C. 4.4　　　　　D. 5.0

8. 除另有规定外,口服酊剂含甲醇量不得过( )(ml/ml)。
   A. 0.005%　　　　　B. 0.05%　　　　　C. 0.5%　　　　　D. 5%

9. 十滴水每 1ml 含樟脑应为( )mg。
   A. 5.0~10.0　　　　　B. 10.0~20.0
   C. 20.0~30.0　　　　　D. 30.0~40.0

10. 正骨水每 10ml 含挥发油不得少于 9.5%。
    A. 6.5%　　　　　B. 7.5%　　　　　C. 8.5%　　　　　D. 9.5%

11. 除另有规定外,酒剂含甲醇量不得过( )(ml/ml)。
    A. 0.005%　　　　　B. 0.05%　　　　　C. 0.5%　　　　　D. 5%

12. 国公酒通过 TLC 检查陈皮与青皮中的( ),来判断其真伪。
    A. 橙皮苷　　　　　B. 辛弗林　　　　　C. 川芎嗪　　　　　D. 芍药苷

13. 冯了性风湿跌打药酒通过 TLC 检查丁公藤中的( ),来判断其真伪。
    A. 麻黄碱　　　　　B. 东莨菪内酯　　　　　C. 厚朴酚　　　　　D. 桂皮醛

14. 糖浆剂含蔗糖量不低于( )(g/ml)。
    A. 15%　　　　　B. 25%　　　　　C. 35%　　　　　D. 45%

15. 儿康宁糖浆每 1ml 含 2,3,5,4'-四羟基二苯乙烯-2-O-β-D-葡萄糖苷($C_{20}H_{22}O_9$)

不得少于(　　)μg。

    A. 10　　　　　　　　B. 20　　　　　　　　C. 30　　　　　　　　D. 40

16. 川贝枇杷糖浆每1ml含薄荷脑($C_{10}H_{20}O$)应不少于(　　)mg。

    A. 0.1　　　　　B. 0.2　　　　　　　C. 0.3　　　　　　　D. 0.4

17. 枇杷叶膏的相对密度为(　　)。

    A. 1.12 ~ 1.16　　　　　　　　　　B. 1.22 ~ 1.26

    C. 1.32 ~ 1.36　　　　　　　　　　D. 1.42 ~ 1.46

18. 益母草膏每每1g含盐酸水苏碱不得少于(　　)mg。

    A. 1.6　　　　　B. 2.6　　　　　　　C. 3.6　　　　　　　D. 4.6

(二)多项选择题

1. 需进行溶散时限检查的剂型是(　　　　　　)

    A. 蜜丸　　　　　　　B. 水丸　　　　　　　C. 片剂

    D. 颗粒剂　　　　　　E. 滴丸

2. 颗粒剂应检查(　　　　)

    A. 溶化性　　　　　B. 均匀度　　　　　　C. 溶散时限

    D. 粒度　　　　　　E. 融变时限

3. 八正合剂的鉴别项中,主要通过TLC鉴别(　　　　　　)

    A. 大黄素　　　　　B. 栀子苷　　　　　　C. 甘草苷

    D. 甘草酸　　　　　E. 京尼平苷酸

4. 心通口服液的鉴别项中,主要通过TLC鉴别(　　　　　　)

    A. 葛根素　　　　　B. 丹参素　　　　　　C. 黄芪甲苷

    D. 淫羊藿苷　　　　E. 2,3,5,4′-四羟基二苯乙烯-2-O-β-D-葡萄糖苷

5. 十滴水的鉴别项中,主要通过TLC鉴别(　　　　　)。

    A. 大黄素　　　　　B. 大黄酚　　　　　　C. 桂皮醛

    D. 茴香醛　　　　　E. 姜黄素

6. 正骨水的鉴别项中,主要通过TLC鉴别(　　　　)

    A. 降香　　　　　　B. 丹皮酚　　　　　　C. 两面针

    D. 樟脑　　　　　　E. 薄荷脑

7. 冯了性风湿跌打药酒的鉴别项中,主要通过TLC鉴别(　　　　　),来判断其真伪。

    A. 东莨菪内酯　　　B. 麻黄碱　　　　　　C. 厚朴酚

    D. 桂皮醛　　　　　E. 去氢木香内酯

8. 国公酒的鉴别项中,主要通过TLC鉴别(　　　　),来判断其真伪。

    A. 橙皮苷　　　　　B. 辛弗林　　　　　　C. 川芎嗪

    D. 芍药苷　　　　　E. 丹皮酚

9. 儿康宁糖浆的鉴别项中,主要通过TLC鉴别(　　　　　)

    A. 大黄素　　　　　B. 黄芪甲苷　　　　　C. 苍术酮

    D. 枸橼酸　　　　　E. 齐墩果酸

10. 糖浆剂的微生物限度检查,主要检查(　　　　)等微生物。

    A. 细菌　　　　　　B. 霉菌　　　　　　　C. 酵母菌

    D. 大肠埃希菌　　　　　　　E. 金黄色葡萄球菌

二、简答题

1. 片剂常规检查包括哪些内容？
2. 蜜丸、水蜜丸、水丸、糊丸、浓缩丸、蜡丸检查项目是否相同？
3. 简述合剂常规质量检查和控制的指标。
4. 简述酊剂的常规质量检查和控制的指标。
5. 简述酒剂常规质量检查和控制的指标。
6. 简述糖浆剂常规质量检查和控制的指标。
7. 简述煎膏剂常规质量检查和控制的指标。

三、实例分析

1. 简述下面主要操作步骤的依据和目的。

启脾丸中人参皂苷 Re、人参皂苷 Rg₁ 的鉴别供试品溶液制备方法：取本品 9g，切碎，加硅藻土 5g，研匀，加三氯甲烷 40ml，超声处理 30 分钟，滤过，药渣备用，挥干溶剂，加甲醇 50ml，加热回流 1 小时，滤过，滤液蒸干，残渣加甲醇 5ml 使溶解，将甲醇液加在中性氧化铝柱（100～200 目，15g，内径 10～15mm）上，用 40% 甲醇 150ml 洗脱，收集洗脱液，蒸干，残渣加水 30ml 使溶解，用水饱和的正丁醇振摇提取 2 次，每次 25ml，合并正丁醇液，用正丁醇饱和的水洗涤 3 次，每次 20ml，取正丁醇液，蒸干，残渣加甲醇 0.5ml 使溶解，作为供试品溶液。

2. 认真阅读理解下面《中国药典》关于生脉饮【鉴别】项下的规定，并回答问题。

取本品 20ml，用正丁醇 20ml 振摇提取，正丁醇液蒸干，残渣加硫酸的 45% 乙醇溶液（7→100）15ml，加热回流 1 小时，挥去乙醇，用三氯甲烷 10ml 振摇提取，分取三氯甲烷液，用水洗至中性，用适量无水硫酸钠脱水，滤过，滤液浓缩至 1ml。另取人参二醇对照品、人参三醇对照品，加无水乙醇制成每 1ml 各含 1mg 的混合溶液。吸取上述两种溶液各 10μl，分别点于同一硅胶 G 薄层板上，以环己烷-丙酮（2∶1）为展开剂，展开，取出，晾干，喷以硫酸甲醇溶液（1→2），在 105℃ 加热约 10 分钟，置紫外光灯（365nm）下检视。供试品色谱中，在与对照品色谱相应的位置上，显相同颜色的荧光斑点。

（1）此法属于（A. 性状鉴别 B. 显微鉴别 C. 理化鉴别）中的（A. 薄层色谱法 B. 气相色谱法 C. 高效液相色谱法），目的在于判断生脉饮的（A. 真伪 B. 优劣）。

（2）此法是根据药品特征性的（A. 物理常数 B. 化学成分 C. 显微特征）进行鉴别的，具体说就是检出生脉饮中（A. 红参 B. 麦冬 C. 五味子）所含的人参二醇和人参三醇。

（3）此法分别制备了（A. 供试品溶液 B. 对照药材溶液 C. 对照品溶液）进行对比检视，以判断生脉饮中是否含有该药材或成分。

实训二十五　六味地黄丸的检验

【实训目的】

1. 能依据《中国药典》对六味地黄丸进行全面检验。

2. 能判断六味地黄丸的质量状况,能正确填写相关检验原始记录及检验报告单。

【实训内容】

（一）实训用品

1. 仪器 高效液相色谱仪、显微镜、水浴锅、烘箱、电子天平、崩解仪、培养箱、匀浆仪、超声振荡器、灭菌锅、硅胶 G 薄层板、中性氧化铝柱等。

2. 试剂 甲醇、乙醚、丙酮、环己烷、乙酸乙酯、四氢呋喃、乙腈、磷酸、甘油醋酸试液、水合氯醛试液、5% 三氯化铁乙醇溶液、营养琼脂培养基等。

3. 材料 六味地黄丸、丹皮酚对照品、马钱苷对照品等。

（二）实训方法

六味地黄丸为熟地黄、牡丹皮、山茱萸、茯苓、山药、泽泻六味中药制成的水蜜丸、小蜜丸或大蜜丸。本实训依据《中国药典》一部,利用显微方法对药材进行鉴别;利用薄层色谱方法,对牡丹皮中的主要有效成分丹皮酚进行鉴别。依据制剂通则进行水分、重量差异、装量、溶散时限和微生物限度等检查;应用高效液相色谱法测定制剂中马钱苷和丹皮酚的含量,对六味地黄丸进行全面检验。

（三）实训步骤

1. 查阅资料,设计方案 查阅《中国药典》正文 597～598 页及相应附录部分,设计检验方案。

2. 取样 按检验要求取样,并记录品名、批号、规格、数量、来源等内容。然后根据需要进行适宜处理。

3. 性状 取六味地黄丸数粒,按照由表及里的顺序,仔细观察其形状、色泽和气味等性状特征。为棕黑色的水蜜丸、黑褐色的小蜜丸或大蜜丸;味甜而酸。

4. 鉴别

（1）显微鉴别:取六味地黄丸 2～3 粒,置乳钵中研成粉末,取适量粉末,置载玻片上,滴加甘油醋酸试液、水合氯醛试液或其他适宜的试液,盖上盖玻片(必要时,加热透化),置显微镜下观察:①山药:淀粉粒三角状卵形或矩圆形,直径 24～40μm,脐点短缝状或人字状。②茯苓:不规则分枝状团块无色,遇水合氯醛试液溶化,菌丝无色,直径 4～6μm。③熟地黄:薄壁组织灰棕色至黑棕色,细胞多皱缩,内含棕色核状物。④牡丹皮:草酸钙簇晶存在于无色薄壁细胞中,有时数个排列成行。⑤山茱萸:果皮表皮细胞橙黄色,表面观类多角形,垂周壁连珠状增厚。⑥泽泻:薄壁细胞类圆形,有椭圆形纹孔,集成纹孔群;内皮层细胞垂周壁波状弯曲,较厚,木化,有稀疏细孔沟。

（2）牡丹皮中丹皮酚的 TLC 鉴别:①供试品溶液的制备:取本品水蜜丸 6g,研细;或取小蜜丸或大蜜丸 9g,剪碎,加硅藻土 4g,研匀。加乙醚 40ml,回流 1 小时,滤过,滤液挥去乙醚,残渣加丙酮 1ml 使溶解,即得。②对照品溶液的制备:取丹皮酚对照品,加丙酮制成每 1ml 含 1mg 的溶液,即得。③薄层色谱:吸取上述两种溶液各 10μl,分别点于同一硅胶 G 薄层板上,以环己烷-乙酸乙酯(3:1)为展开剂,展开,取出,晾干,喷以盐酸酸性 5% 三氯化铁乙醇溶液,加热至斑点显色清晰。④结果判断:供试品色谱中,在与对照品色谱相应的位置上,显相同的蓝褐色斑点。

5. 常规检查

（1）水分:取六味地黄丸 2～5g,破碎成碎片,平铺于干燥至恒重的扁形称量瓶中,厚度不超过 5mm,精密称定,打开瓶盖在 100～105℃干燥 5 小时,将瓶盖盖好,移置于干燥器中,冷却 30 分钟,精密称定,再在上述温度干燥 1 小时,冷却,称重,至连续两次称重的差异不超过 5mg 为止。根据减失的重量,计算六味地黄丸中含水量(%),不得过 12.0%(水蜜丸)或 15.0%(小蜜丸或大蜜丸)。

(2)重量差异:①大蜜丸:以本品 1 丸为 1 份,取供试品 10 份,分别称定重量,再与标示重量相比较(9g),超出 ±6% 的不得多于 2 份,并不得有 1 份超出 ±12%。②水蜜丸或小蜜丸:以本品 10 丸为 1 份,取 10 份,分别称定重量,再与每份标示重量相比较,超出 ±6% 不得多于 2 份,并不得有 1 份超出 ±12%。

(3)装量:取六味地黄丸 5 个完整包装,除去外盖和标签,容器外壁用适宜的方法清洁并干燥,分别称定重量,除去内容物,容器用适宜的溶剂洗净并干燥,再分别称定空容器的重量,求出每个容器内容物的装量与平均装量。平均装量不得少于标示装量,且每个容器装量不得少于标示装量的 97%。如有 1 个容器装量不符合规定,则另取 3 个复试,均应符合规定。

(4)溶散时限:取六味地黄丸 6 丸,分别置于升降崩解仪吊篮的玻璃管中,加挡板,启动崩解仪进行检查,应在 1 小时内全部溶散且通过筛网。如有 1 丸不能完全溶散,应另取 6 丸复试,均应符合规定。如果供试品黏附挡板,应另取 6 丸,不加挡板按上述方法检查,应符合规定。

(5)微生物限度:按微生物限度检查法依法检查,应符合下列规定:①细菌数:每 1g 不得过 30 000cfu。②霉菌和酵母菌数:每 1g 不得过 100cfu。③大肠埃希菌:每 1g 不得检出。④大肠菌群:每 1g 应小于 100 个。⑤霉变、长螨者以不合格论。

6. 含量测定　按高效液相色谱法测定。

(1)山茱萸

1)色谱条件与系统适用性试验:以十八烷基硅烷键合硅胶为填充剂;以四氢呋喃-乙腈-甲醇-0.05%磷酸溶液(1:8:4:87)为流动相;检测波长为 236nm;柱温 40℃。理论板数按马钱苷峰计算应不低于 4000。

2)对照品溶液的制备:取马钱苷对照品适量,精密称定,加 50% 甲醇制成每 1ml 含 20μg 的溶液,即得。

3)供试品溶液的制备:取本品水蜜丸或小蜜丸,切碎,取约 0.7g,精密称定;或取重量差异检查项下的大蜜丸,剪碎,取约 0.1g,精密称定,置具塞锥形瓶中,精密加入 50% 甲醇 25ml,密塞,称定重量,超声处理(功率 250W,频率 33kHz)15 分钟使溶散,加热回流 1 小时,放冷,再称定重量,用 50% 甲醇补足减失的重量,摇匀,滤过。精密量取续滤液 10ml,置中性氧化铝柱(100～200 目,4g,内径 1cm,干法装柱)上,用 40% 甲醇 50ml 洗脱,收集流出液及洗脱液,蒸干,残渣加 50% 甲醇适量使溶解,并转移至 10ml 量瓶中,加 50% 甲醇稀释至刻度,摇匀,即得。

4)测定:分别精密吸取对照品溶液与供试品溶液各 10μl,注入液相色谱仪,测定,即得。

5)结果判断:本品含山茱萸以马钱苷($C_{17}H_{26}O_{10}$)计,水蜜丸每 1g 不得少于 0.70mg;小蜜丸每 1g 不得少于 0.50mg;大蜜丸每丸不得少于 4.5mg。

(2)牡丹皮

1)色谱条件与系统适用性试验:以十八烷基硅烷键合硅胶为填充剂;以甲醇-水(70:30)为流动相;检测波长为 274nm。理论板数按丹皮酚峰计算应不低于 3500。

2) 对照品溶液的制备:取丹皮酚对照品适量,精密称定,加甲醇制成每1ml含20μg的溶液,即得。

3) 供试品溶液的制备:取本品水蜜丸或小蜜丸,切碎,取约0.3g,精密称定;或取重量差异检查项下的大蜜丸,剪碎,取约0.4g,精密称定,置具塞锥形瓶中,精密加入50%甲醇50ml,密塞,称定重量,超声提取(功率250W,频率33kHz)45分钟,放冷,再称定重量,用50%甲醇补足减失的重量,摇匀,滤过,取续滤液,即得。

4) 测定:分别精密吸取对照品溶液10μl与供试品溶液20μl,注入液相色谱仪,测定,即得。

5) 结果判断:本品含牡丹皮以丹皮酚($C_9H_{10}O_3$)计,水蜜丸每1g不得少于0.90mg;小蜜丸每1g不得少于0.70mg;大蜜丸每丸不得少于6.3mg。

【实训注意】

1. 进行薄层色谱鉴别时,展开槽的玻璃槽口与盖的边缘磨砂处应涂抹甘油淀粉糊(展开剂为脂溶性时)或凡士林(展开剂为水溶性时),使其密闭。展开前需用展开剂对展开缸进行预平衡15~30分钟,以防止边缘效应。注意展开过程中的恒温恒湿。展开剂应新鲜配制,所用溶剂纯度应高,应分别量取后再混合,不得在同一量具中累积量取。丹皮酚具挥发性,故提取时需缓缓加热,低温回流;由于点样量较大(10μl),宜点样成条带状。

2. 进行溶散时限检查时,如有细小颗粒状物未通过筛网,但已软化且无硬心者可按符合规定处理;大蜜丸不检查溶散时限。

3. 进行微生物限度检查时,应从2个以上最小包装单位中随机抽取本品,且不少于30g,大蜜丸不得少于4丸。检出大肠埃希菌和大肠菌群时,按一次检出结果为准,不再复试;若细菌数、霉菌和酵母菌数其中一项不符合规定,应从同一批供试品中随机抽样,独立复试两次,以3次结果的平均值报告菌数,只有上述四项全部符合规定,才判断本品微生物限度符合规定。

4. 用于含量测定的马钱苷和丹皮酚标准品必须在60℃减压干燥4小时以上。

【实训检测】

1. 为什么选择盐酸酸性5%三氯化铁乙醇溶液作为丹皮酚的显色剂?

2. 如果本品为单剂量包装,还应检查何项目?

3. 六味地黄丸供试品制备时,加入硅藻土的作用是什么?

【实训报告】

记录检验结果,并将其与药品标准相比较,判断供试品是否符合规定。

【实训评价】

实训评价表(100分)

序号	考核内容	技能要求	分值	实得分
1	方案设计	正确选取资料,科学设计实训方案,操作性强	10	
2	取样	正确取样	5	
3	性状	正确判断	5	
4	鉴别	药材的显微鉴别:正确操作与鉴别	10	

序号	考核内容	技能要求	分值	实得分
4	鉴别	丹皮酚的 TLC 鉴别:正确操作与鉴别	5	
5	检查	水分:正确检查与判断	5	
		重量差异:正确检查与判断	5	
		装量:正确检查与判断	5	
		溶散时限:正确检查与判断	10	
		微生物限度:正确检查与判断	10	
6	含量测定	正确应用高效液相色谱仪,检测数据准确	20	
7	实训报告	原始记录和检验报告书填写规范完整	10	
		合计	100	

实训二十六　牛黄解毒片的检验

【实训目的】

1. 能依据《中国药典》对牛黄解毒片进行全面检验。

2. 能判断牛黄解毒片的质量状况,能正确填写相关检验原始记录及检验报告单。

【实训内容】

(一)实训用品

1. 仪器　高效液相色谱仪(紫外检测器)、超声波提取器、C_{18} 色谱柱、微量注射器 (10μl)、电子天平、水浴锅、分液漏斗、蒸发皿、乳钵、硅胶 G 薄层板、展开缸、古蔡法测砷装置等。

2. 试剂　标准砷试液(1μg As/ml)、碘化钾试液、酸性氯化亚锡试液、醋酸铅棉花、锌粒、溴化汞试纸、正己烷、乙酸乙酯、甲醇、醋酸、1% 香草醛硫酸、三氯甲烷、乙醇、10% 硫酸乙醇、乙醚、石油醚、甲酸乙酯、甲酸丁酯、甲酸、甲醇(色谱纯)、磷酸等。

3. 材料　牛黄解毒片、胆酸对照品、大黄对照药材、黄芩苷对照品、大黄素对照品。

(二)实训方法

牛黄解毒片由人工牛黄、雄黄、石膏、大黄、黄芩、桔梗、冰片、甘草八味中药制成的素片、糖衣片或薄膜衣片。本实训依据《中国药典》利用显微鉴别方法观察大黄、雄黄的显微特征;利用冰片的升华特性进行鉴别;使用胆酸对照品、大黄对照药材、大黄素对照品、黄芩苷对照品进行薄层色谱鉴别;牛黄解毒片中含有雄黄,主要成分 As_2S_2,为保证制剂的安全性,要对制剂进行砷盐检查。依据制剂通则中有关片剂项下的规定,进行重量差异、崩解时限等检查;利用高效液相色谱法测定黄芩苷的含量。

(三)实训步骤

1. 查阅资料,设计方案　查阅《中国药典》正文 566～567 页及相应附录部分,设计检验方案。

2. 取样　按检验要求取样,并记录品名、批号、规格、数量、来源等内容。然后根据需要进行适宜处理。一般片剂成品取样量 200 片,未成片前可取已制成的颗粒 100g。

3. 性状　素片或除去包衣后的包衣片显棕黄色;有冰片香气,味微苦、辛。

4. 鉴别

(1)显微鉴别:取本品 2 ~ 3 片,刮去包衣,置乳钵中研细;或用刀片直接从药片断面刮取少量粉末,按粉末制片法装片观察,应有以下特征:草酸钙簇晶大,直径 60 ~ 140μm (检大黄)。不规则碎块金黄色或橙黄色,有光泽(检雄黄)。

(2)冰片的升华鉴别:取本品 1 片,研细,进行微量升华,所得的白色升华物,加新配制的 1% 香草醛硫酸溶液 1 ~ 2 滴,液滴边缘渐显玫瑰红色。

(3)雄黄的 TLC 鉴别:①供试品溶液的制备:取本品 2 片,研细,加三氯甲烷 10ml 研磨,滤过,滤液蒸干,加乙醇 0.5ml 使溶解。②对照品溶液的制备:取胆酸对照品,加乙醇制成每 1ml 含 1mg 的溶液。③薄层色谱:吸取上述二种溶液各 5μl,分别点于同一硅胶 G 薄层板上,以正己烷-乙酸乙酯-甲醇-醋酸(20:25:3:2)的上层溶液为展开剂,展开,取出,晾干,喷以 10% 硫酸乙醇溶液,在 105℃ 加热约 10 分钟,置紫外光灯(365nm)下检视。④结果判断:供试品色谱中,在与对照品色谱相应的位置上,显相同颜色的荧光斑点。

(4)大黄的 TLC 鉴别:①供试品溶液的制备:取本品 1 片,研细,加甲醇 20ml,超声处理 15 分钟,滤过,取滤液 10ml,蒸干,残渣加水 10ml 使溶解,加盐酸 1ml,加热回流 30 分钟,放冷,用乙醚提取 2 次,每次 20ml,合并乙醚液,蒸干,残渣加三氯甲烷 2ml 使溶解。②对照品溶液的制备:取大黄对照药材 0.1g,同法制成对照药材溶液。再取大黄素对照品,加甲醇制成每 1ml 含 1mg 的溶液。③薄层色谱:吸取上述三种溶液各 4μl,分别点于同一以羧甲基纤维素钠为黏合剂的硅胶 H 薄层板上,以石油醚(30 ~ 60℃)-甲酸乙酯-甲酸(15:5:1)的上层溶液为展开剂,展开,取出,晾干,置紫外光灯(365nm)下检视。④结果判断:供试品色谱中,在与对照药材色谱相应的位置上,显相同的 5 个橙黄色荧光主斑点;在与对照品色谱相应的位置上,显相同的橙黄色荧光斑点,置氨蒸气中熏后,日光下检视,斑点变为红色。

(5)黄芩的 TLC 鉴别:①供试品溶液的制备:取本品 4 片,研细,加乙醚 30ml,超声处理 15 分钟,滤过,弃去乙醚,滤渣挥尽乙醚,加甲醇 30ml,超声处理 15 分钟,滤过,滤液蒸干,残渣加水 20ml,加热使溶解,滴加盐酸调节 pH 至 2 ~ 3,加乙酸乙酯 30ml 振摇提取,分取乙酸乙酯液,蒸干,残渣加甲醇 1ml 使溶解。②对照品溶液的制备:取黄芩苷对照品,加甲醇制成每 1ml 含 1mg 的溶液。③薄层色谱:吸取上述两种溶液各 5μl,分别点于同一以含 4% 醋酸钠的羧甲基纤维素钠溶液为黏合剂的硅胶 G 薄层板上,以乙酸乙酯-丁酮-甲酸-水(5:3:1:1)为展开剂,展开,取出,晾干,喷以 1% 三氯化铁乙醇溶液。④结果判断:供试品色谱中,在与对照品色谱相应的位置上,显相同颜色的斑点。

5. 检查

(1)砷盐检查:测试前,先于导气管 C 中装入醋酸铅棉花 60mg(装管高度为 60 ~ 80mm);再于旋塞 D 的顶端平面上放一片溴化汞试纸(试纸大小以能覆盖孔径而不露出平面为宜),盖上旋塞正并旋紧,即得。

1)标准砷斑的制备:精密量取标准砷溶液 2ml,置 A 瓶中,加盐酸 5ml 与水 21ml,再加碘化钾试液 5ml 与酸性氯化亚锡试液 5 滴,在室温放置 10 分钟后,加锌粒 2g,立即将照上法装妥的导气管 C 密塞于 A 瓶上,并将 A 瓶置 25 ~ 40℃ 水浴中反应 45 分钟,取出溴化汞试纸,即得。

2）供试品的制备：取本品适量（包衣片除去包衣），研细，精密称取 1.52g，加稀盐酸 20ml，时时搅拌 1 小时，滤过，残渣用稀盐酸洗涤 2 次，每次 10ml，搅拌 10 分钟。洗液与滤液合并，置 500ml 量瓶中，加水稀释至刻度，摇匀。精密量取 5ml，置 10ml 量瓶中，加水至刻度，摇匀，精密量取 2ml，加盐酸 5ml 与水 21ml，照标准砷斑的制备，自"再加碘化钾试液 5ml"起，依法操作。将生成的砷斑与标准砷斑比较，不得更深。

（2）重量差异检查：按重量差异法操作，标示片重（或平均片重）在 0.3g 以下的片剂，重量差异限度为 ±7.5%，标示片重（或平均片重）在 0.3g 或 0.3g 以上的片剂，重量差异限度为 ±5%；超出重量差异限度的不得多于 2 片，并不得有 1 片超出限度一倍。

（3）崩解时限检查：照崩解时限检查法检查，药材原粉片各片均应在 30 分钟内全部崩解；浸膏（半浸膏）片、糖衣片各片均应在 1 小时内全部崩解。

（4）微生物限度检查：按微生物限度检查法依法检查，应符合下列规定：①细菌数：每 1g 不得过 30 000cfu。②霉菌和酵母菌数：每 1g 不得过 100cfu。③大肠菌群：每 1g 不得过 100 个。④大肠埃希菌、沙门菌不得检出。

6. 黄芩苷的含量测定　用高效液相色谱法测定。

（1）色谱条件与系统适用性试验：用十八烷基硅烷键合硅胶为填充剂；以甲醇-水-磷酸（45:55:0.2）为流动相；检测波长为 315nm。理论板数按黄芩苷峰计算应不低于 3000。

（2）对照品溶液的制备：取黄芩苷对照品适量，精密称定，加甲醇制成每 1ml 中含 30μg 的溶液，即得。

（3）供试品溶液的制备：取本品 20 片（包衣片除去包衣），精密称定，研细，混匀，取 0.6g，精密称定，置锥形瓶中，加 70% 乙醇 30ml，超声处理（功率 250W，频率 33kHz）20 分钟，放冷，滤过，滤液置 100ml 量瓶中，用少量 70% 乙醇分次洗涤容器和残渣，洗液滤入同一量瓶中，加 70% 乙醇至刻度，摇匀，精密量取 2ml，置 10ml 量瓶中，加 70% 乙醇至刻度，摇匀，即得。

（4）测定：分别精密吸取对照品溶液 5μl 与供试品溶液 10μl，注入液相色谱仪，测定，根据下列公式计算供试品中黄芩苷的含量：

$$M_i(\mu g) = M_R \times \frac{A_X}{A_R}$$

式中，M_i 为供试品中黄芩苷的含量，M_R 为加入对照品的量（μg），A_R 为对照品的峰面积，A_x 为供试品中黄芩苷的峰面积。

$$每片供试品中黄芩苷的含量(mg) = \frac{m_i \times 100 \times 10 \times 平均片重(g)}{2 \times 供试品量(g)}$$

（5）结果判断：本品每片含黄芩以黄芩苷（$C_{21}H_{18}O_{11}$）计，小片不得少于 3.0mg；大片不得少于 4.5mg。

【实训注意】

1. 升华法鉴别时，样品粉末一般为 0.5g，过少不易产生足够的升华物。

2. 砷盐检查时，反应温度一般控制在 25~40℃ 之间，时间为 45 分钟。冬季气温低，可置温水浴中进行反应。如反应太快，则宜适当降低反应温度，使砷化氢气体能被均匀吸收。制备标准砷斑或标准砷对照液，应与供试品检查同时进行。因砷斑不稳定，反应中应保持干燥及避光,并立即比较。标准砷溶液应于实训当天配制,标准砷贮备液存放时间不宜超过一年。

3. 砷盐检查时,浸入乙醇制溴化汞试液的滤纸的质量,对生成砷斑的色泽有影响。必须选用质量较好、组织疏松的中速定量滤纸,以使所显砷斑色调鲜明,梯度规律。不宜使用定性滤纸,否则所显砷斑色暗,深浅梯度无规律;溴化汞试纸宜新鲜制备。

4. 砷盐检查时,《中国药典》规定标准砷斑为 2ml 标准砷溶液(相当于 $2\mu g$ 的 As)所形成的色斑。供试品规定含砷限量不同时,采用改变供试品取用量的方法来适应要求,而不采用改变标准砷溶液取量的方法。

【实训思考】

1. HPLC 中常用的定量方法有几种? 外标法、内标法定量时有何优缺点?

2. 砷盐检查的原理是什么? 加入 KI、$SnCl_2$、$Pb(Ac)_2$ 棉花的作用是什么?

【实训报告】

记录实训现象及检验结果,分析实训现象并将检验结果与药品标准相比较,判断供试品是否符合规定。

【实训评价】

实训评价表(100 分)

考核内容	技能要求	分值	实得分
方案设计	正确选取资料,科学设计实训方案	5	
取样	正确取样	5	
性状	正确判断	5	
鉴别	显微鉴别:正确操作与鉴别	10	
	升华鉴别:正确操作与鉴别	5	
	薄层鉴别:正确操作与鉴别	10	
检查	砷盐检查:正确检查与判断	10	
	重量差异:正确检查与判断	5	
	崩解时限:正确检查与判断	5	
	微生物限度检查:正确检查与判断	10	
含量测定	正确使用高效液相色谱仪,测定数据准确。	20	
实训报告	原始记录和检验报告书填写规范完整	10	
合计		100	

实训二十七　一清胶囊的检验

【实训目的】

1. 能依据《中国药典》对一清胶囊进行全面检验。

2. 能判断一清胶囊的质量状况,能正确填写相关检验原始记录及检验报告单。

【实训内容】

（一）实训用品

1. 仪器　高效液相色谱仪（紫外检测器）、超声波提取器、回流装置、分液漏斗、C_{18} 色谱柱、微量注射器（10μl）、电子天平、水浴锅、分液漏斗、蒸发皿、乳钵、硅胶 G 薄层板、展开缸、紫外灯等。

2. 试剂　甲醇、盐酸、乙醚、三氯甲烷、石油醚、甲酸乙酯、甲醚、乙酸乙酯、硫酸、丁酮、甲酸、三氯化铁、甲苯、异丙醇、磷酸等。

3. 材料　一清胶囊、大黄对照药材、大黄素对照品、黄芩苷对照品、盐酸小檗碱对照品、黄连对照药材。

（二）实训方法

一清胶囊是由黄连、大黄、黄芩三味药材制成的硬胶囊。本实训依据《中国药典》利用薄层色谱法分别对黄连、大黄、黄芩进行定性鉴别；依据制剂通则中有关胶囊剂项下的规定，进行水分、装量差异、崩解时限、微生物限度等检查；利用高效液相色谱法测定黄芩和大黄的含量。

（三）实训步骤

1. 查阅资料，设计方案　查阅《中国药典》正文 401～402 页及相应附录部分，设计检验方案。

2. 取样　按检验要求取样，并记录品名、批号、规格、数量、来源等内容。然后根据需要进行适宜处理。

3. 性状　本品硬胶囊，内容物为浅黄色至黄棕色的粉末；气微，味苦。

4. 鉴别

（1）大黄的 TLC 鉴别：①供试品溶液的制备：取本品内容物 0.5g，加甲醇 20ml，浸渍 1 小时，滤过，取滤液 10ml，蒸干，残渣加水 10ml 使溶解，再加盐酸 1ml，置水浴上加热回流 30 分钟，立即冷却，用乙醚振摇提取 2 次，每次 20ml，合并乙醚提取液，蒸干，残渣加三氯甲烷 1ml 使溶解，即得。②对照品溶液的制备：另取大黄对照药材 0.1g，同法制成对照药材溶液。再取大黄素对照品，加三氯甲烷制成每 1ml 含 1mg 的溶液，作为对照品溶液。③薄层色谱：吸取上述三种溶液各 4μl，分别点于同一硅胶 G 薄层板上，以石油醚（30～60℃）-甲酸乙酯-甲酸（15∶5∶1）的上层溶液为展开剂，展开，取出，晾干，置紫外光灯（365nm）下检视。④结果判断：供试品色谱中，在与对照药材色谱的位置上，显相同颜色的橙黄色荧光斑点；在与对照品色谱相应的位置上，显相同颜色的橙黄色荧光斑点；置氨蒸气中熏后，日光下检视，显相同的红色斑点。

（2）黄芩 TLC 鉴别：①供试品溶液的制备：取本品内容物 1g，加甲醇 15ml，超声处理 15 分钟，滤过，滤液蒸干，残渣加水 20ml，加热使溶解，用盐酸调节 pH 至 3～4，用乙酸乙酯振摇提取 2 次，每次 20ml，合并乙酸乙酯液，用 0.05mol/L 硫酸溶液 30ml 洗涤，再用水洗至中性，分取乙酸乙酯液，蒸干，残渣加甲醇 1ml 使溶解，即得。②对照品溶液的制备：取黄芩苷对照品，加甲醇制成每 1ml 含 1mg 的溶液，即得。③薄层色谱：吸取上述两种溶液各 5μl，分别点于同一以含 4% 醋酸钠的羧甲基纤维素钠溶液为黏合剂的硅胶 G 薄层板上，以乙酸乙酯-丁酮-甲酸-水（5∶3∶1∶1）为展开剂，展开，取出，晾干，喷以 2% 三氯化铁乙醇溶液。④结果判断：供试品色谱中，在与对照品色谱相应的位置上，显相同颜色的斑点。

（3）黄连 TLC 鉴别：①供试品溶液的制备：取本品内容物 0.5g，加甲醇 10ml，浸渍 30 分钟，时时振摇，滤过，滤液加甲醇 10ml，即得。②对照品溶液的制备：取黄连对照药材 50mg，加甲醇 5ml，浸渍 30 分钟，时时振摇，滤过，滤液加甲醇至 5ml，作为对照药材溶液。再取盐酸小檗碱对照品，加甲醇制成每 1ml 含 0.5mg 的溶液，作为对照品溶液。③薄层色谱：吸取上述三种溶液各 1μl，分别点于同一硅胶 G 薄层板上，以甲苯-乙酸乙酯-异丙醇-甲醇-水（4：2：1：1：0.2）为展开剂，置氨蒸气预饱和的展开缸内，展开，取出，晾干，置紫外光灯（365nm）下检视。④结果判断：供试品色谱中，在与对照药材色谱相应的位置上，显相同的黄色荧光斑点；在与对照品色谱相应的位置上，显相同的黄色荧光斑点。

5. 常规检查

（1）水分：按水分测定法，不得过 9.0%。

（2）装量差异检查：取供试品 10 粒，分别精密称定重量，倾出其内容物（不得损失囊壳），软胶囊囊壳用乙醚等易挥发性溶剂洗净，置通风处使溶剂挥尽，再分别精密称定囊壳重量，求出每粒内容物的装量。每粒装量与标示装量相比较（无标示装量的胶囊剂，与平均装量比较），装量差异限度应在标示装量（或平均装量）的 ±10.0% 以内，超出装量差异限度的不得多于 2 粒，并不得有 1 粒超出限度一倍。

（3）崩解时限检查：取供试品 6 粒，崩解仪中加挡板进行检查，硬胶囊 30 分钟内全部崩解。

（4）微生物限度检查：按微生物限度检查法检查，细菌数≤1000；霉菌和酵母菌数≤100；并不得检出大肠埃希菌。

6. 含量测定

（1）黄芩

1）色谱条件与系统适用性试验：以十八烷基硅烷键合硅胶为填充剂；以甲醇-水-磷酸（47：53：0.2）为流动相；检测波长为 280nm。理论板数按黄芩苷峰计算应不低于 3000。

2）对照品溶液的制备：取黄芩苷对照品约 12.5mg，精密称定，置 250ml 量瓶中，加适量甲醇溶解，用流动相稀释至刻度，摇匀，即得（每 1ml 含黄芩苷 50μg）。

3）供试品溶液的制备：取装量差异项下的本品内容物，混匀，取约 0.1g，精密称定，置 100ml 量瓶中，加流动相 50ml，超声处理（功率 250W，频率 50kHz）30 分钟，放冷，加流动相至刻度，摇匀，离心，精密量取上清液 25ml，置 50ml 量瓶中，加流动相至刻度，摇匀，即得。

4）测定法：分别精密吸取对照品溶液与供试品溶液各 10μl，注入液相色谱仪，测定，即得。

5）结果判断：本品每粒含黄芩以黄芩苷（$C_{21}H_{18}O_{11}$）计，不得少于 30.0mg。

（2）大黄

1）色谱条件与系统适用性试验：以十八烷基硅烷键合硅胶为填充剂；以甲醇-0.1%磷酸（85：15）为流动相；检测波长为 254nm。理论板数按大黄素峰计算应不低于 2000。

2）对照品溶液的制备：大黄素对照品、大黄酚对照品适量，精密称定，加甲醇制成每 1ml 含大黄素、大黄酚各 10μg 的溶液，即得。

3）供试品溶液的制备：取装量差异项下的本品内容物，混匀，取约 0.1g，精密称定，置100ml锥形瓶中,加2.5mol/L硫酸溶液10ml,超声处理(功率250W,频率50kHz)5分钟,再加三氯甲烷15ml,于70℃水浴上加热回流30分钟,冷却,转移至分液漏斗中,分取三氯甲烷液,酸液再加三氯甲烷加热回流2次(10ml,10ml),每次20分钟,分取三氯甲烷液,酸液再用三氯甲烷10ml振摇提取,合并三氯甲烷液,蒸干,残渣用甲醇溶解,转移至10ml量瓶中,加甲醇至刻度,摇匀,滤过,取续滤液,即得。

4)测定:分别精密吸取对照品溶液与供试品溶液各10μl,注入液相色谱仪,测定,即得。

5)结果判断:本品每粒含大黄以大黄素($C_{15}H_{10}O_5$)和大黄酚($C_{15}H_{10}O_4$)的总量计,不得少于0.70mg。

【实训注意】

薄层鉴别时,展开前需用展开剂对展开缸进行预平衡15～30分钟,以防止边缘效应;展开剂应新鲜配制,所用溶剂应纯度高,应分别量取后混合,不得在同一量具中累积量取。

【实训思考】

1. 高效液相色谱仪使用注意事项有哪些?

2. 影响理论板数的因素有哪些? 实训中色谱柱一定时如何提高理论板数?

【实训报告】

记录实训现象及检验结果,分析实训现象并将检验结果与药品标准相比较,判断供试品是否符合规定。

【实训评价】

实训评价表(100分)

序号	考核内容	技能要求	分值	实得分
1	设计方案	正确选取并查阅资料,科学设计实训方案	5	
2	取样	正确取样	5	
3	性状	正确判断	5	
4	鉴别	大黄的TLC鉴别:正确操作与鉴别	10	
		黄连的TLC鉴别:正确操作与鉴别	10	
		黄芩的TLC鉴别:正确操作与鉴别	10	
5	检查	水分:正确检查与判断	5	
		装量差异:正确检查与判断	5	
		崩解时限:正确检查与判断	5	
		微生物限度:正确检查与判断	5	
6	含量测定	黄芩中的黄芩苷:正确操作与计算	10	
		大黄中的大黄素和大黄酚总量:正确操作与计算	10	
		正确操作高效液相色谱仪,检测数据可靠	5	
7	实训报告	原始记录和检验报告书填写规范完整	10	
	合计		100	

实训二十八 排石颗粒的检验

【实训目标】

1. 能依据《中国药典》对排石颗粒进行全面检验。

2. 能判断排石颗粒的质量状况,能正确填写相关检验原始记录及检验报告单。

【实训内容】

(一)实训用品

1. **仪器** 研钵、电热套、超声波仪、展开槽(缸)、薄层板、微升毛细管、紫外-可见分光光度计、分析天平、索氏提取器等。

2. **试剂** 乙酸乙酯、无水乙醇、硫酸、甲醇、甲苯、甲酸、亚硝酸钠、硝酸铝、氢氧化钠等。

3. **材料** 排石颗粒、熊果酸对照品、芦丁对照品等。

(二)实训方法

排石颗粒是由连钱草、车前子(盐炒)、木通、徐长卿、石韦、忍冬藤、滑石、瞿麦、茼麻子、甘草等十味中药制成的颗粒剂。本实训依据《中国药典》采用薄层色谱法,以熊果酸为对照品,鉴别处方主药连钱草。根据制剂通则中有关颗粒剂项下的规定,进行粒度、水分、溶化性、装量差异、微生物限定等检查;利用排石颗粒中含有的黄酮类成分在亚硝酸钠的碱性溶液中,与 Al^{3+} 产生高灵敏度的橙红色配合物($\lambda_{max} = 510nm$),从而用可见分光光度法(比色法)测定排石颗粒中总黄酮的含量,以控制制剂的质量。

(三)实训步骤

1. **查阅资料,设计方案** 查阅《中国药典》正文 1072 ~ 1073 页及相应附录部分,设计检验方案。

2. **取样** 按检验要求取样,并记录品名、批号、规格、数量、来源等内容。然后根据需要进行适宜处理。

3. **性状** 取一定量供试品,置白纸上,用肉眼仔细观察其颜色应为淡黄色至黄棕色的颗粒或混悬性颗粒(无蔗糖),颗粒均匀,色泽一致;无吸潮、软化、结块、潮解等现象;气微,味甜,略苦或味微甜、微苦(无蔗糖)。

4. **鉴别** ①供试品溶液的制备:取本品 1 袋,研细,加乙酸乙酯 50ml,超声提取 30 分钟,滤过,滤液蒸干,残渣加无水乙醇 0.5ml 使溶解,即得。②对照品溶液的制备:另取熊果酸对照品,加无水乙醇制成每 1ml 含 0.5mg 的溶液,即得。③薄层色谱:吸取上述两种溶液各 5μl,分别点于同一硅胶 G 薄层板上,以甲苯-乙酸乙酯-甲酸(24:10:1)为展开剂,展开,取出,晾干,喷以 10% 硫酸乙醇溶液,在 105℃ 加热至斑点显色清晰。④结果判断:供试品色谱中,在与对照品色谱相应的位置上,显相同颜色的斑点。

5. **检查**

(1)粒度:除另有规定外,取单剂量分装的颗粒剂 5 袋(瓶)或多剂量分装的颗粒剂 1 包(瓶),称定重量,置规定的药筛内过筛,过筛时,将药筛保持水平状态,左右往返轻轻筛动 3 分钟,不能通过一号筛与能通过五号筛的总和,不得过 15%。

（2）水分:颗粒剂的含水量,除另有规定外,不得过 6.0%。

（3）溶化性:取供试品 1 袋(多剂量包装取 10g),加热水 200ml,搅拌 5 分钟,立即观察,应全部溶化或呈混悬状,不得有焦屑等异物。

（4）装量差异:单剂量包装的颗粒剂,取供试品 10 袋,分别称定每袋内容物的重量,每袋装量与标示装量相比较,按药典规定,超出装量差异限度的不得多于 2 袋,并不得有 1 袋超出限度 1 倍。多剂量包装的颗粒剂,须进行最低装量检查,应符合规定。

（5）微生物限度检查:取供试品 5 袋,进行微生物限度检查,细菌数不得超过 1000cfu/g,霉菌、酵母菌数不得超过 100cfu/g,不得检出大肠杆菌。

6. 含量测定　①对照品溶液的制备:取 120℃干燥至恒重的芦丁对照品 20mg,精密称定,置 100ml 量瓶中,加 50%甲醇适量,振摇使溶解,并稀释至刻度。摇匀,即得(每 1ml 含无水芦丁 0.2mg)。②标准曲线的制备:精密量取对照品溶液 1ml、2ml、3ml、4ml、5ml,分别置 10ml 量瓶中,各加 50%甲醇至 5ml,加 5%亚硝酸钠溶液 0.3ml,摇匀,放置 6 分钟,加 10%硝酸铝溶液 0.3ml,摇匀,放置 6 分钟,加氢氧化钠试液 4ml,再加 50%甲醇至刻度,摇匀。以相应的溶液为空白。照紫外-可见分光光度法,在 510nm 的波长处测定吸光度,以吸光度为纵坐标、浓度为横坐标,绘制标准曲线。③测定:取本品,研细,取约 5g 或约 1g(无蔗糖),精密称定,置具塞锥形瓶中,精密加入甲醇 100ml,密塞,称定重量,加热回流提取 20 分钟,放冷,再称定重量,用甲醇补足减失的重量,摇匀,滤过,精密量取续滤液 25ml,置 50ml 量瓶中,加水至刻度,摇匀。精密量取 2ml,置 10ml 量瓶中,加 50%甲醇至刻度,摇匀,作为空白对照。另精密量取 2ml,置 10ml 量瓶中,照标准曲线制备项下的方法,自"加 50%甲醇至 5ml"起,依法立即测定吸光度,从标准曲线上读出供试品溶液中无水芦丁的量,计算,即得。④结果判断:本品每袋(20g,无蔗糖 5g)含总黄酮以无水芦丁($C_{27}H_{30}O_{16}$)计,不得少于 0.12g。

【实训注意】

1. 盛装样品溶液以吸收池体积的 4/5 为宜,用于盛装挥发性溶液时应加盖,吸收池装入样品溶液后,透光面要用镜头纸由上而下擦拭干净,检视应无残留溶剂。

2. 含量测定用的颗粒剂样品要尽量研细。

【实训思考】

1. 连钱草中熊果酸的 TLC 鉴别中,熊果酸显何颜色斑点?

2. 测定芦丁的吸光度时,为什么要用空白参比溶液作对照? 有何意义? 总黄酮与单体黄酮的测定方法有何不同?

【实训报告】

记录检验结果,并将其与药品标准相比较,判断供试品是否符合规定。

【实训评价】

实训评价表(100 分)

序号	考核内容	技能要求	分值	实得分
1	方案设计	正确选取资料,科学设计实训方案,可行性强	10	

序号	考核内容	技能要求	分值	实得分
2	取样	正确取样	5	
3	性状	正确判断	5	
4	鉴别	连钱草的 TLC 鉴别:正确操作与鉴别	10	
5	检查	粒度:正确检查与判断	5	
		水分:正确检查与判断	5	
		溶化性:正确检查与判断	5	
		装量差异:正确检查与判断	10	
		微生物限度:正确检查与判断	15	
6	含量测定	正确使用紫外-可见分光光度计,检测数据准确	20	
7	实训报告	原始记录和检验报告书填写规范完整	10	
	合计		100	

实训二十九 银黄口服液的检测

【实训目的】

1. 熟练掌握合剂的常规检测项目及银黄口服液的质量检测方法。

2. 学会查阅《中国药典》(一部)及相关资料,正确处理与判断检测结果,规范填写相关检验原始记录及检验报告书。

【实训内容】

(一)用品

1. 仪器 高效液相色谱仪、色谱柱、紫外检测器、紫外分析仪、酸度计、分析天平、比重瓶、微量注射器、展开槽、硅胶 G 薄层板、微量毛细管等。

2. 试剂 甲醇、乙醇、醋酸、乙腈、磷酸等。

3. 材料 银黄口服液、黄芩苷对照品、绿原酸对照品、聚酰胺薄膜。

(二)方法和步骤

1. 查阅资料,设计方案 查阅《中国药典》正文及相应附录部分,设计检测方案。

2. 取样 按检测要求取样,并记录品名、批号、规格、数量、来源等内容。然后根据需要进行适宜处理。

3. 性状描述 本品为红棕色的澄清液体;味甜、微苦。

4. 鉴别 ①供试品溶液的制备:取本品 1ml,加 75% 乙醇 9ml,摇匀,即得。②对照品溶液的制备:取黄芩苷对照品及绿原酸对照品,分别加甲醇制成每 1ml 含 1mg、0.3mg 的溶液,即得。③薄层色谱:吸取上述三种溶液各 2μl,分别点于同一聚酰胺薄膜上,以醋酸为展开剂,展开,取出,晾干,置紫外光灯(365nm)下检视。④结果判断:供试品色谱中,在与对照品色谱相应的位置上,应显相同颜色的荧光斑点。

5. 检查

（1）相对密度：用比重瓶法测定相对密度，应不低于 1.10。

（2）pH：用酸度计测定 pH，应为 5.5～7.0。

（3）装量：取本品 5 支，将内容物分别倒入经标化的量入式量筒内，在室温下检视，每支装量与标示装量相比较，少于标示装量的不得多于 1 支，并不得少于标示装量的 95%。

（4）微生物限度：按微生物限度检查法依法检查，每 1ml 供试品，细菌数不得过 100cfu，霉菌和酵母菌数不得过 100cfu，并不得检出大肠埃希菌。

6. 含量测定

（1）金银花提取物中的绿原酸：照高效液相色谱法测定：①色谱条件与系统适应性试验：以十八烷基硅烷键合硅胶为填充剂，以乙腈-0.4%磷酸溶液（10：90）为流动相，检测波长为 327nm，理论板数按绿原酸峰计算应不低于 2000。②对照品溶液的制备：精密称取绿原酸对照品，置棕色量瓶中，加 50% 甲醇制成每 1ml 含 40μg 的溶液，即得。③供试品溶液的制备：精密量取本品 1ml，置 50ml 棕色量瓶中，加 50% 甲醇稀释至刻度，摇匀，滤过，取续滤液，即得。④测定：分别精密吸取对照品溶液与供试品溶液各 10μl，注入液相色谱仪，测定，即得。⑤结果判断：本品每 1ml 含金银花提取物以绿原酸（$C_{16}H_{18}O_9$）计，不得少于 1.7mg。

（2）黄芩提取物中的黄芩苷：照高效液相色谱法测定：①色谱条件与系统适应性试验：以十八烷基硅烷键合硅胶为填充剂，以甲醇-水-磷酸（50：50：0.2）为流动相；检测波长为 274nm，理论板数按黄芩苷峰计算应不低于 2500。②对照品溶液的制备：精密称取黄芩苷对照品 10mg，置 100ml 量瓶中，加甲醇溶解并稀释至刻度，摇匀，精密量取 5ml，置 10ml 量瓶中，加水稀释至刻度，摇匀，即得（每 1ml 含黄芩苷 50μg）。③供试品溶液的制备：精密量取本品 1ml，置 50ml 量瓶中，加水稀释至刻度，摇匀，精密量取 3ml，置 25ml 量瓶中，加 50% 甲醇稀释至刻度，摇匀，滤过，取续滤液，即得。④测定：分别精密吸取对照品溶液与供试品溶液各 10μl，注入液相色谱仪，测定，即得。⑤结果判断：本品每 1ml 含黄芩提取物以黄芩苷（$C_{21}H_{18}O_{11}$）计，不得少于 18.0mg。

【实训注意】

1. 《中国药典》应以最新版为准。

2. 比重瓶和酸度计的使用应严格按仪器说明书操作。

3. 微生物限度检查应严格按《中国药典》附录方法执行。

4. 含量测定项下高效液相色谱仪应在教师指导下操作，色谱柱的填充剂应选择十八烷基硅烷键合硅胶，如是自动进样器，则不需另配备微量注射器；流动相应现用现配；应制备标准品标准曲线，每种样品应连续进样三次，取平均值。

5. 操作中应注意安全、健康和环保。

【实训检测】

1. 薄层色谱鉴别项下，为何选择聚酰胺薄膜而不是硅胶 G 薄层板？

2. 微生物限度检查项下，细菌、霉菌和酵母菌数单位为何用"cfu"，而不是"个"？

3. 含量测定项下绿原酸和黄芩苷的检测波长选择的依据是什么？

【实训报告】

药品检验原始记录

检品名称: 编号:

规格		批　　量		取样日期	
批号		检品数量		检验日期	
来源		检验依据		报告日期	
检验项目	检验记录				
	温度:　　　　　相对湿度:　　　　　主要仪器及检测条件:				
性状					
鉴别	绿原酸及黄芩苷的 TLC 鉴别:				
检查	相对密度:				
	pH:				
	装量:				
	微生物限度:				
含量测定	绿原酸:				
	黄芩苷:				
结论					

复核者: 检验者:

药品检验报告书

检品名称   编号:

规格		批　　量		取样日期	
批号		检品数量		检验日期	
来源		检验依据		报告日期	
检验项目	标准规定			检验结果	
性状	本品为红棕色的澄清液体;味甜、微苦				
鉴别	绿原酸及黄芩苷的 TLC 鉴别:在与对照品色谱相应的位置上,应显相同颜色的荧光斑点				
检查	相对密度:应不低于 1.10				
	pH:应为 5.5～7.0				
	装量:应符合规定				
	微生物限度:应符合规定				
含量测定	本品每 1ml 含金银花提取物以绿原酸($C_{16}H_{18}O_9$)计,不得少于 1.7mg				
	本品每 1ml 含黄芩苷提取物以黄芩苷($C_{21}H_{18}O_{11}$)计,不得少于 18.0mg				
结论					

复核者: 检验者:

【实训评价】

实训评价表（100 分）

序号	测试内容	技能要求	标准分	实得分
1	设计方案	正确选取资料,科学设计方案,操作性强	10	
2	取样	正确取样	5	
3	性状	正确判断	5	
4	鉴别	TLC 鉴别:正确操作与鉴别	10	
5	检查	相对密度:正确检查与判断	10	
		pH:正确检查与判断	10	
		装量:正确检查与判断	10	
		微生物限度:正确检查与判断	10	
6	含量测定	正确操作 HPLC 仪,检测数据准确可靠	20	
7	报告	原始记录和检验报告书填写规范完整	10	
合计			100	

实训三十　急支糖浆的检测

【实训目的】

1. 熟练掌握糖浆剂的常规检测项目及急支糖浆的质量检测方法。

2. 学会查阅《中国药典》(一部)及相关资料,正确处理与判断检测结果,规范填写相关检验原始记录及检验报告书。

【实训内容】

（一）用品

1. 仪器　高效液相色谱仪、色谱柱、紫外检测器、紫外分析仪、酸度计、分析天平、比重瓶、微量注射器、展开槽、硅胶 G 薄层板、硅胶 GF_{254} 薄层板、微量毛细管等。

2. 试剂　盐酸、乙醚、甲醇、甲苯、乙酸乙酯、甲酸、氨水、三氯甲烷、茚三酮、三氯化铝、乙醇等。

3. 材料　急支糖浆、阿魏酸对照品、原儿茶酸对照品、盐酸麻黄碱对照品、柚皮苷对照品。

（二）方法和步骤

1. 查阅资料,设计方案　查阅《中国药典》正文及相应附录部分,设计检测方案。

2. 取样　按检测要求取样,并记录品名、批号、规格、数量、来源等内容。然后根据需要进行适宜处理。

3. 性状描述　本品为棕黑色的黏稠液体;味甜、微苦。

4. 鉴别

（1）四季青中阿魏酸和四季青中原儿茶酸的 TLC 鉴别:①供试品溶液的制备:取本品 20ml,用稀盐酸调节 pH 至 2~3,用乙醚振摇提取 2 次,每次 20ml,合并乙醚提取液,挥去乙醚,残渣加甲醇1ml使溶解,即得。②对照品溶液的制备:取阿魏酸对照品及原儿茶酸对照品,分别加甲醇制成每1ml各含1mg的溶液,即得。③薄层色谱:吸取上述三种溶液各5μl,分别点于同一硅胶GF$_{254}$薄层板上,以甲苯-乙酸乙酯-甲酸(20:10:1)为展开剂,展开,取出,晾干,置紫外光灯(254nm)下检视。④结果判断:供试品色谱中,在与对照品色谱相应的位置上,应显相同颜色的斑点。

(2)麻黄中麻黄碱的TLC鉴别:①供试品溶液的制备:取本品10ml,用水20ml稀释,转移至分液漏斗中,用浓氨试液调节pH至10~12,用乙醚振摇提取2次,每次15ml,合并乙醚液,蒸干,残渣加甲醇1ml使溶解,即得。②对照品溶液的制备:取盐酸麻黄碱对照品,加甲醇制成每1ml含1mg的溶液,即得。③薄层色谱:吸取供试品溶液10μl、对照品溶液2μl,分别点于同一硅胶G薄层板上,以三氯甲烷-甲醇-浓氨试液(40:10:1)为展开剂,展开,取出,晾干,喷以茚三酮试液,在105℃加热至斑点显色清晰。④结果判断:供试品色谱中,在与对照品色谱相应的位置上,应显相同颜色的斑点。

(3)枳壳中柚皮苷的TLC鉴别:①供试品溶液的制备:取本品20ml,置分液漏斗中,用乙醚振摇提取2次,每次20ml,弃去乙醚液,水液用乙酸乙酯振摇提取2次,每次30ml,合并乙酸乙酯提取液,蒸干,残渣加甲醇1ml使溶解,即得。②对照品溶液的制备:取柚皮苷对照品,加甲醇制成每1ml含1mg的溶液,即得。③薄层色谱:吸取供试品溶液10μl、对照品溶液5μl,分别点于同一硅胶G薄层板上,以三氯甲烷-甲醇-水(32:17:5)的下层溶液为展开剂,展开,取出,晾干,喷以2%三氯化铝甲醇溶液,置紫外光灯(365nm)下检视。④结果判断:供试品色谱中,在与对照品色谱相应的位置上,应显相同颜色的荧光斑点。

5. 检查

(1)相对密度:用比重瓶法测定相对密度,应不低于1.17。

(2)pH:用酸度计测定pH,应为4.0~5.5。

(3)装量:取本品5支,将内容物分别倒入经标化的量入式量筒内,在室温下检视,每支装量与标示装量相比较,少于标示装量的不得多于1支,并不得少于标示装量的95%。

(4)微生物限度:按微生物限度检查法依法检查,每1ml本品,细菌数不得过100cfu,霉菌和酵母菌数不得过100cfu,并不得检出大肠埃希菌。

6. 含量测定　①色谱条件与系统适用性试验:用十八烷基硅烷键合硅胶为填充剂,甲醇-1%醋酸溶液(40:60)为流动相;检测波长为283nm,理论板数按柚皮苷峰计算应不低于3000。②对照品溶液的制备:精密称取柚皮苷对照品适量,加甲醇制成每1ml含80μg的溶液,即得。③供试品溶液的制备:精密量取本品10ml,置50ml量瓶中,加稀乙醇至刻度,摇匀,离心10分钟,取上清液,即得。④测定:分别精密吸取对照品溶液与供试品溶液各10μl,注入液相色谱仪,测定,即得。⑤结果判断:本品每1ml含枳壳以柚皮苷($C_{27}H_{32}O_{14}$)计,不得少于0.35mg。

【实训注意】

1.《中国药典》应以最新版为准。

2. 比重瓶和酸度计的使用应严格按仪器说明书操作。

3. 微生物限度检查应严格按《中国药典》附录方法执行。

4. 含量测定项下高效液相色谱仪应在教师指导下操作,色谱柱的填充剂应选择十八烷基硅烷键合硅胶,如是自动进样器,则不需另配备微量注射器;流动相应现用现配;应制备标准品标准曲线,每种样品应连续进样三次,取平均值。

5. 含量测定用柚皮苷对照品应先于110℃干燥至恒重,然后再精密称定。

6. 操作中应注意安全、健康和环保。

【实训检测】

1. 薄层色谱鉴别项下,硅胶 G 薄层板与硅胶 GF₂₅₄薄层板有何区别?

2. 为何鉴别项下的柚皮苷对照品不需要精密称定,而含量测定项下的柚皮苷对照品需要精密称定?

3. 通过鉴别四季青中的阿魏酸、金荞麦中的原儿茶酸、麻黄中的麻黄碱、枳壳中的柚皮苷,能全面反映急支糖浆的质量吗?

【实训报告】

药品检验原始记录

检品名称: 　　　　　　　　　　　　　　　　　　　　　　　　编号:

规格		批 量		取样日期	
批号		检品数量		检验日期	
来源		检验依据		报告日期	
检验项目	检验记录				
	温度:	相对湿度:		主要仪器及检测条件:	
性状					
鉴别	阿魏酸、原儿茶酸、盐酸麻黄碱、柚皮苷的 TLC 鉴别:				
检查	相对密度:				
	pH:				
	装量:				
	微生物限度:				
含量测定	柚皮苷:				
结论					

复核者: 　　　　　　　　　　　　　　　　　　　检验者:

药品检验报告书

检品名称 　　　　　　　　　　　　　　　　　　　　　　　　编号:

规格		批 量		取样日期	
批号		检品数量		检验日期	
来源		检验依据		报告日期	
检验项目	标准规定			检验结果	
性状	本品为棕黑色的黏稠液体;味甜、微苦				
鉴别	阿魏酸、原儿茶酸、盐酸麻黄碱、柚皮苷的 TLC 鉴别:在与对照品色谱相应的位置上,应显相同颜色的(荧光)斑点				

检验项目	标准规定		检验结果
检查	相对密度:应不低于1.17		
	pH:应为4.0~5.5		
	装量:应符合规定		
	微生物限度:应符合规定		
含量测定	每1ml含枳壳以柚皮苷($C_{27}H_{32}O_{14}$)计,不得少于0.35mg		
结论			

复核者:　　　　　　　　　　检验者:

【实训评价】

实训评价表(100分)

序号	测试内容	技能要求	标准分	实得分
1	查阅资料设计方案	正确选取资料,科学设计实训方案,操作性强	10	
2	取样	正确取样	5	
3	性状	正确判断	5	
4	鉴别	TLC鉴别:正确操作与鉴别	10	
5	检查	相对密度:正确检查与判断	10	
		pH:正确检查与判断	10	
		装量:正确检查与判断	10	
		微生物限度:正确检查与判断	10	
6	含量测定	正确操作HPLC仪,检测数据准确可靠	20	
7	报告	原始记录和检验报告书填写规范完整	10	
合计			100	

(穆春旭:第一至四节及其实训;田友清:第五至八节及其实训)

参考文献及网站

一、参考文献

1. 国家药典委员会. 中华人民共和国药典一部. 2010 年版. 北京:中国医药科技出版社,2010.
2. 中国药品生物制品检定所、中国药品检验总所. 中国药品检验标准操作规范. 北京:中国医药科技出版社,2010.
3. 中国药品生物制品检定所. 药品检验仪器操作规程. 北京:中国医药科技出版社,2005.
4. 国家药典委员会. 中国药典中药显微鉴别彩色图集. 北京:人民卫生出版社,2008.
5. 张钦德. 中药制剂分析技术. 北京:中国中医药出版社,2005.
6. 张钦德. 中药制剂分析技术实验指导. 北京:中国中医药出版社,2005.
7. 刘文英. 药物分析. 第 5 版. 北京:人民卫生出版社,2005.
8. 梁延寿. 中药制剂检测技术. 北京:人民卫生出版社,2009.
9. 张钦德. 中药制剂检测技能训练. 北京:人民卫生出版社,2009.

二、参考网站

1. 国家食品药品监督管理总局:http://www.sda.gov.cn
2. 国家食品药品监督管理总局药品审评中心:http://www.cde.org.cn
3. 中国中药指纹图谱网:http://www.zyzwtp.com
4. 中国分析仪器网:http://www.54pc.com
5. 中国分析网:http://www.analysis.org.cn
6. 中国协议分析网:http://www.cnpaf.net/
7. 中国试剂仪器网:http://www.shijiyiqi.cn
8. 《中华中药全书》大型数据库:www.medilinecn.com
9. 美国医学图书馆:www.ncbi.n/m.nik.gor
10. 丁香园:http://www.dxy.cn/cms/
11. 中医中药网:http://www.zhong-yao.net/

目标检测参考答案

第一章 绪 论

一、选择题

（一）单项选择题

1. B 2. C 3. C 4. B 5. A 6. D 7. B 8. A 9. B 10. C 11. A 12. C 13. B 14. C 15. A

（二）多项选择题

1. ABCD 2. ABCDE 3. ACE 4. BCDE 5. CDE 6. ABC 7. AC

二、简答题（略）

三、实例分析

1.（1）BAC （2）BC （3）CB

（4）分别量取正丁醇 16ml、盐酸 6ml 和乙酸乙酯 2ml, 置具塞锥形瓶中, 摇匀, 密塞放置使成均匀一相, 从中量取 10ml 供展开用。

（5）应按照 2010 年版《中国药典》(一部) 附录ⅩⅤB 试液稀碘化铋钾试液项下的规定配制。

2.（1）其称量范围 9.5 ~ 10.5g, 应选用感量为 0.1g 的天平称量。

（2）使用量筒即可。

（3）提取方法为溶剂提取法; 分离方法为液-液萃取法。

第二章 中药制剂的鉴别技术

一、选择题

（一）单项选择题

1. C 2. B 3. D 4. C 5. A 6. A 7. C 8. B 9. A 10. A

（二）多项选择题

1. ABCDE 2. ACDE 3. ABCD 4. BDE 5. ABCE

二、简答题（略）

三、实例分析

1.（1）意义:进行二次展开,可有效地增大极性黄酮类成分在硅胶 G 板上的分离度。注意事项:二次展开时,第一次展开用的展开剂极性较强,展开后须将薄层板上溶剂完全挥干。

（2）作用:三氯化铝显色后检视荧光,有效地增大其检测的灵敏度。反应机理:黄酮类化合物常可铝盐,铅盐,镁盐,锆盐等试剂发生配合反应,生成有色络合物。

2.（1）对照药材、对照提取物。

（2）提高分离效果。

（3）甲苯 24ml,乙酸乙酯 10ml,甲酸 1ml。

（4）除另有规定外,用定量点样毛细管按规定吸取溶液后,以垂直方向小心接触板面使成圆点状或窄细的条带状,点样基线与底边距离,视所用板的大小,相距 10 ~ 20mm,若采用 10cm 的板,点样距底边 1cm 为宜,点间距离视情况为 1cm、1.5cm 或 2cm,圆点状直径一般不大于 3mm,条带状宽度一般为 5 ~ 10mm;高效板一般基线离底边 8 ~ 10mm,条带宽度为 4 ~ 8mm,样品间隔不少于 5mm。点样要求在干燥洁净的环境中进行,点样时注意不要损伤薄层表面。条带点样,应注意条带的均匀,用专门的条带点样器械（如喷雾状条带点样器）,可保证点样的质量。

3. 照薄层色谱试验:①供试品溶液制备:取本品适量,切碎,加硅藻土,研匀,加 7% 硫酸溶液充分研磨提取充分,离心,取酸水液,置水浴上加热回流 1 小时,放冷,用石油醚（30 ~ 60℃）振摇提取充分,合并石油醚液,挥干,残渣加无水乙醇使溶解,即得。②对照品溶液制备:取人参二醇,人参三醇对照品,分别加无水乙醇制成每 1ml 含 1mg 的溶液,即得。③薄层色谱:吸取供试品溶液、对照品溶液,分别点于同一硅胶 G 薄层板上,以三氯甲烷-乙醚为展开剂,展开,取出,晾干。④检视:喷以 10% 硫酸乙醇溶液,在 105℃加热至斑点显色清晰,置紫外光灯（365nm）下检视。供试品色谱中,在与对照品色谱相应位置上,显相同颜色的荧光斑点。

第三章　中药制剂的常规检查技术

一、选择题

（一）单项选择题

1. C　2. D　3. B　4. B　5. C　6. A　7. C　8. A　9. C　10. B　11. A　12. B　13. C　14. A　15. C

（二）多项选择题

1. ABCD　2. ABCD　3. ABCDE　4. ABCDE　5. ABC　6. BE　7. ABCD　8. ABCDE　9. AC　10. BCD

二、简答题（略）

三、实例分析

①由于本方中陈皮含较多挥发性成分,故选用甲苯法测定水分的含量。

②陈皮含较多挥发油。

③不宜过快,否则易造成水分损失。

④因为其是水溶性的指示剂。

第四章　中药制剂的杂质检查技术

一、选择题

(一) 单项选择题

1. B　2. A　3. C　4. D　5. A　6. B　7. B　8. C　9. A　10. B　11. A　12. A　13. D　14. A　15. D　16. C　17. B　18. B　19. A　20. C　21. B　22. A　23. C　24. D　25. A　26. B　27. C　28. D　29. A　30. B

(二) 多项选择题

1. ABCDE　2. ABD　3. ABCDE　4. ABC　5. BD　6. BE　7. AC　8. AD　9. BCE　10. ACDE

二、简答题(略)

三、实例分析

①因为制备样品砷斑时,加入氢氧化钙1g,故制备标准砷斑时也应加入等量的氢氧化钙,以消除测量误差。

②醋酸铅棉花的作用是吸收硫化氢气体。

③主要使样品中的五价砷还原为三价砷,加快生成砷化氢的反应速度。

④砷盐限量为百万分之二。

第五章　中药制剂的卫生学检查

一、选择题

(一) 单项选择题

1. B　2. B　3. A　4. B　5. B　6. B　7. A　8. E

(二) 多项选择题

1. ABCDE　2. ABC　3. ABCDE　4. ABCDE　5. ABDE　6. ABD　7. AB　8. ABC

第六章　中药制剂含量测定技术

一、选择题

(一) 单项选择题

1. A　2. D　3. C　4. A　5. B　6. C　7. B　8. C　9. A　10. A　11. C　12. A　13. B

14. B　15. A

（二）多项选择题

1. ABCDE　2. BCE　3. BCDE　4. DE　5. ABCDE　6. ABCE

二、简答题（略）

三、实例分析

1. ①采用甲法。②每丸含油量为标示量的 94.2% 。③含量符合规定。④加速胶丸的崩解。取 50ml 乙酸，加水稀释至 500ml 即得。

2. ①采用对照品比较法。②加混合酸回流的目的是水解样品中的蒽醌苷，使成苷元而被分离检测。③测定之前加热供试液是为使显色反应完全。④光源应选择钨灯。⑤每粒含总蒽醌为 7.9mg。

3. ①本品采用的是荧光扫描法。②采用的是线性扫描。③是反射法。④光源采用的是氙灯。⑤采用外标两点法。⑥展开槽中加入浓氨水目的是中和硅胶的弱酸性，使被测成分小檗碱完全分离，得到形状规整的斑点。

第七章　中药制剂检测新技术

一、选择题

（一）单项选择题

1. B　2. A　3. C　4. C　5. C　6. A　7. D　8. D　9. A　10. A　11. C　12. C

（二）多项选择题

1. AE　2. ABCD　3. ACDE　4. ABCDE　5. ABCD　6. ABCDE　7. ABCD　8. CDE

二、简答题（略）

第八章　中药制剂各剂型的综合检验

一、选择题

（一）单项选择题

1. A　2. B　3. D　4. B　5. B　6. C　7. A　8. B　9. C　10. D　11. B　12. A　13. B 14. D　15. C　16. B　17. D　18. C

（二）多项选择题

1. ABE　2. AD　3. AB　4. ABCDE　5. ABCD　6. ABCDE　7. ABCDE　8. AB 9. AB　10. ABCD

二、简答题（略）

三、实例分析

1. 本品为丸剂,含蜂蜜等辅料,加硅藻土作分散剂研匀有利于溶剂的提取;加三氯甲烷将制剂中非极性干扰成分提取并弃去;加甲醇将制剂中皂苷等极性较大的成分提取,上氧化铝柱纯化,洗脱液蒸干后加水溶解,再用水饱和正丁醇提取,得皂苷提取部位,作皂苷鉴别用供试品溶液。

2. (1)CAA (2)BA (3)AC

附　录

附录一　药品抽样记录及凭证

抽样单位：　　　　　　　　　检验单位：

抽样编号：　　　　　　　　　抽样日期：　　年　月　日

药品名称：　　　　　　　　　生产、配制单位或产地：

规格：　　　　　　　　　　　批号：

效期：　　　　　　　　　　　批准文号：

抽样数量：　　　　　　　　　生产、配制或购进数量：

库存数量：　　　　　　　　　已销售或使用数量：

被抽样单位：　　　　　　　　被抽样场所：

被抽样单位地址：　　　　　　联系电话：

1. 药品种类：　　　　　　　注：是 √ 否 ×

　　进厂原料(包括化工原料、药用原料、辅料、包装材料等)□；

　　中间体(半成品)□；制剂□；原料药□；药材(个子货、饮片)□。

2. 外包装情况：

(1)硬纸箱□；麻袋□；木箱□；纤维桶□；蛇皮袋□；铁桶□；

　　铝塑□；牛皮纸袋□；其他

(2)药品名称、批号、生产厂家、批准文号、商标是否相符□

(3)包装无破损□；无水迹□；无霉变□；无虫蛀□；无污染□；其他

(4)库存条件是否符合要求□。

3. 抽样情况：

(1)样品包装：玻瓶□；纸盒□；塑料袋□；铝塑□；其他

(2)抽样数量：

(3)抽样说明：

备注：

抽样单位经手人签名：　　　　　　　　　　　　　检验单位经手人签名：

被抽样单位经手人签名(盖章)：

注:本凭证一式三联,第一联(黑)抽样单位留存,第二联(绿)送被抽样单位,第三联(红)随检品送检验单位。

附录二　药品复验申请表

受理编号：　　　　　　　　　　　　　　　　　　　　检品编号：

申请复验单位	名称		（盖章）
	地址		
	联系电话	邮编	
	传真	e-mail	
	经办人	申请复验日期	
申请复验样品名称		通用名称：	
		英文名称：	
		商品名称：	
批号/编号		规　格	
剂型/型号		包装规格*	
检品数量*		有效期至*	
复验样品标示生产或配制单位			
原检验机构名称（供样单位）		原检验报告编号	
供样单位地址			
供样单位电话		供样单位邮编	
供样单位传真		供样单位 e-mail	
检验依据*			
申请复验项目及理由			
所附资料			
受理复验的药品检验机构名称			
受理复验申请经办人		受理复验申请日期	
受理复验单位意见			
收款单位	全称**		
	开户银行、账号		
	地址、邮编		
	联系人、电话		
备注：			

注"*"：申请复验单位可不填写；"**"：一般应由申请复验单位预付检验费。

附录三　药品检验原始记录

检品编号＿＿＿＿＿＿＿＿＿＿＿　　　检验依据＿＿＿＿＿＿＿＿＿＿＿

检品名称＿＿＿＿＿＿＿＿＿＿＿　　　检品数量＿＿＿＿＿＿＿＿＿＿＿

生产单位或产地＿＿＿＿＿＿＿＿　　　剩余数量＿＿＿＿＿＿＿＿＿＿＿

供样单位＿＿＿＿＿＿＿＿＿＿＿　　　有(失)效期＿＿＿＿＿＿＿＿＿＿

批　　号＿＿＿＿＿＿＿＿＿＿＿　　　收验日期＿＿＿＿＿＿＿＿＿＿＿

规　　格＿＿＿＿＿＿＿＿＿＿＿　　　报告日期＿＿＿＿＿＿＿＿＿＿＿

包　　装＿＿＿＿＿＿＿＿＿＿＿　　　仪器及型号＿＿＿＿＿＿＿＿＿＿

检验记录　　　　　　　　　　　　　　　　　　　＿＿＿年＿月＿日

检验者：　　　　　　　　　　校对者：

共　页　　第　页

附录四　药品薄层色谱鉴别原始记录

检品名称：＿＿＿＿＿＿＿＿　检验编号：＿＿＿＿＿＿＿　检验日期：＿＿＿＿＿＿

批　　号：＿＿＿＿＿＿＿　规　格：＿＿＿＿＿＿

【鉴别】

供试品溶液的制备：

对照品溶液的制备：

对照品来源：

薄层色谱条件与结果：详见附图（　　　　　　）

结论：　□符合规定　　　　□不符合规定

（标准规定：＿＿＿＿＿＿＿＿＿＿＿＿＿＿＿＿＿＿＿＿＿＿＿＿＿）

检验人：　　　　　　　　　复核人：　　　　　　　　　第　页

附录五　药品薄层色谱条件与结果附图

图　　号：_____

检品名称：_____ 检验编号：_____ 检验日期：_____

天　　气：_____ 室　　温：_____ 湿　　度：_____

薄 层 板：_____ 展开温度：_____

展 开 剂：_____

显色剂及检视方法：_____

点样量(μl)：_____

点样顺序：___1_____2_____3_____

结论：

检验人：　　　　　　　　　　　复核人：　　　　　　　　　　　第　页

附录六　单剂量分装的颗粒剂装量差异检查原始记录

检品名称:_____　检验编号:_____　检验日期:_____

批　　号:_____　规　　格:_____

【装量差异】　单剂量分装的颗粒剂,按《中国药典》2010 年版一部颗粒剂项下规定进行检查。

检 查 法:取供试品____袋(瓶),分别称定每袋(瓶)内容物的重量。

天　平:

规　　定:每袋(瓶)的重量与标示量相比较,超出限度的不得多于 2 袋(瓶),并不得有 1 袋(瓶)超出限度一倍。

标示装量:每袋(瓶)____ g。

限 度 为:

标示装量	装量差异限度	标示装量	装量差异限度
□1.0g 或 1.0g 以下	±10%	□1.5g 以上至 6g	±7%
□1.0g 以上至 1.5g	±8%	□6g 以上	±5%

结论:□符合规定　　　　　　　　□不符合规定

检验人:　　　　　　　复核人:　　　　　　　第　页

附录七　药品含量测定原始记录

检品名称：　　　　　　　　　检验编号：　　　　　　　　检验日期：

批　　号：　　　　　　　　　规　　格：

【含量测定】

供试品溶液的制备：

对照品溶液的制备：

测定：

仪器：

结果：

结论：　□符合规定　　　　　　□不符合规定

［标准规定:本品含_____,不得少于_____%］

检验人：　　　　　　　　　复核人：　　　　　　　　　第　页

附录八　药品吸光度检验原始记录

样品名称		规格	
来源		检验员	
样品批号		复核人	
检验依据		检验日期	
所用仪器		检验波长	

称配过程：

显示值：1.　　　　　　　　　　2.　　　　　　　　　　3.

计算：

结果：

检验人：　　　　　　　　　　复核人：　　　　　　　　　　第　　页

附录九　药品高效液相色谱检验原始记录

样品名称		规格	
样品来源		检验员	
样品批号		复核人	
检验项目		检验日期	
检验依据		仪器型号	
色谱柱		柱温℃	
检测波长 nm		流动相	
流速 ml/min		进样量 μl	
柱效(塔板数)n		分离度(R)	
拖尾因子		重复性(相对标准偏差)	

分析方法：

称配过程：

计算过程：

结果：

检验人：　　　　　　　　　　复核人：　　　　　　　　　　第　　页

附录十　药品气相色谱检验原始记录

样品名称		规格	
样品来源		检验员	
样品批号		复核人	
检验项目		检验日期	
检验依据		仪器型号	
色谱柱		柱压	
检测器		进样量	
载气流速		色谱柱温度(℃)	
氢气流速		检测器(℃)	
空气流速		进样器温度(℃)	
柱效(塔板数)n		分离度(R)	
拖尾因子		重复性(相对标准偏差)	

分析方法：

称配过程：

计算过程：

结果：

检验人：　　　　　　　　　　　复核人：　　　　　　　　　第　页

附录十一　药品检验报告书

报告书编号：

检品名称			
批　　号		规　　格	
生产单位或产地		包　　装	
供样单位		效　　期	
检验目的		检品数量	
检验项目		收检日期	年　月　日
检验依据		报告日期	年　月　日

检验项目　　　　　　　　　　标准规定　　　　　　　　　　检验结果

[性状]

[鉴别]

[检查]

[含量测定]

结论：

检验者：　　　　　　　　　　　　校对者：

附录十二 中药制剂检验技能实训考核项目及标准

类别	考核项目	考核标准	考核方式
基本操作技术	1. 玻璃仪器的洗涤、干燥和保管 2. 容量仪器的使用与溶液的配制 3. 分析天平的选择与称量 4. 有效数字的修约与计算 5. 显微制片与显微观察操作 6. 紫外灯荧光观察的操作 7. 薄层色谱的铺板、活化、点样、展开与显色 8. 紫外-可见分光光度计的操作 9. 薄层扫描仪的操作 10. 气相色谱仪的操作 11. 高效液相色谱仪的操作	1. 能按规定正确选用型号合适的仪器 2. 操作熟练规范 3. 清理仪器、实验台 4. 正确填写检验原始记录	采用实操方式进行,要求考生在规定时间内完成规定的操作项目 1. 实训考核:每项实训都进行考核。实训课每次下课前,检查当堂实训项目的完成情况并予评定;采用学生自测、互测和教师抽测的方式进行。对不达标者予以提醒和帮助,下次课检查其进步与否 2. 结业考核:要求学生在规定时间内完成规定考核项目。不合格者须补考至合格
专项检验技术	1. 中药制剂的性状鉴别 2. 中药制剂的显微鉴别 3. 中药制剂的理化鉴别 4. 中药制剂的薄层色谱鉴别 5. 中药制剂的杂质检查 6. 中药制剂的制剂通则检查 7. 中药制剂的卫生学检查 8. 中药制剂的含量测定	1. 能按规定做好前期准备工作 2. 操作熟练规范 3. 正确填写检验原始记录 4. 正确判断检验结果	
综合检验技术	1. 中药丸剂与滴丸剂的综合检验 2. 中药片剂的综合检验 3. 中药颗粒剂的综合检验 4. 中药胶囊剂的综合检验 5. 中药合剂(口服液)的综合检验	1. 依据药品质量标准,综合检验中药制剂是否合格。 2. 正确填写检验原始记录及检验报告书	
设计性检验技术	1. 查阅资料,设计中药制剂检验的技术路线与方法 2. 验证中药制剂检验方法	综合利用各项技能完成中药制剂检验项目与方法的设计,并进行分析方法的验证	

附录十三　中药制剂检验技能实训结业考核表

（总分100分）

考生姓名_____专业_____班级_____学号_____成绩_____

场　所						实训室		分值			
检　验 开始时间	___时 ___分	结束 时间	___时 ___分	检验用时 （10分）	共___ 分钟			优	良	一般	差
检验项目 （30分）											
检验仪器 操作 （10分）											
检验结果 （20分）											
检验结论 （10分）											
岗位标准 操作完成 情况 （10分）											
仪器标准 操作完成 情况 （10分）											
实训事故 （酌情扣分）											
合　计											

考核教师：　　　　　　　　　　　考核时间：　　年　月　日

附录十四　常用试液及其配制

乙醇制氢氧化钾试液　可取用乙醇制氢氧化钾滴定液(0.5mol/L)。

乙醇制氨试液　取无水乙醇,加浓氨溶液使每100ml中含NH_3 9～11g,即得。本液应置橡皮塞瓶中保存。

乙醇制硫酸试液　取硫酸57ml,加乙醇稀释至1000ml,即得。本液含H_2SO_4应为9.5%～10.5%。

乙醇制溴化汞试液　取溴化汞2.5g,加乙醇50ml,微热使溶解,即得。本液应置玻璃塞瓶中,在暗处保存。

二乙基二硫代氨基甲酸银试液　取二乙基二硫代氨基甲酸银0.25g,加三氯甲烷适量与三乙胺1.8ml,加三氯甲烷至100ml,搅拌使溶解,放置过夜,用脱脂棉滤过,即得。本液应置棕色玻璃瓶中,密塞,置阴凉处保存。

二硝基苯试液　取间二硝基苯2g,加乙醇使溶解成100ml,即得。

二硝基苯甲酸试液　取3,5-二硝基苯甲酸1g,加乙醇使溶解成100ml,即得。

二硝基苯肼乙醇试液　取2,4-二硝基苯肼1g,加乙醇1000ml使溶解,再缓缓加入盐酸10ml,摇匀,即得。

二硝基苯肼试液　取2,4-二硝基苯肼1.5g,加硫酸溶液(1→2)20ml,溶解后,加水使成100ml,滤过,即得。

三硝基苯酚试液　本液为三硝基苯酚的饱和水溶液。

三氯化铁试液　取三氯化铁9g,加水使溶解成100ml,即得。

三氯化铝试液　取三氯化铝1g,加乙醇使溶解成100ml,即得。

三氯化锑试液　本液为三氯化锑饱和的三氯甲烷溶液。

水合氯醛试液　取水合氯醛50g,加水15ml与甘油10ml使溶解,即得。

甘油乙醇试液　取甘油、稀乙醇各1份,混合,即得。

甘油醋酸试液　取甘油、50%醋酸与水各1份,混合,即得。

甲醛试液　取用"甲醛溶液"。

四苯硼钠试液　取四苯硼钠0.1g,加水使溶解成100ml,即得。

对二甲氨基苯甲醛试液　取对二甲氨基苯甲醛0.125g,加无氮硫酸65ml与水35ml的冷混合液溶解后,加三氯化铁试液0.05ml,摇匀,即得。本液配制后在7日内应用。

亚铁氰化钾试液　取亚铁氰化钾1g,加水10ml使溶解,即得。本液应临用新制。

亚硝基铁氰化钠试液　取亚硝基铁氰化钠1g,加水使溶解成20ml,即得。本液应临用新制。

亚硝酸钠乙醇试液　取亚硝酸钠5g,加60%乙醇使溶解成1000ml,即得。

亚硝酸钴钠试液　取亚硝酸钴钠10g,加水使溶解成50ml,滤过,即得。

过氧化氢试液　取浓过氧化氢溶液(30%),加水稀释成3%的溶液,即得。

苏丹Ⅲ试液　取苏丹Ⅲ0.01g,加90%乙醇5ml溶解后,加甘油5ml,摇匀,即得。本液应置棕色的玻璃瓶内保存,在2个月内应用。

吲哚醌试液　取α,β-吲哚醌0.1g,加丙酮10ml溶解后,加冰醋酸1ml,摇匀,即得。

钌红试液　取10%醋酸钠溶液1～2ml,加钌红适量使呈酒红色,即得。本液应临用新制。

间苯三酚试液　取间苯三酚 0.5g,加乙醇使溶解成 25ml,即得。本品应置玻璃塞瓶内,在暗处保存。

间苯三酚盐酸试液　取间苯三酚 0.1g,加乙醇 1ml,再加盐酸 9ml,混匀。本液应临用时新制。

茚三酮试液　取茚三酮 2g,加乙醇使溶解成 100ml,即得。

钒酸铵试液　取钒酸铵 0.25g,加水使溶解成 100ml,即得。

变色酸试液　取变色酸钠 50mg,加硫酸与水的冷混合液(9:4)100ml 使溶解,即得。本液应临用新制。

草酸铵试液　取草酸铵 3.5g,加水使溶解成 100ml,即得。

茴香醛试液　取茴香醛 0.5ml,加醋酸 50ml 使溶解,加硫酸 1ml,摇匀,即得。本液应临用新制。

钨酸钠试液　取钨酸钠 25g,加水 72ml 溶解后,加磷酸 2ml,摇匀,即得。

品红亚硫酸试液　取碱式品红 0.2g,加热水 100ml 溶解后,放冷加亚硫酸钠溶液(1→10)20ml、盐酸 2ml,用水稀释至 200ml,加活性炭 0.1g,搅拌并迅速滤过,放置 1 小时以上,即得。本液应临用新制。

香草醛试液　取香草醛 0.1g,加盐酸 10ml 使溶解,即得。

香草醛硫酸试液　取香草醛 0.2g,加硫酸 10ml 使溶解,即得。

氢氧化钙试液　取氢氧化钙 3g,置玻璃瓶中,加水 1000ml,密塞。时时猛力振摇,放置 1 小时,即得。用时倾取上清液。

氢氧化钠试液　取氢氧化钠 4.3g,加水溶解成 100ml,即得。

氢氧化钡试液　取氢氧化钡,加新沸过的冷水使成饱和溶液,即得。本液应临用新制。

氢氧化钾试液　取氢氧化钾 6.5g,加水使溶解成 100ml,即得。

重铬酸钾试液　取重铬酸钾 7.5g,加水使溶解成 100ml,即得。

重氮对硝基苯胺试液　取对硝基苯胺 0.4g,加稀盐酸 20ml 与水 40ml 使溶解,冷却至 15℃,缓缓加入 10% 亚硝酸钠溶液,至取溶液 1 滴能使碘化钾淀粉试纸变为蓝色,即得。本液应临用新制。

重氮苯磺酸试液　取对氨基苯磺酸 1.57g,加水 80ml 与稀盐酸 10ml,在水浴上加热溶解后,放冷至 15℃,缓缓加入亚硝酸钠溶液(1→10)6.5ml,随加随搅拌,再加水稀释至 100ml,即得。本液应临用新制。

盐酸羟胺试液　取盐酸羟胺 3.5g,加 60% 乙醇使溶解成 100ml,即得。

钼硫酸试液　取钼酸铵 0.1g,加硫酸 10ml 使溶解,即得。

钼酸铵试液　取钼酸铵 10g,加水使溶解成 100ml,即得。

钼酸铵硫酸试液　取钼酸铵 2.5g,加硫酸 15ml,加水使溶解成 100ml,即得。本液配制后两周内应用。

铁氰化钾试液　取铁氰化钾 1g,加水 10ml 使溶解,即得。本液应临用新制。

氨试液　取浓氨溶液 400ml,加水使成 1000ml,即得。

浓氨试液　取用"浓氨溶液"。

氨制硝酸银试液　取硝酸银 1g,加水 20ml 溶解后,滴加氨试液,随加随搅拌,至初起的沉淀将近全溶,滤过,即得。本液应置棕色瓶内中,在暗处保存。

氨制氯化铜试液　取氯化铜22.5g,加水200ml溶解后,加浓氨试液100ml,摇匀,即得。

高锰酸钾试液　可取用高锰酸钾滴定液(0.02mol/L)。

高氯酸试液　取70%高氯酸13ml,加水500ml,用70%高氯酸精确调至pH 0.5,即得。

高氯酸铁试液　取70%高氯酸10ml,缓缓分次加入铁粉0.8g,微热使溶解,放冷,加无水乙醇稀释至100ml,即得。用时取上液20ml,加70%高氯酸6ml,用无水乙醇稀释至500ml。

α-萘酚试液　取15%的α-萘酚乙醇溶液10.5ml,缓缓加硫酸6.5ml,混匀后再加乙醇40.5ml及水4ml,混匀,即得。

硅钨酸试液　取硅钨酸10g,加水使溶解成100ml,即得。

硝铬酸试液　①取硝酸10ml,加入100ml水中,混匀。②取三氧化铬10g,加水100ml使溶解。用时将二液等量混合,即得。

硝酸汞试液　取黄氧化汞40g,加硝酸32ml与水15ml使溶解,即得。本液应置玻璃塞瓶中,在暗处保存。

硝酸银试液　可取用硝酸银滴定液(0.1mol/L)。

硫化氢试液　本液为硫化氢的饱和水溶液。本液置棕色瓶内,在暗处保存。本液如无明显的硫化氢臭,或与等容的三氯化铁试液混合时不能生成大量的硫黄沉淀,即不适用。

硫化钠试液　取硫化钠1g,加水使溶解成10ml,即得。本液应临用新制。

硫代乙酰胺试液　取硫代乙酰胺4g,加水使溶解成100ml,置冰箱中保存。临用前取1.0ml加入混合液(由1mol/L氢氧化钠溶液15ml、水5.0ml及甘油20ml组成)5.0ml,置水浴上加热20秒钟,冷却,立即使用。

硫脲试液　取硫脲10g,加水使溶解成100ml,即得。

硫氰酸汞铵试液　取硫氰酸铵5g与二氯化汞4.5g,加水使溶解成100ml,即得。

硫氰酸铵试液　取硫氰酸铵8g,加水使溶解成100ml,即得。

硫酸亚铁试液　取硫酸亚铁结晶8g,加新沸过的冷水100ml使溶解,即得。本液应临用新制。

硫酸汞试液　取黄氧化汞5g,加水40ml后,缓缓加硫酸20ml,随加随搅拌,再加水40ml,搅拌使溶解,即得。

硫酸铜试液　取硫酸铜12.5g,加水使溶解成100ml,即得。

硫酸镁试液　取未风化的硫酸镁结晶12g,加水使溶解成100ml,即得。

紫草试液　取紫草粗粉10g,加90%乙醇100ml,浸渍24小时后,滤过,滤液中加入等量的甘油,混合,放置2小时,滤过,即得。本液应置棕色玻璃瓶内,在2个月内应用。

氯试液　本液为氯的饱和水溶液。本液应临用新制。

氯化亚锡试液　取氯化亚锡1.5g,加水10ml与少量的盐酸使溶解,即得。本液应临用新制。

氯化金试液　取氯化金1g,加水35ml使溶解,即得。

　　氯化钙试液　取氯化钙 7.5g,加水使溶解成 100ml,即得。

　　氯化钠明胶试液　取明胶 1g 与氯化钠 10g,加水 100ml,置不超过 60℃的水浴上微热使溶解。本液应临用新制。

　　氯化钡试液　取氯化钡的细粉 5g,加水使溶解成 100ml,即得。

　　氯化铂试液　取氯铂酸 2.6g,加水使溶解成 20ml,即得。

　　氯化铵试液　取氯化铵 10.5g,加水使溶解成 100ml,即得。

　　氯化铵镁试液　取氯化镁 5.5g 与氯化铵 7g,加水 65ml 溶解后,加氨试液 35ml,置玻璃瓶中,放置数日后,滤过,即得。本液如显浑浊,应滤过后再用。

　　氯化锌碘试液　取氯化锌 20g,加水 10ml 使溶解,加碘化钾 2g 溶解后,再加碘使饱和,即得。本液应置棕色玻璃瓶中保存。

　　氯酸钾试液　本液为氯酸钾的饱和硝酸溶液。

　　稀乙醇　取乙醇 529ml,加水稀释至 1000ml,即得。本液在 20℃时含 C_2H_5OH 应为 49.5% ~ 50.5%(ml/ml)。

　　稀甘油　取甘油 33ml,加水稀释使成 100ml,再加樟脑一小块或液化苯酚 1 滴,即得。

　　稀盐酸　取盐酸 234ml,加水稀释至 1000ml,即得。本液含 HCl 应为 9.5% ~ 10.5%。

　　稀硝酸　取硝酸 105ml,加水稀释至 1000ml,即得。本液含 HNO_3 应为 9.5% ~ 10.5%。

　　稀硫酸　取硫酸 57ml,加水稀释至 1000ml,即得。本液含 H_2SO_4 应为 9.5% ~ 10.5%。

　　稀醋酸　取冰醋酸 60ml,加水稀释至 1000ml,即得。

　　碘试液　可取用碘滴定液(0.05mol/L)。

　　碘化汞钾试液　取二氯化汞 1.36g,加水 60ml 使溶解,另取碘化钾 5g,加水 10ml 使溶解,将二液混合,加水稀释至 100ml,即得。

　　碘化钾试液　取碘化钾 16.5g,加水使溶解成 100ml,即得。本液应临用新制。

　　碘化钾碘试液　取碘 0.5g,与碘化钾 1.5g,加水 25ml 使溶解,即得。

　　碘化铋钾试液　取碱式硝酸铋 0.85g,加冰醋酸 10ml 与水 40ml 溶解后,加碘化钾溶液(4→10)20ml,摇匀,即得。

　　改良碘化铋钾试液　取碘化铋钾试液 1ml,加 0.6mol/L 盐酸溶液 2ml,加水至 10ml,即得。

　　稀碘化铋钾试液　取碱式硝酸铋 0.85g,加冰醋酸 10ml 与水 40ml 溶解后,即得。临用前取 5ml,加碘化钾溶液(4→10)5ml,再加冰醋酸 20ml,用水稀释至 100ml,即得。

　　硼酸试液　本液为硼酸饱和的丙酮溶液。

　　溴试液　取溴 2 ~ 3ml,置用凡士林涂塞的玻璃瓶中,加水 100ml,振摇使成饱和的溶液,即得。本液应置暗处保存。

　　酸性氯化亚锡试液　取氯化亚锡 20g,加盐酸使溶解成 50ml,滤过,即得。本液配制后 3 个月内应用。

　　碱式醋酸铅试液　取一氧化铅 14g,加水 10ml,研磨成糊状,用水 10ml 洗入玻璃瓶中,加醋酸铅 22g 的水溶液 70ml,用力振摇 5 分钟后,时时振摇,放置 7 天,滤过,加新沸过的冷水使成 100ml,即得。

碱性三硝基苯酚试液　取 1% 三硝基苯酚溶液 20ml,加 5% 氢氧化钠溶液 10ml,用水稀释至 100ml,即得。本液应临用新制。

碱性盐酸羟胺试液　①取氢氧化钠 12.5g,加无水甲醇使溶解成 100ml。②取盐酸羟胺 12.5g,加无水甲醇 100ml,加热回流使溶解。用时将两液等量混合,滤过,即得。本液应临用新制,配制后 4 小时内应用。

碱性酒石酸铜试液　①取硫酸铜结晶 6.93g,加水使溶解成 100ml。②取酒石酸钾钠结晶 34.6g 与氢氧化钠 10g,加水使溶解 100ml。用时将两液等量混合,即得。

碱性 β-萘酚试液　取 β-萘酚 0.25g,加氢氧化钠溶液(1→10)10ml 使溶解,即得。本液应临用新制。

碱性碘化汞钾试液　取碘化钾 10g 加水 10ml 溶解后,缓缓加入二氯化汞的饱和水溶液,随加随搅拌至生成的红色沉淀不再溶解,加氢氧化钾 30g 溶解后,再加二氯化汞的饱和水溶液 1ml 或 1ml 以上,并用适量的水稀释使成 200ml。静置使沉淀,即得。用时倾取上层的澄明液应用。

〔检查〕取本液 2ml,加入含氨 0.05mg 的水 50ml 中,应即时显黄棕色。

碳酸钠试液　取一水合碳酸钠 12.5g 或无水碳酸钠 10.5g,加水使溶解成 100ml,即得。

碳酸氢钠试液　取碳酸氢钠 5g,加水使溶解成 100ml,即得。

碳酸铵试液　取碳酸铵 20g 与氨试液 20ml,加水使溶解成 100ml,即得。

醋酸汞试液　取醋酸汞 5g,研细,加温热的冰醋酸使溶解成 100ml,即得。本液应置棕色玻璃瓶内,密闭保存。

醋酸铅试液　取醋酸铅 10g,加新沸过的冷水溶解后,滴加醋酸使溶液澄清,再加新沸过的冷水使成 100ml,即得。

醋酸氧铀锌试液　取醋酸氧铀 10g,加冰醋酸 5ml 与水 50ml,微热使溶解,另取醋酸锌 30g,加冰醋酸 3ml 与水 30ml,微热使溶解,将二液混合,放冷,滤过,即得。

醋酸铵试液　取醋酸铵 10g,加水使溶解成 100ml,即得。

镧试液　取氧化镧(La_2O_3)5g,用水润湿,缓慢加盐酸 25ml 使溶解,并用水稀释成 100ml,静置过夜,即得。

磷钨酸试液　取磷钨酸 1g,加水使溶解成 100ml,即得。

磷钼钨酸试液　取钨酸钠 100g,钼酸钠 25g,加水 700ml 使溶解,加盐酸 100ml、磷酸 50ml,加热回流 10 小时,放冷,再加硫酸锂 150g、水 50ml 和溴 0.2ml,煮沸除去残留的溴(约 15 分钟),冷却,加水稀释至 1000ml,滤过,即得。本液不得显绿色(如放置后变绿色,可加溴 0.2ml,煮沸除去多余的溴即可)。

磷钼酸试液　取磷钼酸 5g,加无水乙醇使溶解成 100ml,即得。

磷酸氢二钠试液　取磷酸氢二钠结晶 12g,加水使溶解成 100ml,即得。

糠醛试液　取糠醛 1ml,加水使溶解成 100ml,即得。本液应临用新制。

鞣酸试液　取鞣酸 1g 加乙醇 1ml,加水溶解并稀释至 100ml,即得。本液应临用新制。

附录十五　常用缓冲液及其配制

枸橼酸-磷酸氢二钠缓冲液(pH 4.0)　甲液:取枸橼酸21g或无水枸橼酸19.2g,加水使溶解成1000ml,置冰箱内保存。乙液:取磷酸氢二钠71.63g,加水使溶解成1000ml。取上述甲液61.45ml与乙液38.55ml,混合,摇匀,即得。

枸橼酸-磷酸氢二钠缓冲液(pH 7.0)　甲液:取枸橼酸21g或无水枸橼酸19.2g,加水使溶解成1000ml,置冰箱内保存。乙液:取磷酸氢二钠71.63g,加水使溶解成1000ml。取上述甲液17.65ml与乙液82.35ml,混合,摇匀,即得。

氨-氯化铵缓冲液(pH 8.0)　取氯化铵1.07g,加水使溶解成100ml,再加稀氨溶液(1→30)调节pH至8.0,即得。

氨-氯化铵缓冲液(pH 10.0)　取氯化铵5.4g,加水20ml溶解后,加浓氨溶液35ml,再加水稀释至100ml,即得。

醋酸盐缓冲液(pH 3.5)　取醋酸铵25g,加水25ml溶解后,加7mol/L盐酸溶液38ml,用2mol/L盐酸溶液或5mol/L氨溶液准确调节pH 3.5(电位法指示),用水稀释至100ml,即得。

醋酸-醋酸钠缓冲液(pH 3.7)　取无水醋酸钠20g,加水300ml溶解后,加溴酚蓝指示液1ml及冰醋酸60~80ml,至溶液从蓝色转变为纯绿色,再加水稀释至1000ml,即得。

醋酸-醋酸钠缓冲液(pH 4.5)　取醋酸钠18g,加冰醋酸9.8ml,再加水稀释至1000ml,即得。

醋酸-醋酸钠缓冲液(pH 6.0)　取醋酸钠54.6g,加1mol/L醋酸溶液20ml溶解后,加水稀释至500ml,即得。

醋酸-醋酸铵缓冲液(pH 4.5)　取醋酸铵7.7g,加水50ml溶解后,加冰醋酸6ml与适量的水使成100ml,即得。

醋酸-醋酸铵缓冲液(pH 4.8)　取醋酸铵77g,加水约200ml使溶解,加冰醋酸57ml,再加水至1000ml,即得。

醋酸-醋酸铵缓冲液(pH 6.0)　取醋酸铵100g,加水300ml使溶解,加冰醋酸7ml,摇匀,即得。

磷酸盐缓冲液(pH 6.8)　取0.2mol/L磷酸二氢钾溶液250ml,加0.2mol/L氢氧化钠溶液118ml,用水稀释至1000ml,即得。

磷酸盐缓冲液(含胰酶)(pH 6.8)　取磷酸二氢钾6.8g,加水500ml使溶解,用0.1mol/L氢氧化钠溶液调节pH至6.8;另取胰酶10g,加水适量使溶解,将两液混合后,加水稀释至1000ml,即得。

磷酸盐缓冲液(pH 7.6)　取磷酸二氢钾27.22g,加水使溶解成1000ml,取50ml,加0.2mol/L氢氧化钠溶液42.4ml,再加水稀释至200ml,即得。

附录十六　常用试纸及其制备

二氯化汞试纸　取滤纸条浸入二氯化汞的饱和溶液中,1小时后取出,在暗处60℃干燥,即得。

三硝基苯酚试纸　取滤纸条浸入三硝基苯酚的饱和水溶液中,湿透后,取出,阴干,即得。临用时,浸入碳酸钠溶液(1→10)中,使均匀湿润。

红色石蕊试纸　取滤纸条浸入石蕊指示液中,加极少量的盐酸使成红色,取出,干燥,即得。

〔检查〕灵敏度　取 0.1mol/L 氢氧化钠溶液 0.5ml,置烧杯中,加新沸过的冷水 100ml 混合后,投入 10～12mm 宽的红色石蕊试纸 1 条,不断搅拌,30 秒钟内,试纸应变色。

姜黄试纸　取滤纸条浸入姜黄指示液中,湿透后,置玻璃板上,在100℃干燥,即得。

硝酸汞试纸　取硝酸汞的饱和溶液 45ml,加硝酸 1ml,摇匀,将滤纸条浸入此溶液中,湿透后,取出晾干,即得。

蓝色石蕊试纸　取滤纸条浸入石蕊指示液中,湿透后,取出,干燥,即得。

〔检查〕灵敏度　取 0.1mol/L 盐酸溶液 0.5ml,置烧杯中,加新沸过的冷水 100ml 混合后,投入 10～12mm 宽的蓝色石蕊试纸一条,不断搅拌,45 秒钟内,试纸应变色。

碘化钾淀粉试纸　取滤纸条浸入含有碘化钾 0.5g 的新制的淀粉指示液 100ml 中,湿透后,取出,干燥,即得。

溴化汞试纸　取滤纸条浸入乙醇制溴化汞试液中,1 小时后取出,在暗处干燥,即得。

醋酸铅试纸　取滤纸条浸入醋酸铅试液中,湿透后,取出,在 100℃干燥,即得。

醋酸铜联苯胺试纸　取醋酸联苯胺的饱和溶液 9ml,加水 7ml 与 0.3% 醋酸铜溶液 16ml,将滤纸条浸入此溶液中,湿透后,取出,晾干,即得。

附录十七　常用指示液及其配制

二苯胺磺酸钠指示液　取二苯胺磺酸钠 0.2g,加水 100ml 使溶解,即得。

二苯偕肼指示液　取二苯偕肼 1g,加乙醇 100ml 使溶解,即得。

儿茶酚紫指示液　取儿茶酚紫 0.1g,加水 100ml 使溶解,即得。

变色范围　pH 6.0～7.0～9.0(黄→紫→紫红)。

双硫腙指示液　取双硫腙 50mg,加乙醇 100ml 使溶解,即得。

石蕊指示液　取石蕊粉末 10g,加乙醇 40ml,回流煮沸 1 小时,静置,倾去上清液,再用同一方法处理二次,每次用乙醇 30ml,残渣用水 10ml 洗涤,倾去洗液,再加水 50ml 煮沸,放冷,滤过,即得。

变色范围 pH 4.5～8.0(红→蓝)。

甲酚红指示液　取甲酚红 0.1g,加 0.05mol/L 氢氧化钠溶液 5.3ml 使溶解,再加水稀释至 100ml,即得。

变色范围 pH 7.2～8.8(黄→红)

甲酚红-麝香草酚蓝混合指示液　取甲酚红指示液 1 份与 0.1% 麝香草酚蓝溶液 3 份,混合,即得。

甲基红指示液　取甲基红 0.1g,加 0.05mol/L 氢氧化钠溶液 7.4ml 使溶解,再加水稀释至 200ml,即得。

变色范围 pH 4.2～6.3(红→黄)。

甲基红-亚甲蓝混合指示液　取 0.1% 甲基红的乙醇溶液 20ml,加 0.2% 亚甲蓝溶液 8ml,摇匀,即得。

甲基红-溴甲酚绿混合指示液　取 0.1% 甲基红的乙醇溶液 20ml,加 0.2% 溴甲酚绿的乙醇溶液 30ml,摇匀,即得。

甲基橙指示液　取甲基橙 0.1g,加水 100ml 使溶解,即得。

变色范围 pH 3.2~4.4(红→黄)。

甲基橙-二甲苯蓝 FF 混合指示液　取甲基橙与二甲苯蓝 FF 各 0.1g,加乙醇 100ml 使溶解,即得。

邻二氮菲指示液　取硫酸亚铁 0.5g,加水 100ml 使溶解,加硫酸 2 滴与邻二氮菲 0.5g,摇匀,即得。本液应临用新制。

茜素磺酸钠指示液　取茜素磺酸钠 0.1g,加水 100ml 使溶解,即得。

变色范围 pH 3.7~5.2(黄→紫)。

荧光黄指示液　取荧光黄 0.1g,加乙醇 100ml 使溶解,即得。

钙黄绿素指示剂　取钙黄绿素 0.1g,加氯化钾 10g,研磨均匀,即得。

钙紫红素指示剂　取钙紫红素 0.1g,加无水硫酸钠 10g,研磨均匀,即得。

姜黄指示液　取姜黄粉末 20g,用冷水浸渍 4 次,每次 100ml,除去水溶性物质后,残渣在 100℃ 干燥,加乙醇 100ml,浸渍数日,滤过,即得。

结晶紫指示液　取结晶紫 0.5g,加冰醋酸 100ml 使溶解,即得。

酚酞指示液　取酚酞 1g,加乙醇 100ml 使溶解,即得。

变色范围 pH 8.3~10.0(无色→红)。

铬黑 T 指示剂　取铬黑 T 0.1g,加氯化钠 10g,研磨均匀,即得。

淀粉指示液　取可溶性淀粉 0.5g,加水 5ml 搅匀后,缓缓倾入 100ml 沸水中,随加随搅拌,继续煮沸 2 分钟,放冷,倾取上清液,即得。本液应临用新制。

硫酸铁铵指示液　取硫酸铁铵 8g,加水 100ml 使溶解,即得。

溴酚蓝指示液　取溴酚蓝 0.1g,加 0.05mol/L 氢氧化钠溶液 3.0ml 使溶解,再加水稀释至 200ml,即得。

变色范围 pH 2.8~4.6(黄→蓝绿)。

溴麝香草酚蓝指示液　取溴麝香草酚蓝 0.1g,加 0.05mol/L 氢氧化钠溶液 3.2ml 使溶解,再加水稀释至 200ml,即得。

变色范围 pH 6.0~7.6(黄→蓝)。

麝香草酚酞指示液　取麝香草酚酞 0.1g,加乙醇 100ml 使溶解,即得。

变色范围 pH 9.3~10.5(无色→蓝)。

麝香草酚蓝指示液　取麝香草酚蓝 0.1g,加 0.05mol/L 氢氧化钠溶液 4.3ml 使溶解,再加水稀释至 200ml,即得。

变色范围 pH 1.2~2.8(红→黄);pH 8.0~9.6(黄→紫蓝)。

附录十八　常用滴定液及其配制

1. 氢氧化钠滴定液(1mol/L、0.5mol/L 或 0.1mol/L)

NaOH = 40.00　　　　　　　　　40.00g→1000ml

20. 00g→1000ml

4. 000g→1000ml

【配制】　取氢氧化钠液适量,加水振摇使溶解成饱和溶液,冷却后,置聚乙烯塑料瓶中,静置数日,澄清后备用。

氢氧化钠滴定液(1mol/L)　取澄清的氢氧化钠饱和溶液56ml,加新沸过的冷水使成1000ml,摇匀。

氢氧化钠滴定液(0.5mol/L)　取澄清的氢氧化钠饱和溶液28ml,加新沸过的冷水使成1000ml。

氢氧化钠滴定液(0.1mol/L)　取澄清的氢氧化钠饱和溶液5.6ml,加新沸过的冷水使成1000ml。

【标定】　氢氧化钠滴定液(1mol/L)　取在105℃干燥至恒重的基准邻苯二甲酸氢钾约6g,精密称定,加新沸过的冷水50ml,振摇,使其尽量溶解;加酚酞指示液2滴,用本液滴定;在接近终点时,应使邻苯二甲酸氢钾完全溶解,滴定至溶液显粉红色。每1ml氢氧化钠滴定液(1mol/L)相当于204.2mg的邻苯二甲酸氢钾。根据本液的消耗量与邻苯二甲酸氢钾的取用量,算出本液的浓度,即得。

氢氧化钠滴定液(0.5mol/L)　取在105℃干燥至恒重的基准邻苯二甲酸氢钾约3g,照上法标定。每1ml氢氧化钠滴定液(0.5mol/L)相当于102.1mg的邻苯二甲酸氢钾。

氢氧化钠滴定液(0.1mol/L)　取在105℃干燥至恒重的基准邻苯二甲酸氢钾约0.6g,照上法标定。每1ml氢氧化钠滴定液(0.1mol/L)相当于20.42mg的邻苯二甲酸氢钾。

如需用氢氧化钠滴定液(0.05mol/L、0.02mol/L或0.01mol/L)时,可取氢氧化钠滴定液(0.1mol/L)加新沸过的冷水稀释制成。必要时,可用盐酸滴定液(0.05mol/L、0.02mol/L或0.01mol/L)标定浓度。

【贮藏】　置聚乙烯塑料瓶中,密封保存;塞中有2孔,孔内各插入玻璃管1支,1管与钠石灰管相连,1管供吸出本液使用。

2. 盐酸滴定液(1mol/L、0.5mol/L、0.2mol/L或0.1mol/L)

HCl = 36.46　　　　　　　36.46g→1000ml;18.23g→1000ml

7.292g→1000ml;3.646g→1000ml

【配制】　盐酸滴定液(1mol/L)　取盐酸90ml,加水适量使成1000ml,摇匀。

盐酸滴定液(0.5mol/L、0.2mol/L或0.1mol/L):照上法配制,但盐酸的取用量分别为45ml、18ml、或9.0ml。

【标定】　盐酸滴定液(1mol/L)　取270~300℃干燥至恒重的基准无水碳酸钠约1.5g,精密称定,加水50ml使溶解,加甲基红-溴甲酚绿指示液10滴,用本液滴定至溶液由绿色变为紫红色,煮沸2分钟,冷却至室温,继续滴定至溶液由绿色变为暗紫色。每1ml盐酸滴定液(1mol/L)相当于53.00mg的无水碳酸钠。根据本液的消耗量与无水碳酸钠的取用量,算出本液的浓度,即得。

盐酸滴定液(0.5mol/L)　照上法标定,但基准无水碳酸钠的取用量改为0.8g。每1ml盐酸滴定液(0.5mol/L)相当于26.50mg的无水碳酸钠。

盐酸滴定液(0.2mol/L)　照上法标定,但基准无水碳酸钠的取用量改为0.3g。每

1ml 盐酸滴定液(0.2mol/L)相当于 10.60mg 的无水碳酸钠。

盐酸滴定液(0.1mol/L)　照上法标定,但基准无水碳酸钠的取用量改为 0.15g。每 1ml 盐酸滴定液(0.1mol/L)相当于 5.30mg 的无水碳酸钠。

如需用盐酸滴定液(0.05mol/L、0.02mol/L 或 0.01mol/L)时,可取盐酸滴定液(1mol/L 或 0.1mol/L)加水稀释制成。必要时,标定浓度。

3. 高锰酸钾滴定液(0.02mol/L)

$KMnO_4 = 158.03$　　　　　　　3.161g→1000ml

【配制】　取高锰酸钾 3.2g,加水 1000ml,煮沸 15 分钟,密塞,静置 2 日以上,用垂熔玻璃滤器滤过,摇匀。

【标定】　取在 105℃ 干燥至恒重的基准草酸钠约 0.2g,精密称定,加新沸过的冷水 250ml 与硫酸 10ml,搅拌使溶解,自滴定管中迅速加入本液约 25ml(边加边振摇,以避免产生沉淀),待褪色后,加热至 65℃,继续滴定至溶液显微红色并保持 30 秒钟不褪;当滴定终了时,溶液温度应不低于 55℃,每 1ml 高锰酸钾滴定液(0.02mol/L)相当于 6.70mg 的草酸钠,根据本液的消耗量与草酸钠的取用量,算出本液的浓度,即得。

如需用高锰酸钾滴定液(0.002mol/L)时,可取高锰酸钾滴定液(0.02mol/L)加水稀释,煮沸,放冷,必要时滤过,再标定其浓度。

【贮藏】　置玻璃塞的棕色玻瓶中,密闭保存。

4. 硝酸银滴定液(0.1mol/L)

$AgNO_3 = 169.87$　　　　　　　16.99g→1000ml

【配制】　取硝酸银 17.5g,加水适量使溶解成 1000ml,摇匀。

【标定】　取在 110℃ 干燥至恒重的基准氯化钠约 0.2g,精密称定,加水 50ml 使溶解,再加糊精溶液(1→50)5ml,碳酸钙 0.1g 与荧光黄指示液 8 滴,用本液滴定至浑浊液由黄绿色变为微红色。每 1ml 硝酸银滴定液(0.1mol/L)相当于 5.844mg 的氯化钠。根据本液的消耗量与氯化钠的取用量,算出本液的浓度,即得。

如需用硝酸银滴定液(0.01mol/L)时,可取硝酸银滴定液(0.1mol/L)在临用前加水稀释制成。

【贮藏】　置玻璃塞的棕色玻瓶中,密闭保存。

5. 硫酸滴定液(0.5mol/L、0.25mol/L、0.1mol/L 或 0.05mol/L)

$H_2SO_4 = 98.08$　　　　　　49.04g→1000ml;24.52g→1000ml

　　　　　　　　　　　　9.81g→1000ml;4.904g→1000ml

【配制】　硫酸滴定液(0.5mol/L)　取硫酸 30ml 缓缓注入适量水中,冷却至室温,加水稀释至 1000ml,摇匀。

硫酸滴定液(0.25mol/L、0.1mol/L 或 0.05mol/L)照上法配制,但硫酸的取用量分别为 15ml、6.0ml 及 3.0ml。

【标定】　照盐酸滴定液(1mol/L、0.5mol/L、0.2mol/L 或 0.1mol/L)项下的方法标定,即得。

如需用硫酸滴定液(0.01mol/L)时,可取硫酸滴定液(0.5mol/L、0.1mol/L 或 0.05mol/L)加水稀释制成。必要时,标定浓度。

6. 碘滴定液(0.05mol/L)

$I_2 = 253.81$　　　　　　　　12.69g→1000ml

【配制】　取碘 13.0g,加碘化钾 36g 与水 50ml 溶解后,加盐酸 3 滴与水适量使成 1000ml,摇匀,用垂熔玻璃滤器滤过。

【标定】　取在 105℃ 干燥至恒重的基准三氧化二砷约 0.15g,精密称定,加氢氧化钠滴定液(1mol/L)10ml,微热使溶解,加水 20ml 与甲基橙指示液 1 滴,加硫酸滴定液(0.5mol/L)适量使黄色转变为粉红色,再加碳酸氢钠 2g,水 50ml 与淀粉指示液 2ml,用本液滴定至溶液显浅蓝紫色。每 1ml 碘滴定液(0.05mol/L)相当于 4.946mg 的三氧化二砷。根据本液的消耗量与三氧化二砷的取用量,计算本液的浓度,即得。

如需用碘滴定液(0.025mol/L)时,可取碘滴定液(0.05mol/L)加水稀释制成。

【贮藏】　置玻璃塞的棕色玻瓶中,密闭,在凉处保存。

附录十九　乙醇相对密度表

相对密度 (20℃/20℃)	浓度% (ml/ml)	相对密度 (20℃/20℃)	浓度% (ml/ml)	相对密度 (20℃/20℃)	浓度% (ml/ml)
0.9992	0.5	80	17.5	87	34.0
85	1.0	74	18.0	80	34.5
78	1.5	69	18.5	73	35.0
70	2.0	64	19.0	0.9566	35.5
68	2.5	0.9758	19.5	58	36.0
56	3.0	53	20.0	51	36.5
49	3.5	48	20.5	44	37.0
42	4.0	43	21.0	36	37.5
35	4.5	37	21.5	29	38.0
28	5.0	32	22.0	21	38.5
0.9922	5.5	26	22.5	13	39.0
15	6.0	21	23.0	05	39.5
08	6.5	15	23.5	0.9497	40.0
02	7.0	10	24.0	89	40.5
0.9896	7.5	04	24.5	81	41.0
89	8.0	0.9698	25.0	73	41.5
83	8.5	0.9693	25.5	65	42.0
77	9.0	87	26.0	56	42.5
71	9.5	81	26.5	47	43.0
0.9865	10.0	75	27.0	0.9439	43.5
59	10.5	0.9670	27.5	30	44.0
53	11.0	64	28.0	21	44.5

相对密度 (20℃/20℃)	浓度% (ml/ml)	相对密度 (20℃/20℃)	浓度% (ml/ml)	相对密度 (20℃/20℃)	浓度% (ml/ml)
47	11.5	58	28.5	12	45.0
41	12.0	52	29.0	03	45.5
35	12.5	46	29.5	0.9394	46.0
30	13.0	40	30.0	85	46.5
24	13.5	33	30.5	76	47.0
18	14.0	27	31.0	66	47.5
13	14.5	21	31.5	57	48.0
0.9807	15.0	14	32.0	47	48.5
02	15.5	08	32.5	38	49.0
0.9796	16.0	01	33.0	28	49.5
90	16.5	0.9594	33.5	18	50.0
85	17.0				

中药制剂检测技术教学大纲

（供中药制药技术、中药、药学专业用）

一、课程任务

本课程是高职高专中药制药技术、中药、药学等专业的一门重要专业课程，其主要内容包括中药制剂的鉴别、检查、含量测定等。本课程的任务是使学生掌握中药制剂检测的基本知识和基本技能，能在药品生产和质量管理过程中，依据国家药品标准独立进行中药制剂检验操作，有效控制药品质量；同时，使学生树立较强的质量意识，具备良好的职业道德、严谨的工作作风和务实的工作态度，从而胜任中药制剂质量检验与质量管理工作。

二、课程目标

（一）知识目标

1. 掌握药品质量标准的内容及其查阅方法，中药制剂检验的一般程序，中药制剂性状鉴别、显微鉴别、理化鉴别、常规检查、杂质检查、卫生学检查及含量测定的方法、步骤与结果判断等。

2. 熟悉中药制剂检测的意义与特点，影响中药制剂质量的因素，中药制剂常规剂型的检验程序与方法，中药制剂性状鉴别、显微鉴别、理化鉴别、常规检查、杂质检查、卫生学检查与含量测定的基本原理等。

3. 了解药品检验标准操作规程（SOP），中药制药企业药品质量管理（QA、QC），常用检测仪器的使用、保养与维护，以及药品检验新技术、新工艺、新设备等。

（二）技能目标

1. 熟练掌握国家药品标准对中药制剂检测的各项技术规定，能正确阅读、理解和执行国家药品标准；熟练掌握中药制剂检测的各工序操作，能利用《中国药典》规定的方法，科学、规范检测常用中药制剂，并对其真伪、优劣、纯度和基本品质作出判定和评价。

2. 学会正确记录中药制剂检测项目并准确计算检验数据；学会正确使用、保养与维护 GC、HPLC、薄层扫描等中药制剂检测仪器，能排除常见的仪器故障；学会书写药品检验报告书；学会制定安全生产措施，消除事故隐患，排除异常情况，保证操作的安全；学会查阅专业文献资料，具备起草检验操作规程和制订药品标准的创新潜能。

（三）职业素质和态度目标

1. 培养学生具有"热爱医药、忠于职守、质量第一、安全至上、依法检验"的职业道德和"科学严谨、实事求是、勤奋进取、精益求精"的工作作风。

2. 培养学生"诚实守信、爱岗敬业、遵章守法、开拓创新"的优良品质和"规范操作、仔细观察、认真记录"的良好习惯,使之成为高素质技能型人才。

三、教学时间分配

单元	教学内容	学时数		
		理论	实践	合计
第一章　绪论	1. 概述	3	2	5
	2. 药品标准			
	3. 中药制剂检验的依据和程序			
第二章　中药制剂的鉴别技术	1. 性状鉴别法	2	2	4
	2. 显微鉴别法			
	3. 理化鉴别法	4	4	8
第三章　中药制剂的常规检查技术	1. 水分测定法	3	4	7
	2. 崩解时限检查法			
	3. 相对密度测定法			
	4. 重(装)量差异检查法	3	2	5
	5. 外观均匀度和粒度检查法			
	6. 溶化性和不溶物检查法			
	7. pH 值测定法	3	2	5
	8. 乙醇量测定法			
第四章　中药制剂的杂质检查技术	1. 概述	3	2	5
	2. 灰分检查法			
	3. 重金属检查法			
	4. 砷盐检查法	2	2	4
	5. 注射剂有关物质检查法	2	0	2
	6. 农药残留量检查法			
	7. 甲醇量检查法	2	2	4
	8. 可见异物检查法			
	9. 特殊杂质检查法			
第五章　中药制剂的卫生学检查	1. 微生物限度检查法	2	2	4
	2. 无菌检查法			
	3. 热原检查法			
	4. 细菌内毒素检查法			

单元	教学内容	学时数		
		理论	实践	合计
第六章　中药制剂的含量测定技术	1. 紫外-可见分光光度法	2	2	4
	2. 薄层色谱扫描法	2	3	5
	3. 高效液相色谱法	2	3	5
	4. 气相色谱法	2	2	4
	5. 浸出物测定法	2	2	4
	6. 挥发油测定法			
	7. 容量分析法	2	2	4
第七章　中药制剂检测新技术	1. 毛细管电泳法	2	0	2
	2. 中药指纹图谱			
	3. 电感耦合等离子体质谱法			
第八章　中药制剂各剂型的综合检验	1. 中药丸剂与滴丸剂的检测技术	5	6	15
	2. 中药片剂的检测技术			
	3. 中药胶囊剂的检测技术			
	4. 中药颗粒剂的检测技术			
	5. 中药合剂的检测技术	4		
	6. 中药酊剂的检测技术			
	7. 中药酒剂的检测技术			
	8. 中药糖浆剂的检测技术			
	9. 中药煎膏剂的检测技术			
合计		52	44	96

四、教学内容及要求

单元	教学内容		教学要求	教学活动参考	参考学时	
					理论	实践
第一章 绪论	一、概述	1. 中药制剂检验的含义、分类与任务	掌握	讲授示教 课堂讨论 多媒体演示	3	0
		2. 中药制剂检验的特点	熟悉			
		3. 中药制剂检验的发展概况	了解			
		4. 影响中药制剂质量的因素	熟悉			
		5. 制药企业药品质量管理	了解			

单元	教学内容		教学要求	教学活动参考	参考学时	
					理论	实践
第一章 绪论	二、药品标准	1. 概述	掌握	讲授示教 多媒体演示	3	0
		2.《中国药典》沿革	熟悉			
		3. 现行《中国药典》的特点	熟悉			
		4.《中国药典》解读	了解			
	三、中药制剂检验的依据和程序	1. 中药制剂检验的依据	掌握	讲授示教 多媒体演示		
		2. 中药制剂检验的程序	熟悉			
	实训1　参观制药企业药品检验部门*		了解	参观讨论	0	2
第二章 中药制剂的鉴别技术	一、性状鉴别法	1. 性状鉴别	熟悉	讲授示教 多媒体演示	2	2
		2. 物理常数测定	了解			
		3. 记录与结果判断	熟悉			
	二、显微鉴别法	1. 仪器与用具	熟悉	讲授示教 多媒体演示		
		2. 操作方法	掌握			
		3. 记录与结果判断	熟悉			
		4. 应用举例	熟悉			
	三、理化鉴别法	1. 化学反应鉴别法	熟悉	讲授示教 多媒体演示	4	0
		2. 升华鉴别法	熟悉			
		3. 荧光鉴别法	了解			
		4. 薄层色谱鉴别法	掌握			
		5. 紫外-可见分光光度法	了解			
		6. 气相色谱鉴别法	了解			
		7. 高效液相色谱鉴别法	了解			
	实训2　中药制剂的显微鉴别*		学会	技能训练	0	4
	实训3　大山楂丸中山楂的化学反应鉴别*		掌握			
	实训4　牛黄解毒片中冰片的微量升华鉴别		掌握			
	实训5　安神补脑液的荧光鉴别*		掌握			
	实训6　六味地黄丸中牡丹皮的TLC鉴别		熟练掌握			
第三章 中药制剂的常规检查技术	一、水分测定法	1. 第一法（烘干法）	掌握	讲授示教 多媒体演示	3	0
		2. 第二法（甲苯法）	掌握			
		3. 第三法（减压干燥法）	熟悉			
		4. 第四法（气相色谱法）	了解			

续表

单元	教学内容		教学要求	教学活动参考	参考学时	
					理论	实践
第三章 中药制剂的常规检查技术	二、崩解时限检查法	1. 吊篮法	掌握	讲授示教 多媒体演示	3	0
		2. 烧杯法	了解			
	三、相对密度检查法	1. 比重瓶法	掌握	讲授示教 多媒体演示		
		2. 韦氏比重秤法	了解			
	四、重(装)量差异检查法	1. 丸剂	掌握	讲授示教 多媒体演示	3	0
		2. 片剂	熟悉			
		3. 其他剂型	了解			
	五、其他检查法	1. 外观均匀度检查法	熟悉	讲授示教 多媒体演示		
		2. 粒度检查法				
		3. 溶化性检查法				
		4. 不溶物检查法				
		5. pH 值测定法			3	0
		6. 乙醇量测定法				
	实训 7 感冒清热颗粒的水分测定		熟练掌握	技能实践	0	8
	实训 8 牛黄解毒片的崩解时限检查					
	实训 9 中药制剂的相对密度测定					
	实训 10 六味地黄丸(大蜜丸)的重量差异检查					
	实训 11 板蓝根颗粒溶化性和粒度的检查*					
	实训 12 舒筋活络酒乙醇量测定*		学会	见习		
第四章 中药制剂的杂质检查技术	一、概述	1. 杂质的定义	熟悉	讲授示教 多媒体演示	3	0
		2. 杂质的来源	了解			
		3. 杂质的分类	熟悉			
		4. 杂质检查的意义	熟悉			
		5. 杂质限量	熟悉			
		6. 杂质检查的方法	熟悉			
	二、灰分检查法	1. 总灰分测定法	掌握	讲授示教 多媒体演示		
		2. 酸不溶性灰分测定法	掌握			
		3. 应用实例	熟悉			
	三、重金属检查法	1. 第一法(硫代乙酰胺法)	掌握	讲授示教 多媒体演示		
		2. 第二法(炽灼法)	掌握			

续表

单元	教学内容		教学要求	教学活动参考	参考学时	
					理论	实践
第四章 中药制剂的杂质检查技术	三、重金属检查法	3. 第三法（硫化钠法）	熟悉	讲授示教 多媒体演示	3	0
		4. 应用实例	熟悉			
	四、砷盐检查法	1. 第一法（古蔡氏法）	掌握	讲授示教 多媒体演示	2	0
		2. 第二法（二乙基二硫代氨基甲酸银法）	熟悉			
		3. 应用实例	熟悉			
	五、注射剂有关物质检查法	1. 蛋白质检查法	熟悉	讲授示教 多媒体演示	2	0
		2. 鞣质检查法	熟悉			
		3. 树脂检查法	了解			
		4. 草酸盐检查法	了解			
		5. 钾离子检查法	了解			
		6. 应用实例	熟悉			
	六、农药残留量检查法	1. 有机氯类农药残留量测定法	熟悉	讲授示教 多媒体演示		
		2. 有机磷类农药残留量测定	了解			
		3. 拟除虫菊酯类农药残留量测定	了解			
		4. 应用实例	熟悉			
	七、甲醇量检查法	1. 测定原理	了解	讲授示教 多媒体演示	2	0
		2. 仪器与试剂	了解			
		3. 操作方法	熟悉			
		4. 注意事项	熟悉			
		5. 计算	熟悉			
		6. 结果判断	熟悉			
		7. 应用实例	熟悉			
	八、可见异物检查法	1. 灯检法	掌握	讲授示教 多媒体演示		
		2. 光散射法	了解			
	九、特殊杂质检查法	1. 乌头碱的检查	熟悉	讲授示教 多媒体演示		
		2. 安宫牛黄丸中猪去氧胆酸的检查	了解			
		3. 土大黄苷的检查	了解			
		4. 灯盏生脉胶囊中的焦袄康酸的检查	了解			

单元	教学内容		教学要求	教学活动参考	参考学时	
					理论	实践
第四章中药制剂的杂质检查技术	实训13 黄连上清丸中重金属检查		熟练掌握	技能实践	0	6
	实训14 黄连上清丸中砷盐检查 *		学会			
	实训15 止喘灵注射液的可见异物检查 *		学会			
	实训16 附子理中丸中乌头碱的检查 *		学会			
第五章中药制剂的卫生学检查	一、微生物限度检查法	1. 微生物限度检验原则	掌握	讲授示教多媒体演示	2	0
		2. 细菌、霉菌及酵母菌计数	掌握			
		3. 控制菌检查	了解			
		4. 微生物限度标准	了解			
	二、无菌检查法	1. 无菌检查的人员与环境	了解	讲授示教多媒体演示		
		2. 培养基的制备与检查				
		3. 稀释液、冲洗液及其制备				
		4. 方法验证				
		5. 供试品的无菌检查				
		6. 无菌结果判断				
	三、热原检查法	1. 供试用家兔	了解	讲授示教多媒体演示		
		2. 试验前的准备				
		3. 检查方法				
		4. 结果判断				
	四、细菌内毒素检查法	1. 仪器和试剂	了解	讲授示教多媒体演示		
		2. 检查方法				
		3. 注意事项				
	实训17 中药制剂的微生物限度检查 *		学会	技能实践	0	2
第六章中药制剂的含量测定技术	一、紫外-可见分光光度法	1. 仪器工作原理	熟悉	讲授示教多媒体演示	2	0
		2. 仪器操作通法	掌握			
		3. 含量测定	掌握			
		4. 应用实例	熟悉			
	二、薄层色谱扫描法	1. 仪器工作原理	了解	讲授示教多媒体演示	2	0
		2. 含量测定	掌握			
		3. 应用实例	掌握			
	三、高效液相色谱法	1. 仪器工作原理	了解	讲授示教多媒体演示	2	0
		2. 仪器操作通法	了解			

单元	教学内容		教学要求	教学活动参考	参考学时	
					理论	实践
第六章 中药制剂的含量测定技术	三、高效液相色谱法	3. 含量测定	掌握	讲授示教 多媒体演示	2	0
		4. 应用实例	掌握			
	四、气相色谱法	1. 仪器工作原理	了解	讲授示教 多媒体演示	2	0
		2. 仪器操作通法	了解			
		3. 含量测定	掌握			
		4. 应用实例	掌握			
	五、浸出物测定法	1. 水溶性浸出物测定法	熟悉	讲授示教 多媒体演示		
		2. 醇溶性浸出物测定法				
		3. 挥发性醚浸出物测定法				
	六、挥发油测定法	1. 测定原理	掌握	讲授示教 多媒体演示	2	0
		2. 测定装置	掌握			
		3. 测定方法	熟悉			
		4. 含量计算	熟悉			
		5. 应用实例	熟悉			
	七、容量分析法	1. 测定方法	熟悉	讲授示教 多媒体演示	2	0
		2. 含量计算				
		3. 应用实例				
	实训18　前列腺舒丸中牡丹皮的含量测定*		学会	技能实践	0	14
	实训19　华山参片中总生物碱的含量测定*					
	实训20　排石颗粒中总黄酮的含量测定*					
	实训21　九分散中马钱子的含量测定*					
	实训22　明目地黄胶囊中山茱萸的含量测定					
	实训23　牛黄解毒片中黄芩苷的含量测定					
	实训24　十滴水软胶囊中樟脑的含量测定					
第七章 中药制剂检测新技术	一、毛细管电泳法	1. 概述	了解	讲授示教 多媒体演示	2	0
		2. 仪器设备				
		3. 基本操作				
		4. 系统适用性试验				
		5. 应用实例				
	二、中药指纹图谱	1. 指纹图谱的分类	了解	讲授示教 多媒体演示		
		2. 中药指纹图谱建立的原则和研究思路				

续表

单元	教学内容		教学要求	教学活动参考	参考学时	
					理论	实践
第七章 中药制剂检测新技术	二、中药指纹图谱	3. 中药色谱指纹图谱建立的方法与技术要求	了解	讲授示教 多媒体演示	2	0
		4. 应用实例				
	三、电感耦合等离子体质谱法	1. 仪器组成及其工作原理	了解	讲授示教 多媒体演示		
		2. 仪器与试剂				
		3. 操作方法				
		4. 应用实例				
第八章 中药制剂各剂型的综合检验	一、固体中药制剂的综合检测	1. 中药丸剂与滴丸剂的检测技术	掌握	讲授示教 多媒体演示	5	0
		2. 中药片剂的检测技术	掌握			
		3. 中药胶囊剂的检测技术	熟悉			
		4. 中药颗粒剂的检测技术	熟悉			
	二、液体中药制剂的综合检测	1. 中药合剂的检测技术	熟悉	讲授示教 多媒体演示	4	0
		2. 中药酊剂的检测技术	了解			
		3. 中药酒剂的检测技术	了解			
		4. 中药糖浆剂的检测技术	了解			
		5. 中药煎膏剂的检测技术	了解			
	实训25 六味地黄丸的检验		学会	技能实践	0	6
	实训26 牛黄解毒片的检验*					
	实训27 一清胶囊的检验*					
	实训28 排石颗粒的检验*					
	实训29 银黄口服液的检验*					
	实训30 急支糖浆的检验*					
合计					52	44

带 * 的实训项目可根据实际情况选用

五、大纲说明

（一）适用对象与参考学时

本大纲主要供高职高专中药制药技术、中药、药学等专业教学使用,总学时为96学时,其中理论教学52学时,实践教学44学时。各院校可根据专业培养目标、专业知识结构需要、职业技能要求及学校教学实验条件自行调整学时。

（二）教学要求

1. 本课程对理论部分教学要求分为掌握、熟悉、了解三个层次。掌握系指学生能够熟练应用所学知识与技能分析和解决药品检验工作中的实际问题;熟悉系指学生基本掌握并会应用所学知识和技能;了解系指学生能够理解和记忆所学知识。

2. 本课程突出以能力为本位的教学理念,在实践教学方面设计了熟练掌握和学会两个层次。熟练掌握系指学生能够正确理解实验原理,独立、正确、规范地完成实验操作;学会系指学生能够根据实验原理正确进行实验操作。

（三）教学建议

1. 本大纲力求体现"以就业为导向、以能力为本位、以发展技能为核心"的职业教育理念,理论知识以"必需、够用"为原则,适当删减和引进新的内容,实践训练着重培养学生实际动手能力。

2. 课堂教学应突出中药制剂检测实践性、技术性强的特点,减少知识的抽象性,多采用实物、模型、多媒体等教学手段,增加学生的感性认识,提高课堂教学效果。

3. 实践教学应注重培养学生基本操作技能,重视学生的全员性参与,最大限度地开发每个学生的潜能,要多给学生动手的机会,提高学生实际动手的能力,培养学生分析问题、解决问题以及独立工作的能力。

4. 改革课程考核模式,注重过程考核、专业技能的掌握和知识的综合应用。评价学生的学习效果应通过平时达标训练、作业(实验报告)、操作技能考核和知识考试等多种形式进行综合考查,使学生的知识和能力水平更加适应职业岗位的需要,能使学生的整个学习过程变得更加高效。

5. 积极探索实施课堂与实训地点一体化(理实一体化)、教-学-做相结合、任务驱动等新的教学方式方法,提高教学效率,强化学生职业能力的培养。

6. 要针对不同的学习内容和学生差异,选择模仿、合作和研究等不同的学习方式,促进学生在教师指导下主动地、富有个性地学习。在学生动手实践过程中,教师要加强辅导,注意教学信息的及时反馈。根据不同情况,采用小组辅导、个别辅导和学生间互帮互学等多种方式,及时给有困难的学生提供帮助。在辅导过程中,要重视对所出现的技术问题的分析和方法上的指导,防止出现教师代替学生操作的现象。

7. 注重校企合作,引入企业文化,从教学理念、教学项目设计、教学活动实施三方面着手,融企业文化于教学活动中,积极探索职业素质养成教育在课堂实施的教学策略,在教学活动的实施中循序渐进、潜移默化地培养学生的职业素质。